新编 中国医学

非药物疗法

邱模炎　林榕生　郑启明 ◎ 主编

中国健康传媒集团

中国医药科技出版社

内 容 提 要

本书重点阐述了我国传统的、常用的、偏于中医学的非药物有效疗法，所选疗法以简、便、廉、验为特点。本书分为上、中、下三篇，上篇介绍了中国医学非药物疗法基本理论，如非药物疗法的含义和特点、非药物疗法特色等；中篇介绍了常用技法，包括针灸、拔罐、推拿、饮食、心理等疗法；下篇介绍了具体的临床应用，包括内科、外科、男科、妇科等各科常见病的非药物疗法，以及非药物疗法在美容方面的应用。本书适用于中医、中西医临床工作者及中医药院校师生参考使用。

图书在版编目（CIP）数据

新编中国医学非药物疗法 / 邱模炎，林榕生，郑启明主编 . — 北京：中国医药科技出版社，2024.10

ISBN 978-7-5214-4594-7

Ⅰ . ①新… Ⅱ . ①邱… ②林… ③郑… Ⅲ . ①中医疗法 Ⅳ . ① R242

中国国家版本馆 CIP 数据核字（2024）第 087488 号

美术编辑　陈君杞

版式设计　也　在

出版　**中国健康传媒集团** | 中国医药科技出版社

地址　北京市海淀区文慧园北路甲 22 号

邮编　100082

电话　发行：010-62227427　邮购：010-62236938

网址　www.cmstp.com

规格　787 × 1092mm $\frac{1}{16}$

印张　27 $\frac{1}{4}$

字数　659 千字

版次　2024 年 10 月第 1 版

印次　2024 年 10 月第 1 次印刷

印刷　北京盛通印刷股份有限公司

经销　全国各地新华书店

书号　ISBN 978-7-5214-4594-7

定价　158.00 元

获取新书信息、投稿、为图书纠错，请扫码联系我们。

中国医学非药物疗法新篇

人类因归自然之有道新剖

祝贺邱模炎教授新书出版

癸和夏日 吴铎 题

著名书法艺术家黄永玉的弟子吴铎先生题词

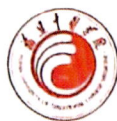大醫精誠 止于至善

傳承中醫藥精華

發揚非藥物療法

賀邱模炎教授新書出版

李燦東 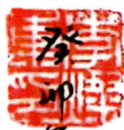 癸卯年仲秋

福建中医药大学校长、全国名中医李灿东教授题词

编委会

前　言

中国医学，或称为中国传统医学（含中医学、民族医学、民间医学），历经数千年，经久不衰，不仅为中华民族的繁衍昌盛做出了不可磨灭的贡献，也正走向世界，服务于人类的卫生健康。其中有一颗耀眼的明珠——中国医学非药物疗法。

中国医学非药物疗法是与药物疗法相对应的一类独特治疗方法，是在中国传统医学基本理论指导下，研究通过不依赖药物而达到预防和保健、治疗和康复目的的一门治疗学，同时又是研究各种非药物疗法的独特优势以及相互关系的一门学科。

笔者整理研究中国医学非药物疗法整整30年了。1986年，参与山东科学技术出版社《中国医学预防法大全》的编写工作，承担温病预防方法部分的编写任务，为此温习整理了有关中医治疗方法的著作。当时，中医疗法分为内治法和外治法的提法比较盛行，但在具体疗法分类上，仍是罗列式，没有形成体系。同时，国外自然疗法传入且一度兴起，引发了有关中医疗法是否是自然疗法的争议。因当时笔者在原北京针灸骨伤学院工作，所以开始关注针灸、推拿等学科，发现针灸书籍中纳入了拔罐、刮痧等疗法，推拿书籍中纳入了导引等疗法，逐渐萌生了以药物与非药物作为分类方法，整理总结中国传统医学疗法体系的构想。

其后，笔者拜读了西医学者李乃民先生的《非药物疗法》（黑龙江科学技术出版社）、中医学者韩晶岩的《中医非药物疗法》（日文版）、余朋千的《中医非药物疗法》（中医古籍出版社）等著作，受益匪浅。笔者和福建中医药大学的同学陈映辉、校友陈敏（现在澳大利亚），亦是原北京针灸骨伤学院的同事，于1993年创办了中国科学院科技工作者世界语协会中国医学非药物疗法专业委员会，并在中国中医药出版社出版了《中国医学非药物疗法》第一版，同年在福建厦门举办了"中国医学非药物疗法战略研讨会"，同时在《世界科学技术》杂志（现更名为《世界科学技术—中医药现代化》杂志）介绍中国医学非药物疗法体系，并创办了"中国医学非药物疗法"专版、专栏。在这之后，召开了3届全国性学术研讨会，1届国际研讨会，同时开展国内外非药物疗法的征集整理工作，出版了《非药物疗法现代研究精要》（1~3集），《非药物疗法万家论治精要》之一、之二，《中国医学非药物特色疗法》（上、中）。十年后的2003年我们出版了《中国医学非药物疗法》第二版，2010年《中国医学非药物疗法》荣获中华中医药学会学术著作奖三等奖。此外，我们在《健康报》《中国中医药报》《中国医药报》《东方壹周·问健康画报》和北京电视台《生活频道》、北京市疾病预防控制中心"健康大课堂"、中华中医药学会"健康大讲堂"等媒体与平台宣传与推广中国医学非药物疗法。

《中国医学非药物疗法》第一版和第二版出版以来，深受同仁的关爱，随着中国医学非药物疗法的发展和普及，我们感到前两版的内容不够全面，不利于临床实际运用时参考。为此，在中国医药科技出版社的大力支持下，我们着手新版的编写工作，旨在适应学术发展趋势，建立完善的中国医学非药物疗法体系，为广大医务工作者提供一部较为系统的参考书籍，历时二十载方完成书稿。

新版特点在于内容全面、突出临床、便于运用。全书分为上、中、下三篇，上篇介绍中国医学非药物疗法基本理论，包括其含义和特点、简史、体系、特色、应用原则与作用机制的概述及理论基础等内容；中篇介绍中国医学非药物疗法常用技法，包括针灸、拔罐、推拿、饮食、心理、声音、时间、中国传统体育、刮痧、热熨冷敷等疗法，对常用的疗法和前两版介绍较为粗浅以及未介绍的疗法进行了增补；下篇介绍中国医学非药物疗法临床应用，包括临床常见病的非药物疗法以及非药物美容法。在此书第三版付梓之际，我们迎来了中国医学非药物疗法获得认同而被载入中医药主流体系的时刻。

（1）2016年，国务院印发了《中医药发展战略规划纲要（2016—2030年）》，在"重点任务"中，明确提出"大力发展中医非药物疗法，充分发挥其在常见病、多发病和慢性病防治中的独特作用"。

（2）根据《中华人民共和国国民经济和社会发展第十三个五年规划纲要》和《中医药发展战略规划纲要（2016—2030年）》，2016年国家中医药管理局制定了《中医药发展"十三五"规划》，在重点任务中强调"大力推广中医非药物疗法和适宜技术"。

（3）2022年，根据《中华人民共和国国民经济和社会发展第十四个五年规划和2035年远景目标纲要》，国务院办公厅印发《"十四五"中医药发展规划》，其中强调"大力发展中医非药物疗法，充分发挥其在常见病、多发病和慢性病防治中的独特作用""推广太极拳、八段锦等中医药养生保健方法和中华传统体育项目"。

（4）2020年，新型冠状病毒肺炎疫情发生以来，中医药全面参与疫情防控救治，做出了重要的贡献。国家卫生健康委和国家中医药管理局组织专家对新型冠状病毒肺炎的诊疗方案进行了多次修订，其中《新型冠状病毒感染诊疗方案（试行第十版）》结合各地临床救治经验，加强中医非药物疗法应用，增加了针灸治疗内容。

众所周知，时至今日，针灸等非药物疗法无疑是中医药在全球，尤其是在欧美传播的先驱者、先锋队。研究总结针灸、推拿、太极拳等中医非药物疗法海外传播发展的成功经验，发挥海外学者的积极性，以非药物疗法为载体，推动中医药文化的推广和普及，通过以"非药物带药物"，并逐步实现"以医带药"，将为全面在海外推广中医药，做出应有的贡献。

在此书即将付梓之际，感谢本书编委会全体专家的通力合作和不懈努力，感谢在本书审校过程中付出辛勤劳动的各位专家和同仁，也借此机会感谢不具名的各位朋友的支持和帮助！衷心感谢著名书画艺术家吴铎先生为本书题词。同时，感谢中国医药科技出版社各位领导的支持和帮助。

在组织专家编审的过程中，一定有许多不周之处，敬请各位专家和同仁谅解。本书编写工作量大，如有不妥之处，恳请各位读者批评指正。

邱模炎

中国中医科学院望京医院

2023年7月17日

目　录

上篇　基本理论

中篇　常用技法

下篇 临床应用

上篇
基本理论

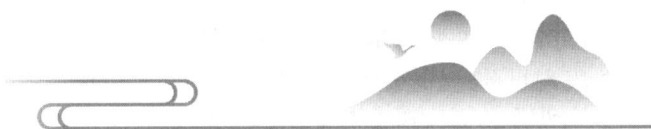

第一章 概　述

第一节　非药物疗法的含义和特点

随着科学技术的发展，学科间不断渗透，尤其是高新技术产业的飞速发展，使高科技技术向医学领域不断渗透，不仅使诊断技术日益更新和提高，还产生了许多新的治疗方法。究竟有多少种疗法为临床所运用，目前尚无确切的统计数字。那么，对疗法的分类方法有无统一的标准呢？可以说，还没有被世人公认的分类方法。不过，医学工作者仍孜孜不倦于各类疗法的研究，尤其开始总结各种疗法的临床实际效果。随着研究的不断深入，发现目前广泛应用的药物疗法的毒副作用和药源性疾病已成为临床中棘手的问题。为了攻克这一难题，医学工作者在研究防治药物毒副作用和药源性疾病的同时，也开始着手探求无毒副作用的治疗方法。目前，在人们"回归自然"的强烈呼声中，对"自然疗法"的应用越来越重视。从国内外关于自然疗法的研究文献看，其中非药物疗法的内容占大多数。是否可以说非药物疗法的副作用较少？从目前临床实际来看，这点是可以肯定的。我们结合国内外学者的研究结果，在对目前临床上各种疗法进行较为系统分析的基础上，拟将疗法分为：①药物疗法。②非药物疗法。③手术疗法。

一、非药物疗法的含义

有关非药物疗法的概念，其内涵及外延尚没有统一的认识。国内有学者提出："非药物疗法的含义有三个内容：①凡不使用药物进行治疗疾病的方法，都是非药物疗法，但不包括外科各种手术疗法、高压氧疗法、放射线疗法等。②在治疗过程中，虽然用了一些药物，但不是经口服、静脉、肌内、皮下给药而进入体内，并且这些药物只是起到增强及延长某些疗法在人体的功效和作用时间，而不是依靠该种药物在机体发挥药物作用直接产生疗效，如穴位药物注射疗法，仍归为非药物疗法。③在治疗过程中使用一些针、刀将某些药物载入人体的方法和药物贴敷方法，其特点是这些方法都使用在经穴部位上，熏洗疗法虽然使用药物，但这些药物主要是以热疗的形式作用于患部，它与全身用药有所区别。"也有学者对中医非药物疗法的内容进行了规定，提出："中医非药物疗法是与中医药物疗法相对而言的一种独特的治疗方法，是在中医基本理论指导下，研究不依赖药物作用而达到预防、治疗和康复的目的，同时又是研究各种疗法独特优势以及相互间关系的一门学科。"

从疗法分类的角度来看，非药物疗法是与药物疗法相对而言的。因此，从广义上而言，凡是不采用药物进行治疗的方法，即为非药物疗法。这里还必须阐明一点，手术疗法是外科领域普遍采用的一种治疗方法，但大多数手术疗法必须在药物麻醉基础上施行，而麻醉药品的副作用也是临床上颇受重视的问题，可以说麻醉药物在手术疗法中的作用是不容忽视的。从这点而言，手术疗法应当是药物疗法与非药物疗法相结合的产物。正如前面所举例的，国内有的学者将穴位药物注射和药物贴敷、药物熏蒸（洗）归为非药物疗法，实际上，这些都是非药物疗法与药物疗法相结合的产物。穴位注射药物的疗法，虽然采用非药物疗法中针灸疗法的原理，但药物所起的作用不可忽略。药物贴敷、药物熏洗应当是药物疗法的一部分，只是其给药途径不同，或者采取了非药物疗法中的部分方法，如药物熏洗采用了热性物理疗法的原理，但其主导的还是以药物治疗为中心。因此，在阐述非药物疗法这一概念的内涵和外延时，必须澄清以下两个问题：①非药物疗法的内涵就是不采用任何药物而进行治疗疾病的一类疗法。②非药物疗法的外延必须基于非药物疗法的内涵，即排除一些非药物疗法与药物疗法相结合而产生另一种复合式疗法的情况。虽然在临床治疗中往往是多种疗法的综合应用，但从概念上严格进行划分，是理论上系统研究及临床观察非药物疗法疗效和研究其作用机制的需要，也是学术发展的需要。

二、非药物疗法的特点

在我国目前存在的中医、西医、中西医结合三个医学体系中，均蕴藏着非常丰富的非药物疗法内容。在这些疗法中，除个别疗法，如放射疗法，具有一定的副作用，大部分非药物疗法都具有以下特点：①副作用少。②运用方便。③具有治疗、预防、保健、康复等作用。④多为非创伤性疗法。⑤一法多用，即适应证多，应用范围广泛。当然，在强调药物疗法与非药物疗法区别的同时，还应当重视药物疗法与非法药物疗法相互结合而产生的复合疗法，因为这类疗法往往具有二者的优势，相互补充，既可以加强不同疗法的治疗作用，又可以减少其副作用。对每一类疗法的作用机制、临床疗效的深入研究，将有力促进临床准确而有效地综合运用各类疗法，为人类防病治病、养生康复做出更大的贡献。

第二节　中国医学非药物疗法发展简史

人类在其自身进化的过程中，经历数千年与大自然做斗争，逐渐锻炼出强大的战胜自然、改造自然、适应自然的能力。在这一过程中，也积累了丰富的防病治病经验，从实践逐步上升到理论，进而指导实践，反复升华，形成了系统而完善的现代医学体系。中华民族是世界上最古老的民族之一，在其繁衍昌盛的历史长河中，创造了独具特色且又辉煌的中国传统医学，而中国传统医学非药物疗法又是其中最早产生的，对中国传统医学的形成、发展起到了重要的作用。

一、中国医学非药物疗法的萌芽和形成阶段

中国医学非药物疗法的起源，可以说是人类从对火的认识、使用开始的。距今约170万年的云南元谋人已开始使用天然火，距今约70万年的北京（猿）人已经掌握了控制和保存火种的方法。火的使用萌发了最原始的食物疗法，《韩非子·五蠹》中记载的"燧人氏"时代，即开始"钻燧取火，以化腥臊""炮生而熟，今人无腹疾"（《礼纬·含文嘉》）。旧石器时代，人类已开始制作各种石器，并用于防治疾病。从古代文献记载和

出土文物考古发现，距今一万年至五六千年前的新石器时代，开始广泛采用"以石治病"，如《山海经·东山经》记载"高氏之山，其上多玉，其下多箴石"。箴即"鍼"字，也就是砭针或称砭石，是最早的针具，用以治疗痈疡类疾病。"东方之域……其病皆为痈疡，其治宜砭石"（《素问·异法方宜论》）。1963年，在内蒙古多伦旗头道洼新石器时代遗址中出土过一枚磨制的石针，长4.5cm，一端有锋，呈四棱形，另一端呈扁平状，有半圆形弧刃，刃部宽0.4cm，中身四棱略扁，横断面呈矩形，经考古工作者和医史专家鉴定为"砭石"。当时的砭石，从各地的出土文物来看，呈各种形状，种类较多，有刀形、剑形、针形及各式几何图形，有的作针刺用，有的作切开痈脓用。在新石器时代已出现了骨针、陶针、竹针。在此之前，文献记载有"伏羲制九针""黄帝与岐伯论针灸法"的传说。约在公元前11世纪前，甲骨文卜辞中出现了"灸"字的最早记录，已开始制作铜质针具，并传说伊尹制汤液，精于烹调，成为饮食疗法的先驱者。商代，人们已广泛以酒为饮，对酒的麻醉及治疗作用有所认识。

殷商时期，除了以针刺、灸疗来治病，非药物疗法中其他疗法逐步萌生，如通过"移精祝由"来治病，即类似现代心理疗法，当时主要由"巫"来进行这一治疗活动，带有较浓的迷信色彩。约在公元前11世纪至公元前771年的西周时期，将巫与医区分开来，并将医官分为"食医""疾医""疡医""兽医"等，其中食医是专门从事非药物疗法中饮食疗法的专职医生。从疡医"掌肿疡、溃疡、金疡、折疡之祝药，劀杀之齐"来看，其治疗方法除药物疗法之外，更重视非药物的治疗方法。

自春秋战国时期即公元前770年之后，非药物疗法的内容日见丰富。当时对食物的

治疗作用有了更深刻的认识，先秦时期的文献《山海经》中已记载了食物与防病治病的关系。随着冶金技术的发展，针刺器具的制作已得到了很大的改进，金属针具逐步代替了砭石，并出现了一些精于针灸的名家和针灸著作。1973年长沙马王堆汉墓中出土的帛书及《汉书·艺文志》中记载，当时就有了《足臂十一脉灸经》《阴阳十一脉灸经》等专著，在帛书中还记载了熨疗、角法、摩法等非药物疗法，其中《导引图》还记述了44种导引姿势，也说明导引、吐纳等传统功法的雏形已具。约成书于战国秦汉时期的现存最早的医学巨著《黄帝内经》中已记载了针刺、艾灸、饮食、心理、时辰、呕吐、喷嚏、按摩、导引等丰富的非药物疗法，并阐述了各类疗法的适应范围、使用方法。如提出："毒药治其内，针石治其外"（《素问·移精变气论》），"病生于脉，治之以灸刺……病生于筋，治之以熨引"（《素问·血气形志》）。再如，提出了"九针"的形状、用途，对针刺的操作方法、常用刺法、禁忌等均有较深入的讨论。该书建立的藏象学说、经络学说、气血学说等中国传统医学基础理论，为非药物疗法的发展奠定了理论基础。春秋战国时期的著名医家扁鹊已经采用按摩、针灸疗法治疗急危重症。其后许多著名医家，均广泛运用非药物疗法。我国第一部按摩专著《黄帝岐伯按摩十卷》（已佚）即成书于秦汉三国时期。

约成书于公元前100年的《神农本草经》是我国现存最早的药学专著，书中对食物的医疗价值十分重视，将大枣、山药等列为上品，并记载了磁石的功效重在治疗风湿痹痛。东汉著名医家张仲景在《伤寒杂病论》中记载了针灸、食疗、呕吐、膏摩等疗法。据史书记载，这一时期尚有大量针灸著述，如《扁鹊针灸经》《黄帝针灸虾蟆忌》《仓公灸法》《黄帝明堂经》等。当时的著名医

家华佗，精于针灸疗法，《后汉书》谓其治病"针灸不过数处"，相传著有《华佗针灸经》，并创编五禽戏，为我国传统体育疗法之先导。当时针具制作用料已发展用金、银制成金针、银针，1968年河北满城汉墓出土的西汉靖王刘胜的陪葬品中有九枚医用金、银针，据考为锋针、毫针、圆利针等。这些都说明针灸等非药物疗法当时运用已很广泛。此外，对食疗、音乐疗法的运用也很广泛，《汉书·艺文志》记载有《神农黄帝食禁》等有关食疗专著，《吕氏春秋·古乐》有"民气郁阏而滞着，筋骨瑟缩不达，故作舞以宣导之"的记载。在这一时期，传统气功疗法已见其端绪，从马王堆出土的《导引图》以调身为主，《却谷食气》篇以调气为主。《黄帝内经》强调调息、调神的方法，如《素问·上古天真论》谓："提挈天地，把握阴阳，呼吸精气，独立守神。"

综上所述，约在公元280年前，是中国医学非药物疗法的萌芽和形成阶段。我国先民从生活实践中产生了最初始的砭石疗法、饮食疗法等非药物疗法手段，随着中国医学理论体系的初步形成和完善，各类疗法从盲目到初成体系，既有实践经验，又有理论总结，成为当时重要的医疗手段。从疗法的具体内容来看，有针灸疗法、饮食疗法、心理疗法、气功疗法、推拿疗法、体育疗法、声音疗法（音乐、呕吐、喷嚏、五音等）、热熨疗法、时辰疗法、磁疗法、角法（即现之拔罐法）等。从砭石到各种金属针具，尤以九针为代表的传统器械疗法已广泛应用于临床。

二、中国医学非药物疗法的成熟和发展阶段

晋唐之始，约公元265年之后，是中国医学非药物疗法的成熟和发展阶段。我国现存最早的针灸学专著《针灸甲乙经》为晋代皇甫谧所著，该书标志着针灸理论体系的确立，对针灸基础理论、经络腧穴进行了较为系统地整理，阐明了针灸操作方法和针灸禁忌，并系统且较完整地总结了内、外、妇、儿、五官科等200余种病证的针灸临床治疗经验。晋代葛洪所著《肘后备急方》首载隔物灸疗法，介绍了多种按摩手法，如爪掐法、按摩法、抓腹法、拍法、抄举法、拈脊皮法、掷背等，并载以爪掐人中治疗危重病证。此外，《肘后备急方》中还记载了用兽角制成罐具治疗痈疡脓肿，以泥疗治蝎蜇伤，以豆类、羊奶等治疗脚气病等非药物疗法。晋代十分重视灸疗，葛洪之妻鲍姑是我国医史上第一位女灸疗家，当时的名医陈延之也十分重视灸法，《小品方》中记载了各科70余种病证的灸疗方法。气功疗法在当时也很盛行，《抱朴子》首推以行气为主的气功静功疗法，《黄庭经》提倡"存思内视"的气功功法。当时保健养生推拿疗法也十分普遍，陶弘景所著《养性延命录·按摩导引篇》记载了养生保健按摩法。

隋唐时期，是中国医学非药物疗法的迅速发展阶段。隋代成书的《诸病源候论》记载了不少针灸方法，提出热性病针灸疗法，书末还附有导引按摩方法。甄权等修订《明堂图》（已佚），对针灸孔穴进一步进行修订整理。杨上善注释《黄帝内经》，对刺法尤有发挥。隋代政府太医署有按摩博士两人，唐代设按摩专科、按摩专科医生，将按摩医生分为博士、按摩师、按摩工。隋代巢元方所著《诸病源候论》及王焘所著《外台秘要》均将导引吐纳疗法列入病证治疗方法之中，说明当时气功疗法的应用已十分广泛。《外台秘要》中还记载了用竹筒制成的罐具，进一步阐述了角法的应用。唐代，民间开始用苎麻刮治痧病。唐代孙思邈所著《备急千金要方》列有食治篇，是现存最早的有关饮食疗法的专篇论述；书中还记载了磁石外敷治疗金疮出血和以水治病的水疗法；在"养

生"一节中，还有天竺国按摩、老子按摩等按摩方法的记载，对针灸疗法也有许多记述。他的另一著作《千金翼方》论述了环境因素对体质的影响，认为优美的环境有利于人体的健康。唐代，针灸已独立设科，唐代太医署分医、针、按摩、咒禁四部门，每一部门都设有博士以教授学生。唐代灸疗专著有苏敬的《脚气灸方》、崔知悌的《骨蒸病灸方》等，当时隔物灸的种类多样，如隔盐灸、隔姜灸、隔豆豉灸、隔蒜灸等。食疗方面，有孟诜的《食疗本草》、昝殷的《食医心鉴》等。

宋代，对针灸疗法又进行了全面总结整理，王惟一创制针灸铜人，并著《铜人腧穴针灸图经》，何若愚著有《子午流注针经》《流注指微赋》。宋代的《太平圣惠方》列有食治专篇。宋代名医庞安时已运用按摩催产，此时已十分重视按摩手法的运用，《圣济总录》对按摩手法进行了具体分析。宋代陈直著《养老奉亲书》，后经元代邹铉续增为《寿亲养老新书》，对饮食疗法、推拿疗法、棋诗书画疗法、音乐疗法、环境疗法、水疗法等均有记述，内容十分丰富。

金元四大家之一的张子和善用音乐疗法治疗疾病。元代针灸学家忽泰必烈著《金兰循经》，最早提出了十四经络，后滑寿所著《十四经发挥》进一步进行了论述。元代饮膳太医忽思慧所著的《饮膳正要》是一部比较完善的食疗营养学专著，元代吴瑞所著的《日用本草》共记载 500 多种食物，也是当时一部代表性食疗专著。元代推拿疗法也为临床广泛使用，如危亦林所著的《世医得效方》中许多常见病均采用推拿疗法。

至明代，著名医药学家李时珍《本草纲目》记载了各种日常食物的制作和治疗作用，并较全面地描述了磁石的治疗作用，还将水分为天水、地水两大类 41 种，对其性味、功能、主治、用法、禁忌等进行了详细的论述。明代朱橚的《救荒本草》载有 400 多种可食野菜。养生学专著《遵生八笺》记载了各种食物的制作方法，有汤类 32 种、粥类 38 种，并对环境疗法、书画疗法、四季疗法亦有所论述。明代的《类经附翼》中对音乐疗法进行了专篇论述，认为音乐可以"通天地而合神明"。此外，明代已形成了独特的小儿推拿疗法体系，并有专著问世，有现存最早的推拿专著《小儿按摩经》，其他如《小儿推拿秘诀》《小儿推拿方脉活婴秘旨全书》等。明代还有大量的针灸疗法著作，如徐凤的《针灸大全》、高武的《针灸聚英》、杨继州的《针灸大成》等。汪机的《外科理例》、万密斋的《片玉心书》中分别记载了磁针、陶针的制作和治法。《外科正宗》中还有关于桑木灸疗法的记述。《证治准绳》对髌骨骨折首用"竹箍"器械疗法。

在宋元明时期，气功疗法也得到了一定的发展。南宋《八段锦》是较早的内功按摩专著，宋代《云笈七签》中有用外气治病的记载。金元四大家均在临床广泛运用行气导引、练功吹气等气功疗法。明代《审视瑶函》《证治准绳》中已有用气功治疗眼科疾患的记载，《养生肤语》一书中还强调练功必须辨别寒热虚实，随证施治。

到清代，关于饮食疗法的专著甚多。如《食物本草会纂》《调疾饮食辨》《费氏食养三种》《食治秘方》《随息居饮食谱》《饮食须知》等。音乐疗法在清代也颇受重视，清代名医吴师机认为："七情之病也，看花解闷，听曲消愁，有胜于服药者矣。"《医宗金鉴》不仅记载了正骨八法，而且对五音疗法做了深入的论述。刮痧疗法在清代运用已十分普遍，《松峰说疫》《痧胀玉衡》《七十二种痧证救治法》等书中均记载了刮痧疗法。《本草纲目拾遗》一书中还记载了火罐疗法的具体操作方法、内科适应证，以及专制陶质医用罐具。针灸、推拿疗法在清代也得到了进一步发展，主要是对针灸、推拿疗法的推广普及和临床经验的总结，这方面专著甚多。针灸方面主要有《针灸易学》《针灸逢源》《针灸全生》《灸法心传》《针灸集成》等。按摩方面有《小儿推拿广意》《幼科推拿秘书》《厘正按摩要术》《保赤推拿法》《小儿推拿辑要》等，其中记载了丰富的按摩推拿手法。此时期，气功疗法也有所发展。《医方集解》后专附一卷辑录前人医学气功功法，王祖源所著《内功图说》中主张动静结合，外功与内功结合。

从清末到1949年，即中华人民共和国成立前，这一时期尽管许多医家仍致力于各类疗法的研究和应用，但因当时政府主张"废止旧医"方针，严重阻碍了中国医学的发展，中国医学非药物疗法的学术研究也受其影响而停滞不前。中华人民共和国成立后，在党的中医政策指导下，中国医学非药物疗法的普及推广、整理研究和开发应用都取得了丰硕的成果。随着针灸、气功、推拿疗法走向世界，中国医学非药物疗法日益为世界各地所接受，引起世界医学界的广泛重视。相信随着对中国医学非药物疗法的深入研究和开发应用，具有独特医疗、保健、康复作用的中国医学非药物疗法，必将为人类的健康做出更大的贡献。

第三节　中国医学非药物疗法体系

中国医学非药物疗法虽具有数千年的历史，内容也十分丰富，但从古今有关文献来看，其仍是某一疗法的纵深发展，而横向的系统研究尚不全面。因此，有必要对其整个疗法体系进行系统综合分析，这样才有利于学术研究和系统的开发应用。

一、从各类非药物疗法的立论依据来探讨中国医学非药物疗法体系

（一）以经络学说为依据的疗法

1. 基于经络学说，以腧穴为主要施术部位的疗法

以各种针具疗法为例，如以体穴为主要施治部位的体针疗法，以耳穴为主要施治部位的耳针疗法，以特定头穴为主要施治部位的头针疗法，以特定眼周穴位为主要施治部位的眼针疗法，以面、唇、人中、口、舌、鼻、颈、背、脊、腹、手、足、腕、踝等部位的特定穴位为施治部位而形成的相应疗法，即面针、唇针、人中针、口针、舌针、鼻针、颈针、背针、脊针、腹针、手针、足针、腕针、踝针疗法。

2. 基于经络学说，以不同器械进行治疗的疗法

①针具类，主要有毫针疗法、皮内针疗法、皮肤针疗法、三棱针疗法、杵针疗法、巨针疗法、镵针疗法、芒针疗法、粗针疗法、小宽针疗法、陶针疗法、磁针疗法、蜡针疗法等传统针具疗法。电针疗法、电热针疗法、激光针疗法、微波针疗法、冷冻针疗法等现代针具疗法。②灸具类，有艾灸疗法、温灸器疗法、温针疗法、灯火灸疗法、桑枝灸疗法等。③罐具类，如火罐、水罐、抽气罐疗法等。④其他器械疗法，如砭石疗法、磁石疗法、兜带疗法、线疗法等。

3. 基于经络学说，结合其他理论而创制的疗法

主要疗法，如刮痧疗法、推拿疗法、热熨与冷敷疗法等。

（二）以藏象气血理论为依据的疗法

1. 基于藏象气血理论，以调理情志为主要作用的疗法

主要疗法，如心理疗法、音乐疗法、五音疗法、书画棋诗疗法等。

2. 基于藏象气血理论，以疏调气血为主要作用的疗法

主要疗法，如喷嚏疗法、呕吐疗法、中国传统功法等。

3. 基于藏象气血理论，以去除局部病变为主要作用的疗法

主要疗法，如小针刀疗法、牵引疗法、小夹板疗法、支架疗法等。

（三）以中国医学人－自然－社会整体观为依据的疗法

这类疗法主要有以四季疗法、十二时辰疗法、起居疗法为主体内容的时间疗法；以水疗、火疗、泥疗、砂疗、日光空气疗法、森林高山岩洞疗法、择地疗法为主体的环境疗法。

（四）以中国医学饮食学说为依据的疗法

这类疗法主要是基于"药食同源"这一中国医学传统饮食观。中国医学认为食物同样存在四气五味之药性，具有一定的治疗作用，源之而产生了饮食疗法，简称为食疗。其中有一大类既是食物又是药物，如龙眼肉、山楂、茴香、饴糖、生姜、葱白、薏苡仁、怀山药、羊肉等。以之配成的药膳，形成了药膳疗法中的重要配方。从药食同源这一角度来分析，若均以食物（具有药食双重功效）组成的药膳，当属非药物疗法的范畴。

总之，从理论基础方面来探讨非药物疗法体系，只是从其主要的立论依据来认识的。实际上，各类疗法的作用机制均是综合运用了中国医学传统基础理论，即非单一的，只是偏重不同。

二、从各类疗法完善程度来探讨中国医学非药物疗法体系

由于历史原因及对中国医学非药物疗法研究的深浅程度不同，各类疗法的发展状况不一，从这一角度来探讨中国医学非药物疗法体系，有利于进一步整理研究。选择其薄弱环节进行科技攻关，易于多出成果，早出成果，进一步充实完善非药物疗法体系的内涵。

（一）研究较为系统深入的疗法

主要有针灸疗法、推拿疗法、饮食疗法、刮痧疗法、心理疗法。这些疗法，从理论整理上，专著层出；从临床实践上，有的疗法已成为独立的临床医疗科室（如针灸科、推拿科等），甚至成立了专科医院（如针灸医院、推拿医院等）；从人才培养上，国内外已成立了部分疗法的专科院校，并培养出不少专科人才。随着对这些疗法的学习、研究、应用更加深入，更为系统，也大大地促进了非药物疗法的发展。

（二）研究尚不完善的疗法

主要有声音疗法、环境疗法、时间疗法、传统体育疗法、书画棋诗疗法、热熨冷敷疗法等，尽管这些疗法在不少医学著作或临床实际运用过程中，均已被提到和运用，但系统化的研究尚不深入，只是根据某些文献记载，进行概念上的粗浅描述，对其具体的作用机制、应用范围、临床疗效，尚缺乏完整的研究和观察资料。可以说，不少疗法尚处在有名无实的阶段，这里有两种原因：①可能有些疗法，虽然古医籍中有描述，但临床疗效欠佳，难以普及。②由于对这些疗法的研究认识不足，以至于没有很好地进行推广普及和运用，反过来使这些疗法的研究

和应用面受到限制，难以深入进行。

总之，中国医学非药物疗法体系既离不开中国医学基础理论的指导，又为其自身发展水平不一所局限。此外，中国少数民族医学中的非药物疗法内容也十分丰富，但难以纳入中医非药物疗法范围，因此，很难从单一方面勾勒出较为清晰的体系框架。本书结合这几方面情况，将中国医学非药物疗法体系划分为器械疗法（针灸疗法）、拔罐疗法与其他器具疗法、推拿疗法、饮食疗法、心理疗法、声音疗法、时间疗法、中国传统功法、刮痧疗法、热熨冷敷疗法、其他非药物疗法（环境疗法、棋书画诗疗法等）十一类。相信随着对中国医学非药物疗法研究的深入，其疗法体系将更加完善、更加充实。

第四节　中国医学非药物疗法特色

纵观中国医学史，在其发展的每一阶段中，无不伴随着非药物疗法的发展。可以说，非药物疗法是中国医学疗法体系中起源最早、内容最丰富、疗法种类最多的疗法子系统。中国医学非药物疗法具有以下特色。

一、基础理论丰富

中国医学非药物疗法发展至今已不是处于早期的实践经验状态，也不是实践中的偶然发现，而是已经形成了具有一定高度的理论，即已实现了理论和实践的统一。它的理论基础就是已有数千年历史的中国医学基础理论。除了传统的阴阳五行学说，主要是以藏象学说、气血学说、经络学说、饮食学说等为理论基础。此外，不少疗法已经结合现代科学的某些理论，如电针疗法既基于传统中医经络学说，又是结合现代电子学理论而创制的新型针具，可以代替人工行针，从而获得较好的针感。激光针疗法则完全脱离传统针具，以激光为手段，直接照射穴位，获得与针刺同样的效果，避免了传统针刺治疗过程中的创伤、感染等问题。

二、治疗手段多样

上节提到，根据目前情况，我们将中国医学非药物疗法分为十一类，而每类疗法中又有数种或数十种疗法，初步统计有 300 余种疗法。这些众多的疗法，构成了中国医学非药物疗法丰富而多样的治疗手段。

（一）使用器械的多样性

针刺疗法是中国医学非药物疗法的主要疗法之一，其使用的针具多样。在两千多年前就有九种针具（九针即镵针、圆针、鍉针、锋针、铍针、圆利针、毫针、长针、大针）。针具制作的取材也具多样性，从最早以石为针而制成的砭针，到以动物骨骼为材料制成的骨针，以竹片为材料制成的竹针，随着制陶和冶金工业的发展，又制成了陶针、金针、银针、铁针、马衔针、合金针、不锈钢针等。根据针具的不同作用和结构，大致可分为毫针、皮内针、皮肤针、三棱针、杵针、巨针、鍉针、芒针、粗针、小宽针、陶针、磁针、蜡针、猪鬃针、电针、电热针、激光针、微波针、冷冻针等。灸疗器具中除了传统的艾条、艾炷，目前还研制出温灸器、无烟灸具等。拔罐疗法使用的器具，传统以竹罐、陶瓷罐为主，目前主要采用玻璃罐，因其罐口光滑，罐体透明，可以观察拔罐之后皮肤颜色的变化，临床应用十分广泛。此外，还有抽气罐、电火罐等。目前应用较为广泛的器械还有各类磁疗器械、小针刀、小夹板，各种治疗兜带、治疗支架、电动按摩器械等。

（二）操作方法的多样性

临床应用中国医学非药物疗法中的各种疗法时，根据辨证结果和治则治法的要求，常常每一种疗法又具有补泻等作用的多种操作方法，称之为手法。如毫针疗法中，除提插、捻转、循法、弹法、刮法、摇法、飞法、震颤法等常用手法外，还有烧山火、透天凉等特殊手法百余种。推拿疗法的基础手法有百余种，这些基础手法又可组成数百种复合手法。

（三）施术部位的多样性

中国医学非药物疗法中的许多疗法，除了常规进行不同部位的治疗，同一类疗法在不同部位施术治疗过程中，也总结出了特殊部位的疗法手段，即在某一特殊部位施行疗法，可以治疗全身多种疾病，形成了相对独立的一种疗法。如毫针疗法，除按常规辨证施针治疗，还有几种特殊部位的针刺疗法，如以头部特定穴位进行治疗的头针疗法，以耳部特定穴位进行治疗的耳针疗法，以眼周特定穴位进行治疗的眼针疗法等。再如，推拿疗法中以手、足部穴位为主要施术部位的手、足穴推拿疗法。

（四）适应范围广泛

据临床有关文献的报道，中国医学非药物疗法可以治疗内科、外科、妇科、儿科、骨科伤、皮肤科、五官科等各科常见疾病。就单一疗法而言，其临床适应范围也十分广泛，如针灸疗法可以治疗临床各种常见病、疑难病。世界卫生组织已正式建议世界各国对43种病证采用针灸疗法。美国等国家采用针灸疗法治疗获得性免疫缺陷综合征（又称艾滋病）也取得一定的疗效。推拿疗法不仅用于治疗骨伤科疾病，而且对内科、儿科、妇科等常见病也有显著疗效，如推拿降压、推拿止胃痛等。饮食疗法不仅作养生保健之用，而且在临床治疗中也颇受欢迎，如鸡蛋食疗法、醋蛋疗法在治疗内科常见病方面有独特的治疗效果。总之，中国医学非药物疗法不仅总体上具有很广的适用范围，单一疗法的治疗病种也是多样的。挖掘和整理研究中国医学非药物疗法是防病治病和提高人类健康水平的需要。

三、近于自然且副作用少

中国医学非药物疗法的自然性体现在以下几方面。首先，中国医学非药物疗法中各类疗法的取材均强调"道法自然"，也就是说非药物疗法不仅充分利用日光、空气、动物、植物等自然条件来激发机体的自然活力，达到治疗的目的，而且在使用法则方面也十分强调顺应自然、顺应人体自然规律进行治疗，所谓因时、因地、因人制宜。其次，正因为中国医学非药物疗法立足于"道法自然"，因此在临床运用过程中十分强调"调和阴阳"，即治疗的目的在于使机体的失衡状态得到重新调整，达到新的平衡，也就是说其治疗的目的以调整平衡为主，不存偏颇，这也是决定其副作用少的重要因素。

中国医学非药物疗法副作用少的特点体现在：①创伤性少，除了器械疗法中的针刺、三棱针、小针刀、瘢痕灸、化脓灸有轻度的创伤性，其他疗法均无明显的创伤性。②多从外以治内，除了饮食疗法，其他疗法多从外以治内，加上其创伤性小，因而副作用不大。饮食疗法的选材都是日用调味品和食物，亦很少有副作用。③从长期临床实践来看，非药物疗法的毒副作用较之药物疗法的毒副作用大为减少。当然，这里强调中国医学非药物疗法副作用少，是与其他疗法比较而言的，并不是说其无副作用。总体上，非药物疗法副作用的产生多是对疗法的使用不当而造成的，如针刺不当造成断针、气胸。从这一点来看，药物疗法为了取得疗效，常常会同时伴随副作用的产生，并非应用不当造成的。与之相比，中国医学非药物疗法副作用的产生具有可预防性，即只要正确掌握其应用方法，就可以避免副作用的产生。

四、廉、便、验悉具

中国医学非药物疗法使用的器具等取材十分方便且经济实用，除少数价值较高的新型治疗器械外，都十分便宜，而且操作使用简单。再如，饮食疗法多是日常生活中必备的食物及调味品。传统功法、推拿疗法、心理疗法等在多数情况下不必使用特殊辅助用品，是一些经济而方便的治疗方法。从临床疗效来看，不仅对各科常见病具有显著疗效，而且可以治疗许多难治性疾病，如中风后遗症、类风湿关节炎、腰椎间盘突出症、肿瘤等。

五、集防病、治病、康复、保健于一体

中国医学非药物疗法不仅具有广泛的临床治疗作用，而且也是防病、康复、保健的重要手段。从康复角度来看，针灸、传统功法、推拿、心理疗法等对脑血管疾病等引起的功能障碍、心理障碍都具有良好的功能康复作用。从保健角度来看，许多非药物疗法都具有调节人体代谢功能、调节机体免疫功能、增强机体防病抗病能力、调节机体多项平衡、抗衰老等作用。通过学习和医生的指导，可以作为自我健身手段，如自我按摩、自我传统功法锻炼、自我饮食疗法等，均是一种简便的强身保健方法。

第五节　中国医学非药物疗法应用原则

本章第四节介绍了中国医学非药物疗法的特色，尽管其具有副作用小、使用方便等特点，但为了取得更好的临床疗效，避免副作用的产生，必须掌握中国医学非药物疗法的应用原则。

一、辨证施法，掌握疗法的适应证

中国医学非药物疗法与中国医学其他疗法一样，必须遵循中国医学基础理论，其运用也必须遵循中国医学施治原则，即辨证论治原则。落实到非药物疗法的具体实际之中，就是辨证施法。任何一种疗法，只是一种治疗手段而已，必须在明辨疾病本质的基础上施行。所谓疾病的本质，从中国医学角度来认识，就是"证"的属性。若不辨证而施法，就难免会"头痛医头，脚痛医脚"，不能做到治病求本，从根本上治疗疾病。目前，在临床上，尤其在中国医学非药物疗法的普及运用过程中，往往单一强调对某一疗法的学习，而忽略对中国医学基础理论的学习，不重视辨证论治体系的研讨，又祈望以一法治一病，或以一法治百病，既不探究疾病的本质，又无视各类疗法的适应证。突出表现在对某一疗法的治疗范围、不同疗法的补泻等手法认识不够。因此，虽然中国医学非药物疗法使用方便、无痛苦、副作用少，但是在运用这类疗法治疗疾病时，首先应当辨证，然后根据辨证结果和疗法的适应证，选择疗法和疗法的施术方法（手法），遵从"寒者热之，热者寒之，实则泻之，虚则补之"等中国医学治疗原则。

二、三因制宜，注意常中变法

中国医学非药物疗法应用的三因制宜原

则，即：因人制宜，就是要根据不同患者的特点选择适宜的疗法，选择施法具体手法，选择适宜的治疗时机，决定施治的疗程。因地制宜，就是根据地区差异，对不同地区患者，考虑适宜该地区气候、习俗、人群体质、疾病特点，进行施法治疗。因时制宜，就是要根据不同季节、不同时辰进行施法治疗。例如，推拿疗法必须因人而选择手法的强度，瘦人宜轻，强壮人宜重。因地而选择刺激强度，如北方之人多慓悍强壮，宜用重手法；南方之人多柔弱瘦小，宜用轻手法。春夏天热，少用擦法，以防生热；秋冬天寒，多用摩法，摩法可助阳等。这样才能知常达变，取得理想的治疗效果。

三、熟用单法，又须综合调治

由于学术发展的层次和水平不一，中国医学非药物疗法体系中的十一类疗法各自成熟程度不同，某些疗法比较系统完善，自成一体，如针灸疗法在非药物疗法中起源早、发展快，是体系完善的一类疗法，现已发展为针灸专科，有专门的针灸医师。这种情况虽然有助于针灸疗法的研究和应用，但也带来了一定的不利因素，即专科医师往往只重视该疗法而忽略其他疗法，拘泥一法，甚至夸大某一疗法的治疗作用和施治范围。这种情况，在后来的推拿疗法的专科医师中也表现得很突出。这种情况不利于缩短疗程，提高疗效。因此，在运用中国医学非药物疗法施治过程中，既要熟用单一疗法，最大限度地发挥某一疗法的治疗作用和最大限度地减少副作用的发生，同时也要充分认识单一疗法临床治疗范围的局限性，采取多种疗法综合调治，促进临床疗效的提高。例如，风寒型肩关节周围炎，单一疗法如针灸、推拿、热熨、磁石疗法等都有一定的疗效，如果综合各种疗法调治，则取效快、疗程短，以针刺通络止痛，以灸疗、热熨温经散寒，以按摩舒筋活络止痛，平时以磁石穴位外贴，可以疏通经络，和络止痛，巩固疗效。正如唐代孙思邈所说："针而不灸，灸而不针，皆非良医。"

第六节　中国医学非药物疗法作用机制

中国医学非药物疗法的作用机制，可以从中国医学传统认识和现代研究两方面加以论述。

一、传统认识

中国医学认为疾病的产生主要有三方面的病理机制。其一，是邪正斗争的结果。所谓"正气存内，邪不可干"（《素问·刺法论》），一旦正不抗邪，或正气自虚可致外邪入侵，或本身虚损变化，所谓"邪气盛则实，精气夺则虚"（《素问·通评虚实论》）。邪正斗争不仅关系疾病的发生，而且影响着疾病虚实变化和预后转归。若以邪气盛为主要矛盾方面的病理改变则病为实，若以正气不足为主要矛盾方面则病为虚。疾病的过程，实际上就是邪正不断斗争的过程，正胜则邪退，邪胜则正衰，正虚邪实则病进，正胜邪衰则病退。其二，阴阳失调是疾病发生、发展的内在根据，贯穿于一切疾病发生、发展的始终。阴阳失调是脏腑、经络、气血、营卫相互关系失调，以及表里出入、上下升降等气机运动失常的概括，表现为"阴盛则寒，阳盛则热""阴盛则阳病，阳盛则阴病""阳虚则阴盛，阴虚则阳亢""阴盛格阳，阳盛格阴""阴阳离决，精气乃绝"等各种寒热、虚实、真假、衰亡的病理变化。阴阳失调是疾病发生、发展过程中，各种病理变化的高度概括。其三，是升降失常。升降出入是脏腑、经络、气血、营卫矛盾运动的基本过程，气机的升降出入是机体各脏腑组织的综合作用结果。一旦升降出入失常可表现为气机逆乱、气血失和、阴阳反作等病理变化。中国医学非药物疗法的作用机制，就在于针对以上疾病发生、发展、变化的三类机制进行调理，即具有扶正祛邪、调和阴阳、疏调气机的作用。现举例说明如下。

（一）扶正祛邪作用

中国医学非药物疗法的扶正祛邪作用是通过运用不同手法或合理配膳等方法来实现的。扶正，即以补法为主，如针刺疗法中轻捻慢转、重插轻提、循经进针等为补法；重捻快转、轻插重提、逆经进针等为泻法，具有祛邪作用。推拿疗法中，重刺激为泻，轻刺激为补；缓摩为补，重摩为泻；顺时针为补，逆时针为泻等。饮食疗法中，以具有补益作用的食物配膳者为补法，如以龙眼肉、红枣为主配膳，具健脾益气、养血宁心的作用；以祛邪作用的食物配膳者为泻法，如以绿豆、薏苡仁、苦瓜为主配膳，具有清热解毒、解暑利尿的作用。声音疗法中的呕吐疗法即是一种泻法，可以祛除中上焦痰浊、食积等有形之邪。水疗中，以温度高的水浴疗法，具有发汗祛邪作用，是为泻法；以温度适中的水浴疗法，具有和血通络、温养脏腑的作用，是为补法。

（二）调和阴阳作用

推拿疗法治疗阳热偏盛的外感高热病证，通过重按曲池、风池、大椎等穴，以泻手法为主，可使邪热宣散，阳热得平；治疗中阳不足，中焦虚寒的阳虚阴盛证，可以摩法轻摩腹部，顺时针方向施行手法，可达温中运脾作用。再如，针刺疗法中"从阳引阴，从阴引阳"的方法，具有调和阴阳的作用。再以阳热偏盛的外感高热病证为例，可以三棱针在十宣放血，以宣泄邪热，平其阳热。饮食疗法中，以肉桂、干姜为主配膳可以治疗阳虚阴盛病证，以百合、鳖甲等为主配膳具有滋阴潜阳的作用，可以治疗阴虚阳亢病证。总之，中国医学非药物疗法调和阴阳的作用，主要通过祛邪补虚、调理脏腑和经络气血而达到。因此，调和阴阳作用的具体化，就是疏散外邪、疏通经络、理气和血、调理脏腑等作用，再落实到治法上就是汗、吐、下、和、温、清、消、补的作用。

（三）疏调气机作用

以气机升降失调为首要表现的疾病，在临床上主要是情志因素引起的病证。气为血之帅，血为气之母，气血互相依附。病理上气血病变相互影响，气乱则血亦乱，血瘀则气亦滞。中国医学非药物疗法疏调气机作用，主要是通过调和七情、理气活血来实现的。如心理疗法，通过以情胜情、移精变气、顺情从欲等方法达到调和七情、疏调气机的作用。传统功法通过调身、调神、调息，使形神合一，形神得调，气机调畅，而达到防病治病的目的。声音疗法中的五音疗法、音乐疗法，通过声音来调节人的神情，使七情和合，气机宣畅。此外，若因脏腑功能失调，或邪盛为患导致气机失常者，可通过不同非药物疗法扶正祛邪、调和阴阳作用而达到。

总之，以上三方面作用，常常是相辅相成的。通过扶正祛邪作用，可以达到调和阴阳的作用；通过扶正祛邪、调和阴阳，可以达到疏调气机的作用。除以上三种主要作用机制外，有的非药物疗法还具有特殊的作用机制，如小针刀疗法可以祛除局部的筋脉肌肉郁滞；推拿手法中的正骨推拿手法，具有理筋整复、理顺筋骨、复位骨折的作用。

二、现代研究

（一）对施术部位的影响

毫针疗法，施以补法可使局部皮肤温度升高，而施以泻法可使局部皮肤温度降低。烧山火针法可使局部皮肤电位下降，透天凉针法可使局部皮肤电位升高，而且可以改善局部皮肤阻抗，其显著特点是具有双向调节作用。皮肤针叩刺头部，可增加脑血流量，改善局部供血，从而改善毛发营养，增强毛囊活性，起到生发的作用。推拿疗法可以清除局部衰老的上皮细胞，改善皮肤呼吸，调节汗腺及皮脂腺的分泌功能，使局部组织需氧量增加，而氮和二氧化碳的排泄量增加。通过推拿可使局部肌肉黏滞性减少，缓解肌肉韧带粘连。相关研究表明，推拿疗法可以使局部组织清除氧自由基的能力增强。热熨疗法可扩张局部毛细血管，增加汗腺分泌，促进局部血液、淋巴液循环。冷敷疗法可降低局部组织代谢，促进毛细血管收缩，具有消炎、消肿、止痛作用。泥疗法因其含有许多有机、无机物质，通过体液因素进一步改善局部血液和淋巴液循环，增加局部组织的供氧状况，促进激肽、5-羟色胺、P物质等致痛物质的排泄。日光疗法可通过红外线促进皮肤及深层组织新陈代谢，促进细胞再生，缓解肌肉痉挛，紫外线可使人体表皮基底细胞所含的黑色素原转变为黑色素，沉着于皮肤内，从而保护皮下组织免受太阳辐射的灼伤，增强皮肤的屏障作用。水疗法、泥疗法通过物理作用，可改善皮肤代谢循环，改善皮肤呼吸，增强皮肤健康。磁石疗法除改善皮肤功能外，还可以使致痛物质分解酶的活性增强，加快致痛物质的排泄。

（二）对神经系统的影响

从解剖学、生理学的角度来看，推拿疗法作用于体表，通过体表—内脏反应的通路来调节内脏的功能，皮肤针亦具有此作用。从神经生理学的角度来看，缓和、轻微的连续刺激有兴奋周围神经的作用，但对中枢神经有抑制作用，急速、较重且时间较短的刺激有抑制周围神经和兴奋中枢神经的作用。头针疗法刺激运动区可使脑电图 α 波指数和电压上升，并改善其不对称性，提示可以调节皮质功能。此外，头针疗法尚可改善脑血流图。许多非药物疗法还可以通过神经体液调节机制起作用。如针刺镇痛，目前研究其作用主要是提高痛阈，增加疼痛的耐受力，降低了痛觉的敏感性。大量实验研究表明，针刺镇痛作用与神经体液调节机制有很大的关系，主要是激发了大量神经元活动，释放多种神经介质，如 5-羟色胺、内啡肽、乙酰胆碱。此外，许多非药物疗法还具有调节周围神经的作用，从而通过反射通路调节脏器的功能。

（三）对呼吸系统的影响

针灸疗法、推拿疗法、传统功法等具有改善肺通气与肺换气功能，改善呼吸运动，缓解支气管痉挛的作用。如哮喘的治疗：推拿疗法取定喘、风门、肺俞、肩中俞等穴，采用先轻柔渐加重的手法，通过神经调节机制，使支气管扩张，抑制其分泌，使血管收缩，达到平喘的目的。针刺合谷、大杼、定喘、外定喘、足三里、列缺，可以缓解乙酰甲基胆碱诱发的支气管痉挛，改善通气量。试验表明，针刺膈俞、水沟、郄门、鱼际、太溪等穴，以及传统调息疗法，可以改善膈肌运动，调节呼吸运动。拔罐疗法可以增强老年人肺活量及肺通气量。

（四）对循环系统的影响

针灸疗法、传统功法、传统心理疗法、磁石疗法、音乐疗法、热熨冷敷疗法等可以改善心律、心率，改善或影响心肌收缩力和冠状动脉的血液循环等作用。针刺对血管的作用，表现为调整血管舒缩功能，改善微循环，双向调节毛细血管的通透性。根据选穴不同，针刺对不同部位如心脏、脑部、肢体等的血管均具有调节作用。针刺疗法、音乐疗法、传统功法、推拿疗法、磁石疗法等具有降血压作用。针刺及艾灸疗法具有升压作用，针灸百会、水沟、素髎等穴均能使休克状态的患者血压升高，其机制可能是通过神经体液机制为作用途径。磁石疗法的降压作用可能是通过刺激穴位后，调节血管的舒缩功能，扩张毛细血管，减少外周阻力而达到。

（五）对消化系统的影响

传统功法的调息作用可以调节膈肌升降，从而对内脏起到按摩作用，使胃肠蠕动加快，消化液分泌旺盛。传统功法可使胃电振幅、频率、节律发生改变，促进肝脏分泌胆汁。针刺阳陵泉、日月、丘墟等不仅可提高胆汁分泌量，而且可以调节胆管运动和降低奥狄括约肌的张力，具有利胆排石作用。针刺疗法可以改善食管的运动，促进唾液腺的分泌。用不同手法针刺足三里时，对唾液淀粉酶含量具有不同调节作用。针刺足三里、下巨虚、中脘等穴，尽管由于体质差异及胃肠功能状态不同，得出的结论不同，但总体上可以改善胃的蠕动功能，调节胃液的分泌。针刺足三里后血清胃泌素含量发生改变，且可以使大鼠中缝大核的兴奋性升高，调节孤束核的兴奋性，从而抑制胃的牵拉反射。针刺四缝穴可使肠中胰蛋白酶、胰淀粉酶、胰脂肪酶含量增加，但对血清淀粉酶无影响。针刺期门穴以及艾灸该穴，可防止四氯化碳引起的动物肝损害。

用一指禅按摩手法治疗便秘，推按八髎穴，通过兴奋副交感神经，使降结肠、直肠蠕动增加，肛门内括约肌松弛，促进排便。长期轻柔按摩刺激背部腧穴，可兴奋迷走神经，使胃肠活动加强，而重刺激则兴奋胃肠交感神经，抑制胃肠活动，缓解平滑肌痉挛。

饮食疗法中配膳常用的材料生姜，其挥发油能刺激胃液分泌，兴奋肠道平滑肌，促进消化，从而加强胃肠的消化吸收功能。健脾食物，可使尿中木糖排泄率及其血清胡萝卜素浓度提高，说明可加强小肠的吸收功能。

泥疗法通过调节胃酸、胃蛋白酶的分泌，可调节胃肠运动功能。

（六）对内分泌、生殖泌尿系统的影响

针刺关元、三阴交、肾俞、膀胱俞、三焦俞等腧穴可以调节肾气对膀胱泌尿排尿功能的控制，其作用与机体状态和针刺手法有关。有趣的是，在机体处于不同状态时，针灸肾俞对肾的泌尿功能具有双向调节作用。针刺涌泉穴可以抑制呋塞米对肾脏的利尿作用，而此时针刺肾俞穴，又可以对抗针刺涌泉穴时的抑制作用。艾灸肾俞、关元等穴，可以提高精子数量。艾灸至阴穴可以使子宫活动增强。针刺对甲状腺功能、胰腺分泌功能、垂体－肾上腺系统、垂体－甲状腺系统均有一定的良性调整作用。针刺对血糖的影响，还与机体血糖状态有关，具有双向调节作用。针刺足三里、合谷、至阴穴可使尿中17-酮类固醇增高，血中儿茶酚胺水平升高。艾灸百会穴可促进肾上腺活动，血中游离肾上腺素含量显著升高。传统功法对内分泌系统也有一定的影响。据有关资料报道，糖尿病患者练功后，血糖曲线恢复时间提高，而肾阳虚哮喘患者练功后尿中17-酮类固醇水平升高，肾上腺皮质分泌功能增强。传统功法对性腺、垂体、甲状腺、胰腺的分泌功能也有一定的影响，有试验表明，传统功法可以调节老年高血压患者血浆雌二醇和睾酮的比值。

（七）对血液系统的影响

一些非药物疗法可以影响血液成分。如传统功法有明显升高红细胞、白细胞、血小板的作用，尤其升高白细胞作用最明显。推拿疗法亦可增加血中白细胞总数，以淋巴细胞比例升高为主，红细胞少量增加。饮食疗法中常含有丰富的造血原料如铁质、叶酸等，可以增加机体的造血能力。以花生衣、红枣组成的膳食方，可以提高血小板数量。这些现象的内在机制，有待进一步深入研究。

（八）对免疫功能的影响

磁疗法通过磁场的作用，使白细胞呈活跃状态，吞噬能力加强。推拿疗法也可使白细胞吞噬能力加强，血清中补体效价增加。艾灸疗法可以加强网状内皮系统的吞噬功能，对哮喘、硬皮病患者以艾灸疗法治疗后，淋巴细胞转换率及 E- 玫瑰花环值均可升高。艾灸伤寒杆菌免疫后家兔的"大椎""百会"等穴，可使伤寒杆菌凝集素及溶血素产生，凝集效价大大地增加。针刺足三里、合谷、上巨虚、天枢、内关、大椎等穴，可使细菌性痢疾患者白细胞、巨噬细胞的吞噬功能加强，血清中免疫球蛋白含量增加，以 IgG、IgA 升高为主，血中备解素、调理素增加，补体总量及效价亦有所升高。有报道显示，传统功法治疗恶性肿瘤患者时，治疗后 T 淋巴细胞转换功能明显上升，巨噬细胞吞噬率、吞噬指数均有不同程度提高，免疫球蛋白含量也有不同程度的改变。可见，某些非药物疗法具有调节体液免疫、细胞免疫的作用，可以调节特异性及非特异性免疫功能。

此外，有些非药物疗法如传统功法、饮食疗法等可以改善蛋白质、脂质的代谢过程。日光疗法还可以改善维生素 D 的代谢过程。总之，有关中国医学非药物疗法作用机制的现代研究虽取得一定的实验结果，但仍不深入，而且主要侧重在针灸疗法、传统功法、推拿疗法等几个常用疗法。虽然观察到有些疗法有一定的临床疗效，但对其作用机制的研究十分粗浅或缺乏。因此，揭示中国医学非药物疗法作用机制的奥秘，还有很多工作要深入开展，相信随着系统整理和研究、运用中国医学非药物疗法，以及科学技术的发展，中国医学非药物疗法的作用机制必将得到更全面、完善、系统深入的阐述。

第二章　中国医学非药物疗法理论基础

第一节　中国医学人－自然－社会整体观

中国医学认为人体是一个有机的整体，人、自然、社会亦是一个有机的整体，相互关联又相互影响。人体的生、长、壮、老、已（死亡）除了自身的生理、病理变化，还受自然因素和社会因素的影响。从治疗学角度而言，中国医学根据这一整体观思想，创立了基于人体整体观的从外治内，从局部调治整体的针灸、按摩推拿等非药物疗法；基于天人合一，人－自然－社会的整体观念，创立了环境疗法、音乐疗法、书画棋诗疗法等利用自然条件，或通过社会团体的文艺体育活动进行治疗的非药物疗法。

一、阴阳五行学说是人－自然－社会整体观的核心理论

阴阳学说认为世界是物质性的整体，物质世界是阴阳二气对立统一的结果，正如《素问·阴阳应象大论》所述："阴阳者，天地之道也，万物之纲纪，变化之父母，生杀之本始，神明之府也。"其基本内容就是，阴阳双方既对立斗争，又相互依存互根，在一定的条件下可消长转化。这就充分体现出其辨证的整体观念，强调物质世界阴阳二气相互矛盾，不断运动，促进事物的发展变化，同时阴阳二气是互为条件的，一方不能离开另一方而存在，双方的依存互根并不是一成不变的，而是处于阳消阴长或阴消阳长的运动变化之中，当其发展到一定的阶段，可以向各自相反的方向转化，阴阳之间可以

相互转化，所谓"重阴必阳，重阳必阴"。

阴阳学说阐述人体的生理病理现象，突出表现在强调人体的阴阳统一性、人体与外界环境阴阳相互关系的整体性。如在阐释人体的组织结构时，认为人体是阴阳两部分有机联系的整体，以身体上部、背部、体表、六腑为阳，以身体下部、腹部、体内、五脏为阴，所谓"人生有形，不离阴阳"（《素问·宝命全形论》）。人体的生理功能也是阴阳两方面对立统一而达到相对平衡的结果，正常的机体处于"阴平阳秘"的状态，即阴阳二气平衡协调，一旦这种平衡协调的整体性破坏，就会出现一系列病理变化，即"阴阳失调"，可以表现为"阴盛阳衰，阳盛阴衰""阴虚阳亢""阳虚阴盛""阴损及阳，阳损及阴""阴阳两虚""阴阳离决"等病理表现。这种基于病理认识的整体性，在治疗上也强调平衡观念，即注重整体调节，所谓"谨察阴阳所在而调之，以平为期"（《素问·至真要大论》）。在强调人体自身整体性的同时，还认为人体不是孤立存在的，人体与外界环境是一个有机的整体，表现在人体阴阳两方面的变化，将随外界环境阴阳的变化而协调统一。如机体阳气的盛衰消长运动，必须随着自然界阴阳之气的消长变化及时进行相应的调整，"故阳气者，一日而主外，平旦人气生，日中而阳气隆，日西而阳气已虚，气门乃闭"（《素问·生气通天论》）。机体的病理变化亦受外界阴阳变化的影响，

《素问·阴阳应象大论》举例说明了这类病理改变，"天不足西北，故西北方阴也，而人右耳目不如左明也。地不满东南，故东南方阳也，而人左手足不如右强也。帝曰：何以然？岐伯曰：东方阳也，阳者其精并于上，并于上则上明而下虚，故使耳目聪明而手足不便也。西方阴也，阴者其精并于下，并于下则下盛而上虚，故耳目不聪明而手足便也。故俱感于邪，其在上则右甚，在下则左甚，此天地阴阳所不能全也，故邪居之"。因此，治疗时，也应注意整体观念，注重人与自然环境的关系，"故治不法天之纪，不用地之理，则灾害至矣"（《素问·阴阳应象大论》）。

五行学说是阐述物质运动变化的一种学说，认为一切事物都是由木、火、土、金、水五种物质相互制约、相互资生而不断运动、变化和发展的。五行学说运用五行之间相生、相克，相乘、相侮关系来阐述人体生理、病理的相互关系，以及人与周围环境的整体关系，其朴素之处在于其阐述时基本上一一对应的关系，其辩证之处在于认为五者之间可以相互联系，相互制约。五行学说认为人与周围环境的关系可参见表2-1-1。

表 2-1-1　人与自然环境五行相关表

外界环境						五行	人体内部					
五味	五色	五化	五气	五方	五季		五脏	六腑	五官	形体	情志	五音
酸	青	生	风	东	春	木	肝	胆	目	筋	怒	角
苦	赤	长	暑	南	夏	火	心	小肠	舌	脉	喜	徵
甘	黄	化	湿	中	长夏	土	脾	胃	口	肉	思	宫
辛	白	收	燥	西	秋	金	肺	大肠	鼻	皮毛	悲	商
咸	黑	藏	寒	北	冬	水	肾	膀胱	耳	骨	恐	羽

从表中可以看出，五行学说将人体各组织器官统一为一个整体，将人体的功能活动统一起来，将人体与外界环境整体化。病理状态下，外界环境可通过五行相克、相乘、相侮机制影响机体，而机体脏腑组织之间也可因之而相克、相乘、相侮，出现一系列病理演变。如土侮木，肝脾同病，肝木克土，木火刑金，子病及母，等等。在治疗上也有"培土生金""滋水涵木""壮水制火"等治法。非药物疗法中五音疗法、色彩疗法就是根据这一原理而制定的。

二、道法自然，天人相参，整体调节是中国医学整体观在治疗学上的体现

前面在论述阴阳五行学说时已谈到，在中国医学整体观的指导下，中国医学尤其重视整体调节，道法自然。中国医学整体观认为人体是一个有机的整体，人体与自然环境是有机的整体，人的生命运动也是对立统一状态整体运动的表现。正因如此，治疗学上必须注重个体与整体的关系。在小的方面，某一脏腑的病变可以影响其他脏腑，因此治疗时就必须做到防病传变，如《金匮要略》所云："见肝之病，知肝传脾，当先实脾。"某一组织器官在生理上与五脏六腑通过经络相互关系，当脏腑有病变时，可以在该器官上反映出来，因此通过诊察该器官可以判断脏腑病变所在，而在该器官上施行某种治疗也可调节脏腑，达到治疗的目的。如头针疗法、耳针疗法、眼针疗法等，都是在整体观念指导下，以局部调节整体的疗法。在大的方面，人体与整个自然是有机的统一体，自然界气候等的变化常可导致人体功能适应力难以应变，从而出现失衡的病理变化。反

之，当人体发生病变时，将人体放于适宜的环境之中往往可以促进疾病的好转，如择地疗法、森林疗法、洞穴疗法等均是据此而创制的。

第二节　中国医学藏象气血理论

藏象学说认为，内脏即五脏六腑虽深藏于体内，但其生理、病理方面都有征象表现于外，故又称"藏象"。受这种观点影响，形成了独特的中国医学生理、解剖学理论，即将五脏六腑与外部形体、五官九窍功能及结构联系在一起进行论述。这种理论，也正是中国医学非药物疗法从外以治内取得成功的理论基础。

心主血脉，其华在面，主神志而开窍于舌，其相表里之腑为小肠，主分清泌浊。肺主气，司呼吸，主宣发而外合皮毛，主肃降而通调水道，开窍于鼻，其相表里之腑为大肠，主传导糟粕。脾主运化升清，主统血，主肌肉与四肢，开窍于口，其华在唇，与其相表里的腑为胃，主受纳腐熟水谷。肝主疏泄，主藏血，主筋，其华在爪，开窍于目，其相表里之腑为胆，主决断，排泄胆汁。肾主藏精，主发育与生殖，主水与主纳气，主骨生髓，其华在发，开窍于耳及二阴，其相表里之腑为膀胱，有贮尿与排尿的作用。三焦为六腑之一，又称"孤府"，主运行元气，主持诸气，运行水谷，疏通水道，总司人体的气化功能。脑、髓、骨、脉、胆、女子胞又称为奇恒之腑，因其功能异于六腑的一般功能，故称之。

藏象学说除说明五脏六腑的生理功能，更具有以下特点：①强调脏与脏之间的相互关系。如心主血脉，肺朝百脉；心主血，脾生血，血液运行依心之推动，脾之统摄；肝主疏泄，其气升发，肺主肃降，共同调节气机的升降；肝藏血，肾藏精，精血互相滋生，故有"肝肾同源"之说，等等。②重视

脏与腑的关系。脏与腑一阴一阳，通过经络相互络属，表里相关。如心热可下移小肠；肺气肃降则大肠传导正常；脾升胃降，消化吸收才能正常进行；肝之疏泄影响胆汁之排泄；肾气可助膀胱气化津液，约束与排泄水液。③腑与腑是互为相承，协调统一的，共同完成饮食物的消化、吸收、排泄等一系列生理功能。④五脏主神志活动。心主喜、肝主怒、肺主悲、脾主思、肾主恐。⑤脏腑的功能活动是化生、运输气、血、精、津液的动力，而气、血、精、津液又是脏腑功能活动的物质基础。

气血理论认为，气包括元气、宗气、营气、卫气，具有推动、温煦、防御、固摄、气化等作用。血行脉中，具有濡润营养全身脏腑组织的作用，血气也是神志活动的物质基础。气血又相互关联，气能生血，气能行血，气能摄血，血为气母，气为血帅，"血气不和，百病乃变化而生"（《素问·调经论》）。

总之，中国医学藏象气血理论，不仅强调脏腑气血的各自功能活动，而且更重视其间的相互关联、相互影响，在生理上如此，在病理状态下亦如此。因此，这一理论强调脏腑气血病变的治疗不能单一的脏病治脏，腑病治腑，气病调气，血病理血，更应当注意脏脏同病，脏腑相累，气病及血，血病及气，在临床上有"培土生金""扶土抑木""行气活血"等治疗法则。落实到非药物疗法上，如传统功法是通过调息、调神、调身，使气机宣畅，从而调整气的功能活动来达到治疗全身脏腑组织疾病的目的。再如，中国

医学藏象气血理论认为神志活动与五脏及气血活动有关，即五脏气血是神志活动的内在根据，因此以调理神志为主的心理疗法，可以调节脏腑气血的功能。推拿疗法的某些机制就是根据脏腑与形体相互对应的关系，通过在形体外表施以按摩手法，达到治疗脏腑疾病目的。

第三节　中国医学经络学说

经络学说认为经络具有沟通表里上下、联系脏腑器官和通行气血的作用。经络是经脉和络脉的总称。经脉分为正经、奇经两大类，正经有十二条，即手足三阴经和手足三阳经，合为十二经脉；奇经有督、任、冲、带、阳跷、阴跷、阳维、阴维，称为奇经八脉。络脉中从本经别走邻经者为别络，能加强表里阴阳两经的作用。络脉中浮行于浅表者为浮络。络脉中最细小的分支为孙络。此外，十二经脉别出的正经为十二经别，可以达到正经未能行经的脏器组织部位，补正经之不足。十二经脉循行部位上分布的筋肉系统称为十二经筋，有联缀百骸周身，主司关节运动等作用。十二经脉在体表一定皮肤部位的反应区称为十二皮部。十二经脉流注是从手太阴肺经开始，至足厥阴肝经止，再传手太阴肺经，首尾相贯。手三阴从胸走手，交手三阳；手三阳从手走头，交足三阳；足三阳从头走足，交足三阴；足三阴从足走腹，交手三阴，形成阴阳相贯，如环无端的循环经络。手足三阳经分别分布于手足外侧前、中、后，手足三阴经分别分布于手足内侧前、中、后。十二经脉有脏腑络属关系，奇经八脉无直接脏腑络属关系。经络系统贯通上下，出入表里，互相沟通，络属脏腑，将人体联络成一个有机的整体。经络上气血输注出入和机体功能的反应点为腧穴。中国医学非药物疗法中的大多数疗法都是通过经络腧穴来调整机体功能，祛除病邪，达到治疗作用。本节主要介绍十二经脉和奇经八脉循行，以备临床运用时参考。

一、十二经脉循行

（一）手太阴肺经

循行：起于中焦，向下络于大肠，返回来沿着胃上口，穿过横膈，属于肺脏，从肺系（气管喉咙处）横出腋下，向下沿上臂内侧，行于手少阴经和手厥阴经之前，下至肘窝中，沿前臂内侧桡骨边缘，进入寸口（桡动脉搏动处），沿大鱼际边缘，出拇指内侧端。支脉：从腕后列缺处分出，走向食指（又称示指）桡侧端，与手阳明大肠经相接。

（二）手阳明大肠经

循行：起于食指末端桡侧（商阳），沿食指桡侧向上，出第一、第二掌骨间，进入两筋（拇长伸肌腱和拇短伸肌腱）之间，沿前臂桡侧至肘外侧，再沿上臂外侧前缘行至肩端，上会大椎，下入缺盆，络于肺，穿过横膈，属于大肠。支脉：从缺盆上行颈旁，过面颊，进入下齿龈，回绕至上唇，交叉于人中（左脉向右，右脉向左），上夹鼻孔旁，与足阳明胃经相接。

（三）足阳明胃经

循行：起于鼻翼（迎香）旁，上行鼻根，旁会足太阳经，向下沿鼻外侧，进入上齿槽中，复出环绕唇，向下交会于颏唇沟承浆处；退回来沿下颌出大迎，沿下颌角，上耳前，过上关，沿发际至前额（神庭）。面部支脉：从大迎前下走人迎，沿喉咙，入缺盆，穿过横膈，属于胃，络于脾。外行主干：从缺盆向下，经乳中，向下挟脐旁，进入气街（气冲）。胃下口部支脉：从胃口向下，沿腹里向下到气冲会合，再下至髀关，抵伏兔，至膝盖，沿胫骨外侧前缘，经足跗，进入中趾内侧趾缝，出于次趾末端（厉兑）。胫部支脉：从膝下3寸处（足三里）分出，向下进入中趾外侧趾缝，出于中趾末端。足跗部支脉：从足背（冲阳）分出，进入大趾趾缝，出大趾末端，与足太阴脾经相接。

（四）足太阴脾经

循行：起于足大趾末端内侧（隐白），沿大趾内侧赤白肉际，经第一跖骨小头后，上至内踝前，再上小腿内侧，沿胫骨后，交出足厥阴肝经之前，经膝股内侧前缘，进入腹部，属于脾，络于胃，通过横膈，挟食管旁，连舌根，散布舌下。胃部支脉：从胃部分出，过膈肌，流注心中，与手少阴心经相接。

（五）手少阴心经

循行：起于心中，出属心系，下过横膈，络于小肠。上行支脉：从心系上挟咽喉，连系于目系。直行脉：从心系上行至肺，向下出于腋下，沿上臂内侧后缘，行于手太阴肺经、手厥阴心包经之后，下至肘窝，沿前臂内侧后缘至掌后豆骨部，入掌内，沿小指桡侧出于末端，与手太阳小肠经相接。

（六）手太阳小肠经

循行：起于小指末端尺侧（少泽），沿手外侧至腕部，出于尺骨小头部，沿前臂外侧后缘直上，经尺骨鹰嘴与肱骨内上髁之间，沿上臂外后侧，出于肩关节部，绕肩胛，交会于大椎，入缺盆，络于心，沿食管，过膈肌，至胃部，属于小肠。缺盆部支脉：沿颈旁，上面颊，至目外眦，转入耳中。颊部支脉：从面颊部分出，上颧骨，沿鼻旁至目内眦，与足太阳膀胱经相会。

（七）足太阳膀胱经

循行：起于目内眦（睛明），上行额部，交会于头顶。颠顶部支脉：从头顶分出至耳上角。直行脉：从头顶入内络于脑，复出项部分开下行，一支沿肩胛内侧，挟脊旁，至腰部，入脊旁筋肉，络于肾，属于膀胱。腰部支脉：从腰中分出，挟脊旁，过臀，入腘窝中。另一支脉：别出后沿肩胛内侧下行，过髀枢（环跳），沿大腿外侧后边至腘窝，与腰部下来的支脉会合，会合后下过腓肠肌部，出外踝后方，沿第五跖骨粗隆，至小趾外侧端（至阴），与足少阴肾经相接。

（八）足少阴肾经

循行：起于足小趾下，斜向足底心，出于舟骨粗隆下，沿内踝之后，进入足跟中，再上行于小腿内，出腘窝内侧，上大腿内后侧，通过脊柱，属于肾脏，络于膀胱。腹部直行脉：从肾向上过肝及横膈，入肺中，沿着喉咙，挟舌根部。肺部支脉：从肺出来，络于心，流注于胸中，与手厥阴心包经相接。

（九）手厥阴心包经

循行：起于胸中，出属心包络，向下穿过膈肌，依次络于上、中、下三焦。胸部支脉：沿胸中出于胁部，在腋下3寸处向上，行至腋窝，沿上臂内侧，行于手太阴肺与手少阴心经之间，进入肘中，下行于前臂两筋（桡侧腕屈肌腱与掌长肌腱之间），进入掌中，沿中指桡侧至其末端（中冲）。掌中支脉：从掌中分出，沿无名指至指端（关冲），与手少阳三焦经相接。

（十）手少阳三焦经

循行：起于无名指末端尺侧（关冲），上行第四、五掌骨之间，沿着手背，出于前臂外侧尺、桡骨之间，向上通过肘尖，沿上臂外侧，至肩部，交出足少阳胆经后面，入缺盆，分布于胸中，络于心包，通过横膈，属于上、中、下三焦。胸部支脉：从胸中上行出缺盆，上走项部，连系耳后，沿耳后直上，出于耳部上行额角，屈下至颊部，至眼下。耳部支脉：从耳后进入耳中，出走耳前，经过上关，与前脉交叉于面颊部，至目外眦，与足少阳胆经相接。

（十一）足少阳胆经

循行：起于目外眦（童子髎），上达额角，下行至耳后，沿颈部行于手少阳三焦经之前，至肩上交出手少阳经之后，进入缺盆。耳部支脉：从耳后进入耳中，出走耳前，至目外眦后方。外眦部支脉：从目外眦分出，下向大迎，会合于手少阳三焦经，至目下，下行经颊车，沿颈部，与前脉会合于缺盆。下入胸中，过横膈，络于肝，属于胆，沿胁里，出于气街（腹股沟动脉处），绕过阴部毛际，横向进入髋关节部（环跳）。缺盆部支行脉：从缺盆向腋下，沿胸侧，过季胁，向下与前脉会合于髋关节部。此下沿大腿外侧，出于膝外侧，下行腓骨小头前，直下至腓骨下段，出外踝前，沿足背进入第四趾外侧端（足窍阴）。足背部支脉：从足背（足临泣）分出，沿第一、二跖骨间，出于大趾端，穿过趾甲，回转至甲后毫毛部，与足厥阴肝经相接。

（十二）足厥阴肝经

循行：起于足大趾背毫毛部，沿着足背内侧向上，经过内踝前1寸处（中封），上行小腿内侧，至内踝上8寸处交出于足太阴脾经之后，上行膝内侧，沿大腿内侧，进入阴毛中，绕过阴部，至小腹，挟胃旁，属于肝，络于胆，上过横膈，分布于胁肋，沿着喉咙的后面，向上进入鼻咽部，连接于目系，向上出于额部，与督脉会于颠顶。目系的支脉：从目系下行面颊，环绕唇内。肝部支脉：从肝分出，通过横膈，向上流注于肺，与手太阴肺经相接。

二、奇经八脉循行

（一）督脉

循行：起于小腹，下出会阴，向后沿脊柱内，向上行至项后（风府），进入脑内，上至颠顶，沿前额下行至鼻柱。

（二）任脉

循行：起于小腹，下出会阴，向上到阴毛处，沿腹里，上出关元穴，向上到咽喉部，再上行环绕口唇，沿面部进入目眶下。

（三）冲脉

循行：起于小腹内，下出于会阴部，向上行于脊柱内，其外行者经气冲与足少阴经交会，沿着腹部两侧，上达咽喉，环绕口唇。

（四）带脉

循行：起于季胁部下面，斜向下行到带脉、五枢、维道穴，横行绕身一周。

（五）阴维脉

循行：起于小腿内侧，沿大腿内侧上行到腹部，与足太阴经相合，过胸部，与任脉会于颈部。

（六）阳维脉

循行：起于足跟外侧，向上经过外踝，沿足少阳经上行髋关节部，经胁肋后侧，从腋后上肩，至前额，再到项后，合于督脉。

（七）阴跷脉

循行：起于足舟骨后方，上行内踝的上面，直上沿大腿内侧，经过阴部，向上沿胸部内侧，进入锁骨上窝，上经人迎的前面，过颧部，到目内眦，与足太阳经和阳跷脉相会合。

（八）阳跷脉

循行：起于足跟外侧，经外踝上行腓骨后缘，没股部外侧和胁后上肩，过颈部上挟口角，进入目内眦，与阴跷脉会合，再沿足太阳经上额，与足少阳经合于风池。

第四节　中国医学饮食学说

在中国医学非药物疗法发展简史一节中，已经介绍了在非药物疗法的起源和发展过程中，饮食疗法是其中的重要内容，其正是基于中国医学传统的饮食认识观。有关食疗本草的著述及食疗专著层出不穷，这也说明饮食疗法（食疗）的强大生命力及防病治病作用之所在。限于本书的篇幅，仅简单介绍中国医学饮食学说的基本内容，具体可参见有关专著。

中国医学认为食物与药物一样具有治疗作用，因其本身具有性味的偏颇，称之为食性。食性与药性一样，具有寒、热、温、凉（平）四气和辛、甘、酸、苦、咸五味。《灵枢·五味》较早记述了食物的五味："黄帝曰：谷之五味，可得闻乎？伯高曰：请尽言之。五谷：秔米甘，麻酸，大豆咸，麦苦，黄黍辛。五果：枣甘，李酸，栗咸，杏苦，桃辛。五畜：牛甘，犬酸，猪咸，羊苦，鸡辛。五菜：葵甘，韭酸，藿咸，薤苦，葱辛。"后世本草学及食疗本草学著作对食物的四气作了较完善的补充，尤其最早的食疗本草专著《食疗本草》为唐代孟诜所著，共收载食物药241种。

中国医学饮食学说认为，食物具有治疗作用，是治疗学中不可缺少的内容。如《素问·五常政大论》所述："大毒治病，十去其六……谷肉果菜，食养尽之，无使过之，

伤其正也。"说明食物具有辅助药物进行调治的作用，但使用不当亦会损伤正气，其则造成"食复"（因饮食不当，导致疾病复发）。因此，运用食物调治疾病首先应当明辨食性，继则参以辨证结果，才能选出适当的食物。《金匮要略·禽兽鱼虫禁忌并治》："饮食之味，有与病相宜，有与身为害，若得宜则益体，害则成疾。"这就告诉我们，在运用饮食疗法的时候，应掌握食物的宜忌。即中国医学饮食学说的又一特点，承认食物的治疗作用，但又强调食物有所宜亦有所忌，宜则治病，犯忌则致病。

中国医学饮食学说认为，合理配膳是运用食物治疗疾病，保健防病，也是日常饮食生活中的应用原则。第一，必须明食性，辨证施膳。与临床药物治疗时一样，应当遵循虚实补泻的原则。第二，必须明确脏腑病变所在，结合食物归经选用食物。如《灵枢·五味》所述："水谷皆入于胃，五脏六腑皆禀气于胃。五味各走其所喜。谷味酸，先走肝；谷味苦，先走心；谷味甘，先走脾；谷味辛，先走肺；谷味咸，先走肾。"第三，必须因人、因地、因时制宜，即根据不同人的体质、不同地区、不同季节来选用食物。这与中国医学基础理论中治则学说的内容是一致的。如《备急千金要方·食治》所说"正月不得食生葱""二月三月宜食

韭""八月九月勿食姜"等。而食物的食性与产地有关，同一种食物，产地不同食性亦不同。如《本草纲目》所举："北粳凉，南粳温，赤粳热，白粳凉。"第四，饮食宜适当，即虽然是对证的食物，但凡饮食无度，也会适得其反，即《黄帝内经》所云："谷肉果菜，食养尽之，无使过之，伤其正也。"第五，应注意饮食对药物的影响。在服药治病时，若不注意饮食物的合理选择，会影响药效的发挥，甚则会引起不良反应。《食物本草会纂·日用家钞》提出了服药时的一般饮食禁忌："凡服药，不可杂食肥猪犬肉，油腻羹脍腥臊，陈臭诸物；并不可多食生蒜、胡荽、生姜诸果，诸滑泄之物。"具体如服滋补药时忌食萝卜，服桂枝汤时忌肥甘、黏滑、恶臭食物等。此外，中国医学饮食学说还认为食物之间同药物一样，存在着配膳禁忌，在许多食疗本草专著中均有记载，其实际价值和科学性还有待进一步研究，此不枚举。

总之，中国医学饮食学说是中国医学中的重要内容，也是中国饮食文化中的精华之一。中国医学饮食学说结合中国医学其他基础理论，是中国医学非药物疗法中的饮食疗法的重要理论基础，具有深刻的实际意义。正如唐代著名医家孙思邈所说："食能排邪而安脏腑，悦神爽志，以资血气。若能用食平疴，释情遣疾者，可谓良工。"

中篇 常用技法

第三章　针灸疗法

第一节　毫针疗法

一、概述

毫针为古代九针之一，《灵枢·九针十二原》曰："毫针者，尖如蚊虻喙……"《灵枢·官针》曰："病痹气痛而不去者，取以毫针。"最早记载了毫针的形状和作用。《标幽赋》中说："观夫九针之法，毫针最微。七星上应，众穴主持。"说明细巧的毫针适用于全身任何穴位，应用面最广。因此，毫针疗法是临床应用最广的一种针灸疗法，各科常见病症均可采用毫针治疗。

（一）器械构造

毫针是用金属制作的，古代多以铁为制针原料，针身较粗，容易锈蚀，弹性、韧性及牢固度也差。少数毫针以金银制成，虽外表光泽、耐用、不易生锈、传热性较好，但价格高，且针体较软，故用之较少。目前，临床上所用的毫针多为不锈钢所制，因其具有较高的强度和韧性，质地匀细，针身挺直滑利，能耐热和防锈，不易被化学物品腐蚀，有利于保存、消毒，且价格便宜，所以在临床上被广泛采用。

毫针的构造可分为针尖、针身、针根、针柄和针尾五个部分（图3-1-1）。

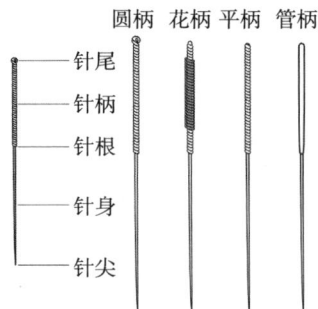

图 3-1-1　毫针结构图

针的尖端锋锐部分称针尖，亦名针芒，其状似松针，是接触腧穴刺入机体的前锋；用铜丝或铝丝紧密缠绕以便于持针着力的部分称为针柄；针尖至针根间的主体部分称为针身，又称针体；针身与针柄连接处为针根；针柄的末梢部分为针尾，是用铜丝或铝丝横行缠绕呈圆筒状而成，是温针灸加置艾绒的部分。

（二）器械规格

毫针的规格取决于针身的长短和粗细，详见表3-1-1和表3-1-2。

表 3-1-1　毫针长短规格

针身长度（寸）		0.5	1.0	1.5	2.0	2.5	3.0	4.0	5.0	6.0
针身长度（mm）		15	25	40	50	65	75	100	125	150
针柄长度（mm）	长柄	25	35	40	40	40	40	55	55	55
	中柄	—	30	35	35	—	—	—	—	—
	短柄	20	25	25	30	30	30	30	40	40

注：新规格的单位为 mm。

表 3-1-2　毫针粗细规格

号数	26	27	28	29	30	31	32	34
直径（mm）	0.45	0.42	0.38	0.34	0.32	0.30	0.28	0.23

一般临床以 1~3 寸（25~75mm）长和 28~30 号（0.32~0.38mm）粗细者最为常用。

（三）操作方法

1. 进针手法

（1）单手进针法　术者以拇指、示指持针，中指端紧靠穴位，指腹抵住针身下端。当拇指、示指向下用力按压时，中指随之屈曲，将针刺入至所要求的深度。此法多用于较短毫针的进针。

（2）双手进针法　术者双手配合，协同进针。根据左手辅助动作的不同，可分为指切进针法、夹持进针法、舒张进针法和提捏进针法四种。此外，尚有以针管代替押手的管针进针法。

2. 行针手法

（1）基本手法　主要有以下两种。

提插法：将针刺入一定的深度后，以右手中指指腹扶持针身，指端抵住腧穴表面，拇指、示指捏住针柄，将针由深层提至浅层，再由浅层插至深层，如此反复地上提下插。

捻转法：针刺至一定深度后，用右手拇指和示指、中指二指持住针柄，进行一前一后地来回旋转捻动。

（2）辅助手法　包括循、弹、刮、摇、飞、震颤等法。

3. 留针

留针即进针后将针留在穴位内，以加强针感和针刺的持续作用。一般病症，只要针下得气，施术完毕即可出针，或酌予留置 10~20 分钟。对于一些慢性、疼痛性、痉挛性病症，可适当延长留针时间，或在留针过程中做间歇运针。

4. 出针

出针时，先以左手拇指、示指用消毒干棉球按在针孔周围，右手持针做轻微捻转并慢慢提至皮下，然后退出。出针后用消毒干棉球轻压局部，嘱患者休息片刻方可活动。

（四）主治范围

主治内科、外科、妇产科、儿科、皮肤科、五官科等多种疾病，尤其对神经系统疾病有显著疗效。

（五）注意事项

（1）毫针宜放在针盒、针管和藏针夹等处妥善保存，并需经常检修（目前临床多使用一次性无菌针灸针）。

（2）针刺前必须做好针具、腧穴局部和医者手指的消毒工作。

（3）过于饥饿、疲劳及精神紧张者不宜针刺。对体弱年迈者应卧位，取穴宜少，手法宜轻，以防止晕针。

（4）对孕妇应慎重选穴，针刺不宜过猛。

（5）因小儿配合度往往较差，一般不留针。

（6）皮肤感染、溃疡、瘢痕或肿瘤的部位不宜针刺。

（7）常有自发性出血或损伤后出血不止者不宜针刺。

（8）对位于神经干或神经根部位的腧穴进行针刺时，若患者出现电击样放射感，应立即停针或退针少许，勿再做大幅度反复提插捻转，以免损伤神经组织。

（9）在操作过程中还应防止断针、滞针和弯针。

二、体针疗法

体针疗法是以毫针为针刺工具，通过在人体十四经穴、奇穴及阿是穴施以一定的针刺方法，以调整经络脏腑气血的功能而防治疾病的一种方法，是针灸疗法中最主要、最常用的一种疗法，是毫针疗法的主体。

通过几千年的临床实践与理论总结，体针疗法已形成了较为完整的体系，如经络学、腧穴学、针法灸法学和治疗学等，有效地指导着各科的临床应用。

（一）操作方法

1.手法

进针手法、行针手法、留针、出针均同前面所述的毫针疗法的操作方法。

2.针刺的角度、方向和深度

（1）针刺的角度

直刺：针身与皮肤表面成90°角或接近垂直刺入。适用于全身大多数穴位，尤其是肌肉丰厚部位的腧穴。

斜刺：针身与皮肤表面约成45°角倾斜刺入。适用于不能深刺的腧穴。

横刺：又称平刺或沿皮刺，即针身与皮肤表面成15°~25°角沿皮刺入。适用于皮肉浅薄处的穴位或施行透穴刺法。

（2）针刺的方向　一般根据经脉循行方向、腧穴分布部位和所要求达到的组织结构等情况而定。

（3）针刺的深度　一般以既有针感而又不伤及重要组织器官为原则。

3.针刺补泻

常用的针刺补泻手法有捻转补泻、提插补泻、徐疾补泻、迎随补泻、呼吸补泻、开阖补泻和平补平泻等。

（二）主治范围

体针疗法是针灸基本疗法，临床应用极其广泛，疗效显著，可用于以下各科病症。

内科：中风偏瘫、眩晕、头痛、三叉神经痛、面神经瘫痪、胁痛、多发性神经炎、肌营养不良症、周期性麻痹、癫痫、失眠、心律失常、疟疾、感冒、咳嗽、哮喘、呃逆、呕吐、胃痛、腹痛、黄疸型肝炎、泄泻、痢疾、便秘、急性尿潴留、尿路感染、遗精、阳痿。

妇产科：月经不调、痛经、带下、更年期综合征、胎位不正、滞产、乳少、子宫脱垂、阴痒。

儿科：遗尿、疳积、脊髓灰质炎后遗症、百日咳。

外科：疝气、急性乳腺炎、乳房小叶增生、急性阑尾炎、痔、脱肛、丹毒。

骨伤科：扭伤、肱骨外上髁炎、肩周炎、坐骨神经痛、落枕。

皮肤科：荨麻疹、带状疱疹。

五官科：急性结膜炎、睑腺炎、近视、耳鸣耳聋、鼻炎、急性扁桃体炎、急性咽炎。

急症：心绞痛、胆绞痛、胆道蛔虫症、急性胃痛、肾绞痛、晕厥。

（三）注意事项

（1）对胸、胁、腰、背脏腑所居之处的腧穴，不宜直刺、深刺。肝大、脾大、肺气肿患者更应注意。对此，医者应严格掌握进针的深度、角度，防止误伤重要脏器。

（2）对于大血管所过处和重要关节，要禁刺或慎刺。

（3）针刺眼区和颈部的风府、哑门等穴以及脊椎部位的腧穴，要注意掌握一定的角度和深度，更不宜大幅度的提插、捻转和长时间的留针，以免产生严重的不良后果。

（4）胃溃疡、肠粘连、肠梗阻患者的腹部，尿潴留患者的耻骨联合区针刺时也要掌握深度、角度、针刺方向等，以免出现意外事故。

（5）妇女妊娠三个月以内者，下腹部禁刺；妊娠3个月以上者，腹部、腰骶部不宜针刺；三阴交、合谷、昆仑、至阴等穴有通经活血作用，孕妇禁刺；即使在平时，妇女也应慎用。对有习惯性流产史者，尤须慎重。

（6）小儿囟门未合时，头顶部的腧穴不宜针刺。

三、头针疗法

头针疗法，又称头皮针疗法、颅针疗法，是在传统针灸学理论基础上，根据大脑皮质定位理论，在头皮划分出皮质功能相应的刺激区，进行持续快速捻针以防治疾病的一种方法。

头与脏腑经络密切相关，《素问·脉要精微论》谓"头者精明之府"，张介宾注："五脏六腑之精气，皆上升于头。"说明头部与五脏六腑的功能有密切关系。头又为诸阳之会，是全身经气汇集的重要部位，与人体各部位密切关联，针刺头皮上的有关刺激区，可治疗身体相关部位的疾病。

（一）操作方法

1. 体位

患者取坐位或卧位，根据不同疾病选定刺激区。

2. 针刺方法

一般选用28~30号，长1.5~2.5寸的毫针，针与头皮成30°左右夹角快速刺入头皮下，当针达到帽状腱膜下层时，指下感到阻力减小，再使针与头皮平行继续捻转进针，依不同刺激区可刺入0.5~1.5寸，然后运针。头针之运针只捻转不提插，一般以拇指第1节的掌侧面和示指桡侧面夹持针柄，以示指的掌指关节快速连续屈伸，使针身左右捻转，捻转速度每分钟应在200次左右，捻转持续2~3分钟，然后留针5~10分钟，反复操作2~3次即可快速抽拔出针，也可缓缓出针。偏瘫患者留针期间嘱其活动患肢（重症患者可做被动活动），加强患肢功能锻炼。此外，尚有抽气与进气行针手法，也可用电针刺激代替手法捻针进行治疗。

（二）主治范围

因头针刺激区是与大脑皮质功能定位相对应的分区，故头针疗法应用范围较广，除了主要治疗脑源性疾患，尚可治疗其他内科疾患、外科疾患、妇科疾患、皮肤科疾患和五官科疾患等。主要适应证如下。

脑源性疾患：脑出血、脑栓塞、脑血栓、各种颅脑外伤所致的后遗症、脑炎、脑膜炎引起的后遗症、皮质性尿频、尿失禁等。

其他内科疾患：感冒、哮喘、冠心病、胃脘痛、腹泻、阳痿等。

外科疾患：直肠脱垂、腰椎骨关节增生、马尾病变等。

妇科疾患：功能性子宫出血、盆腔炎、白带增多、子宫脱垂等。

皮肤科疾患：皮肤瘙痒症、接触性皮炎、神经性皮炎等。

五官科疾患：梅尼埃病、神经性耳聋等。

（三）注意事项

（1）未满周岁的幼儿、头颅骨缺损、开放性颅脑损伤者禁用头针治疗。

（2）对脑出血患者，须待病情及血压稳定后方可行头针疗法。脑血栓形成引起偏瘫者，应及早采用头针及体针综合治疗。凡并发高热、急性炎症、心力衰竭者，一般慎用头针疗法。

（3）头部长有头发，尤其须做到严密消毒，以防感染。

（4）因头针刺激较强，留针时间较长，尤其是取坐位时，应随时注意观察患者的面色及表情，以防晕针。

（5）毫针推进时，术者手下如有抵抗感，或患者觉疼痛时，应停止进针，将针往后退，改变角度后再进针。

（6）头皮血管丰富，容易出血，出针时要用消毒干棉球按压针孔片刻。如有出血及皮下血肿，可轻轻揉按，促进其消散。

四、眼针疗法

眼针疗法是针刺眼球周围、眼眶边缘的穴位，以治疗全身疾病的一种针灸疗法。

本疗法是近代医家以经络与眼的联系为理论依据而创立的。《灵枢·大惑论》曰："五脏六腑之精气，皆上注于目而为精。"《灵枢·邪气脏腑病形》亦曰："十二经脉，三百六十五络，其血气皆上于面而走空窍，其精阳气上走于目而为睛。"《素问·五脏生成》云："诸脉者，皆属于目。"华佗首创"看眼察病法"，把眼球分为八个经区，由经区血管变化来测知何经病变及传至何经。近年来，该疗法的临床运用渐为普及。

（一）操作方法

嘱患者自然闭目，先以左手拇指、示指压住眼球，并绷紧皮肤，右手持30~32号0.5寸不锈钢针，在离眼眶边缘2cm处轻轻刺入。有针刺反应点的，可直刺1~2分，达骨膜即可，勿过深。按经区沿皮横刺2~4分，横刺时沿皮刺入皮内，由经区边缘进针，不可超越所刺的经区。一般在患侧针刺，亦可在健侧缪刺。为增加疗效，还可以在同名经区双侧同时针刺。眼针的操作一般不用手法，刺入后得气即可。若针后未得气，可将针稍提出，重新调整方向刺入。如需补泻时，按照眼针经穴分布，顺行进针为补，逆行进针为泻。上中下三焦区，可针到全区，其他五个经区，每经区只有一半属于某经，应刺一半，不可超越。留针时间5~30分钟，以症状消失为度。

（二）主治范围

眼针对于脑出血、脑血栓、脑栓塞、蛛网膜下腔出血等所致的偏瘫疗效甚佳。病程3个月内尤好。对于病程超半年，或肩髋肌肉明显萎缩，上肢伸而不屈，手不能握，或上、下肢僵硬、痿软以及有明显内、外翻足者疗效欠佳，需配合其他疗法。

眼针具有较好的镇痛效果，可治疗多种痛症，如神经性头痛、急性腰扭伤、坐骨神经痛、牙痛、外伤性头痛、术后伤痛、肋间神经痛、痛经、落枕、急慢性腕踝关节挫伤、急性胃肠痉挛、肩关节周围炎、急性胆囊炎、胆道蛔虫症、急性睾丸炎、睑腺炎、急性结膜炎等。对于炎症引起的头痛，眼针尚有明显的消炎作用。

眼针对以下病症也有较好的疗效：胃神经官能症、高血压、失眠、帕金森综合征、梅尼埃病、风湿性关节炎及难产所致的大脑缺氧症、脊髓炎所致的下肢瘫痪等。

（三）注意事项

（1）针刺时注意保护眼球，掌握针刺的方向、深浅与手法。针后以手指摸眼眶，在针的里边还可以摸到其边缘，让患者睁开眼睛，毫无痛苦，则可确保安全。

（2）针刺切忌碰伤眼睑，针左八、右四区时，不宜过深，以免误伤内眦动脉。

（3）出针时一手将消毒干棉球压在穴位上，另一手缓缓把针拔出，待针尖将退出皮肤时，急速以干棉球按压片刻，以防出血。

（4）眼睑肥厚或眼睑上青色静脉很明显者，均不宜施行眼针。

五、面、唇、人中针疗法

（一）面针疗法

面针疗法是针刺面部的特定穴位，以治

疗疾病的一种针灸疗法。

本疗法是在中医"面部色诊"理论的基础上发展而来的。《灵枢·五色》篇将面部分成不同的区域，分别反映"五脏、六腑、肢节之部"的病症。《灵枢·邪气脏腑病形》篇说："十二经脉，三百六十五络，其血气皆上于面而走空窍……其气之津液，皆上熏于面……"因此，头面是全身脏腑、肢节、经络的反应中心。通过经络气血的传输，使面部与全身的脏腑肢节联系为一个整体，故脏腑肢节的病理变化能在面部一定的区域反映出来。而针刺这些特定穴位可以"通经脉，调气血"，以恢复机体的阴阳平衡。

1. 操作方法

（1）探查穴位　针刺前用毫针针柄端，在面部一定的区域，用一定的指力按压，当患者感觉疼痛或有异常感时，即是所选穴位；或用经络测定仪，通电 130~180μA 时，针刺点有刺痛、烧灼感，也是选定的穴位。

（2）针刺　一般用 28~30 号 0.5~0.1 寸毫针，在选定穴位上徐徐刺入，视穴位皮肤厚薄及针刺需要分别横刺、斜刺或直刺。进针后可施用一定的手法，患者一般有酸、麻、胀、痛感。得气后可留针 10~30 分钟，每隔 5~10 分钟行针 1 次。也可皮内埋针。

（3）疗程　每日或隔日 1 次，一般 10 次为 1 个疗程。

2. 主治范围

本疗法主治范围比较广泛，凡体针所能治疗的疾病，面针多能取得疗效。常用于胃下垂、无乳症及头痛、咽喉肿痛、痛经、胃痛、腹痛、腰背痛、肩臂痛、股内侧痛、膝肿痛、足部肿痛等各种痛症。另外，还应用于针刺麻醉及胃镜检查。

3. 注意事项

（1）针前要严格消毒，防止面部感染，如有痤疮、瘢痕应避开。

（2）注意面部皮肤要保持干燥。

（3）面部血管丰富，出针时，左手拿消毒干棉球，轻轻按压针刺部位的皮肤，右手徐徐出针。出针后立即压按针孔片刻，防止出血。

（二）唇针疗法

唇针疗法是针刺唇部承浆穴的一种针灸疗法。根据经络学说，承浆是任脉与足阳明胃经的交会穴，任脉为"十二经之海"，具有涵蓄十二经气血的作用；胃为"水谷气血之海"。因此，唇针具有调整气血、疏通经脉的功效，并有较强的镇痛作用，多用于针刺麻醉。

1. 操作方法

（1）针刺方法　采用斜刺，进针 0.2~0.5寸；亦可向左、右横刺，进针 0.5~1.2 寸，局部可有酸胀感或麻感放散至下唇；尚可灸，多灸 3~5 壮或 5~10 分钟。

（2）针刺麻醉的方法与刺激量　用 30~32 号的 2 寸长毫针，常规皮肤消毒后垂直进针达肌层后，再以 15°角向下斜刺约 1.5 寸于皮下，进针时应缓慢捻转，以得气为度。得气后可用手法捻针。或配合人中针疗法（人中穴向上进针约 1 寸至鼻中隔软骨下，针头有固定感即可），接通针麻仪，将负极连于人中穴，正极接承浆穴，一般诱导 10~15 分钟，电流由小到大，逐渐调节加强，频率为 120~200 次／分，使上、下唇肌肉微颤为宜。

2. 主治范围

主治面神经麻痹、面肿、流涎、齿龈肿痛、中风、癫痫、精神分裂症。唇针麻醉可广泛应用于颈胸部、腹部、骨科、妇产科及会阴部等各种手术。

3. 注意事项

（1）取穴应准确，取承浆穴、人中穴必须在上、下唇的正中线上，不能偏斜。

（2）接针麻仪时毫针之间不能相互接

触，最好用胶布固定。

（三）人中针疗法

人中针疗法是针刺人中沟上的穴位，以治疗全身疾病的一种针灸疗法。

本法是根据经络学说创立的。人中沟系督脉循行所过之处，督脉上通于脑，下贯心络肾，"总督诸阳"，为"阳脉之海"，并与任脉交于龈交，使阴阳二脉相联系。因此，人中沟被称为经络气血运行之通路，针刺人中沟上的穴位，可调和阴阳气血、通达脏腑、疏通经络，治疗全身多种病症。

1. 操作方法

使用0.5~1寸的26号毫针，快速进针，先直刺而后依症斜向左右或上下。如治疗左侧上部病变，针刺宜斜向左下。久病邪深者，留针时间宜长，反之则短，或不留针。

2. 主治范围

（1）各类脑病　中风、类中风、面瘫、面肌痉挛、晕厥、急慢惊风、高热惊风、癫、狂、痫、脏躁、解颅、五迟、五软。

（2）各种痛症　急性风湿病、急性腰扭伤、头痛、项痛、牙痛、面部疼痛。

（3）其他病症　四肢麻木、产后血晕、月经不调。

3. 注意事项

（1）人中沟处于危险三角区内，针前必须严格消毒，以防止感染或其他意外。

（2）因人中沟处神经丰富，针刺较痛，针前需向患者说明，且手法宜快，防止过强刺激。

六、口、舌、鼻针疗法

（一）口针疗法

口针疗法是针刺口腔中特定穴位，以治疗全身疾病的一种针灸疗法。

脏腑通过经脉与口密切联系。十二经脉及冲、任、督、阴跷、阳跷等奇经八脉都直接或间接地分布于口腔。因此，五脏六腑的病变可以通过口腔反映出来，针刺口腔中特定穴位，能够治疗脏腑疾病。口针疗法对于各种原因引起的痛症如腰扭伤、痹证及痿证如小儿麻痹后遗症等有较好的疗效，对面瘫也有一定的效果。

1. 操作方法

选30号0.5~1.5寸毫针，让患者正坐，半张口，医者用纱布垫在患者上、下唇，以手指将两唇拉开，一般针尖与口腔黏膜成15°~30°，得气后留针30分钟左右。出针时，一手用纱布裹着捏住唇部，另一手拔出针，以防疼痛、出血。

2. 分区和主治范围

（1）上肢区域　位于上颌侧切牙到第二磨牙及口腔前庭黏膜处。主治上肢各关节疼痛、扭伤、脑血管意外引起的偏瘫。

（2）下肢区域　位于下颌下切牙到第三磨牙及口腔前庭黏膜处。主治下肢各关节疼痛、扭伤、坐骨神经痛、小儿麻痹后遗症、脑血管意外引起的后遗症。

（3）神经区　位于上颌中切牙间齿龈上方口腔前庭黏膜处。主治三叉神经痛、落枕。

（4）头部区　位于下颌中切齿龈下方口腔前庭黏膜处。主治神经性头痛、落枕。

（5）泌尿区　位于上颌中切牙间齿龈上方口腔黏膜处。主治尿频、尿痛、遗精、遗尿、痛经、阳痿。

（6）消化区　位于下颌左侧尖牙齿龈下方口腔黏膜处。主治消化系统疾患，如急性胃肠炎、腹痛、腹泻、消化不良。

（7）五脏区　位于下颌右侧侧切牙齿龈下方口腔黏膜处。主治咳喘、心悸。

（8）眼及降压区　位于上颌左侧侧切牙齿龈上方口腔前庭黏膜处。主治眼部疾患、高血压。

（9）腰部区域　位于上颌右侧侧切牙齿龈

龈上方口腔前庭黏膜处。主治腰部损伤、腰肌劳损。

（10）皮肤区　位于下颌左侧第一磨牙龈下方口腔前庭黏膜处。主治皮肤瘙痒、神经麻痹。

3. 注意事项

（1）针具应严格消毒，医者操作前应洗手并消毒。

（2）孕妇慎用，传染病患者禁用，以防交叉感染。

（3）取穴要准，进针动作要轻缓；起针后应用干棉球压迫片刻，以防出血。

（二）舌针疗法

舌针疗法是针刺舌体上一些特定的穴位，以治疗疾病的一种方法。

舌为心之苗，脾之外候，如《素问·阴阳应象大论》曰："心主舌……在窍为舌。"《灵枢·脉度》亦曰："心气通于舌，心和则舌能知五味矣。"《灵枢·经脉》云："唇舌者，肌肉之本也。"舌与脏腑的联系是直接或间接通过经络而实现的，如手少阴之别系舌本；足太阴之脉连舌本、散舌下；足少阴之脉挟舌本；足厥阴之脉络于舌本；手太阳之筋，入系舌本；足太阳之正，贯舌中。因此脏腑经脉气血上通于舌，而脏腑经脉的病变亦可以从舌反映出来，通过针刺舌上的特定穴位，可以治疗全身疾病。早在《内经》中已有舌针的记载，如《灵枢·终始》曰："重舌，刺舌柱以铍针也。"《素问·刺禁论》云："刺舌下中脉太过，血出不止，为喑。"

1. 操作方法

舌针前，一般给予患者3%过氧化氢或1/5000高锰酸钾液漱口，以清洁口腔。针舌面穴位时，患者自然伸舌于口外。针舌底穴位时，患者将舌卷起，舌尖抵住上门齿，将舌固定或将舌尖向上反卷，用上下门齿夹住舌，使舌固定；也可由术者左手垫纱布敷料，固定舌体于口外，进行针刺。针刺时采用快速进针，斜刺1寸左右，采用捻转与提插相结合的手法留针5分钟或不留针。舌穴刺血法，一般采用26号1.5寸长毫针，在选定穴位上快速浅刺放血。

2. 主治范围

舌针疗法主要适用于舌体及肢体运动功能障碍的有关病症，如舌麻、舌体歪斜、舌强不语、木舌重舌、口舌糜烂、舌肿、口内异味感和肢体瘫痪、麻木、咽痛等。也适用于一些脏腑经络病症，如心血管病、高血压、肩周炎等。

3. 注意事项

（1）严格消毒，避免针刺感染或口腔污染。

（2）年迈体弱、急重病患者，防止晕针。

（3）注意掌握针刺深度与手法。

（4）舌穴刺血时，须严格掌握"针不宜过粗，刺不宜过深，血不宜过多"的原则。

（5）凝血功能较差或有自发性出血的患者，不宜针刺。

（三）鼻针疗法

鼻针疗法是针刺鼻部特定穴位，以治疗多种疾病的一种针灸疗法。

本法的理论基础源于《内经》，如《灵枢·五色》曰："五色独决于明堂……明堂者，鼻也。"《灵枢·五阅五使》亦曰："五色之见于明堂，以观五脏之气"。《素问·五脏别论》云："五气入鼻，藏于心肺。"此外，金末《疮疡全书》言："鼻居面中，为一身之血运。"又说"鼻孔为肺之窍，其上气通于脑，下行于肺。"元代《东垣十书》说："以窍言之，肺也；以用言之，心也。"可见鼻对全身气血及心脉的功能活动起重要作用。鼻是通过经络与脏腑各部联系起来的。手、足阳明经与督脉交会于鼻；手少阳经、足少阳经、任脉循行于鼻部。所以鼻为阴阳会合、诸经聚集之处，气血运行旺盛，脏腑气血的变化均可反映于鼻。鼻针能疏通经络、通调气血，起到与体针相同的作用，临床可用于各科疾病的治疗及针刺麻醉。

1. 操作方法

用毫针针柄在所选穴位附近均匀用力按压，凹陷处即是穴位。亦可用电阻探测仪测定穴位。

穴位确定后，常规消毒，用 30~32 号 0.5 寸不锈钢毫针，以轻缓手法捻转刺入穴位，先垂直刺入皮下，然后根据穴位所在位置斜刺、横刺或透刺，刺入 2~5mm 即可。捻转要轻，待患者出现酸、麻、胀、痛、流泪、打喷嚏等针感时，可留针 10~30 分钟，每隔 5~10 分钟轻、慢捻转 1 次。如需要可皮内埋针数小时或 1~2 天，也可用点刺或速刺法。

一般 10 次为 1 个疗程，每日或隔日 1 次，疗程间休息 7 日左右。

2. 主治范围

鼻针疗法应用范围比较广泛，对内、外、妇、儿多种病症都有较好的疗效，如头痛、腰痛、痛经等各种痛证、神经衰弱、高血压、眩晕、支气管炎、急性胃炎、慢性胃炎、痹证、肝脾大、阑尾炎、产后缺乳、阳痿、遗尿等。另外，对脏腑组织器官的手术麻醉鼻针效果亦较好。

3. 注意事项

（1）鼻针刺激强，应使患者有所思想准备。

（2）患者一般采用卧位，以防晕针。

（3）针前应严格消毒，针时应避开瘢痕，以免引起出血或疼痛。

（4）鼻部肌肉菲薄，感觉灵敏，选用针具不宜过长，针刺进皮下后，不宜垂直刺入，切忌重刺、深刺，尤其不能刺到鼻软骨上，更不能刺通鼻腔。

（5）使用电阻探测仪时，首先以干棉球擦干鼻部，以免因湿润而使电阻降低，出现假敏感点。

七、颈、背、脊针疗法

（一）颈针疗法

颈针疗法是针刺颈部穴位以治疗疾病的一种针灸疗法。对于神经系统疾病效果尤佳。

颈部与经络系统有密切联系，《黄帝内经》对此有较多的论述，如《灵枢·经脉》曰："膀胱足太阳之脉……其直者，从巅入络脑，还出别下项"；"足阳明之别……上络头项。"《灵枢·经筋》云："手太阳之筋……其支者……循颈，出走太阳之前，结于耳后完骨"；"手阳明之筋……直者，从肩髃上颈"；"足太阳之筋……上挟脊上项。"《灵枢·经别》亦云："足太阳之正……从膂上出于项。"颈部与脏腑是通过经脉密切联系起来的，针刺颈部穴位可以调节脏腑及经络的功能活动，以取得疗效。

1. 操作方法

用 28 号或 30 号、1.5 寸长毫针，针刺方向除脑户一穴稍偏下斜刺外，其余诸穴均以与皮肤垂直为度。一般采用提插捻转手法行针，针深 1 寸左右。行针达酸、麻、胀为度，留针 20~30 分钟。

2. 主治范围

主治偏瘫、震颤麻痹、癫痫、神经官能症、高血压、偏头痛、过敏性哮喘、鼻炎、失眠、感冒等。

3. 注意事项

因颈部穴位与延髓贴近，故宜慎重操作，切忌深刺。此外，针刺前要严格消毒，防止感染。

（二）背俞针疗法

背俞针疗法为针刺背部俞穴以治疗全身

疾病的一种针灸疗法。适用于多种疾病，尤其对内脏疾病疗效较好。

背俞穴分布在足太阳膀胱经上，正如《素问·气府论》所说："足太阳脉气所发者七十八穴……五脏之俞各五，六腑之俞各六。"足太阳膀胱经交巅入络脑，络肾属膀胱，与足少阴肾经相表里；在颠顶、风府等处与督脉直接交会，而督脉又与手足三阳经相交会，决定了足太阳膀胱经为"诸阳之属"。背部为脏腑经脉之气输注之所，背俞穴因此与五脏六腑密切相关，针刺背俞穴即可通调脏腑经脉之气血以治疗全身疾患。

1. 操作方法

常规消毒，以 30~32 号 1 寸毫针，轻轻进针，刺入 0.5~0.8 寸，手法以捻转为主，得气后留针 15~30 分钟。根据病情，有的可以不留针。

2. 主治范围

主治咳嗽、气短、心悸、胸痛、胃痛、腹痛、腹泻、痛经、月经不调、阳痿等。

3. 注意事项

（1）患者体位要舒适，一般取俯卧位。

（2）医者针刺时精神要高度集中，严格掌握进针角度，不宜进针过深，以免伤及内脏，尤其肺气肿、肝脾大者，要特别注意。如背部刺入过深，伤及肺脏可致创伤性气胸，应及时采取急救措施。

（三）脊针疗法

脊针疗法是针刺夹脊穴以治疗全身疾病的一种针灸疗法。

脊椎与经络有着广泛而密切的联系，督脉起于胞中，循脊柱、上项、入脑，并与诸阳经相交会，为经脉之海，其络脉分左右别走足太阳经，经背俞穴的转输，与五脏六腑相联系。此外，足少阳经"挟脊"；足少阴经"贯脊"；足阳明之筋，"上循胁属脊"；足太阴之筋"内者着于脊"；手阳明之筋，支者"挟脊"；足少阴之筋，"循脊内"。脊椎通过经络系统与脏腑相关联，针刺夹脊穴可以调节全身脏腑气血，以治疗全身疾病。其穴位均为棘突下旁开 0.5 寸处，按椎体数依次由上往下编序号命名。

1. 操作方法

患者取俯卧位，常规消毒，医者使用 28~30 号 1 寸或 1.5 寸毫针与椎体成 75°角（针尖向着脊椎方向）刺入椎体下方，根据患者胖瘦刺入 0.5~1 寸，行捻转手法，使针感沿脊椎或肋间传导。若无感传，可调整针刺方向，再行手法，留针 30 分钟。

2. 主治范围

颈夹脊 4~6 主治颈部、上肢疾患，如颈部及肩关节扭伤性疼痛，肩关节周围炎，上肢麻痹、疼痛、瘫痪等。

胸夹脊 1~3 主治上肢疾患及胸部疾患，如咳嗽、气喘、胸痛等；胸夹脊 4~6 主治胸部疾患；胸夹脊 7~8 主治胸部及上腹部疾患，如胸闷、呃逆、泛酸等；胸夹脊 9~12 主治中下腹疾患，如胁肋痛、肝区痛、胆绞痛、胆道蛔虫症、胃痛、呕吐等。

腰夹脊 1 及胸夹脊 11~12 主治腹部疾患，如腹痛、腹胀、肠粘连、肠炎、痢疾、阑尾炎等及大腿根部痛；腰夹脊 2~5 主治腹部及下肢疾患，如腰痛、下肢疼痛、腿软无力、瘫痪等。

位于第一骶椎棘突下旁开 0.5 寸的骶夹脊主治生殖泌尿系统疾患，如遗精、遗尿、阳痿、痛经、经闭、月经不调、子宫脱垂及下肢麻痹、瘫痪等。

3. 注意事项

（1）脊针刺激较强，针刺前应让患者有思想准备，防止晕针和意外事故。

（2）患者体位要舒适，一般取俯卧位。

（3）严格掌握进针角度和深度，免伤内脏和脊髓。

（4）妊娠期及有严重出血倾向者，不宜

采用本法。

八、腹针疗法

腹针疗法是针刺腹部穴位以治疗全身疼痛的一种针灸疗法。

腹部与脏腑经络均有密切联系，手三阳经分别属于胃、胆、膀胱，手三阴经分别络于大肠、三焦、小肠，足三阴经分别属于脾、肝、肾，这些脏腑均位于腹部，且足太阴经"入腹"，足阳明经别"入于腹里"，足阳明之筋"上腹而布"，足厥阴经"抵小腹"，任脉"循腹里"，络"下鸠尾，散于腹"。因此各脏腑病变在腹部均有一定的反映部位，针刺腹部穴位可以调节脏腑功能，通经活络，通调气血，从而治疗全身疾病。对各种原因所致的痛症，如落枕、头痛、腰痛、坐骨神经痛等有较好的疗效。

1. 操作方法

嘱患者取仰卧位，选定腹部穴位，常规消毒后，以 32 号 1.5 寸长的毫针，刺入 1 寸左右，行一定的针刺手法，得气后留针 20~30 分钟，间隔 5 分钟行针 1 次。

一般每日 1 次，10 次为 1 个疗程，疗程间休息 3~5 日。

2. 主治范围和针刺部位

落枕、头痛：针刺胸骨下部 2~3cm 处。

肩部扭伤、疼痛：针刺胸骨下端 6cm、前正中线双侧旁开 1cm 处。

胸痛、胸闷、肋间神经痛：针刺胸骨下端 7~8cm 处。

急性腰扭伤、腰肌劳损：针刺脐下 6cm 处。

坐骨神经痛、痿痹：针刺脐下 7~8cm 处。

3. 注意事项

腹腔内脏器较多，针刺时不宜太深，注意避开重要脏器和大血管，对肝大、脾大、胃下垂、膀胱充盈者，尤应注意。

九、手足针、腕踝针疗法

（一）手针疗法

手针疗法是针刺手部的一些特定穴位以治疗疾病的一种针灸疗法。

《灵枢·动输》曰："夫四末阴阳之会者，此气之大络也。"所谓"四末"即四肢，是人体阴阳气血会合联络之处，五脏六腑、组织各部位通过十二经脉之气的散布，在手部有其相应的反映点，所以针刺手部的穴位，具有调节脏腑功能、调和气血、通经止痛的作用，可治疗全身各部位的疾病。

1. 操作方法

一般使用 28~30 号、1~2 寸长毫针，让患者的手自然微屈，常规消毒后直刺或斜刺，进针深度 3~5 分，用捻转或提插手法，中强度刺激，留针 3~5 分钟。必要时可延长留针时间或采用皮上埋针法。对需要持续刺激的患者，也可以加用电针。

2. 主治范围

主治各种痛症，如眼痛、头痛、三叉神经痛、牙痛、胸痛、肩痛、坐骨神经痛、腰腿痛、踝关节痛、足跟痛、会阴部疼痛等。此外，还可治疗支气管哮喘、夜尿频多、咽喉炎、扁桃体炎、胸闷、呃逆、腹泻、急性胃肠炎、小儿消化不良、疳积、落枕、发热、疟疾、惊厥、低血压。

3. 注意事项

（1）手针疗法刺激较强，针刺前应向患者充分说明，防止发生晕针。

（2）针宜刺入肌腱与骨膜间，不要伤及骨膜。

（3）须严格消毒，防止感染。

（4）手针疗法的选穴多用"缪刺法"，即左侧病选右侧穴，右侧病选左侧穴。

（5）手针疗法对急性病疗效较好，对某些慢性病疗效较差，需配合其他针灸疗法治疗。

（二）足针疗法

足针疗法是针刺足部的一些特定穴位以治疗疾病的一种针灸疗法。

十二经脉中，足三阳、足三阴经直接与足相联结，而手三阳、手三阴经又间接通过阳经与足相联系。有学者发现，足与整体的关系好似一个胎儿平卧于足掌面，头部向着足跟，臀部朝着足趾，脏腑则分布于足跖间中部。因此，针刺足部的穴位，具有调整脏腑功能、通经活络的作用，用于治疗全身性疾病。

1. 操作方法

一般使用 28~30 号、1~1.5 寸长毫针，经常规消毒后直刺 0.3~0.5 寸，用捻转或提插手法给予中强度刺激，留针 10~15 分钟。对需要持续刺激的患者，可加用电针；足背还可采用皮下埋针法，但足底、足踝一般不适用，因为会影响行走。每日或隔日治疗 1 次，7~10 日为 1 个疗程，休息 2~3 日，再行第 2 个疗程。

2. 主治范围

主治各种急、慢性疼痛，如三叉神经痛、头痛、痛经、牙痛、胸痛、心绞痛、腹痛、急性腰扭伤、腰腿痛等。此外，还可治疗感冒、鼻炎、中耳炎、腮腺炎、失眠、扁桃体炎、哮喘、癫痫、高血压、低血压、胃及十二指肠溃疡、腹泻、痢疾、遗尿、子宫功能性出血、附件炎、癔症、神经衰弱、荨麻疹、落枕。

3. 注意事项

（1）足针疗法进针较痛、刺激较强，针刺前应向患者充分说明，并采取快速无痛或微痛进针法，以防止晕针。

（2）针刺时避免伤及骨膜。

（3）足部特别要严格消毒，防止感染。

（4）刺激时让患者活动或按摩患处，以提高疗效。

（5）左侧病取左侧穴，右侧病取右侧穴，两侧病取双侧穴。

（6）也可采用穴位按摩法及艾条熏灸法。

（三）腕踝针疗法

腕踝针疗法是用毫针刺入腕部或踝部的一定刺激点的皮下，以治疗全身相应体表与脏腑疾病的一种针灸疗法。

古代无此疗法。现代人在经络学说的基础上，参照现代医学神经学说发展了腕踝针疗法。本法的分区、刺激点与脏腑、经络腧穴均有密切关系。《素问·皮部论》曰："凡十二经络脉者，皮之部也。"十二皮部的分布区域，是以十二经脉体表的分布范围为依据。本疗法把人体分为六区，基本上与十二皮部一致。从与脏腑的关系来看，腕踝针的分区分别联结膈以上胸腔的心、肺和膈以下腹腔的肝、脾、肾，与手六经、足六经所属脏腑也是一致的。从经脉循行来看，手三阴三阳经都循行于腕部，足三阴三阳经都循行于踝部。此外，通过腕踝部的特定穴后溪、外关、内关、列缺、申脉、足临泣、照海、公孙分别与督脉、阳维脉、阴维脉、任脉、阴跷脉、带脉、阳跷脉和冲脉相通。腕踝针的十二个刺激点均位于腕踝关节附近，相当于标本与根结理论的本部、根部，且均位于经线上，与十二络穴位置大致相当，故浅刺这些部位的皮部，具有调节脏腑功能、调整经气、扶正祛邪的作用，可治疗全身疾病。

1. 操作方法

选定刺激点后，皮肤常规消毒，医者左手固定进针点上部（拇指拉紧皮肤），右手拇指在下，示指、中指在上夹持针柄，针与皮肤成 30° 角，快速进入皮下，针体贴近皮肤表面，针体沿皮下浅表层刺入一定深度，以针下有松软感为宜。如患者有酸、麻、胀、沉感，表明针体进入过深，已进入筋膜下层，宜将针调到皮下浅表层。刺入深度约为1.5寸。若病变在上，一般针刺方向朝上；病变在四肢末端，则针刺方向朝下。

针刺沿皮下进入一定深度后留针20~30分钟，不必提插捻转。一般隔日1次，10次为1个疗程。急症则可每日1次。

2. 主治范围

对腰扭伤、胸部挫伤、外踝部扭伤、颈部扭伤等急性扭伤和胃痛、腹痛、胸痛、坐骨神经痛、血管性头痛、牙痛、痛经、外科术后伤口痛等各种痛症，有较好的疗效；还适于治疗鼻塞、流涎、哮喘、皮肤瘙痒症、高血压、中风偏瘫、遗尿、失眠、癔症、冻疮、白带增多等病症。

3. 注意事项

（1）腕踝针进针，以浅刺皮下、不伤肌肉为要点，以不痛为佳。若针刺时有痛感，需调整针的方向或将针退到皮下表浅部位，然后重新进针。

（2）留针时，以无针刺感为佳，若有较强感应，则说明针刺过深。

（3）如针刺过程中，患者出现头昏、心悸等症，应及时将针退出，以防晕针。

第二节 皮内针疗法

一、概述

皮内针疗法是以特制的小型针具固定于穴位的皮内或皮下，进行较长时间埋藏，给皮部以弱而较长时间的刺激，以治疗疾病的一种针灸疗法，又称"埋针"。

皮内针疗法是《素问·离合真邪论》"静以久留"刺法的一种发展，能调整经络脏腑功能、调和气血，达到治疗疾病的目的，包括耳针疗法和皮肤埋针疗法。

（一）器械构造

皮内针是用不锈钢特制的小针，目前使用的有两型：颗粒型（麦粒型）和揿针型（图钉型），如图3-2-1。

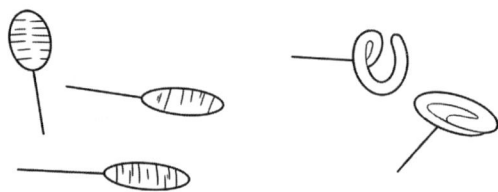

图3-2-1 皮内针

颗粒型：针柄呈颗粒状，形似麦粒或呈环形，针身与针柄成直线，一般用于背部和四肢部的横刺、浅刺。

揿针型：针柄呈环形，针身与针柄垂直，一般用于耳穴和面部穴位的垂直浅刺。

（二）器械规格

颗粒型，针身长约1cm、30~32号（直径0.28~0.32mm）粗细。揿针型，针身长0.2~0.3cm、30~32号粗细。

（三）操作方法

针刺前，针具和穴位均进行常规消毒。颗粒型皮内针，用镊子夹住针身，沿皮横刺入皮内，针身埋入皮内0.5~1cm，然后用胶布固定留在皮外的针柄。揿针型皮内针，用镊子或持针钳夹住针柄，将针尖对准穴位刺入，使环状针柄平整地留在皮肤上，用胶布固定。

补泻手法：一般补法动作要轻，泻法动作要重。同时交代患者，每日按压胶布3~4次。其动作轻重可依补泻需要交代清楚，以便患者自己施行。

（四）主治范围

临床多应用于某些需要久留针的疼痛性或慢性疾病。

（五）注意事项

（1）针刺前，应对针体详细检查，以免发生折针事故。

（2）埋针要选择易于固定和不妨碍肢体活动的穴位。

（3）埋针后，患者感觉刺痛或妨碍肢体活动时，应将针取出重埋或改用其他穴位。

（4）皮肤有化脓性炎症或破溃处，不宜埋针。

（5）注意针具和穴位的消毒，埋针期间，避免针处着水。夏季出汗较多，埋针时间不宜过长，以防感染。

二、耳针疗法

耳针疗法是以皮内针、毫针、电针、水针、三棱针、光针等器具，通过对耳廓穴位的刺激，以治疗疾病的一种针灸疗法。它具有适应证广、操作简便的优点，并可用于外科手术麻醉。

耳与经络有相当密切的联系。《灵枢·经脉》篇对此作了详细的记载。手阳明别络入耳中；手少阳经从耳后出耳上角，支脉入耳中；手太阳经入耳中；足阳明经上耳前；足少阳经下耳后，支脉至耳中，出耳前；足太阳经的支脉至耳上角。说明手、足三阳经都联系耳，阴经则通过经别合于阳经而与耳相通。奇经中有阴阳跷脉并入耳后，阳维脉循头入耳。针刺外耳可以通过经络反映到全身，有疏通经络、调理气血的功能。此外，因分布于耳的经脉均与脏腑相联系，故耳与脏腑亦有相当密切的联系。《灵枢·脉度》曰："肾气通于耳，肾和则耳能闻五音矣"；《素问·脏气法时论》又云："肝病者……虚

则……耳无所闻……气逆则头痛，耳聋不聪"；《素问·玉机真脏论》说："脾……不及则令人九窍不通"；《难经·四十难》说："肺主声。"因此，耳与全身脏腑经络息息相关，当脏腑发生病变时，通过经络的反映和传导作用，在耳廓相应的区域就会有所反应；在耳部施以针刺等刺激，通过经络的调整作用，可以治疗全身疾病。

（一）操作方法

1. 耳穴探查

分为观察法、按压法、电阻测定法三种。

（1）观察法　观察耳廓病变相应区是否有变形、变色、脱屑、丘疹、结节、软骨增生、色素沉着、充血、凹陷、小水疱等阳性反应。

（2）压痛点探查法　用弹簧探针或火柴梗、毫针针柄等物，以轻、慢、用力均匀的压力，在耳廓相应部位，由中央向周围、自上而下、自外而内的探压，寻找最痛的敏感点。

（3）电阻测定法　常采用测定皮肤电阻的"良导点测定仪"，测定电阻低的"良导点"，即是要找的耳穴。

2. 消毒

用 75% 乙醇，或先用 2% 碘酒，后以75% 乙醇脱碘。

3. 针刺方法

（1）耳穴埋针法　将揿针型皮内针较长时间埋于耳穴，达到持续刺激巩固疗效或防止复发的目的，适用于一些疼痛性疾病和慢性病。操作时用左手固定耳廓，绷紧埋针处皮肤，右手用镊子或持针钳夹住消毒的揿针型皮内针针柄，轻轻刺入所选穴位皮内，一般刺入针身的 2/3，再用胶布固定。或直接将已消毒的揿针式皮内针的针柄贴在预先剪好的小块胶布中央，刺入耳穴内。一般仅埋

患侧单耳，必要时可埋双耳。每日自行按压2~3次，每次1~3分钟。春秋季可留针2~3日，冬季可留针7~10日，夏季炎热、汗多，留针时间不宜过长，以防感染。一般10次为1个疗程。

（2）毫针法　应用毫针针刺耳穴。一般采用0.5寸、1寸的28、30号毫针，消毒后快速刺入耳穴。大多数耳穴垂直进针，以刺入软骨为度，少数穴位以水平位进针。留针30~60分钟，一般慢性病、疼痛性疾病留针时间可延长。

（3）电针法　即将传统的毫针法与脉冲电流刺激相结合的一种疗法。利用不同波形的脉冲刺激，强化针刺耳穴的调节功能，达到增强疗效的目的。临床多用于治疗一些神经系统疾病、内脏痉挛痛、哮喘等，也用于耳针麻醉。

（4）水针法　是将刺激性小、对组织无坏死作用、容易吸收的微量药液注入耳穴，通过注射针对穴位的作用以及药物的药理作用的共同刺激，以治疗疾病的一种疗法，又称"耳穴封闭"法。注射时，针头斜面向下，注射在皮下与软骨之间，每穴注射0.1~0.5ml，呈现一小丘疹，此时可产生痛、胀、红、热等反应。隔日1次，10次为1个疗程。

（5）放血法　是用三棱针在耳穴上点刺出血的一种疗法。先按摩耳廓至充血，穴位皮肤常规消毒后，左手固定耳廓，右手持消毒的三棱针，对准耳穴，迅速刺入约2mm，立即退针，放5~10滴血。隔日1次，5次为1个疗程，急性病一日可施2次。

（6）光针法　是以小功率的气体激光器刺激耳穴的一种疗法，又称"激光针"法。本法无损害、无痛感，尤适宜于儿童。每日或隔日照射1次，每次2~3分钟，10次为1个疗程。疗程间休息1周。

（7）梅花针法　由体针的梅花针法演变而来，是用耳梅花针点刺耳穴的一种疗法，具有疏通经络、调节脏腑功能的作用。适用于老、幼、体弱者，对于一些内脏痛症、神经性麻痹、哮喘、偏头痛、腰肌劳损等疗效较好。本法先自行按摩双耳数分钟，使之呈轻度充血状态。局部消毒后，医者左手固定托住耳廓，右手持消毒的梅花针在选定的耳穴区做快速雀啄样点刺，刺激手法由轻到重。叩打后，耳廓充血发热，或有少量渗血。每日1~2次，10次为1个疗程。

（二）主治范围

1. 疼痛性疾病

疼痛性疾病包括神经性疼痛，如偏头痛、三叉神经痛、肋间神经痛、带状疱疹、坐骨神经痛等；外伤性疼痛，如扭挫伤、烫伤、切割伤、骨折等以及术后切口痛、癌肿痛。

2. 慢性疾病

慢性疾病如肢体麻木、消化不良、腹胀、腰腿痛、肩周炎等。

3. 炎症性疾病

对咽喉炎、扁桃体炎、肺炎、气管炎、胸膜炎、胃炎、肠炎、阑尾炎、胆囊炎、中耳炎、急性结膜炎、牙周炎、腮腺炎、面神经炎、盆腔炎、睾丸炎、风湿性关节炎、末梢神经炎及各种脓疡、痈疽等均有一定的消炎止痛作用。

4. 功能紊乱性疾病

对神经衰弱、癔症、月经不调、遗尿、性功能紊乱、胃肠功能紊乱、多汗、高血压、心律不齐、眩晕综合征、眼肌痉挛、面肌痉挛等，通过调节兴奋与抑制的过程，促使病情的缓解或痊愈。

5. 过敏性与变态反应性疾病

对过敏性鼻炎、过敏性紫癜、过敏性结肠炎、过敏性休克、荨麻疹、哮喘、风湿热、药物热、血清病等，耳针可使人体内肾上腺皮质激素分泌增多，故有消炎脱敏，改善免疫功能的作用。

6. 内分泌代谢性疾病

对单纯性甲状腺肿、甲状腺功能亢进、亚急性甲状腺炎、肥胖症、糖尿病、绝经期综合征等，耳针具有改善症状、减少药量等辅助治疗作用。

7. 传染性疾病

对传染性疾病，如流行性感冒、百日咳、肺结核、乙型脑炎、流行性脑脊髓膜炎、猩红热、疟疾、细菌性痢疾、病毒性肝炎、青年扁平疣等，耳针能恢复和提高机体的免疫防御功能，以加速疾病的痊愈。

8. 其他

耳针还可用于预防输血反应和腮腺炎、流行性结膜炎等；针刺麻醉；催产、催乳；戒烟、减肥等。

（三）注意事项

（1）凡过饥、过饱、过于疲劳、精神极度紧张和极度虚弱者，暂不宜做耳针治疗。

（2）外耳有湿疹、溃疡、冻疮破溃等不宜采用。

（3）严重心脏病者不宜采用，更不宜强刺激。

（4）严重器质性疾病及伴严重贫血者不宜采用。

（5）妇女妊娠期间应慎用，有习惯性流产史者则应禁用。

（6）对年老体弱的高血压患者及动脉硬化患者，耳针前后要适当休息，针刺时手法要轻，留针时间要短，以防意外。

（7）严格消毒、防止感染，一旦耳廓感染较难痊愈。因耳廓血液循环差，严重者可导致耳廓肿胀，软骨坏死、萎缩、畸变，故应积极预防。针后如见针眼焮红、耳廓胀痛，需用2%碘酒涂擦，并服用消炎药物。

（8）耳针也可发生晕针，须注意预防和

及时处理。

（9）对扭伤及肢体活动障碍者，进针后待耳廓充血发热时，嘱患者适当活动患部，或在患部按摩、加灸等，可提高疗效。

附 耳穴压豆疗法

耳穴压豆疗法是在耳穴表面贴敷颗粒状药物或磁珠等，以起到持续刺激作用，替代埋针的一种疗法。本法是在耳穴治疗作用原理的基础上产生的，具有易学易用、安全无痛、不良反应少、不易引起耳部感染、适应证广、老幼皆宜等特点。

1. 操作方法

（1）耳穴压豆选用材料 王不留行籽、白芥子、油菜籽、绿豆、莱菔子、赤小豆、蔓荆子、磁珠以及六神丸等均可酌用，其中应用最多的是王不留行籽、白芥子、磁珠。其主要作用为镇静、平喘、消炎、止痛、降压等，而白芥子的消炎止痛作用尤为明显。

（2）操作 将胶布剪成 0.5cm×0.5cm 大小的方块，然后将王不留行籽、白芥子、磁珠或其他颗粒状药物贴附在小方块胶布中央，再贴敷在所选的耳穴上，用手指按压 1~3 分钟。

（3）刺激手法和疗程 一般儿童、孕妇、年老体弱、神经衰弱等患者宜用轻刺激，急性疼痛性疾病需用强刺激，其他疾患用中等刺激强度按压即可。患者每日在贴敷处各按压 3~5 次，每次每穴 1~3 分钟，3~7 日换贴 1 次，5~10 次为 1 个疗程，疗程间休息 3~5 日。

2. 主治范围

各种适合耳针治疗的病症均可施行耳穴压豆疗法，对咳嗽、喘息、胆石症、近视、失眠、遗尿等疗效尤佳，还可用于减肥、戒烟、美容。

3. 注意事项

（1）耳廓皮肤有炎症或冻疮者，不宜采用。

（2）防止胶布潮湿或污染，以免引起皮肤感染。夏天炎热、出汗多，耳穴压豆时间不宜太长。

（3）个别患者对胶布过敏，局部出现红色粟粒样丘疹并伴有痒感，可将胶布取下，休息3~5日再贴。必要时加贴肾上腺穴，或服抗过敏药。

三、皮肤埋针疗法

皮肤埋针疗法是以皮内针固定于耳廓以外穴位的皮肤内或皮下，进行较长时间埋藏的一种疗法。皮肤埋针疗法是古代留针方法的发展，首创于20世纪70年代，临床需做较长时间留针的病症，可采用本法。

（一）操作方法

位于躯干部和四肢部的穴位使用颗粒型皮内针治疗，面部穴位使用撤针型皮内针治疗。具体操作见本节概述部分有关内容。

埋针时间的长短视病情和季节而定，一般2~3日，最长可埋6~7日，夏天埋针不宜超过2日，以防止感染，留针期间，每天自行按压3~4次，每次1~2分钟。

（二）主治范围

主治某些需久留针的顽固性疼痛、久治不愈的慢性病症，如神经性头痛、胃痛、胆绞痛、遗尿、哮喘、不寐、高血压、面肌痉挛、月经不调、痛经、痹证等。

（三）注意事项

参见本节概述中的"注意事项"。

第三节　皮肤针疗法

皮肤针疗法是丛针浅刺法，即以皮肤针浅刺、速刺人体一定部位（穴位）的皮肤而不留针的一种针灸疗法，具有多针、刺激面大、疼痛轻微等特点，尤适合于小儿，所以又称皮刺疗法、小儿针疗法。

本疗法是我国古代"毛刺""扬刺""浮刺""半刺"等刺法的发展。《灵枢·官针》曰："毛刺者，刺浮痹皮肤也"；"扬刺者，正内一，傍内四而浮之，以治寒气之博大者也"；"浮刺者，傍入而浮之，以治肌急而寒者也"；"半刺者，浅内而疾发针，无针伤肉，如拔毛状，以取皮气，此肺之应也。"使用皮肤针叩打体表一定部位或穴位，通过刺激皮部—孙络—络脉和经脉，起到疏通经络脏腑之气、调整脏腑功能、调和气血的作用，对功能性疾病有较好的疗效，对某些器质性疾病也有一定的疗效。适应证较广，一般疾病均可应用，尤其适合于年老、体虚、小儿及恐惧针刺者。

（一）器械构造

皮肤针因针数或式样不同，名称各异。最常用的有梅花针、电梅花针及滚筒式皮肤针。

梅花针的构造可分为三部分：针柄（杆）是手握的部分，长15~30cm，针柄头端直径为0.6cm，尾端直径为0.9~1.0cm，针柄头端有螺旋帽，长1.2~1.3cm，距帽端0.4cm处钻一小孔，针柄接螺旋帽处有螺纹，可用胶木、牛角、塑料、有机玻璃、金属等制成。针头是嵌装针组的部分，呈小锤形。针组（束）是刺激皮肤的部分，用5~7枚不锈钢针捆成圆柱形。使用时将针组放入针柄小孔内，调节适当，扭紧螺旋帽即可。

电梅花针的电机是晶体管医疗仪，有两

根输出线，一根接在梅花针组上，另一根接在铜棒上。输出峰值电压为100~120V；输出锯齿波频率为16~300次／分；电源电压用9V（直流）；电流小于5mA，以患者能耐受为宜。使用时打开电源调好频率（或波型）及输出，让患者一手握住连接导线的铜棒。操作方法和要求如同梅花针的运用，在人体一定部位（腧穴）的皮肤上进行叩打。治疗完毕后即关闭电源。

滚筒式皮肤针的外形呈滚筒样，由金属制成，筒上固定有若干排短针及一个针柄。

（二）器械规格

皮肤针根据针数、式样的不同，可冠以不同的名称：将五根针捆成一束，像梅花的形状称"梅花针"；把七根针捆成一束的叫"七星针"；将十八根针散嵌在针盘上的，称为"罗汉针"；在梅花针上通以电流或电动刺激后，便称为电梅花针。此外，滚筒式皮肤针可以在体表一定部位（穴位）上滚动（图3-3-1）。

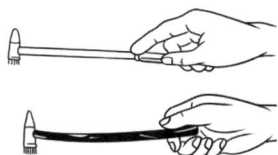

图3-3-1　皮肤针

（三）操作方法

先用75%乙醇消毒针刺部位和针具。医者手握针柄，以环指、小指把针柄末端固定于小鱼际处，一般针柄末端露出手掌后2~5cm，用拇指、中指二指夹持针柄，示指置于针柄中段上面。使用时用手腕弹力，上下叩打，可分为轻刺、重刺和中刺三种。轻刺腕力轻，针具低抬，节奏轻快，患者稍有疼痛，局部皮肤略有潮红，此为补法；重刺腕力重，针具抬高，节奏轻慢，患者有明显痛感，但能忍受，局部皮肤明显发红，可

有微量出血，此为泻法；中刺用力介于轻刺、重刺之间，患者有轻度疼痛，局部皮肤发红，但无出血，此乃平补平泻法；使用滚筒式皮肤针滚刺时，以右手拇指、示指二指捏住针柄中段，其余三指握于针柄末端，轻刺时筒柄和皮肤平行，重刺时筒柄与皮肤成45°角以上，使滚筒在皮肤一定部位上来回滚动。

针刺部位可分为三种。①局部叩刺：是在病变局部按经脉循行叩刺，或在其局部进行散刺或围刺。②穴位叩刺：即按经脉循经取穴进行叩刺。③整体叩刺：先刺脊柱两侧，由背至骶，后刺项部及病变局部。上述三种方法既可单独应用，也可结合应用。

疗程为每日或隔日1次，急性病1~3次即可见效，慢性病10次为1个疗程。疗程间休息3~5日。

（四）主治范围

本疗法临床运用相当广泛，主治以下各种疾病：头痛、偏头痛、眩晕、椎-基底动脉供血不足、大脑发育不全、胸痛、胁肋痛、脊背痛、上肢痛、下肢痛、腰扭伤、口眼㖞斜、痹证、痿证、呃逆、呕吐、胃脘痛、腹痛、哮喘、咳嗽、心悸、遗尿、遗精、阳痿、顽癣、斑秃、神经性皮炎、带状疱疹、痤疮、痔疮、腱鞘囊肿、下肢象皮肿、痛经、小儿惊风、近视、远视、暴暗、急性结膜炎、眼睑下垂、鼻塞、鼻渊、瘰疬等。

（五）注意事项

（1）针具要妥善保管，并经常检修针尖，要求平齐，无钩毛或缺损。

（2）局部皮肤有创伤及溃疡者，不宜用本疗法。

（3）治疗时须取适当的体位，既便于治疗，又让患者自然舒适。

（4）叩刺速度要均匀，避免快慢不一、

用力不匀的乱刺。

（5）治疗时要求针面垂直，手腕有弹性，防止偏斜、重滞，以减轻疼痛。

（6）叩刺应自内向外，从上而下，按顺序进行。

（7）叩刺部位要准确，每一针之间的距离，一般在 1.0~1.5cm。

（8）术中要注意观察患者的反应，如有意外，应即刻停止叩刺，并采取适当措施处理。

第四节　三棱针疗法

一、概述

三棱针疗法是在一定穴位或部位，用锋利的三棱针挑断皮下白色纤维组织或刺破该处皮肤、浅表血络放出少量血液而达到治疗疾病目的的一种方法。该疗法具有泄热、开窍、止痛、消肿、镇静、解毒、化瘀消积之功用，广泛流传于民间。三棱针疗法包括三棱针挑刺疗法和三棱针放血疗法。

《灵枢·九针论》谈及的九针中之锋针，即为今日的三棱针，《灵枢·九针论》中记载的"络刺""赞刺""豹文刺"，发展而成今天的刺血疗法，亦称"刺络放血疗法"，挑刺是由络刺发展而来。

（一）器械构造

三棱针一般由不锈钢制成，针长约 6cm，针柄较粗呈圆柱形，针身呈三棱形，尖端三面有刃，针尖锋利（图 3-4-1）。

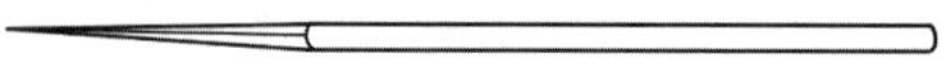

图 3-4-1　三棱针

（二）器械规格

不锈钢三棱针分为大、中、小三型，临床可根据不同的病症及患者的体质强弱，适当选择用针。

（三）操作方法

（1）针具使用前应先行高压消毒，或放入 70%~75% 乙醇浸泡 20~30 分钟，施针前在局部皮肤用含 2% 碘酒的棉球消毒，再用 75% 乙醇棉球脱碘。

（2）使用三棱针时，右手拇指和示指持三棱针的针柄，中指抵住针体，使之固定，而后凝神定志，疾速刺入皮肤。针刺方法一般分为点刺法、散刺法和挑刺法。

（四）主治范围

三棱针疗法具有通经活络、开窍泄热、消肿止痛、镇静安神的作用，适于各种实证、热证、瘀血、经络瘀滞、疼痛等症。

（五）注意事项

（1）三棱针使用过程中，应严格执行无菌操作，以防发生感染。非一次性使用的针具应按常规进行消毒、保存。

（2）刺血或挑刺时手法宜轻、宜快、宜浅，一般出血量不宜过多，同时注意勿伤及深部大动脉。

（3）一旦发生针刺意外，应立即停针止血，使患者平卧，适量服温开水，严重者即刺人中、合谷、足三里，用补法。

（4）虚证、产后或有自发性出血倾向或损伤后出血不止者，不宜使用。

二、三棱针挑刺疗法

三棱针挑刺疗法，又称"针挑"，是在一定穴位或部位，用三棱针挑断皮下白色纤维组织，以治疗疾病的一种方法。

针挑是由远古时代的砭刺法派生而来的一种外治法，即由"络刺"发展而来。该法具有祛瘀通络，通调气血，改善脏腑功能之功，广泛应用于临床，如血管神经性头痛、神经衰弱性失眠、脑血栓偏瘫、颈椎病、肩周炎、坐骨神经痛、慢性咽喉炎、支气管哮喘、胃脘痛、腰肌劳损、痔疮等疾病。

（一）操作方法

1. 部位选择

（1）固定针挑点　选择经穴，以背俞、夹脊穴为主做定点挑治，或以脊髓神经节段分布选点挑治。

（2）非固定针挑点　选择某些疾病在体表有关部位出现的反应点，如压敏点、疹点、颗粒点，进行挑刺，或在相应经络附近，病变体表局部区域内找最明显的压痛点进行挑刺。

2. 挑刺方法

（1）一般挑刺法　挑刺部位确定后，常规消毒。用左手固定挑点，右手持针横刺刺入该点皮肤，纵行挑破2~3mm，然后将针深入表皮下挑，挑断皮下白色纤维样物，挑尽为止。术后再行碘酒消毒，盖上敷料，胶布固定。

（2）特殊挑刺法

①挑刮法：在治疗点上反复压刮皮肤，使其充血，暴露隐伏的痧斑，然后改用挑法，将痧斑挑破。

②扪痧法：用扪拧法使皮肤充血透痧，拇指、示指夹住治疗点皮肤，顺序而扪，一拉一放，反复几次，使皮肤局部充血发痧（热毒越重皮肤越易瘀黑），再行针挑。

③挑络放血法：本法挑的部位是体表静脉及毛细血管。操作以挑为主，以摆为辅。定点一般选在血管交叉处，每点距离约一横指，这种方法穿刺的时间要长一些，摆动1分钟左右，用力将皮肤挑断，挑到一定深度，让血管渗出或流出一定血液。

④挑筋法：尽量选择小号或细长的三棱针，用慢进针法穿过皮肤，放松左手示指压力，同时右手针尖翘起，左右摆动，把挑起的表皮拉断，挑开口后，找到稍具黏性的皮内纤维（非皮下组织），挑一条拨一条，直至将针口周边的纤维挑完为止。

⑤挑羊毛疗法：羊毛疗的特点是在其周边有一红圈，毛孔多凹陷，压之褪色，点中有毫毛竖立挺直，如有钉子钉在皮肤上，如果将毛轻轻拔起，毛根部常有一条黏性羊毛状细丝。在局部消毒后，针尖横刺入挑点的毛囊根部，轻轻挑起毛根，可反复直至黏性线状物随毛根而出。如果无线状物，则须在毛根下做破坏性挑刺，挤出毒血。

⑥截根法：用挑筋法从浅到深将皮内或皮下筋膜的纤维挑起，并用小刀割断或用力挑断。挑割后的残端不必拨出，挑后消毒伤口，敷料保护。

⑦挑挤法：用针挑破皮肤后，再加挤压，颜面危险三角区禁用此法。

⑧挑提法：根据挑点部位皮肤深浅，选取一根长短适当的三棱针。用慢进针法深入皮下，继而进行挑提，一提一放，从轻到重逐步加重力量，每点20~30分钟，无须挑断皮肤。挑毕2针，整复针口，消毒和保护伤口。

⑨挑拉法：挑拉法与挑提法相似，挑提法是垂直用力向上提，挑拉法是斜着用力向侧位牵拉，牵拉方向与病位相反。

⑩挑摆法：选点消毒后，用大号三棱针刺入皮下，挑起皮肤做有节奏的不断摇摆，每分钟40~80次，如同扯住皮肤按摩。摇摆幅度视挑点皮肤的松紧程度而定，若皮肤松弛，则摇摆度可大些，反之则小些。挑摆时间10~30分钟，摆力分强、中、弱三等，视患者病情而施。出针后，按常规处理伤口。

⑪挑脂法：消毒后，左手两指分别压住

挑点两侧，用一般进针法将针刺入皮下，皮下脂肪小体由于受到两指的压力，很快会向针口涌，用针尖边挑边刮，把分布在脂肪团上的稀疏纤维挑断，挤出脂肪小体，最后用针体将针口残留的脂肪小体刮干净，针口涂以碘伏，再用纱布压住针口，绷带包扎，加压止血。

⑫挑罐法：按病情需要选择某一种挑法，挑后以针口为中心，加拔火罐，起罐后，常规处理伤口。

⑬挑灸法：按病情需要进行针挑，挑毕之后，在针口上放一绿豆大小的艾炷，点燃作灸，灸至痛甚可灭其火。壮数视病情而定，灸后包扎针口即可。

（二）主治范围

1. 急症、热症、痛症

如急性结膜炎、眼底或视网膜出血、急慢性咽喉炎、扁桃体炎、上呼吸道感染、哮喘发作、肋间神经痛、急性淋巴管炎、急慢性胃肠炎、胃及十二指肠溃疡、胃肠痉挛等。选穴方法可按循经选穴，以痛为腧、脊髓神经分布、压敏点等几种取穴原则综合选择。

2. 部分顽症久病

如偏瘫、面瘫、奔豚气、肩周炎、胃脘痛、小儿疳积、老年性初期白内障、肛周疾病、弹响指等。

（三）注意事项

（1）严格执行无菌操作，嘱患者注意保持局部清洁，3~5日内不用水洗，以防感染。

（2）挑治后注意休息，不食刺激性食物。

（3）余者同前。

三、三棱针放血疗法

三棱针放血疗法，又称刺血疗法，即使用三棱针刺破患者身体一定穴位或某一部位的浅表血络，放出少量血液，以治疗疾病的一种方法。

中医学认为，气血并行脉中，正常运行，可充润营养全身，是人体各种功能活动的动力和基础。"血气不和，百病乃变化而生"（《素问·调经论》）。针刺放血可以疏通经络中壅滞的气血，协调虚实，调整脏腑的功能，使气滞血瘀的病理变化恢复正常，从而起到积极的治疗作用。这种作用在《内经》中有"通其经脉，调其气血""调虚实"等记载。针刺放血治疗疾病的作用，主要是通过调整阴阳、疏通经络、调和气血、扶正祛邪实现的。

（一）操作方法

1. 血管刺血法

血管刺血法是用三棱针直接刺入皮下浅静脉，使其自然流出血液，血尽而止。

2. 孔穴刺血法

孔穴刺血法，即点刺法。三棱针直接刺破穴位处皮肤，使之出血，血尽而止。若出血量不多，可于刺后用力挤压穴位周围或加拔火罐。

3. 局部刺血法

局部刺血法，即散刺法。用三棱针在病变处或四肢末梢部位点刺，使之"出血如豆大"，或用梅花针重叩局部，加拔火罐。

4. 缓刺法

缓刺法即用三棱针垂直或倾斜进针，缓缓地刺入浅静脉血管内，随即缓缓退出。此法临床常用，适于头部和四肢处。

5. 速刺法

速刺法是用三棱针快速点刺出血，适于四肢末梢部位，如十二井穴、十宣等。

6. 挑刺法

挑刺法是用三棱针挑破皮肤出血，适用于胸背部刺血和挑治痔疾等。

7. 围刺法

围刺法是用三棱针沿肿痛处或皮肤溃疡周围点刺出血，适用于治疗疖肿痈疽和小腿慢性溃疡等疾病。

8. 密刺法

密刺法是用三棱针轻轻点刺或用梅花针叩打患处局部皮肤，出微量血液，或加拔罐。适用于皮肤局部麻木、脱发、神经性皮炎等疾患。

（二）主治范围

三棱针放血疗法是一种古老且独特的治疗方法，不但可以治疗慢性病，对急危重症也有相当重要的应用价值，对部分疑难病症亦有着奇特的疗效。两千年来，其主治范围已相当广泛，扩展到内、外、妇、儿、五官等科。如各种发热性疾病、各种痛症、温病中暑、各种炎症、高血压、心脏病、中风偏瘫、精神病、神经衰弱、惊厥昏迷；外科疮疡痈疽、跌打损伤；妇女痛经、带下病、不孕症、乳痈等；小儿麻痹后遗症、小儿急惊风以及目赤肿痛、暴喑暴聋等各种因血瘀及痰浊壅滞所致的疑难杂症。

（三）注意事项

1. 操作注意事项

（1）放血治疗前应正确选择适应证，并要做适当解释说明，以解除患者的思想顾虑。

（2）针刺放血操作过程中，应严格消毒。

（3）熟悉解剖部位，避开动脉针刺。

（4）施术过程中要密切观察患者的反应。以便及时处理，避免发生意外。一旦晕针，应立即停针止血，让患者平卧，服用适量温开水，严重者可快速针刺人中，或用补法刺激足三里。若刺血后局部出现血肿，可挤压排血或加拔罐；血肿不退者，可先冷敷防止继续出血，继用热敷促其吸收。

2. 禁忌证

（1）体质虚弱、严重贫血、低血压者慎刺。饥饿、劳累及精神紧张惧针者，宜进食、休息、解除顾虑后施治。

（2）孕妇、产后、习惯性流产、伤后大出血及妇女经期禁刺。

（3）重度下肢静脉曲张者慎刺，应注意控制出血量。

（4）皮肤不洁、感染、疮疡者，不宜直接刺破患处，可在周围选穴。

（5）危重传染性疾病患者和严重心、肝、肾功能损害者禁刺。

第五节　特殊规格针具疗法

一、杵针疗法

杵针疗法是用杵针刺激人体体表穴位而不刺入肌肤的一种针灸疗法。本法取穴精简，手法简易，操作简便，无损伤疼痛之苦，兼有针刺与按摩之长，老弱妇孺皆宜，很受患者的欢迎。

杵针疗法是根据藏象、经络学说，进行四诊合参和八纲辨证，再进行相应的配穴处方，依方施术，或补或泻，通过调和阴阳、扶正祛邪、疏通经络、行气活血的作用，达到治疗疾病、强身保健的目的。

（一）器械构造

杵针是以优质硬木、牛角、玉石、金属等材料制成的。杵针的构造可分为三个部分，针身是手持针具的部位；针柄是杵针两头固定针尖的部分；针尖是杵针直接接触穴位的部位，位于杵针的尖端部。

（二）器械规格

一套杵针共有四件，因操作手法和作用的不同而名称各异（图3-5-1）。

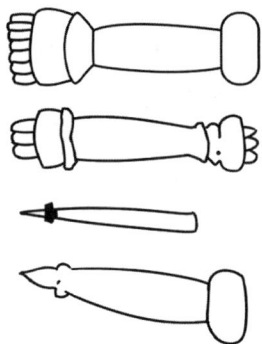

图3-5-1 杵针

七曜混元杵：长10.5cm，一头呈圆弧形，多作运转手法用。另一头为平行的7个钝爪，多作分理手法用。

五星三台杵：长11.5cm，一头有三脚并排，另一头为梅花形五脚，多作点叩或运转、分理手法用。

金刚杵：长10.5cm，一头为圆弧形，另一头为钝锥形，多作点叩、升降、开阖或运转手法用。

奎星笔：长8cm，一头为平椭圆形，另一头为钝锥形，多作点叩、升降、开阖手法用。

（三）操作方法

杵针操作时，一般只用针具在腧穴的皮肤上施以各种手法，不刺入皮肤、肌肉之内，因此针具、腧穴皮肤和医者手指一般不必消毒。杵针操作手法可分为基本手法和补泻手法。

1. 基本手法

（1）点叩手法 行杵时，杵尖向施术部位反复点叩或叩击，如雀啄食，点叩叩击频

率快，压力小，触及浅者，刺激就小；点叩叩击频率慢，压力大，触及深者，刺激就大，以叩至皮肤潮红为度。此手法宜用金刚杵或奎星笔在面积较小的腧穴上施术，如商阳、人中等穴。

（2）升降手法 行杵时，杵尖接触腧穴皮肤，然后一上一下地上推下退，上推为升，下退为降，推之则气血向上，退之则气血向下。此手法一般应以金刚杵或奎星笔在面积稍大的穴位上施术，如足三里、环跳等穴。

（3）开阖手法 行杵时，杵尖接触穴位皮肤，医者再逐渐贯力达于杵尖，向下进杵则为开，进杵深度以患者能忍受为度，使气血向四周分散。然后医者慢慢将杵针向上提，但杵尖不能离开施术穴位的皮肤，此为阖，以使气血还原。本法一般宜用金刚杵或奎星笔在面积较小穴位上施术，如隐白、翳风等穴。

（4）运转手法 行杵时，用七曜混元杵或五星三台杵的针尖，或金刚杵和奎星笔的杵柄紧贴在穴位的皮肤上，做从内向外，再从外向内（太极运转），或做顺时针、逆时针（左右运转）方向的环形运转。临床上根据施术穴位的不同，运转手法也不同。

（5）分理手法 本法又称分筋理气法。行杵时，将杵柄或杵针紧贴在穴位的皮肤上，做左右分推，即为分；上下推退，则为理。以分理至皮肤潮红为度，一般多用于面积较大部位的治疗。

2. 补泻手法

（1）升降补泻法 补法，即杵尖点压穴位后，向上推动。泻法，即杵尖点压穴位后，向下推动。

（2）开阖补泻法 杵针尖点压在穴位上，由浅入深，逐渐用力，向下进杵，渐退出杵，此为补法。杵针尖点压在穴位上，由深渐浅，迅速减力，向上提杵，此为泻法。

（3）迎随补泻法　随经络气血循行、太极运行方向行杵者，为补法。逆经络气血循行、太极运行方向行杵者，为泻法。

（4）轻重补泻法　补法，即轻浅行杵。泻法，即重深行杵。

（5）徐疾补泻法　凡快而轻的手法，即为补法。凡重而慢的手法，即为泻法。

（6）平补平泻法　即行杵轻重快慢适中或迎随、升降、开阖均匀者。

以上各补泻手法，可单独使用，也可综合运用。

3. 行杵时间

杵针治疗时间一般为30分钟，对一些特殊病证，如急慢性痛症、痿证、痹证等，可适当延长行杵时间。

（四）主治范围

1. 内科疾病

感冒、咳嗽、哮喘、肺痨、噎膈、呃逆、呕吐、胃脘痛、腹痛、便秘、泄泻、痢疾、脱肛、胸痹、不寐、心悸、癫狂、痫证、郁证、黄疸、中风、眩晕、胁痛、水肿、腰痛、癃闭、淋证、遗精、阳痿、头痛、落枕、痹证、痿证、漏肩风、面瘫、消渴、疟疾、中暑等。

2. 妇科疾病

月经不调、痛经、经闭、崩漏、绝经前后诸证、带下病、妊娠恶阻、胎位不正、滞产、产后腹痛、缺乳、不孕、阴挺、阴痒等。

3. 儿科疾病

顿咳、痄腮、疳积、急惊风、慢惊风、遗尿、小儿泄泻、小儿麻痹后遗症等。

4. 外科疾病

风疹、乳痈、肠痈、瘰疬、瘿病、丹毒、扭伤、痔疾等。

5. 五官科疾病

牙痛、咽喉肿痛、耳鸣、耳聋、鼻渊、迎风流泪、目赤肿痛、近视等。

（五）注意事项

（1）施术前应检查针具，以杵针无缺损，针尖无松动，针身、针柄和针尖光滑圆整者为佳。

（2）患者过于疲劳、饥饿时，不宜立即进行杵针治疗。

（3）妇女妊娠三个月以上者，腹、腰、骶部禁杵。

（4）小儿囟门未闭合者禁杵。

（5）皮肤有感染、溃疡、瘢痕或有肿瘤的部位禁杵。

（6）治疗前应向患者说明杵针治疗无痛、无创伤，以消除患者的精神紧张。

（7）行杵时，医者宜留神行杵，使杵力均匀，行杵有度，避免损伤肌肤、挫伤脏器，并根据患者的杵针感应，及时调节行杵的轻重缓急。

（8）对食窦、乳根、头面部诸穴，均不宜以杵针重刺。对于头面五官及四肢末端面积小的穴位，只宜用奎星笔（或金刚杵）行点叩、开阖手法，一般不做运转、分理手法。

（9）杵针手法过重，造成局部皮肤青紫者，一般不必处理，可自行消退。

二、巨针疗法

巨针疗法是以特制的粗长不锈钢针治疗疾病的一种针灸疗法。

巨针亦叫粗针，兼有古代"九针"中的长针和大针的特点，刺激程度强于毫针。《灵枢·热病》曰："偏枯、身偏不用而痛，言不变，志不乱，病在分腠之间，巨针取之。"说明半身不遂、肌肉疼痛，而无神志不清的患者，可用巨针治疗。现在本法多用于治疗痹证、瘫痪等病症，尤其对顽固性疼痛有较好疗效。

（一）器械构造

巨针为不锈钢特制而成，也可分为针尖、针身、针根、针柄和针尾五个部分（图3-5-2）。

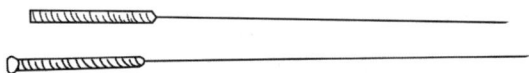

图3-5-2　巨针

（二）器械规格

巨针的直径为0.5~1mm，针身的长度有7.5cm、1.00cm、12.5cm、15.0cm、17.5cm、20.0cm、25.0cm、37.5cm、50.0cm、62.5cm、75.0cm、87.5cm和100.0cm等各种规格。

（三）操作方法

1. 进针

常规消毒后，医者双手持针，左手拇、示指夹住针身下端，距针尖0.5~1寸，右手持针柄，若为1尺长的针身，则右手持于针身中段，两手相距4~5寸，对准穴位，快速刺入，透过皮肤。进针后，按一定的角度和方向，刺至一定的部位，根据病情的轻重和患者的耐受力，施以一定手法达到所需的刺激量。

2. 出针

出针时须缓缓退出，迅速用干棉球按压针孔。

3. 疗程

每日或隔日1次，10~15次为1个疗程。若需要每天治疗，最好背部与四肢穴组成两组，轮流交替使用。

（四）主治范围

巨针疗法主要适用于下肢瘫痪、半身不遂和痹证，如肩周炎、坐骨神经痛、髋关节痛、膝关节痛等病症。

（五）注意事项

（1）针刺时体位要舒适，取坐位或俯卧位或仰卧位。刺背部时最好取坐位，腰背宜挺直，头略低。

（2）巨针既长又粗、刺激强，应使患者预先有思想准备，以配合治疗。

（3）对神经紧张及特别惧痛者慎用，或先以0.25%普鲁卡因在穴位皮下注一小皮丘，再进针，以减轻疼痛。

（4）进针均宜在皮下透刺，不宜过深，以免损伤重要脏器或组织。

（5）孕妇和有严重出血倾向的患者不宜用巨针治疗，且小儿头部也不宜施用巨针。

（6）患者大惊、大恐、大怒、大饱、大醉、大饥及过度疲劳时，均不宜立即施用巨针治疗。

（7）皮肤感染、溃疡、瘢痕，肿瘤部位及严重静脉曲张部位禁用巨针。

三、鍉针疗法

鍉针疗法是用鍉针按压经络穴位表面以治疗疾病的一种针灸疗法。因其以推压为主，故又称"推针"。本法操作简便，无须进入皮肤，患者乐于接受，常用于小儿、老年人及体弱患者的治疗。

鍉针为古代九针之一，《灵枢·九针十二原》曰："鍉针，长三寸半……锋如黍粟之锐，主按脉勿陷，以致其气"；《灵枢·九针论》亦曰："鍉针……主按脉取气，令邪出。"说明鍉针按压经络穴位表面，具有疏通经络、行气和血、扶正祛邪的作用。

（一）器械构造

鍉针是以粗钢丝或粗铜丝制成，也有用兽骨或硬木制作的。针长3~4寸。针尖钝圆，形如黍粟，用于经络穴位表面的推压，而不致刺入皮肤，针柄常用铝丝缠绕

（图 3-5-3）。

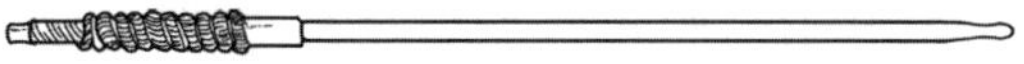

图 3-5-3　鍉针

（二）器械规格

单鍉针：单纯的鍉针按压经络穴位。

火鍉针：将鍉针头烧红熨烙病变组织。

电鍉针：鍉针与电脉冲的结合。

磁鍉针：鍉针与磁场的结合。

（三）操作方法

用针时，以拇指、中指、环指三指夹持针柄，示指抵针尾，或拇指、示指、中指三指采用执笔式姿势紧捏针柄，将针尖按压在选定的经络穴位表面片刻，以形成明显的凹坑，出现酸、胀、重等针感为准；按压时也可以拇指甲沿针柄做上下刮动，以加强感觉。虚证用补法，将针轻轻压在经脉穴位上，待局部皮肤出现红晕或症状缓解时缓慢起针，然后在局部稍加揉按；实证用泻法，将针重压于经脉穴位上，动作宜快，待患者感觉疼痛或酸胀感向上、下扩散时，即迅速起针。

本法一般以 10 次为 1 个疗程，轻症 1~2 次即可。10 次后仍无效者，可改用其他疗法。

（四）主治范围

主治某些疼痛性的虚证以及属于气分的病证，如胃痛、腹痛、腹泻、消化不良、神经性呕吐、妊娠呕吐、神经官能症、肋间神经痛、经期腹痛等，可选用单鍉针、电鍉针、磁鍉针治疗。

火鍉针疗法对小血管瘤、疣赘、老年斑、浅表色素痣、瘘管、肛裂、久不愈合的溃疡面等有较好的疗效。

（五）注意事项

（1）鍉针的操作仅按压经脉穴位表面，不刺入皮肤，一般无不良反应。

（2）感染部位禁用本法，针具和治疗部位要严格消毒，以防止感染。

（3）应用本法应避开五官、内脏及大血管。

（4）因火鍉针疗法必须把针烧红，故退针要快而有力，以免针体与肌肉黏着。

四、芒针疗法

芒针是一种特制的长针，一般用较细而富有弹性的不锈钢丝制成，因其形状细长如麦芒，故称为芒针。芒针疗法即是运用芒针以治疗疾病的一种针灸疗法。

芒针是在古代九针之一的"长针"基础上发展而来。《灵枢·九针十二原》曰："长针，长七寸……长针者，锋利身薄，可以取远痹。"《灵枢·九针论》亦曰："长针，取法于綦针，长七寸，主取深邪远痹者也。"本疗法有取穴少、感传远、作用广的特点，具有疏通经络，调节脏腑功能的作用，以其独特的方法和显著的疗效，深受患者的欢迎。

（一）器械构造

芒针的构造与毫针相同，分为五个部分。

（1）针尖（针芒）　针的前端锋锐部分，应圆利，不宜太锐。

（2）针身（针体）　针尖与针柄之间，宜圆滑、粗细均匀。

（3）针根　针身与针柄交界处。针根要牢固，以防脱落。

（4）针柄　在针身之后，一般是以铜丝或银丝将针的一端呈螺旋形紧密缠绕而成。针柄是持针着力的部位。

（5）针尾　针柄的末端部分一般是以铜

丝或银丝横行缠绕呈圆筒状（图3-5-4）。

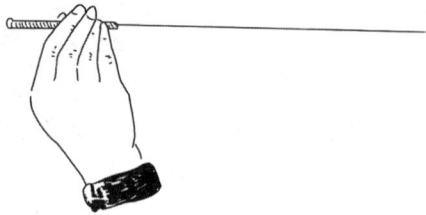

图3-5-4　芒针

（二）器械规格

芒针的规格主要指针身的长短、粗细而言。其长短有5寸、6寸、7寸、8寸、1尺、1.5尺、2尺，甚至更长；粗细有26号、27号、28号、29号、30号、31号、32号。临床上多用5~8寸长和26号、28号粗细的芒针，8寸以上的芒针较少应用。

（三）操作方法

1. 进针

进针时，刺手执针柄，使针尖抵触穴位；押手的中指、环指、小指三指屈曲于皮肤上，用力固定，再以拇、示二指夹住针身。然后利用刺手的指力和腕力，两手同时用力，压捻结合，迅速刺入表皮。穿皮时手法操作要敏捷，尽量减轻患者的痛感，捻转要轻巧，幅度不宜过大，最好在180°~360°，徐徐捻进，达到预定深度。

2. 捻转

当进针达到一定的深度后，施以捻转手法，捻转时须轻捻缓进，左右交替。以拇指对示、中二指的前后捻动为主，不能只向一个方向捻转，以防针身被肌肉纤维缠绕，增加患者疼痛或滞针。此外，捻转的动作按一定规律结合轻重、快慢、方向的不同要求，可达到一定的补泻作用。

3. 辅助手法

押手示指轻轻向下循按针身，如雀啄之状，同时刺手略呈放射状态变换针刺方向，以扩大针感。

4. 特殊刺法

主要有弯刺和透刺。

（1）弯刺　根据穴位的不同解剖特点，相应地改变押手所掌握的进针角度，以使针尖沿着变换的方向顺利刺入。

（2）透刺　从某一穴位进针后，根据治疗需要，采用"点刺深透""斜刺平透""横刺沿皮透"等手法，从一个穴位向另一个或几个穴位透刺，也可进针后向几个方向分别透刺。透刺是芒针常用的方法。

5. 出针

施术完毕后，将针缓缓退向皮肤表面，再轻轻抽出，以免出血或疼痛。若有出血，应立即以干棉球按压出血处，直至血止。

（四）主治范围

主治中风、瘫痪、坐骨神经痛、神经根炎、多发性神经炎、昏迷、癫狂、痫病、胃下垂、胃及十二指肠溃疡、鼻炎、哮喘、咳血、胸痹、癃闭、月经不调、子宫脱垂、瘰疬、风湿性关节炎、腰肌劳损，以及运动系统等疾患。如芒针针刺鸠尾、巨阙，能调节上焦和全身的功能，治疗头部疾病及神志病；针刺中脘则调节中焦和全身的功能，治疗消化系统疾病；针刺水分、阴交，可以调节下焦和全身的功能，治疗泌尿等系统疾病。

（五）注意事项

（1）芒针操作手法较为复杂，医者应用前必须练习基本功，掌握人体穴位深部的解剖知识，注意针具是否合格。

（2）患者如初次接受芒针治疗，医者要耐心地向患者说明芒针的特点，消除其恐惧心理。

（3）芒针的针身较长、刺入较深，应选择适宜于深刺的穴位，且体位舒适固定，不可随便移动体位。

（4）取穴宜少而精，施术应专心，手法

宜轻而柔。对于肌肉过于紧张不易进针，刺下每感疼痛，或皮肤过于松弛者，进针时尤应小心，需转移患者注意力以辅助之。

（5）诊断不明的急性病，切勿滥用本疗法，以免延误病情。

（6）掌握芒针治疗禁忌。如心、肺、肝、脾等处禁针；胸背部不宜直刺；项后诸穴，如风府、风池切忌向上斜刺；孕妇一般不宜用芒针治疗；体虚和消瘦者须慎用等。

（7）过饥、过饱、酒醉、过度劳累及某些不能合作的患者，宜改在较适合的情况下再施以芒针治疗。

五、小宽针疗法

小宽针是在古代九针中的锋针、铍针、长针、大针等的基础上，改革创新的一组有6种不同型号的剑形钢针。小宽针疗法是根据中医学络刺（刺血）疗法的原理，创造的一种将针刺、拔火罐和按摩有机结合起来以治疗疾病的综合疗法。

针刺、拔罐和按摩是三种各自独立的疗法。针刺可以激发经络的传感，调节气血的流注和盈亏，从而具有调整阴阳，扶正祛邪的作用；拔罐可使气血相对向局部集中，并将局部的瘀滞拔出体外；按摩具有疏通经络、调节气血的作用。因此，小宽针疗法具有调整阴阳、扶正祛邪、疏通经络、调节气血、消肿止痛的功效，对一些疼痛性疾病和骨质增生性疾病具有较好的疗效。

（一）器械构造

小宽针一般用不锈钢特制而成，可分针尖、针身、针根、针柄四个部分（图3-5-5）。

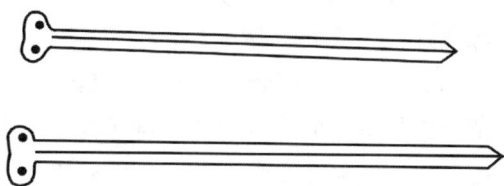

图 3-5-5　小宽针

（二）器械规格

小宽针有6种不同型号，它们的长度、宽度和厚度见表3-5-1。

表 3-5-1　小宽针常用型号规格

型号	Ⅰ	Ⅱ	Ⅲ	Ⅳ	Ⅴ	Ⅵ
长度（mm）	130	120	110	100	90	80
宽度（mm）	4	4	3.5	3	2.5	2
厚度（mm）	2	2	1.8	1.6	1.4	1.2

（三）操作方法

1. 针刺步骤

医者一人针刺，助手一人传递敷料、拔火罐和按摩。医者右手持针，以拇指和示指捏住针尖，控制进针深度，小指根部顶住针柄，中指、环指扶住针身，拇指、示指前面露出的部分就是预定刺入的深度。针刺时用腕力进针，垂直刺入，直入直出。

（1）根据病情需要选择患者体位，选准穴位后，常规消毒小宽针、穴位皮肤和医者手指，左手拇指按压穴位，右手持针，猛刺速拔。

（2）根据施针部位选择适宜型号的玻璃火罐，行闪火法扣之，每穴扣罐2分钟左右即可起罐，出血量为2~5ml。

（3）起罐后，用消毒敷料压在穴位上进行按摩，先轻后重，先慢后快，反复数分钟停止。

（4）穴位用碘酒棉球消毒，然后贴以1cm×2cm的胶布，嘱患者24小时后取下胶布。

2. 针刺手法

主要有四种手法，视疾病性质和针刺部位选择应用。

（1）速刺法　是垂直刺入，不捻转，不留针，猛刺速拔的一种方法，是小宽针广泛使用的基本手法，主要适用于躯干、腰背、四肢等处的常用穴位。

（2）点刺法　是轻点刺迅速出针的一种方法。一般应用于进针较浅且又不宜拔火罐的部位。

（3）划割法　是速刺进针后，针尖在一定范围内划动1.5cm左右的一种手法，主要适用于治疗局限性突起物和增生性病症。

（4）两步进针法　第一步：持针右手速刺进针至1寸左右；第二步：按压穴位的左手迅速变换，以拇、示、中三指轻柔地对捏住穴位两侧的肌肉皮肤，连续地一提一松，一收一放，同时缓慢进针，达预定深度后出针。主要适用于肌肉丰满、进针较深的部位。

（四）主治范围

主治头痛、偏头痛、面瘫、坐骨神经痛、半身不遂、颈椎病、肩周炎、腰椎骨质增生症、腰痛、腕关节扭伤、腰扭伤、踝关节扭伤、增生性膝关节炎、跟骨骨刺、腱鞘囊肿等，其中对坐骨神经痛疗效尤佳。

（五）注意事项

（1）严格消毒小宽针、穴位皮肤和医者手指。

（2）视病情和针刺穴位，选择适当型号的小宽针。进针深者，可选Ⅰ、Ⅱ号针；一般使用Ⅲ、Ⅳ号针，主要用于腰背、四肢、头面疾病；Ⅴ号针多用于成年人四肢末梢及小儿腰背、躯干穴位；Ⅵ号针主要治疗小儿头面部及四肢末梢穴位。

（3）进针要避开大血管和神经，且不可斜刺或横刺，宜沿主要神经、血管走行方向进针，以免误伤神经、血管。

（4）严重心脏病和有出血倾向患者禁用，孕妇和年老体弱者慎用。

（5）一般间隔7~10日针刺1次，3次为1个疗程，休息观察1个月，若仍有症状者再行第2个疗程。此外，治疗面瘫宜5日1次，连治5次为1个疗程；使用划割法，应间隔20日才可行第2次治疗。

六、长银针疗法

长银针疗法是用银制成长针来治疗疾病的一种方法。用金、银作为针灸具，历史悠久。长银针具有以下优良性能：其一，贵重金属有特殊医疗作用，银能解毒止痛且可解痉。其二，针体粗，持针稳妥，手感好，善作深刺，针体柔软可以转折进入关节及骨骼间的缝隙，直达病所。其三，针感强而针效久，用针的数量及次数可比其他针明显地减少，粗针重刺又是治疗顽疾的必要手段。其四，银针导热性能佳，用于温针灸作用强。长银针深刺主要针对压痛点，故又称压痛点长银针刺法，对软组织损伤引起的腰腿痛效果显著。

（一）器械构造

由80%白银加工精制而成，针体粗，直径0.8~1.2mm，为不锈钢毫针的三倍，光洁无疵；针尖钝圆；针柄长7cm，由细丝紧密缠绕，附着牢固。

（二）器械规格

根据针体长度，共分为五种，分别为23.5cm、21.5cm、17.5cm、14.5cm、11.5cm。

（三）操作方法

1. 找压痛点

主要通过分析疼痛、感觉异常等症状，

以及运动障碍的情况来判定。明确压痛点的分布区域，分辨其主次从属，确认具体位置，了解局部结构特征，并掌握相应的解剖结构，可作为针刺用针、布针的客观依据。

2.针刺方式

（1）直刺　在病灶最近的体表垂直进针，但针刺接触面积小，针感弱，常在要害部位、解剖结构复杂之处使用。

（2）斜刺　在病灶斜上方进针，可以增加针体与病灶的接触面，针感强，为主要进针方法。

（3）平刺　常用于体表或接近于骨面，可连续进针刺之，常在棘突或椎板部位施术。

（4）散刺　以一个进针点按水平与垂直方向做分部位重复针刺，可减少用针，扩大针刺面积。

（5）透刺　利用银质针长而质地柔软的特点，转折连续进刺几个痛点，操作熟练者可按一定的解剖结构施针。

3.针刺手法

（1）进针法　①皮丘捻针法：用1%利多卡因打皮丘，用捻转法进针。②双手快速进针法：双手垂直持针，冲击直刺进针，腕力运用是关键。

（2）行针法　①提插转刺法：进针后大幅度提插，退到皮下或组织间隙后，重新改变针刺方向。②探刺法：在行针过程中，体察手感和针感来指导运针，帮助定位，协助诊断，当针刺激发后，患者常会感到已刺到病位或引出相应的传导痛，提示针到病所。③深部定位间接转刺法：腰臀部直接到位较难，可先定出易深刺的部位，刺到骨面后，再转刺到所要刺的部位，沿骨面推进，可以确保安全，利用擦边感、脱空感来帮助定位。④压针法：在体外加压，使针形变为弧形，沿骨面刺抵要刺的部位。

4.留针依据

①针已抵达定好的解剖部位。②针感强烈。③针感和征象相符，传感位置一致。④患者有针到病所的感觉。⑤进入坚实的组织，有确切的滞针感，进针阻力大，到达组织临界面。⑥多次刺后，针感最明显的部位。出现以上情况，说明针刺到位，可以留针。

5.出针与加灸

急性腰痛针刺到位后即可出针，慢性腰腿痛者可以在针柄加艾灸。艾炷长1~2cm，应视针体长短、留存体外多少、组织性质、循环状态、气温高低等调整。

（四）主治范围

主治腰椎间盘突出症、骨关节病、股骨头无菌性坏死、骨骺炎、椎管狭窄症、脑血管意外后遗症、自主神经功能紊乱、脉管炎、性功能障碍、尿失禁、胃肠功能紊乱、强直性脊柱炎、风湿性关节炎和类风湿关节炎等。

（五）注意事项

（1）长银针疗法针长而粗，多采用深刺，危险性较其他针具大，因此应防止盲目深刺。应熟练操作后，经过正规培训，严格遵守规则。一旦出现异常，应立即出针，并采取妥善方法处理。

（2）一律采用卧位进针，针点应选择准确，避开重要脏器，选择长短合适的针具，防止误刺。年老体弱者用轻刺、浅刺。应取得患者配合，不宜在空腹或劳累后施针，以防晕针。

（3）心肺功能不全、出血倾向、发热、皮肤化脓灶者慎用。应保持皮肤清洁，注意消毒，防止感染。

（4）针刺过程中应密切注意患者反应，艾灸时应注意防止烫伤皮肤，因银针导热性能好，应当掌握适当的时间及艾卷大小。

（5）针具应精制，合理保养，及时理针，防止断针、弯针。

（6）颈胸部位慎用，主要用于腰臀及四肢部位。

（7）本法应当根据病情，配合其他疗法，以免延误病情。腰腿痛患者应配合体疗、调整肌肉负荷、姿势矫正等，有利于患者功能康复。

第六节　特殊材料针具疗法

特殊材料针具疗法是用不同于普通金属针的制作材料而制造的特殊针具，刺激人体腧穴或经络的皮部等以达到治疗疾病目的的一种疗法。该法主要包括陶针疗法、磁针疗法、蜡针疗法和猪鬃针疗法。

一、陶针疗法

陶针疗法是用陶片或瓷片经消毒后作为针具，在人体经络腧穴或体表的一些特定部位进行浅刺以施治的方法，该法是由古代的砭石疗法演变而来，能够通过经络的传导和调节功能而产生治疗作用。

（一）器械构造

陶片经清洗后，轻轻击碎，使其成锋利的陶片针。使用前用75%乙醇浸泡或沸水煮以消毒，亦可采用高压消毒。其结构简单。

（二）器械规格

根据陶针锋芒的不同，分为粗、中、细三类。

（三）操作方法

点刺：单刺一点。

线刺：沿横线成排点刺或沿纵线成行点刺。

环刺：沿封闭曲线环形点刺。

簇刺：三五成簇点刺。

散刺：以一点为中心，呈放射状向外点刺，或在一个面上不规则散在点刺。

集中刺：将刺激面向中心部缩小。

扩散刺：将刺激面向周围扩大。

挑痧刺：将皮肤挑破后，挤出少量黄色或乳白色液体即可，主要用于治疗小儿疳积。

放血刺：用力刺破皮肤，放出少许血即可，用于治疗高热病证。

（四）主治范围

根据陶针刺激部位不同，其治疗范围亦不同，因其临床用途不广，故不赘述，具体参见有关专著。

（五）注意事项

（1）制作时，陶片碎后宜选用适合作针刺用的陶片，以边缘平滑者为佳。

（2）器械及施术部位均应严格消毒。

（3）防止陶针断针而陶片残留体内，若出现此现象当及时停针，取出陶片。

二、磁针疗法

磁针是从针柄或针体中产生磁场，由针尖部发出的一种针。磁针疗法即是运用磁针的磁场作用于人体腧穴，来调整穴位经络功能，达到治疗疾病目的的一种方法。本法具有扶正祛邪、镇静安神、养精补髓等功用。

（一）器械构造

本法所使用的器械有磁气用针、电磁针灸仪和磁锟针。由于磁气用针副作用大，临床很少使用，不作详细介绍；电磁针灸仪是由高导软磁材料制成的毫针，由电源部分和磁头构成；磁锟针是由特殊的磁装置和锟针构成。

（二）器械规格

由于本法所使用的器械种类不同，其规格分述如下。

1.电磁针灸仪

电磁针灸仪所使用的特制毫针有一定的韧性，表面光滑，针体磁场范围不过大（3mm² 左右），直径为 0.5~0.6mm，长短不同的各种型号的针；电源为民用电源，但输出电压为 3~9V，5 个节点；磁头是一个空形骨架，在骨架上绕有一定方向和匝数的铜线，以保证所需的磁场强度与磁极。

2.磁锟针

磁锟针内磁装置的磁场强度为 0.005~0.4T；磁锟针的规格与锟针疗法中所介绍的相同。

（三）操作方法

首先，根据中医辨证，依针灸取穴原则，选取 2~4 穴或选取病变局部为主，循经选取 1~2 穴为辅。然后，根据所用针具的不同，按下列步骤进行操作。

1.电磁针的操作

（1）接通电磁针灸仪　预热 5~10 分钟。

（2）进针　穴位局部常规消毒后，按毫针的进针法，采用单手或双手（即指切进针法或骈指进针法）进针，得气后，根据病情行针刺补泻手法后，留针待充磁。

（3）充磁　把磁头（线圈）套在针柄上以充磁，其磁场强度与磁性可根据患者的具体情况而灵活运用。

（4）磁场强度的选择　通过调整电流强度来改变磁场强度。一般而言，低磁场为 50~100Gs，中磁场为 500~1000Gs，强磁场为 1000~2000Gs。

（5）极相选择　欲补用 N 极，欲泻用 S 极，欲平补平泻可一穴为 N 极，一穴为 S 极，欲标本兼治可变通应用。

（6）留针与疗程　一般留针时间为 20~30 分钟，每日 1 次，10 次为 1 个疗程，疗程间休息 2~3 日。

（7）出针　起针时首先摘下磁头（线圈），然后按毫针起针法行之。

2.磁锟针的操作

（1）根据病情选定磁场强度，然后将针尖放在穴位的中心点上，针体与穴位表面皮肤垂直，同时用右手的拇、示、中三指将针体向下按压，其强度以患者出现酸、麻、重、胀或冷热感为度，如无上述现象，以患者能够忍受为度。

（2）作用时间为每次 1~10 分钟，每日 1 次，重症者每日可做 2~3 次，15 次为 1 个疗程。

（四）主治范围

磁针疗法简便易行，疗效较好，对内、外、妇、儿等科的多种疾病都有治疗作用。如头痛、牙痛、头晕、偏头痛、感冒、面瘫、失眠、癫痫、肩周炎、各种关节炎、高血压、小儿疝气、心律不齐、气管炎、哮喘、胃痛、胆囊炎、鼻炎、痛经、月经不调、牛皮癣、骨质增生、腱鞘炎、肌肉痉挛以及风、寒、湿痹痛等。

（五）注意事项

（1）注意选择适宜的磁剂量，以免影响疗效，而对于电磁针的极性选择，也应准确无误。

（2）电磁针需要得气后再充磁。

（3）运用电磁针治疗时，欲排除温灸的作用，宜在磁头下放一个隔垫。

（4）使用磁锟针时，防止强力冲撞、摔打及与高温物体接触。

三、蜡针疗法

蜡针疗法是在毫针的针柄和部分针体

上套上一个加热后的石蜡瓶，以加强针刺强度，并使之产生温热作用，来治疗虚证或寒证的一种疗法。本疗法是一种针和灸并用的新型疗法。

（一）器械构造

该疗法所使用的器械是毫针和石蜡瓶。毫针已在有关章节中作了详细介绍；石蜡瓶即是将加热的石蜡倒入青霉素空瓶内，放置10分钟左右，瓶壁出现毛玻璃状时，把石蜡瓶倒套在针柄及部分针体上即可。

（二）器械规格

石蜡针是在毫针刺入腧穴后才开始制作的，石蜡瓶的瓶口距皮肤1cm。

（三）操作方法

先将毫针、青霉素小瓶、石蜡准备好，然后辨证取穴，针刺方法同毫针刺法。针刺得气后，按照上述石蜡针的制作步骤进行操作，10分钟后即可去掉石蜡瓶。此瓶经加热后可反复使用，治疗时以皮肤红热为宜。

（四）主治范围

应用范围与灸法相同。

（五）注意事项

（1）防止石蜡流出，烫伤皮肤。

（2）选择适应证，热证（虚热、实热）者忌用。

（3）面部及大血管浅表区慎用。

（4）治疗时间应适度，防止皮肤起水疱，一旦起水疱应消毒挑刺水疱，包扎好，以防感染。

（5）有晕针者或体弱者忌用。

四、猪鬃针疗法

猪鬃针疗法是用经过加工处理的猪鬃，以眼周的穴位为施术部位，治疗青少年近视的一种疗法。该疗法操作简单，疗效较好，但在临床中尚未普遍运用。

（一）器械构造

本疗法的器械构造非常简单，只用体重在75kg左右的健康活猪颈部的猪鬃即可。并经脱脂液浸泡和酒精消毒处理。

（二）器械规格

猪鬃针为经过加工处理的，被剪成3cm长的猪鬃。

（三）操作方法

1. 近视穴刺法

术者轻翻开患者的眼睑，使近视穴（又称泪点穴，位于目内眦，上下眼缘的圆形小孔内，周围略隆起）暴露，一手将之固定于眼眶外，另一手持针先刺0.5mm，而后针体成45°角斜向鼻侧，刺入4~5mm，出现酸麻针感或流泪即出针。

2. 光明穴刺法

直刺1~1.5寸，中等用力刺激行针，手法以平补平泻法，同毫针的操作方法，以出现酸麻胀针感为度。

3. 疗程

每2日1次，10次为1个疗程，疗程间相隔7日。

（四）主治范围

青少年近视眼。

（五）注意事项

（1）患者应积极配合，以免误伤眼球。

（2）局部有感染时忌用。

（3）医者双手及施术部位、针具均应严格消毒。

第七节　新型针具疗法

新型针具疗法是在经络学说和腧穴理论的基础上，利用现代科学技术中的光电效应，通过针具（特殊针具）或直接作用于人体腧穴来调节机体的电生理变化和促进光化学反应，以防治疾病的一类疗法。主要包括电针疗法、电热针疗法、激光针疗法、微波针疗法和冷冻针疗法，对多种疾病的防治具有良好的作用。

一、电针疗法

电针疗法是在针刺腧穴得气的基础上，通过针具将接近人体生物电的微量电流作用人体以防治疾病的一种疗法。该法融针刺与电刺激于一体，可根据患者的不同情况而随意调节刺激量，并能代替手法运针，使针感得以保留，对某些疾病能提高疗效。

（一）器械构造

本法所用器械为电针仪，根据电源、电流及作用效果的不同，电针仪的构造也不同，详述见后。

（二）器械规格

电针仪的种类较多，规格各异，目前临床中常用的主要有如下几种。

1.晶体管脉冲电针机

本类电针机有体积小、重量轻、耗电少、输出功率多、无噪音、不受电源限制、安全可靠，并且频率和波形可随意调整等优点，而为临床上广泛应用。其构造大体分为单管和多管两种。①单管电针机：系由一个晶体管、电容器、变压器等原件所组成的间歇振荡器产生脉冲，再由变压器升高电压，经过调节后输出，其参数一般为脉冲，幅度约80V，宽度约400Ms，频率50~100Hz。

②多管电针机：由两个以上的晶体管等元件组成，本类电针机又分为两种。一种是脉冲式电针机，其输出的基本波形为脉冲，输出强度及脉冲最大幅度为120V。另一种是噪音式电针机，由噪音发生器以及方波发生器和调制器等组成，具体参数为6V直流电源，噪音频率15000~20000Hz，调制频率为3~30Hz，输出电压为6~50V。

2.音频振荡电针机

音频振荡电针机是利用音频振荡器把20~20000Hz内声波转换成一种不断变化、频率不同的正弦波交流刺激电流。其与脉冲电流的不同点在于不易引起人体的耐受性，长时间治疗作用不减。

3.电子管式电针机

电子管式电针机包括降压式交流电针机、降压式全波整流电针机和降压式全波整流滤波电针机等，是将民用电流经降压变器、整流器、振荡器转换成低于25V的脉冲电流。其优点是脉冲频率可随意调节，波形种类多；缺点是体积大、笨重、耗电量大，目前已很少使用。

此外，电针机还有直流可调电针机、脉动电针机和脉动感应电针机，因其产生脉冲电流波形较窄，功能不稳定，噪音大，目前已被淘汰。

（三）操作方法

电针疗法的基本操作方法是毫针刺穴位得气后，将电针器上的输出电位器调至零，负极接主穴，正极接配穴，然后打开电源开关，选择所需的波型和频率，缓慢调高输出电流至所需的电流量（以患者能耐受针感为度）。每次通电时间一般为10~20分钟，每日或隔日 1 次，10~15 次为 1 个疗程。每次治疗完毕，先把电位器调到零位，关闭电源，拆去输出导线，退出毫针。如果单穴电针时，可选取有主要神经干通过的穴位，针刺得气后，接在电针器的一个电极上，另一针则接在用水浸湿的纱布上，作为无关电极，固定于同侧肢体的皮肤上。邻近的一对穴位电针时，毫针间要以干棉球相隔，以避免短路。

（四）主治范围

电针的主治范围相当广泛，根据取穴的不同，主治病症也不同，常用于治疗头痛、眩晕、三叉神经痛、颈椎病、肩周炎、中风偏瘫、面瘫、多发性神经炎、周围神经损伤、多种神经痛、神经根炎、癔症、精神分裂症、慢性支气管炎、支气管哮喘、胃痛、胃及十二指肠溃疡、慢性胃炎、膈肌痉挛、腹泻、休克、关节炎、网球肘、落枕、慢性肾炎、前列腺炎、胆结石、输卵管结石、遗尿、肠粘连、脱肛、牙痛、视神经萎缩，以及各种男科和妇科病症等。

（五）注意事项

（1）心功能不全或有严重心脏病患者，应用电针时，应避免电流回路经过心脏。

（2）对体弱、孕妇及有晕针反应者慎用。

（3）使用电针前要仔细检查毫针和电极上有无氧化层，及时更换，以免影响疗效。

（4）刺激强度要缓慢增加，如调节幅度过大，刺激太强烈，患者难以忍受，甚或肌肉强烈收缩而造成弯针、断针。

（5）治疗中要多次行针，并应视患者感觉情况，随时调节电量，避免发生耐受现象。

对于有电针适应证的患者，方可使用该法。

二、电热针疗法

电热针是根据《内经》"燔针""焠刺"理论，结合现代科学技术研制而成的一种新型针具。电热针疗法是将电流通过特制的针具，作用于人体腧穴，以温阳散寒、通络止痛、软坚散结而治疗疾病的一种疗法。它具有针刺、火针、灸疗的多重功能，可把电热能引入腧穴，通过经络的传导直达病所。其优点在于：针刺感应稳定可调，在针刺得气后留针时间内，可保持恒定的温热效应，热效应集中于针尖，不烫伤皮肤。

（一）器械构造

电热针疗法中所使用的仪器是电热针仪，由电热仪和电热针两部分组成。电热仪包括电源、产热装置、输出导线；电热针是由特殊的金属材料制成，构造同普通毫针，包括针尖、针身、针柄、针尾和针根五部分。

（二）器械规格

电热仪的电源为民用电（220V），产热装置根据其型号的不同而异，输出导线一般为 2 根，分别连接两支特制的毫针（即电热针）；电热针的规格有多种，类似于毫针，可根据针刺部位及病情的不同，选择长短、粗细适宜的电热针。

电热针区别于毫针的主要点在于针身中空，内有导线通于针尖，治疗时使针尖发热，而针身、针根、针柄、针尾部位则无热感。

（三）操作方法

首先根据病情，辨证取穴，一般取 2~4 穴。针刺得气后，将电热仪调至相应的热度，并将输出导线接通。一般每次 15~20 分钟，每日或隔日 1 次，15~20 次为 1 个疗程。如在左右对称（如四肢）部位取穴，双侧可交替使用。

（四）注意事项

治疗前应认真检查针具，如针已损坏，应及时更换，以防断针；在治疗时选择热度要适宜，以防影响疗效；治疗结束时要先关电热仪，然后按毫针的出针方法将电热针取出。阴虚内热者禁用。

三、激光针疗法

激光针疗法是利用医用激光仪将低功率激光束直接照到穴位或通过特制毫针照射到穴位深部，以治疗疾病的一种方法。本法包括激光针穴位照射法和激光针灸疗法两种，具有针灸和激光的综合效应，对机体功能产生多重影响，既可提高人体免疫功能，又能改善血液循环，但对组织、皮肤无破坏作用。

（一）器械构造

激光针疗法所使用的器械为激光针疗仪，不同规格的激光针疗仪，其构造也不同，具体见下。

（二）器械规格

目前，应用于临床的激光针疗仪主要有氦-氖激光针疗仪、二氧化碳激光针疗仪和氮分子激光针疗仪等，分述如下。

1. 氦-氖激光针疗仪

一般由激光电源和激光发射系统两部分组成。激光电源包括升压电源变压器、高压整流电路、电流调整装置、电压指示等部分。激光发射系统由外套有密封玻璃套管、内有电极套，阴极和阳极电极套板，放电管与全反射和半反射膜片，并充有氦、氖等惰性气体的磁光管构成。发出激光的气体氖、氦原子通过"共振转移"方式提高激光输出功率，常用的输出功率是2~20mW，临床应用较广泛。

2. 二氧化碳激光针疗仪

二氧化碳激光属红外线激光。二氧化碳激光针疗仪的构造及其规格，可参阅仪器说明书。由于使用时不易掌握激光剂量，临床较少推广，在此不作详细介绍。

3. 氮分子激光针疗仪

氮分子激光属红外线激光，主要作用基础是光化学效应，其规格类似于氦-氖激光针疗仪。

除上述三种激光针疗仪外，还有氪离子激光针疗仪、掺钕钇铝石榴石激光针疗仪等，其规格虽不尽相同，但功用则大同小异，都有消炎止痛，促进组织生长修复，促进气血运行等作用。

（三）操作方法

首先，根据针灸辨证取穴原则，选取1~2组穴位，每组2~4个穴位，激光针治疗时交替使用。其次，根据不同的激光针疗仪进行不同的操作。

1. 氦-氖激光针疗仪的操作方法

（1）接通电源开关，待激光管点燃后，为了使其发光稳定，适当调整电流至最佳工作状态。

（2）需要照射的部位做出特殊标记。

（3）需要针刺的部位，将特制针具刺入腧穴内，得气后连接光导纤维。

（4）激光穴位照射法的激光束应与被照射穴位所在平面垂直，距离一般为30~100cm。如果使用光导纤维，可直接按压在穴位上。

（5）激光治疗时间（激光针法和激光穴位照射法）为每次3~8分钟，每日或隔日1次，15次为1个疗程。

2. 二氧化碳激光针疗仪的操作方法

（1）开启水循环装置，检查水流是否通畅，否则不得开机。

（2）将仪器各旋钮调至零位，依次打开

低压、高压开关，调整工作电流量到最佳工作状态。

（3）调节激光器，使散焦光束照射于治疗部位。照射距离为1.5~2m，照射量以患者感觉局部温热舒适为宜，过热会烫伤皮肤。

（4）治疗时间为10~15分钟，每日或隔日1次，10次为1个疗程。

（5）治疗结束，依次关闭高压、低压开关，关机15分钟后，关闭水循环。

由于其他几种激光针疗仪在临床中很少使用，操作方法不一一介绍。

（四）主治范围

目前，国内外已应用激光针疗仪治疗内、外、妇、儿、皮肤、五官等科的多种疾病，具体病种不一一列举。

（五）注意事项

（1）操作人员应注意自身防护，戴防护镜，应定期检查，特别是视网膜。

（2）在激光辐射的方向上应安置必要的遮光板或屏风。

（3）二氧化碳激光器发射长波红外线，不能用眼看或手拭，以防灼伤。

四、微波针疗法

微波针疗法是将微波通过特制毫针注入穴位或直接照射人体腧穴，以激发经络之气而治疗疾病的一种疗法。该方法具有止痛、降低神经和肌肉兴奋性，以及改善局部血液循环、营养、代谢等功用。该疗法包括微波电针法和微波穴位照射法。

（一）器械构造

微波针疗法所使用的器械是微波针治疗仪和微波辐射器，其构造虽因器械不同而异，但主要是由微波发生器和微波传导装置构成。

（二）器械规格

目前，临床中使用的微波针治疗仪有微波锟针治疗仪、SZZ-1型多功能电子针疗仪和扁鹊-A型微波针仪。

（三）操作方法

（1）按照仪器说明书，熟悉仪器的性能与操作过程。

（2）依据中医辨证和针灸取穴配穴原则，先取主穴1~2个。如用毫针，在针刺得气后，将微波输入针体上。

（3）接通微波针疗仪电源，开启电源开关，预热3~5分钟。

（4）接好微波针疗仪输出电缆线，将微波辐射器中心孔套入毫针柄上，微波辐射器的螺旋形弹簧压在毫针的周围。并用仪器附带的万向支架将辐射器固定在需要的位置上。如用微波穴位照射，则将带有锟针的微波辐射器按压在所需治疗的穴位上。

（5）接通微波输出分路开关，缓慢调节微波输出旋钮，直到患者有舒适、温热感为止，但不可有刺痛感。

（6）每次治疗5~10分钟，每日1次，10~15次为1个疗程。

（7）治疗完毕，先将微波输出旋钮退回到零位，然后关闭微波输出分路开关，再从毫针上取下微波辐射器，起出毫针，最后关闭电源开关。

（四）主治范围

微波针疗法可用于治疗各种急慢性疼痛性疾患属于寒证、虚证者。对高血压、风湿痛、肩周炎、坐骨神经痛、腱鞘炎、滑膜炎等都有较好的疗效。

（五）注意事项

（1）使用时，电缆与机器输出接头和辐射器必须紧密连接，螺丝盖必须拧紧，如连接不紧，轻则在该处产生高热，重则损坏磁控管。

（2）避开脑、眼球、睾丸附近的穴位。

（3）高热、温度觉障碍、有出血倾向、肺结核活动期及小儿、老年人、孕妇禁用。

（4）调节微波针感强度时应特别慎重，温热感稍强时，患者仍感舒服，但过后容易起疱。

五、冷冻针疗法

冷冻针疗法是采用电子冷热针灸仪，在针刺得气的基础上，使刺入人体腧穴的毫针制冷以治疗疾病的一种方法。该法具有滋阴泻火的功用，类似于体针的透天凉手法，可用于热证、阴虚证，或阴虚内热之证。

（一）器械构造

本法所使用的仪器是电子冷热针灸仪，其构造是由电源、电子制冷器以及输出冷头等部分组成；所使用的针具是圆利针或毫针，其构造参阅有关章节。

（二）器械规格

电子冷热针灸仪输出的温度在 –30~0℃ 之间；所使用的毫针为 26~28 号毫针。

（三）操作方法

首先根据病情辨证选穴，确定治则，选用不同的温度，然后按下列步骤操作。

1. 施针

针刺前同一般刺法，常规消毒后刺入；进针后，运用手法使其"得气"；制冷前使针柄根部接触皮肤，然后制冷留针。

2. 留针

泻法一般留针 10~15 分钟，补法 30~40 分钟，每日 1 次，10~15 次为 1 个疗程。

3. 调节温度

先根据疾病的性质，确定治疗的补泻，再调节针的温度。常规的补法温度在 –15~0℃，泻法温度在 –30~–15℃为宜。

4. 起针

先除去制冷源，然后根据疾病的性质仍可施用补泻手法，按常规起针法将针取出。

（四）主治范围

本法可用于阳热证、阴虚火旺证所引起的各种疾病。如急慢性气管炎、支气管炎、急慢性肾炎、肾盂肾炎、胆囊炎、前列腺炎、甲状腺功能亢进、糖尿病、风湿热、红斑狼疮等病属阳热或阴虚火旺证者。

（五）注意事项

严格掌握温度和时间，不宜过冷或时间太长。

第八节　常用特殊针法简介

特殊针法是将不同特性的物质直接或间接地作用于人体经络腧穴，或按照特殊的方法选取针刺穴位，以达到治疗疾病目的的一类针刺疗法。常用特殊针法包括水针疗法、火针疗法、气针疗法、温针疗法、子午流注针法、灵龟八法针法以及飞腾八法针法，其主治、功用根据各种针法的不同而异。

一、水针疗法

水针疗法又称为穴位注射法，是将不同的中西药物注入有关穴位，以治疗疾病的一种方法。

水针疗法是一种新疗法，是在长期的中西医结合临床实践中依据中医经络腧穴理论，将肌内注射借鉴而来的一种现代针灸治疗方法。它将针刺与药物作用相结合，通过穴位注射，调整机体脏腑气血功能，恢复阴阳平衡，从而达到治疗疾病的目的。

（一）器械构造

水针疗法所使用的器械是医用注射器和针头。

（二）器械规格

常用注射器为 1ml、2ml、5ml、10ml、20ml；常用针头为 4~6 号普通注射针头、牙科 5 号长针、封闭用长针头等。

（三）操作方法

首先根据中西医结合、辨证与辨病相结合的原则，选取适当的药物和穴位，然后进行穴位注射。

1. 选取药物

根据不同疾病的需要，选择肌内注射的中西药物，亦可用注射用水。

2. 选穴

一般按照针灸处方原则进行选穴。胸腹部及腰背部，可选用触诊时阳性反应明显的俞穴、募穴，或经络循行部位的压痛点，或条索状、结节状阳性反应点；软组织损伤者，可选取局部最明显的压痛点；较长肌肉和肌腹或肌腱损伤时，可取肌肉的起止点等。

3. 操作过程

根据所需药物的剂量和所取穴位，选用适宜的、经严格消毒的注射器和针头，待局部皮肤消毒后，以快速进针法将针刺入皮下组织（针刺深度应根据不同的病情和部位而定），然后缓慢推进或上提下插，做类似于针刺的手法，有"得气"感后，将注射器回抽一下，如无回血，即可将药物注入。一般疾病用中等速度推入；慢性病、体弱者用轻刺激将药液缓慢推入；病程短、病情急者用强刺激将药液快速推入。如注射剂量较大

时，在注射时要变换角度或由深层逐步提出到浅层，边提边推药。

4. 剂量

肌肉丰厚的部位（如四肢及腰背部）用药量大，每个穴位 1 次注药量为 2~5ml；头面及耳穴用药量要少，每个穴位一次注入药量为 0.1~0.5ml。刺激性较大的药物，用量较小；刺激性较小的药物，用量较大。中药注射液的常用量为 1~2ml，如做小剂量穴位注射，可取药液常用量的 1/10~1/3。

5. 疗程

每日或隔日 1 次，反应强烈者亦可 2~3 日 1 次，10 次为 1 个疗程，疗程间休息 5~7 日。

（四）主治范围

临床中水针可治疗多种疾病，凡是针灸的适应证，大部分都可用本法治疗。水针疗法对神经系统疾病，如坐骨神经痛、偏头痛、肋间神经痛、脑瘫后遗症、痿证等；消化系统疾病，如呃逆、痢疾、胃下垂等；泌尿系统疾病，如遗精、阳痿、早泄等；运动系统疾病，如落枕、风湿性关节炎、类风湿关节炎等都具有较好的疗效。

（五）注意事项

（1）治疗时应对患者说明治疗特点和注射后的常见反应，如注射后的局部反应有红肿、酸胀等不适感，一般在一天之内可以消失。

（2）注射药物如过期或有沉淀变质等情况，应停止使用。

（3）严格遵守无菌操作，防止感染，最好每注射一个穴位换一个针头。

（4）注意药物的禁忌、剂量、配伍、副作用以及过敏反应等问题，凡会引起过敏反应的药物，均应先做皮试，反应阳性者不可应用，副作用较大的药物应谨慎使用。

（5）一般药物不宜注入关节腔、髓腔和

血管内，以防引起关节红肿热痛等不良反应。若误入髓腔，有可能损害骨髓。

（6）躯干部穴位注射不宜过深，以防伤及内脏；神经干所过部位做注射时，应避开神经干。

（7）年老体弱者，注射部位不宜过多，用量宜少，防止晕针。孕妇的下腹部、腰骶部穴位及合谷、三阴交等穴，一般不宜做穴位注射，以免引起流产。

注：非药物疗法中仅取水针疗法中注射用水穴位注射法，故不列入详细的所用中西药，以上论述仅为了反映水针疗法的全貌，以供临床参考。

二、火针疗法

火针疗法是将特制针具的针尖用火烧红后，迅速刺入体表穴内，以治疗疾病的一种方法，具有散寒祛湿、温经活络、祛腐排脓等功用。火针源于《内经》的"燔针""焠刺"，以及张仲景《伤寒论》的"烧针令其汗"等，历代医家有称其为"烧针""白针"。

（一）器械构造

火针一般是由钨锰合金钢丝拉制而成，也可用较粗的不锈钢针，大都由医师自制。

（二）器械规格

常用火针分为粗、中、细三种型号，其直径分别为1.1mm、0.8mm、0.5mm。根据用途不同，火针的针尖部可制成平头、多形头、刀形头等多种类型。

（三）操作方法

1.取穴

火针取穴除按照经络辨证取穴外，多选用阿是穴（压痛点、异常反应点等）以及病灶的局部，并要求选穴少而精。选取穴位后，首先要对穴位进行准确标记（如用指甲掐压"十"字），然后分别用2.5%碘酒棉球和75%乙醇棉球消毒。

2.选择针具与烧针

根据针刺的部位及患者的身体状况选择不同类型的火针。一般来说，粗火针主要用于针刺病灶局部，以治疗外科疮疡、皮肤病、瘰疬痰核等多种疾病；除面部穴位及肌肉菲薄部位，身体其他部位穴位都可用中火针；细火针主要用于面部，以及体弱、老幼患者。待针具选定之后，点燃酒精灯，将针尖与针体伸入火外焰，务必把针烧红，正如《针灸大成》所说："灯上烧，令通红，用方有功。若不红，反损于人。"

3.针刺与深度

针刺前，左手固定患部，右手持针，将烧至通红发白的针迅速刺入标定穴位，再快速拔出，整个过程大约只需1/10秒。针刺深度应根据患者的病情、体质、部位而定，一般不宜太深。如腰腹、四肢肌肉厚处可深达2~5分，胸背部则宜浅，为1~2分。针刺方向大都采用与皮肤垂直的直刺法，或与皮肤成45°角的斜刺法。

4.疗程与针刺时间

火针治疗多以3~5次为1个疗程，疗程间隔5~7日，每2~3日针刺1次。

（四）主治范围

火针具有针与灸的双重作用，可用其治疗各种关节痛、腰腿痛等痹证；乳痈、疖肿、缠腰火丹等热毒内结之证；腱鞘囊肿、瘰疬（淋巴结核）、脂肪瘤、血管瘤、子宫肌瘤、瘢痕等痰核、瘰疬之证；脓肿、臁疮等疮疡之证；胃下垂、阴挺、胃脘痛、哮喘、久咳以及各种疼痛之证；银屑病以及各种原因所致的皮肤瘙痒症；面瘫、三叉神经痛等神经系统疾患。总之，火针可用于治疗内科、外科、妇科、儿科、皮肤科百余种疾病。

（五）注意事项

（1）针刺时避开神经干及血管的分布区。

（2）孕妇、年老体弱者禁用。

（3）高血压、心脏病、恶性肿瘤及传染病的急性传染期禁用。

（4）术前要对针具及局部皮肤严格消毒，以防感染。

（5）术前向患者做好思想工作，以消除恐惧心理，使其密切配合。

（6）术后嘱患者保持针孔清洁，切勿搔抓，并在针后当天或针孔红晕、红肿未消散以前应避免洗浴。

三、气针疗法

气针疗法是将消毒过的空气或氧气注入穴位内，以调整经络功能的一种治疗方法，具有活血化瘀、消肿镇痛、解除痉挛等功用。

（一）器械构造

气针疗法所使用的器械是经过消毒的注射器和针头。

（二）器械规格

注射器为5~10ml，注射针头为5~6号。

（三）操作方法

选取穴位，局部皮肤常规消毒，用准备好的空针，针尖上套消毒棉球，注入滤过空气或氧气，快速刺入穴位至一定的深度（约1寸），得气后，将针回抽一下，如无回血，可将空气或氧气慢慢注入，每次每穴的空气注入量为3~5ml。注射完毕，退出针头，用干棉球按压针孔，轻揉片刻即可。每2~3日注射1次，5次为1个疗程，疗程间休息5~7日。

（四）主治范围

气针疗法依据其选穴的不同，主治也各异。双侧合谷、曲池可治疗头痛；双侧内关、丰隆，治疗胸痛；中脘、双侧足三里，治疗胃痛；上巨虚、天枢，治疗腹泻；内关、三阴交，治疗失眠；双侧内关和足三里，治疗呕吐；双侧内关可治疗膈肌痉挛；气海、三阴交，可治疗痛经；右侧天枢、阑尾穴、阿是穴，治疗阑尾炎；患侧中渚、悬钟，治疗落枕；患侧承山穴治疗腓肠肌痉挛；双侧合谷或内庭，治疗牙痛，等等。总之，该法的主治范围较广。

（五）注意事项

（1）注射空气前，必须回抽一下，确无回血方可注射，以免空气进入血管而发生气体栓塞。

（2）注射时，速度不宜太快，以免局部胀痛。

（3）凡落枕、肢体扭挫等痛症，在针刺后宜做局部活动15~30分钟，有助于功能恢复。

四、温针疗法

温针疗法是在毫针针刺得气后，在针柄上放置艾炷，点燃后使其热力通过针身传入体内，以防治疾病的一种治疗方法。本疗法将针法与灸法相结合，具有温通经脉、散寒行气、活血化瘀等功用，可用来治疗寒凝经脉，气血运行不畅之类的疾病。

（一）器械构造

本疗法所使用的器械为普通毫针（其构造已在有关章节中介绍）和艾绒。

（二）器械规格

毫针的规格参见本书有关章节。艾绒可揉成如枣核大或如小枣子大，亦可将艾条剪成2cm一段使用。

（三）操作方法

温针疗法的取穴原则同毫针疗法。穴位选定之后，按针刺常规，进针到一定的深度，得气后在针柄尾部装上艾绒或艾条，点燃艾绒或艾条下端，若患者感觉针刺局部发烫，可在穴位上隔一张纸片，或用50%乙醇棉球涂抹未进入皮内的针身。一般温针疗法燃艾1~3壮。当艾绒或艾条燃尽时，除去残灰，稍停片刻再将针拔出。一般每天或隔天1次，10次为1个疗程，疗程间隔3~5日。

（四）主治范围

温针疗法常适用于既需要留针，又需要施灸的疾病，如肩周炎、腱鞘炎、肱骨外上髁炎、子宫下垂、胃下垂、慢性腹泻、腰肌劳损以及风寒湿邪所致的疾病等。

（五）注意事项

（1）温针疗法所使用的艾绒或艾条，要牢固地装在针柄上，防止施灸中因艾炷掉落而引起皮肤烫伤及床单、衣被等物品的损坏。

（2）施行温针疗法的毫针，针刺深度一般不宜超过针身长度的1/2，否则由于施灸时产生的热力很快通过针体传递至患者皮下，从而导致灼痛感，甚而灼伤皮肤。

（3）阴虚火旺患者禁用。

（4）如有艾火落下，应即时将艾火吹向地下或将其扑灭，并嘱咐患者不要变动体位，以防其他燃着的艾绒团落下，造成烫伤或弯针、折针。

五、子午流注针法

"子午"是指时间，子为夜之半，午为昼之半；"流注"是流动、灌注之意，言气血运动。子午流注，合而言之，说明气血在人体经脉流行不止，并不断汇注五输，内入五脏，外达肌腠，营养周身；并从午时到子时，又从子时到午时，随着时间的不同而出现周期性盛衰开阖，开时气血旺盛，合时气血衰弱。因此，子午流注针法是以十二经脉肘膝以下的五输穴和原穴为基础，根据井出、荥流、输注、经行、合入的经络气血运行开阖的理论，配合阴阳五行、天干地支等来逐日按时开穴的一种针刺方法。其学术思想源于《内经》，形成于宋金元时期。该针法具有和一般针刺疗法相似的功效和适应证，并具有疗效较高、疗程较短、副作用少的特点。

（一）器械构造

同一般的体针针具。

（二）器械规格

同一般的体针针具。

（三）操作方法

子午流注针法的操作，关键在于按时取穴，穴位选定之后，其操作方法同体针疗法。下面将着重介绍本法的取穴方法，在此之前，先介绍一些子午流注法的基本内容：

1. 十二经脉与阴阳五行、天干地支相配 见表3-8-1。

表3-8-1 十二经脉与阴阳五行、天干地支相配表

	阴						阳					
五行	木	火	土	金	水		木	火	土	金	水	
十二经脉	肝	心	脾	肺	肾	心包	胆	小肠	胃	大肠	膀胱	三焦
天干	乙	丁	己	辛	癸		甲	丙	戊	庚	壬	
地支	丑	午	巳	寅	酉	戌	子	未	辰	卯	申	亥

2. 五输穴与脏腑经络、五行、天干相配 见表3-8-2。

五输穴是指十二经脉分布在肘膝以下井、荥、输、经、合五类腧穴的总称。这类腧穴，每经5穴，十二经共60穴，见表3-8-3。

表3-8-2 五输穴与脏腑经络、天干、五行相配表

五行		木	火	土	金	水
天干		甲、乙	丙、丁	戊、己	庚、辛	壬、癸
脏腑经络		胆、肝	小肠、心	胃、脾	大肠、肺	膀胱、肾
五输穴	阳经	输	经	合	井	荥
	阴经	井	荥	输	经	合

表3-8-3 五输穴与经络、五行相配表

阳经五输穴名					
经络名称	井（金）	荥（水）	输（木）	经（火）	合（土）
胆（木）	足窍阴	侠溪	足临泣	阳辅	阳陵泉
小肠（火）	少泽	前谷	后溪	阳谷	小海
胃（土）	厉兑	内庭	陷谷	解溪	足三里
大肠（金）	商阳	二间	三间	阳溪	曲池
膀胱（水）	至阴	足通谷	束骨	昆仑	委中
三焦（相火）	关冲	液门	中渚	支沟	天井
阴经五输穴名					
经络名称	井（木）	荥（火）	输（土）	经（金）	合（水）
肝（木）	大敦	行间	太冲	中封	曲泉
心（火）	少冲	少府	神门	灵道	少海
脾（土）	隐白	大都	太白	商丘	阴陵泉
肺（金）	少商	鱼际	太渊	经渠	尺泽
肾（水）	涌泉	然谷	太溪	复溜	阴谷
心包（君火）	中冲	劳宫	大陵	间使	曲泽

3. 取穴方法

子午流注针法，认识到人体内十二经脉中的气血运行盛衰按五行相生规律，循环往复，如环无端。若配以天干时间，就形成纳干法（纳甲法）的针刺取穴理论；同时，在人体内经脉中的气血在一日之中也遵循一定的生物钟节律进行运行，配以地支时间，形成纳支法（纳子法）的针刺取穴理论；若将一日的时辰以五行分配，而每一时辰也有五行分配，这就形成养子时刻注穴法的取穴理论。

无论采取哪种方法择时取穴，都需要首先推算出诊病当日、当时的干支，然后在60个五输穴中，决定选哪些穴位进行治疗。具体的年、月、日、时干支的推算以日干支较为复杂，现有众多的公式、表格、转盘可供计算或查寻，还有的编上程序，输入计算机，按键即得。

（1）纳甲法 是按天干开穴的方法。运用此法，首先要将患者来诊的日、时干支推算出来。然后经合人体十二经脉的流行和五输穴的五行相生规律来顺次开穴。关于日、时干支的推算方法，在针灸学教材中以及其他书籍都有详细的介绍，也可直接从万年历中查得，在此不作介绍。下面着重说明纳甲法所应用的腧穴、取穴原则及取穴方法。

1）应用腧穴：本法仅用五输穴和原穴。五输穴如上所述，共计60穴；原穴每经各有1个，但阴经是"以输代原"，因此，本法所使用的穴位共66个。

2）取穴原则：阳日阳时开阳经腧穴，阴日阴时开阴经腧穴。

3）取穴方法

①按"阳进阴退"的规律推算十干日井穴开穴时间：一个运算周期（10日）中，首先定甲日胆井穴窍阴的开穴时间为甲戌。以甲日甲戌时为基础，其余逐日将天干进一位，地支退一位（称为阳进阴退），即可推算出各日干值经的井穴开穴时间。

②"经生经，穴生穴"开穴法：在开出井穴后，则根据十二经及五输穴相生规律，以"经生经，穴生穴"依次开出。如甲日戌时开窍阴之后，甲为胆经为阳木，应生阳火丙小肠，井窍阴穴属金、应生小肠荥水穴前谷；然而，小肠火生阳土为戊胃、小肠荥水穴后应生输木穴为胃经陷谷。以此类推，则可推出所开穴位应在何时。

③阳日阳时开阳穴，阴日阴时开阴穴：阳日指天干为阳干者，包括甲、丙、戊、庚、壬日；阳时指地支属阳者，包括子、寅、辰、午、申、戌。其余的干支则属阴日

阴时。例如，甲日甲戌时开胆经井穴足窍阴，为阳经阳穴，下一个时辰乙亥为阴时不开穴，再下一个时辰丙子为阳时开小肠经荥穴，依此类推。又如，乙日乙酉时开肝经井穴大敦，为阴经阴穴，下一个时辰丙戌为阳时不开穴，再下一个时辰丁亥为阴时开心经荥穴少府，依此类推。

④按"返本还原"的规则推算原穴的开穴时间：每当开输穴的同时，就要开当日本经的原穴。阳经各有单独的原穴，而阴经以输代原。如甲日遇开胃经输穴陷谷，同时应开胆经原穴丘墟；乙日遇开脾经输穴太白，同时应开肝经原穴太冲，余皆仿此。

⑤按"日干重见"的规则推算三焦经和心包经的开穴时间：由于甲、丙、戊、庚、壬五个日干属阳，注阳腑，所以遇日干重见的时辰则开三焦经穴位；而乙、丁、己、辛、癸为五阴干，注阴脏，所以遇日干重见的时辰开心包经穴位。例如，甲日甲戌时为胆经井穴的开穴时间，遇甲申时为"日干重见"，应开三焦经的穴位。具体应开哪个穴位，其方法：阳干值日时，开三焦经中值日经的母穴；阴干值日时，开心包经中值日经的子穴。其具体开穴时间见表3-8-4。

表 3-8-4　三焦、心包两经的开穴时间

值日干	甲	乙	丙	丁	戊	己	庚	辛	壬	癸
时干支	甲申	乙未	丙午	丁巳	戊辰	己卯	庚寅	辛丑	壬子	癸酉
经脉	三焦	心包	三焦	心包	三焦	心包	三焦	心包	三焦	心包
开穴	液门（荥）	劳宫（荥）	中渚（输）	大陵（输）	支沟（经）	间使（经）	天井（合）	曲泽（合）	关冲（井）	中冲（井）

⑥合日互用法：上述5个步骤是常规的推算开穴方法，如在不开穴的时间遇急诊必须进行针灸治疗时，则可采用"合日互用"的方法。在十天干中，甲与乙互为合日，乙与庚、丙与辛、丁与壬、戊与癸又分别合日。合日间可以互用。

速查方法限于篇幅，此处略。

（2）纳子法　本法是以十二时辰的地支五行属性与十二经相配属的关系为基础的，具体应用时有如下两种方法。

①补母泻子法：该取穴方法是根据脏腑配合时辰，结合经络辨证，通过五输穴间的五行关系，按照"实则泻其母，虚则补其子"的治疗原则来取穴治疗的。例如，病在

肺经，它的母穴、子穴分别为太渊穴和尺泽穴，若肺气实，则在肺气方盛的寅时，取尺泽穴行泻法；如果肺气虚，又应当在肺气始衰的卯时，取太渊穴行补法。其余见表3-8-5。

表 3-8-5　纳子法补母泻子、本穴原穴表

经别	五行	流注时间	病候举例	补法		泻法		本穴	原穴
				母穴	时间	子穴	时间		
肺	辛金	寅	咳嗽、心烦、胸满	太渊	卯	尺泽	寅	经渠	太渊
大肠	庚金	卯	牙痛、咽喉痛	曲池	辰	二间	卯	商阳	合谷
胃	戊土	辰	腹胀、腹痛	解溪	巳	厉兑	辰	三里	冲阳
脾	己土	巳	腹胀满、腹泻	大都	午	商丘	巳	太白	太白
心	丁火	午	咽干、舌痛、掌热	少冲	未	神门	午	少府	神门
小肠	丙火	未	项强、颔肿	后溪	申	小海	未	阳谷	腕骨
膀胱	壬水	申	头痛、目眩、癫疾	至阴	酉	束骨	申	通谷	京骨
肾	癸水	酉	心悸、腰痛	复溜	戌	涌泉	酉	阴谷	太溪
包络	丁火	戌	痉挛、心烦、胁痛	中冲	亥	大陵	戌	劳宫	大陵
三焦	丙火	亥	耳聋、目痛	中渚	子	天井	亥	支沟	阳池
胆	甲木	子	头痛、胁痛	侠溪	丑	阳辅	子	临泣	丘墟
肝	乙木	丑	胁痛、疝气	曲泉	寅	行间	丑	大敦	太冲

②按时循经取穴法：将十二时辰分别配属十二经，每一时辰一经。当某一经发生疾患，则于该经配属的时辰内采用该经的腧穴治疗。

（3）养子时刻注穴法　本法首见于何若愚的《流注指微针赋》一书。所谓"养子"是指五行母子相生，"时刻"是指十二时辰分为百刻，"注穴"则指十二经气血各至本经时流注于所开之穴。养子时刻注穴法是逐日按时刻开取五输穴的另一种流注开穴方法。

养子时刻注穴法与通用的纳干法有同有异。二者都据天干开取穴位，也注重穴位五行之间的关系，流注纳穴的理论原则大致相同。但纳干法是以日干为主，而养子时刻注穴法以时干为主；纳干法是十天用 66 个穴一次，养子时刻注穴法是十个时辰用 66 个穴一次。其流注开穴规律具有如下特点。

①以时干为主，每一时辰相生养子五度，各注井荥输经合五穴，每穴占 1/5 时辰，其相生养子系按照阳时开阳经之穴，阴时开阴经之穴，"经生经，穴生穴"的原则。先开本时值时经的井穴，顺次流注。各经值时所开取的五输穴与纳甲法各经值日所开取的五输穴一致。

②配合日干，每日值日经始开井穴的时辰与日干开穴法相同，即甲日甲戌时胆引气行于井，乙日乙酉时肝引血行于井等，以下顺次按时开取各经值时所纳的五输穴。

③按照甲与己合，乙与庚合，丙与辛合，丁与壬合，戊与癸合的"五门十变"的原则，刚柔相配的阴阳二经并行流注，交贯开穴。阳日气先血后，阴日气后血先。如甲日甲戌时，胆气初出为井；甲与己合，己巳时，脾亦出血为井，阴阳并行，流注无休。

④遇阳干合处，气纳三焦，注于三焦经关冲、液门、中渚、阳池、支沟、天井穴。遇阴干合处，血归包络，注于心包经中冲、劳宫、大陵、间使、曲泽穴。

⑤六腑的原穴，为阴阳二气出入之门户，不属井荥相生之法；阳经开输穴时，返本还原，同开值时经的原穴。

⑥每时辰都有开穴，昼夜十二时，气血行过六十输穴，十日一终，运行十干，日日相连，循环不息。除纳穴外，时干相同则纳穴一致。

养子时刻注穴法的特点是时时有穴，穴上有时，临床应用较为方便，且一个时辰可选用五个穴，留针可达2小时。

（四）主治范围
同体针疗法。

（五）注意事项
同体针疗法。

六、灵龟八法针法

灵龟八法又称为"奇经纳卦法"，它是运用古代哲学的九宫八卦学说，结合人体奇经八脉气血的会合，取其与奇经相通的八个经穴，按照日时干支的推演数字变化，采用相加、相除的方法，做出按时取穴的一种针刺法。此法与子午流注法有相辅相成的关系，其功用和主治范围与体针疗法基本相同。

（一）器械构造
同毫针疗法。

（二）器械规格
同毫针疗法。

（三）操作方法

本法与子午流注针法相似，针具的操作方法同毫针疗法，其关键在于取穴的方法与其他疗法不同，在具体取穴之前须了解九宫八卦、八脉交会穴、日时干支代数等基本内容。

1. 灵龟八法的组成

（1）九宫八卦 八卦是古人取阴阳之象，结合自然界的天、地、水、火、风、雷、山、泽演绎而成。即：乾为天，作☰

形；坤为地，作☷形；坎为水，作☵形，离为火，作☲形；巽为风，作☴形；震为雷，作☳形；艮为山，作☶形；兑为泽，作☱形。把八卦的图象和名称结合方位即形成九宫，九宫各个方位配合数字，东为三，南为九，西为七，北为一，西南为二，东南为四，东北为八，西北为六，中央为五。每宫再配上一条奇脉及其配属的穴位，就成为"坎一联申脉，照海坤二五，震三属外关，巽四临泣数，乾六是公孙，兑七后溪府，艮八系内关，离九列缺主"。

（2）八脉交会 八脉即是奇经八脉，具有统帅和调整十二经脉气血的作用。而八脉交会穴是奇经八脉与十二正经在四肢部位相交的八个经穴，即：小肠经后溪通于督脉，肺经列缺通于任脉，脾经公孙通于冲脉，胆经足临泣通于带脉，肾经照海通于阴跷，膀胱经申脉通于阳跷，心包经内关通于阴维，三维经外关通于阳维。此外，这八个经穴之间又有着密切的联系和贯通，如公孙与内关相通，合于心、胸、胃；后溪与申脉相通，合于目内眦、颈项、耳、肩、膊、小肠、膀胱；足临泣与外关相通合于目锐眦、耳后、颈项、肩；列缺与照海相通于肺系、咽喉、胸膈等。这样就使八脉八穴分为4组，有着一致的主治范围。

（3）八法逐日干支数和临时干支代数 灵龟八法的逐日干支代数值和临时干支代表数值是推算其配穴的基础，是换算九宫数的基本数据，可按下列歌诀理解记忆：

八法逐日干支歌
甲己辰戌丑未十，乙庚申酉九为期，
丁壬寅卯八成数，戊癸巳午七相宜，
丙辛亥子亦七数，逐日干支即得知。

八法临时干支歌
甲己子午九宜用，乙庚丑未八无疑，
丙申辛寅七作数，丁壬卯酉六须知，
戊癸辰戌各有五，巳亥单加四共齐，

阳日除九阴除六，不及零余穴下推。

2.取穴方法

将日、时干支的数字相加得和，然后按照阳日用9除，阴日用6除的公式，去除干支的和，将不能除尽的所余数求出，以此余数寻得八卦所分配的某穴的数，就是当时应开的腧穴。其公式是：

$$\text{（日干 + 日支 + 时干 + 时支）} \div \begin{matrix} 9 \text{（阳日）} \\ 6 \text{（阴日）} \end{matrix} = \text{商……余数}$$

灵龟八法的开穴虽可按上述方法推算，但临床应用时很不方便，而且易出差错。此外，有查表法和环周盘法两种速查法，请参考有关专著。

（四）主治范围

类似于体针疗法。

（五）注意事项

同体针疗法。

七、飞腾八法针法

飞腾八法是按时干取奇经八穴的一种按时取穴法，它虽和灵龟八法一样，取穴范围是在八脉交会穴内，但本法取穴时不按日干支和时干支，均以天干取穴，只要将每日时干推出便可将纳入卦上之穴找出，见表3-8-6。

表3-8-6　飞腾八法八穴八卦天干配合表

壬甲	丙	戊	庚	辛	乙癸	己	丁
公孙	内关	临泣	外关	后溪	申脉	列缺	照海
乾	艮	坎	震	巽	坤	离	兑

由于飞腾八法针法与灵龟八法针法的基本内容大同小异，本节中不再赘述，只需记住下述歌诀即可。

附：飞腾八法歌

壬甲公孙即是乾，丙居艮上内关然，
戊为临泣生坎水，庚属外关震相连，
辛上后溪装巽卦，乙癸申脉到坤传，
己土列缺南离上，丁居照海兑金全。

第九节　灸具疗法

灸具疗法，简称灸法，是利用某种易燃材料和某种药物，以烧灼、熏熨和贴敷腧穴或患处，并借其温热或化学性的刺激，通过经络穴位的作用，调整人体生理功能的平衡，而达到治疗和保健目的的一种外治方法。

该疗法具有调理气血、扶正祛邪、温通经脉、消肿化瘀、拔毒止痛、祛腐生肌等功效。依照施灸材料的不同，灸法可简单分为艾灸法和非艾灸法两大类。临床上常分为艾灸疗法、温灸器疗法、温针灸法及特殊材料灸具疗法。

一、艾灸疗法

艾灸疗法，指用艾叶制成的艾绒作为施灸材料而进行灸治的一种方法。在整个灸具疗法中占有最主要的地位。

该疗法具有温经散寒、理气活血、通经活络、回阳救逆等作用。据其施灸材料、操作方法、配用措施及辅助材料的不同，又分为以下几类。

（一）艾炷灸法

艾炷灸法是以艾绒为材料制成艾炷施灸的一种方法，具有调和气血、温里回阳、消瘀散结、散寒蠲痹等功效。

1. 操作方法

将适量艾绒放在桌面上，用拇、示、中三指一边捏，一边旋转，将艾绒捏紧即为艾炷。艾炷可分为大、中、小三种。大艾炷约高 1cm，中艾炷为大艾炷的一半，小者如麦粒大。燃烧一炷即为一壮。临床上使用艾炷的大小，壮数多少，应随病症及施灸部位的不同而异，少者 1~3 壮，多者可达数百壮。施灸前可在皮肤上涂少许酒精或蒜汁，放稳艾炷，点燃施灸，如图 3-9-1。

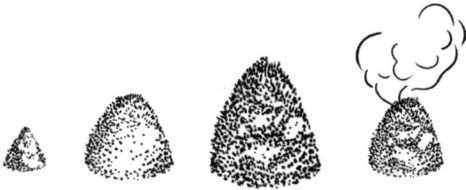

图 3-9-1　艾炷

2. 主治范围

本法用于治疗一些慢性疾病，效果比较满意。如咳喘、肺痨；胎位不正，痛经；小儿腹泻、小儿发育不良；癫痫、内耳性眩晕；以及筋痹、疝肿、鸡眼、尾骨端疼痛、阑尾炎等外科病症。

3. 注意事项

（1）本法以皮肤出现红晕为度，稍有热感可更换艾炷；严防艾火烧坏患者衣物、被褥。

（2）施灸时，一般程序是由上到下，先背后腹，先头部后四肢，先阳经后阴经。

（3）禁灸部位及穴位包括头面部、心区、大血管、肌腱处以及睛明穴、丝竹空、瞳子髎、人迎、经渠、尺泽、委中穴等。

附1　骑竹马灸法

该法是让患者骑跨于竹杠之上进行艾炷施灸的一种方法，始见于宋代《卫济宝书》，文中称之为"骑竹马量灸法"。该法具有解毒生肌、通络止痛、消瘀散结等功效，可用于外科疮疡疾患。

1. 操作方法

（1）用竹篾量取患者曲池至中指尖端的长度及患者中指同身寸长度，截断备用。

（2）备竹杠或圆木棒 1 根，其两端架在两桌子之间。嘱患者骑跨于竹杠之上，并使尾骨端抵住竹杠。

（3）使患者在竹杠上直起腰背，双足离地下垂，将前所量从曲池至中指尖端的竹篾，自尾骨端至脊背正中向上量，在竹篾上端用笔做一标记，再从此点向两边各量中指同身寸长度，做两点，为施灸穴位。

（4）在两穴位处涂以蒜汁，上置艾炷点燃施灸。当患者感到灼痛时，术者用手不断拍打灸处周围以减轻疼痛。灸 5~7 壮，不可多灸。

2. 主治范围

主要适于多种外科疾患，如四肢痈疽、发背、疔疮、血脐、牙痛、肠痈、乳痈、瘰疬、肿瘤等。

3. 注意事项

（1）本法取穴时，应让患者挺直腰背。

（2）本法使用时产生的烧灼疼痛较剧烈，故心脏病患者、体虚者不宜使用。

（3）灸后如出现热象，可服用养阴药；灸后 1 个月忌食辛辣。

（4）余者同艾炷灸法。

附2　三角灸法

三角灸法，属艾炷灸法。因其所取穴位的连线呈三角形，故称三角灸法。本法首见于明代陈会所著《神应经》中。三角灸法具有温补元阳之功效，多用于下元虚寒之证候。

1. 操作方法

取一根细绳，量取患者口角之间的长度，以此长度做等边三角形，顶角置于神阙穴，底边呈水平位，于二底角处做标记，可作为灸穴，放置艾炷点燃施灸。

2. 主治范围

主要治疗下元虚寒之疾，如疝气偏坠，奔豚上冲，妇女不孕，冷疝，心痛等。

3. 注意事项

同艾炷灸法。

附3　瘢痕灸法

瘢痕灸法又称化脓灸，指用艾炷施灸，灸至局部皮肤发疮，乃至化脓，化脓处结痂脱落，遗留瘢痕。本法具有扶正固本、祛痰平喘、消瘀散结之功效，适于一些顽痰痼疾，亦可用于健身防病。

1. 操作方法

（1）取舒适体位，于穴位上涂敷蒜汁，再置艾炷施灸。每壮艾炷须燃尽，一般壮数为5~10壮，或根据需要而定。

（2）灸毕再敷红膏药或拔毒药，一般1周左右化脓。化脓后，每日换药，5~6周灸疮结痂，脱落愈合。

2. 主治范围

适于慢性顽痰痼疾，喘息经久不愈者，可采用三伏灸。再如痞块、瘰疬、陈旧性软组织损伤、痹证、脉管炎等，亦可用于高血压及中风等的预防。

3. 注意事项

（1）瘢痕灸施灸过程中会出现烧灼痛，应嘱患者做足思想准备。为缓解疼痛，可在施灸部位附近轻轻拍打，或用0.2%盐酸普鲁卡因1~2ml，注入施灸部位皮内。

（2）因该疗法可致无菌性炎症，故谨防感染，若有继发感染应及时处理治疗。灸疮化脓时不宜从事重体力劳动。

（3）身体严重虚弱，糖尿病及皮肤病患者，均不宜使用。

附4　隔物灸

隔物灸是在艾炷疗法基础上发展而来的，即在艾炷与皮肤之间隔衬药物而施灸的一种灸疗方法。目的是借助艾灸及药物作用，促进药物从腧穴渗入，从而加强双方面的作用。隔物灸约有40种，大体上可分为隔药片灸和隔药饼灸等几类。因限于篇幅及与本书主题不太相符，故略而不述。

（二）艾条疗法

本法又称艾卷灸法，是用纸包裹艾绒卷成圆柱形艾卷而施治的一种治疗方法。该法操作简便，疗效可靠，易于接受。艾条疗法具有回阳救逆、调理脾胃、化湿止痒、祛腐拔毒等功效（图3-9-2）。

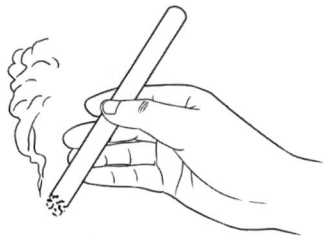

图3-9-2　艾条

1. 操作方法

（1）温和灸　点燃艾条一端，在距皮肤0.5~1.0寸处施灸，使局部有温热感而无灼痛，一般每处灸3~5分钟，至皮肤有红晕为度。

（2）回旋灸　又称熨热灸法。将点燃的艾卷接近施灸部位平行往复回旋熏灸。该法距皮肤约3cm，一般可灸20~30分钟。

（3）雀啄灸　艾条一端点燃，如鸟雀啄食一样，一上一下移动，一般灸5分钟左右。

2. 主治范围

温和灸的适用范围相当广泛，可用于各种灸法适应证；回旋灸主要适用于风湿痹痛、神经性麻痹，以及广泛性皮肤病，如湿疹、白癜风、压疮、冻疮溃烂等；雀啄灸多用于小儿疾病或急救晕厥等。

3. 注意事项

主要内容基本同前，但注意雀啄灸法热感较强，应谨防烧伤皮肤，头面部应慎用此法。

二、温灸器疗法

温灸器灸法是将艾绒放入特制的器具中进行施灸的方法。本疗法使用安全方便，可用于较大面积的施灸治疗。

（一）器械构造

温灸器的种类较多，其基本结构是由两部分组成。一是盛装艾绒的容器部分，二是底部或器具表层部分均有数个小孔，以便热力易透出。

（二）器械规格

主要有以下三种（图3-9-3）。

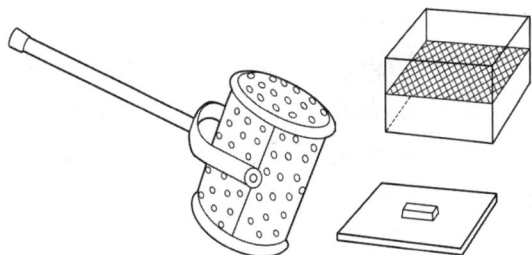

图3-9-3 温灸器

1. 温灸筒

温灸筒是一种特制的筒状灸具。

2. 温灸盒

温灸盒为木制盒形灸具，有三种规格。大号者长宽高分别为20cm、14cm、8cm；中号者为15cm、10cm、8cm；小号者为11cm、9cm、8cm。

3. 苇管器

苇管器由两节苇管制成。一节苇管直径0.8~1cm，长4cm，一端切成下鸭嘴状。另一节直径0.6~0.8cm，长3cm，一端插入上

一节非鸭嘴状端，以胶布固定即成。

（三）操作方法

一般温灸器操作简单，即在容器内装艾绒，点燃后，即可在施术部位上施灸。苇管器的操作方法是在鸭嘴端放置艾绒，另一端插入耳道口内，以胶布固定，点燃艾绒即可。

（四）主治范围

本法可适用于多种疾病，且用于胸腹、背部多穴施灸的部位，如胃痛、腹泻、中气下陷证、癃闭、落枕、腰背痛、痹证、痿证、面瘫等。

（五）注意事项

（1）施灸时嘱患者安静，取舒适体位，避免灸具倒扑引起烧伤。

（2）施灸时可根据病情需要选择大小适合的温灸器具。

（3）温灸盒盖及温灸筒盒均可观察容器内艾火燃烧情况，根据病情需要及患者感觉，调节筒或盒内温度。

（4）余者参见"艾灸疗法"。

三、温针灸疗法

温针灸疗法又称温针疗法，具体详见本章第八节。

四、特殊材料灸具疗法

特殊材料灸具疗法是灸法的一个重要组成部分，由于材料的特殊性，往往可以达到意想不到的效果。在艾灸材料缺乏时，仍可就地取材，达到治疗疾病的目的。

（一）灯心草灸法

用灯心草蘸油点燃后迅速按在穴位上进行焠烫的方法称为灯心草灸法，又称"灯火灸法"。本法具有疏风散表、行气利痰、解郁宽胸等功效，主要用于一些急症及儿科疾患。

1. 操作方法

（1）选择烧灼的穴位，用色笔做出标记。

（2）取灯心草 3~4cm，一端蘸油（如香油），施灸者捏住灯心草上 1/3。

（3）点燃灯心草，迅速在选定部位点灼，点后立即提起。此时灯心草头部可发出清脆的"啪啪"声。

2. 主治范围

该法可适于小儿惊厥、腮腺炎、膈肌痉挛、腹痛、睑腺炎、鼻衄、淋巴结核、复发性疖肿等。

3. 注意事项

（1）高热、烦渴、咯血等热盛病证者不宜用此法；幼儿体弱、敏感者及颜面部位施灸时点烫宜轻。

（2）灯心草不宜蘸油过多，以免烫伤患者；动静脉浅表部、孕妇腹部不宜用。

（二）桃枝灸法

取干燥桃枝，做成长 5~6 寸、粗如手指的木棍。先用棉纸 3~5 层垫于患处（或取穴位或压痛点）。将桃枝蘸麻油点燃，熄灭火焰，隔着棉纸趁热时按在穴位上，以灸至皮肤有红晕为度。本法主治心腹冷痛，风寒湿痹，附骨阴疽等症。

（三）桑枝灸法

取桑树枝或桑木块，做成长 7 寸、粗如手指的桑木棍，用火点燃，吹熄火焰以暗火熏烤患处，每日 3~5 次，每次 5~10 分钟。以瘀肉腐动为度。若腐肉已去，新肉生迟，宜灸四周。并治阴疮、瘰疬、流注、臁疮、顽疮等。本法用于治疗发背不发、发而不腐等症。对于疮疡未溃者可以拔毒止痛，对疮疡已溃者可以益补元气、祛腐生肌。

（四）蜡油灸法

蜡油灸法主要用于骨结核形成瘘孔者。先取黄蜡、香油等量，将二者装入勺内溶化，冷却凝固后备用。使用时，先将凝固的蜡油化开，趁热用葱白蘸蜡油往瘘孔处刷抹，使之热熨，如此反复，抹 5~10 分钟，最后将凝固在瘘孔上的蜡油用敷料盖固即可。下次施灸时，先将蜡油刮去，再如上法灸治，每日 1 次。

以上灸法的注意事项参见前述。

此外，尚有许多灸法以药物为材料施灸，如麝火灸、药捻灸等，在此不一一介绍。

第四章　拔罐疗法与其他器具疗法

第一节　罐具疗法

罐具疗法是指使罐具内形成负压而吸附于患处或穴位上，产生局部充血和瘀血，从而达到治疗疾病目的的一种方法。

罐具疗法即拔罐，古称"角法"。在马王堆出土汉墓的帛书《五十二病方》中就有记载，晋代葛洪《肘后备急方》及唐代王焘《外台秘要》中皆提到用法。清代赵学敏在《本草纲目拾遗》中提到火罐，曰："罐得火气，合于肉，即牢不可脱……肉上起红晕，罐中有气水出，风寒尽出，不必服药。"并对罐具疗法的出处、形状、适应病症、操作方法及优点等作了详细介绍。古代中医文献中亦多有论述，常在治疗疮疡脓肿时，用以吸血排脓，以后又用于肺痨、风湿等内科疾病。近年来，随着医疗实践的不断发展，不仅火罐的材质、拔罐方法，均有所改进，治疗范围也进一步扩大，并经常与针刺配合应用，成为针灸学中一种重要的治疗方法。

一、常用罐具

经过漫长的历史演变，拔罐疗法的罐具从兽角、竹筒发展为金属罐、陶瓷罐、玻璃罐，乃至抽气罐、挤压罐等（图4-1-1）。

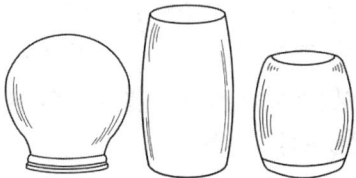

图 4-1-1　常用罐具

1. 竹罐

将坚固的粗毛竹，截成长6~9cm的竹管，一端留节为底，另一端为罐口。用力刮去青皮内膜，管壁厚2~3分，用砂轮磨光。其优点是轻巧、价廉、取材容易、制作简便，缺点是易爆裂。

2. 陶罐

用陶土烧制而成，罐的两端较小，中间略粗，形同腰鼓，口径大小不一。优点是吸力大；缺点是沉重，落地易碎。

3. 玻璃罐

用玻璃制成，透明。优点是使用时可直接观察到皮肤瘀血程度或出血量，缺点是容易破碎。

4. 抽气罐

用青霉素、链霉素药瓶或类似的小药瓶，切去瓶底，将其口磨平，保留瓶口皮塞，便于抽气时用。目前，也有用塑料制成的抽气罐上置活塞，便于抽气。优点是透明，不易破碎；缺点是没有火罐的温热作用刺激。

5. 挤压罐

用橡胶或塑料制成，有弹性，可挤压。优点是不易破碎，且使用方便；缺点是吸拔力弱，维持时间短。

二、拔罐方法

临床常用的拔罐方法，见表4-1-1。

表 4-1-1 拔罐方法分类表

分类法	拔罐法	使用方法
排气方法	火罐	利用火力排去空气
	水罐	利用煮水热力排去空气
	抽气罐	抽去空气
	挤压罐	压出空气
拔罐方式	闪罐	吸拨后当即起去，反复操作
	留罐	吸拨后留置一定时间
	推罐	吸拨后在皮肤表面来回推拉
综合运用	药罐	用药水煎煮竹罐后吸拨，或在罐内贮存药液
	针罐	留针过程中加用拔罐
	刺络拔罐	用三棱针或皮肤针等刺后再加用拔罐

现将各类拔罐方法详细介绍如下。

（一）不同排气方法拔罐法的操作方法

1. 火罐法

火罐法是指利用火力排气的拔罐方法，即利用燃烧火焰的热力，排去空气，使罐内形成负压，将罐吸着在皮肤上。罐具可采用竹罐、陶瓷罐、玻璃罐，或其他适宜罐具。并常与药罐、针罐、灸罐等配合使用。常用以下几种方法。

（1）投火法 将折好的干燥易燃的纸条，或镊子夹住的酒精棉球点燃，投入罐内，迅速将罐扣在应拔部位上。

（2）闪火法 用长纸条，或用镊子夹住酒精棉球，将其点燃，在罐内绕一圈再抽出，速将罐子扣在应拔部位上。以上二法均适用于全身各个部位。

（3）贴棉法 本法适用于侧位，操作时用 1cm×1cm 的薄脱脂棉一块，略蘸酒精，贴于罐内上中段，点燃后即扣住施治部位。

（4）架火法 本法适用于俯卧或仰卧，有较大面积或四肢肌肉丰厚平坦的部位。选用一不易燃烧及传热的块状物体（直径 2~3cm），放在应拔的部位上，上置小块酒精棉球，点燃后将火罐扣上，可产生较强的吸力。

2. 水罐法

水罐法是指拔罐时配合用水的拔罐方法。根据用水途径的不同，分为贮水罐、水煮罐和水蒸气罐。贮水罐可采用火罐罐具或抽气罐罐具，水煮罐和水蒸气罐宜使用竹制罐。

（1）贮水罐法 先在罐内装入 1/3 温水，利用燃火排气、抽气排气或挤压排气法（根据罐具的不同而定），使罐具吸附在应拔皮肤上。

（2）水煮罐法 将竹罐置于沸水中煮 2~3 分钟，使用时将罐具倾倒，用镊子夹住，甩去水液或用折叠的毛巾紧堵罐口，按于皮肤上，即能吸住。

（3）水蒸气罐法 用沸水蒸气熏蒸罐具 2~3 秒，而产生罐内负压，使罐具吸附在应拔皮肤上。

3. 抽气罐法

抽气罐法是指直接抽出罐内空气而形成负压的拔罐方法。其优点是可以避免烫伤，操作简便，负压大小可以调整。该法常与水罐、针罐、药罐等方法配合使用。

根据罐具制备的不同，可分为注射器排气法、空气唧筒排气法、橡胶排气球排气法及电动吸引器排气法。

4. 挤压罐法

挤压罐法是指拔罐时通过对罐具的挤压

形成罐内负压的拔罐方法。罐具一般由橡胶或塑料制成，常与水罐、药罐法配合使用。

（二）不同拔罐方式拔罐法的操作方法

1. 单罐

用于病变范围较小或压痛点，选用适当口径的单个火罐进行拔罐。

2. 多罐

用于病变范围较广泛的疾病，可按病变部位的解剖形态等情况，酌情吸拔数个乃至十余个罐进行治疗。

3. 闪罐

将罐吸上后，立即起下，反复数次，至皮肤潮红为度，多用于局部皮肤麻木、功能减退之虚证、痿证。

4. 留罐

拔罐后，留置一定的时间，一般 5~15 分钟。在夏季，或肌肤菲薄处留置时间不宜过长，以免损伤皮肤。

5. 走罐

走罐亦称"推罐"，一般用于面积较大、肌肉丰厚处，如腰背、大腿等，须选用口径较大、罐口平滑的玻璃罐。先于罐口涂一层润滑油脂，将罐吸上后，手握罐底，稍倾斜，即后半边着力，前半边提起，慢慢向前推动。如此在皮肤表面上下或左右来回推拉移动数次，以至皮肤潮红为度。

（三）综合运用类拔罐法的操作方法

1. 药罐法

药罐法是指在拔罐前后配合外用药物的拔罐方法。常用的药罐法可随用药途径的不同分为煮药罐、贮药罐、药蒸气罐等。药物的选用应根据辨证配伍和病情需要，如热毒壅盛可选用蒲公英、金银花以清热解毒；疮痈疖肿则选用当归、乳没、白芷等以消肿止痛，活血化瘀；风寒湿痹常用羌活、独活、防风、秦艽、麻黄、川椒、乌头、木瓜等达到祛风散寒化湿的功效。具体操作如下。

（1）煮药罐法　将配好的中药装入布袋，袋口扎紧，置入清水，煮至适当浓度，再把竹罐投入药汁内煮 15 分钟，使用时，按水罐法吸拔在应拔部位上。

（2）贮药罐法　用一定浓度的药液代替水，其操作如贮水罐法。

（3）药蒸气罐法　操作同水蒸气罐法，以药蒸气代替水蒸气。

2. 针罐法

针罐法是指在拔罐前后配合针刺治疗，具有拔罐与针刺的双重作用，其适应范围及疗效均明显优于单独应用拔罐法，对重症及病情复杂者尤为适用。

该法采用留罐、闪罐或走罐法，各种针刺方法均可在拔罐前、拔罐后、拔罐前后或两次拔罐治疗的间隔时间进行。如毫针、电针、指针、皮肤针、梅花针叩刺、三棱针点刺、挑治、火针、割治、磁锟针等。一般留罐时多用毫针，即先在应拔部位针刺，以针刺点为中心留针拔罐，多用透明玻璃罐。

3. 刺络拔罐法

刺络拔罐法是指在三棱针放血疗法后使用拔罐疗法，具有双重效应的一种方法。备好三棱针、粗毫针或皮肤针等刺血器械，按病变部位的大小和出血要求，使用刺血法刺破小血管后，于该部位拔罐。

三、临床应用

罐具疗法在古代运用范围较为局限，主要用于某些外科病症及痹证等。现在，随着对拔罐疗法的认识不断深入和发展，以及各种综合疗法的运用，大大扩展了其适应范围。

本疗法不但具有温经通络、祛湿逐寒、行气活血、消肿止痛等作用，也具有清热泻火的功效，且不同的拔罐方法具有不同的作用。如留罐法以祛寒作用为主，闪火法以祛风为主，走罐法以活血通络为主，多罐法以泻实作用为主，等等。临床上常用于感冒、咳喘、胃痛、腹痛、腹泻、腰背痛、腰腿痛、痹证、痿证、高血压、眩晕、头痛、荨麻疹、目赤肿痛、毒蛇咬伤及丹毒、红丝疔、疮疡初起未溃等病症，对急、慢性疾病及顽症均具有很好的疗效。

1. 头痛
在头部太阳穴区拔充血性罐（约拔 5 分钟），在背部大椎穴拔瘀血性罐（约拔 10 分钟）。

2. 肩痛
在疼痛相应部位拔充血性罐，在健侧肩的相对应部位拔瘀血性罐。

3. 背痛
在背部肩胛间区拔充血性罐，在前胸乳房上部拔瘀血性罐，在殷门穴处拔瘀血性罐。

4. 胸痛
在前胸局部拔充血性罐，在背后、肩胛间区拔瘀血性罐。

5. 腹痛
在腹部局部拔充血性罐，在腰部两侧拔瘀血性罐。

6. 腰痛
在腰部局部拔充血性罐，在背部肩胛区拔瘀血性罐。

7. 上肢痛
在疼痛相应部位拔充血性罐，在健侧对应部位拔瘀血性罐。

8. 下肢痛
在疼痛相应部位拔充血性罐，在健侧对应部位拔瘀血性罐。

9. 感冒
在前额及太阳穴拔充血性罐，在大椎穴及肩胛间区拔瘀血性罐。

10. 支气管炎
在前胸乳房上部拔充血性罐，在背部肩胛间区拔瘀血性罐。

11. 胃痛
在中脘穴区拔充血性罐，在足三里穴区拔瘀血性罐。

12. 消化道疾患
在脊柱两侧相应部位走罐，在足三里穴区拔瘀血性罐。

13. 疖、痈
在疖、痈形成脓汁切开后，拔火罐可排出脓汁。

四、注意事项

（1）皮肤有溃疡破损处，有血肿及大血管的部位，不宜拔罐。孕妇的腹部、腰骶部不宜拔罐。

（2）使患者处于适当体位，根据不同的部位，选择不同口径的火罐，注意应选择肌肉丰满、富有弹性、没有凹凸不平处及毛发的部位，以防掉罐。

（3）应用投火法拔罐时，火焰须旺，动作要快，使罐口向上倾斜，避免火源掉下烫伤皮肤。应用闪火法时，棉花棒蘸酒精不要太多，以防酒精滴下烧伤皮肤。用架火法时，须防止燃着的火架撞翻，造成烫伤。用贴棉法时，应防止燃着的棉花脱下。用煮水罐时，应甩去罐中的热水，以免烫伤患者。

（4）在应用针罐时，须防止肌肉收缩，发生弯针，并避免将针撞压入深处，造成损伤。胸背部腧穴慎用此法。

（5）在使用多罐时，火罐排列不宜太近，否则因皮肤被火罐牵拉会产生疼痛，同时罐具互相排挤，也不易拔牢。

（6）使用走罐时，不能在骨突处推拉，以免损伤皮肤，或造成罐具漏气脱落。

（7）起罐时手法宜轻缓，以一手抵住罐边皮肤，按压一下，使气漏入罐中，即可松动，勿硬拉或旋动。

（8）针罐起罐后针孔如有出血，可用干棉球拭去。一般局部呈现红晕或发绀（有瘀血）为正常现象，令自行消退。如局部瘀血严重者，不宜在原位再拔。若留罐时间过长，皮肤会起水疱，水疱大者可用消毒针挑破，放出疱内液体，涂以甲紫药水，覆盖消毒敷料，防止感染。

第二节　其他器具疗法

一、砭石疗法

砭石疗法又称砭术疗法，是以具有特殊物理性能的石制工具治疗疾病的一种方法。砭石疗法起源于新石器时代，曾经是我国古代医者治病的五种技艺之一。"故针有悬布天下者五：黔首共余食，莫知之也。一曰治神，二曰知养身，三曰知毒药知为真，四曰制砭石大小，五曰知腑脏血气之诊。五法俱立，各有所先。"（《素问·宝命全形论》）我国古代并存的砭、针、灸、药、导引按跷五大医术，砭石疗法居于首位。它所使用的工具被称为砭石、砭具。古时砭具有铲形、镰形、刀形、圆形、菱形和尖针形等。

20世纪80年代，随着砭具制作材料的发现，带动了对古砭石疗法的再次发掘和研究。又经过十余年的科学考证和临床研究，人们总结出一套针对现代人病症特点的砭石疗法。它是以中医经络腧穴理论为指导，使用特殊材料制作的砭具在人体一些穴位、部位上采用压、刮、擦、滚、摩等手法来强身健体、治疗疾病的一种外治疗法。砭术的操作手法具体共分12类，即点、拨、拍、振、刮、擦、揉、滚、熨、感（守）、乐、拔。不同的砭术操作手法使用不同的砭具，在经络、经筋、皮部、穴位处进行操作。

（一）点法

运用砭具针对体表进行的有节奏的下压刺激，称为点法，其包含点压和点刺两种基本类型。

1. 点压法

（1）器具选用　砭球、砭砧凸面。

（2）动作要领　动作连贯，施力均匀，用力由轻到重。点压时间以1~3分钟为宜，作用时可加入旋转。

（3）临床应用　施用于人体深部肌肉痛点，垂直于皮肤表面施力，常用于背部膀胱经第一、第二分支及脊柱旁华佗夹脊部位。常结合揉法、振法，由上至下顺经施用，达到活血行气、通经活络的作用。

2. 点刺法

（1）器具选用　砭板板尾、羊角锥和砭锥尖部、砭石单刺、砭石三刺与砭石排刺。

（2）动作要领　受压穴位有酸、麻、胀、痛感，点刺以10~30秒为宜。

（3）临床应用　作用于人体腧穴，垂直于皮肤表面施力，力点集中，受术者感觉明显，施用于人体各部位腧穴、耳穴、手掌及足底，常用于肌肉较薄的骨缝处或体表浅穴，也用于临床痛点检测。

（4）注意事项　点刺时间不能过长，若造成体表损伤为操作不当，骨折部位及体表损伤处禁用此法，糖尿病患者慎用此法。

（二）拨法

1. 定义

运用砭具的尖部或楞部自筋腱等条索状软组织一侧按下，顺其划拨或垂直弹拨的运动，称为拨法。

2. 器具选用

砭锥尖部，羊角锥两角及尖部，多功能

砭板板尾。

3.动作要领

弹拨方向与经筋走向垂直，并自筋一侧下方起拨；划拨方向与筋腱走向平行，施力均匀，拨动频率为每分钟 100~150 次。

4.临床应用

拨法用以分筋、疏筋、拨筋、开结和理气。此法应在振法、刮法、熨法后施用。

5.注意事项

（1）对陈旧性的病理结节，应分次施治，以不损伤皮肤为准。

（2）骨折愈合期、急性软组织损伤者禁用。

（三）拍法

1.定义

运用砭具的阔面部对皮表进行有节奏的打击，称为拍法。

2.器具选用

砭板、砭砧、砭尺。

3.动作要领

腕部放松，施力灵巧，操作方向应顺经而行。

4.临床应用

多用于四肢及臀部，作用于十二皮部、络脉及深层腧穴，冲击深层瘀滞。此法较之刮法，穿透力更强，是砭术泻法中力度最重的手法。

5.注意事项

（1）体表骨性标志、肌肉覆盖浅薄处、骨折部及体表损伤处、糖尿病患者及血小板低下患者禁用。

（2）凡危重病症，如急性传染病、重症心脏病、高血压、卒中等禁用此法。

（3）饱食后或饥饿时，情绪不稳定时，以及对此法有恐惧者忌用。

（4）施术时，力度以患者耐受度为限，不能一味追求治疗效果而影响整个治疗过程。

（5）单一部位拍击次数不宜过多，见皮下出现瘀血点即停。

（6）治疗过程中，密切注意患者反应。如见患者冷汗不止、心率过快、晕眩、身体抽搐等情况，应立即停止治疗。

（7）治疗后，患者应卧床休息，多饮水，忌食生冷和油腻食物。

（四）振法

1.定义

运用砭石震动理疗仪作用于十二皮部及皮表络脉，推动气血运行的操作，称为振法。

2.器具选用

砭石震动理疗仪。

3.动作要领

操作方向顺经而行，动作由慢到快，力度由弱到强。振法可结合拨法用以华佗夹脊，结合揉法用以腧穴刺激，结合擦法用以行经通络，结合熨法用以软坚散结。

4.临床应用

施用于人体四肢、臀部、背部、夹脊、脘腹、胁肋部。沿人体经络循行路线振动，渗透力强，能有效地缩短治疗时间。临床用以散寒止痛、软坚散结、活血化瘀、疏通经络。适用于慢性肩周炎、腰肌劳损、风寒引起的肌肉僵硬、疼痛等。

5.注意事项

（1）体表骨性标志、肌肉覆盖浅薄处、骨折及体表损伤部位禁用。

（2）内、外科创伤病灶部位未痊愈者禁用。

（3）妇女孕期禁用此法。

（五）刮法

1.定义

按压砭具，利用其边或棱部，与体表成45°~90° 夹角做平行于皮肤的运动，称为刮法。

2.器具选用

砭板、砭砧、砭尺侧楞、砭刺、砭石梳。

3.动作要领

施力均匀，力道作用于皮下，动作自上而下，过程由轻到重，并能通过操作，感知体表下形成的组织结节或钙化结节。

4.临床应用

施用于全身，针对十二皮部及皮表络脉，达到散瘀止痛、舒经活血、调整阴阳平衡的作用。此手法是砭术操作中主要的泻法。

5.注意事项

（1）凡危重病症，如急性传染病、重症心脏病、高血压、卒中等，应立即送医院治疗，禁用此法。

（2）皮肤局部痈肿、疮疡、皮肤溃烂或肿瘤患者，饱食后或饥饿时，情绪不稳定时，以及对此法有恐惧者忌用。

（3）砭具在使用前要认真消毒，检查砭具必须边缘光滑，没有破损。

（4）治疗时，室内要保持空气流通。天气转凉或天冷时，注意保暖，避免受风寒外邪，导致病情加重。

（5）施术时，刮法力度以患者耐受度为限，不能一味追求治疗效果而影响整个治疗过程。

（6）治疗过程中，注意患者反应。如见患者冷汗不止、心率过快、晕眩、身体抽搐等情况，应立即停止治疗。

（7）治疗后，患者应卧床休息，多饮水，忌食生冷和油腻食物。

（六）擦法

运用砭具的扩面，紧贴在皮肤上，做单方向或往返方向的直线摩擦，称为擦法，其包含平擦和旋擦两种基本类型。

1.平擦法

（1）器具选用　砭砧的阔面、砭板的板身、砭砣扩面。

（2）动作要领　操作时腕关节要伸直，使前臂与手接近相平，以肩关节为支点，带动砭具做前后或左右直线往返擦动，不可歪斜。

（3）临床应用　施用于人体全身各部位，具有温经通络，行气活血，镇静止痛，提高皮肤温度，增强关节韧带柔韧性等作用。擦法多用于按摩开始和结束时，以减轻疼痛或不适感，常结合熨法起到提高局部血液循环的作用。

（4）注意事项

①施术时手掌向下的压力要均匀适中，在擦动时以不使皮肤褶叠为宜。

②平擦法的速度一般较快，往返擦动的距离较短，动作要均匀且连贯，但不宜久擦，以局部皮肤充血潮红为度，防止擦损皮肤。

③若直接接触体表施治，应避开疮痈、疖肿处。

2.旋擦法

（1）器具选用　砭砧阔面。

（2）动作要领　操作时腕关节具有一定的下压之力，进行顺时针或逆时针旋转擦动，整体路线由内向外扩展。

（3）临床应用　多施用于腹部，顺时针悬擦具有通便润肠的功效，针对老年人的体虚便秘有很好的效果。逆时针悬擦可有止泻收涩作用，用于腹泻、慢性肠胃炎、老年人五更泄等症。悬擦法应用时需结合温熨法，可促进肠道功能。

（七）揉法

1.定义

运用砭砣的弓背、砭板的板身、砭球、砭砧的阔面接触体表，以手指或手掌根部抵住砭具轻轻下压，转动手腕做顺时针或逆时针回旋的运动，称为揉法。

2. 器具选用

砭砧的弓背、砭板的板身。

3. 动作要领

将砭具按在施治部位，手指或手腕小幅度旋转。注意按揉时控制下压力度，动作要有节奏且连贯。

4. 临床应用

施用于腹部、四肢关节处、背部膀胱经第一、第二分支及脊柱旁华佗夹脊部位，以推动气血运行，刺激腧穴发挥治疗作用。

5. 注意事项

施用时力度由轻到重，频率由慢到快，操作时砭具不能离开体表。若直接接触体表施治，应避开疮痈、疖肿处。

（八）搂法

1. 定义

按住砭具，对身体局部进行往返或单向的擦压运动，称为搂法。

2. 器具选用

砭锥的椎体、砭棒、砭球。

3. 动作要领

掌部或手指按压砭具，四指并拢，掌根或三指着力，在腧穴上或沿经络循行方向推动。

4. 临床应用

施用于人体背部、四肢关节处和两胁部，用以提高经络运化功能。

5. 注意事项

施用时按压力度要适中，以免损伤皮下组织。

（九）熨法

将砭具加温（不超过40℃）或降温至适当的温度，沿经脉走向运行或放置在腧穴、病症部位，用以疏通经络，温中散寒，畅通气机，活血化瘀，镇痛消肿，调整脏腑阴阳的方法，称为熨法。此法可配合中药，借助砭石的温热之力，将药性经皮表、腠理，循经运行，内达脏腑。此法分温、灸、凉、冰四类。使用加温后的砭具进行砭术操作的方法，称为温法。将砭具加热至一定温度后放置于特定的部位或腧穴以拔寒祛邪，温经补元的方法，称为灸法。凉法是使用常温下的砭具（一般不高于25℃）进行砭术操作以引导排除体内的热邪。冰法是将砭具降温4~15℃，针对高热症、小儿惊风抽搐和软组织损伤造成的红肿发热症状进行物理降温的一种操作方法。

1. 温法

（1）器具选用　砭砧、砭板、砭砭、砭锥、砭棒、砭石粉理疗袋、砭石热疗垫、砭石枕垫、砭石负压拔罐。

（2）动作要领　加温的砭具温度不超过40℃，治疗时间15~30分钟。操作结束后，需饮用一定量的温水。另外，不特别加热砭具，将砭砧、砭球用绑带固定或胶布粘贴的方式贴敷于穴位、疼痛部位实施温法。此法，砭具贴敷处的温度会高出表皮温度2~3℃，需要患者佩戴砭具较长的时间。疼痛部位佩戴时间一般不低于4小时，穴位贴敷一般不低于2小时。

（3）临床应用　温法多用于冬春两季，能够提高临床治疗的体感。温法经常与擦法、揉法、刺法配合运用，达到行气活血、平补平泻的目的。当使用绑带固定或胶布粘贴的方式实施温法时，一般需要患者贴敷较长的时间。

2. 灸法

（1）器具选用　砭石灸盒、砭石负压灸罐。

（2）动作要领　治疗温度40~60℃，操作时间15~30分钟。

（3）临床应用　灸法适用于虚证、阴证、寒证患者。灸法的温度要高于温法，在其他砭术操作之后施用以巩固治疗效果。

3. 凉法

（1）器具选用　砭石操作工具均可用于凉法。

（2）动作要领　取常温下砭具进行操作。将砭砧、砭球用绑带固定或胶布粘贴的方式贴敷于疼痛部位进行熨法操作。

（3）临床应用　热证、实证患者一般采用凉法施术。常用于夏季清阳上浮引起的头晕、头痛，血压升高，声音沙哑，眼干、眼涩及火热体质的患者。

4. 冰法

（1）器具选用　砭石粉理疗袋、砭石枕垫、砭砧。

（2）动作要领　冰法温度控制在4~15℃，砭具降温可采用冷水浸泡或冰箱冷藏的方法。使用砭砧操作时，需用纯棉织物包裹，切勿突然刺激体表肌肤。

（3）临床应用　针对高热症、小儿惊风抽搐和软组织损伤造成的红肿、发热症状进行的一种特殊操作方法，可用于发热及炎症部位，以达到降温散热、消炎镇痛的目的。

（4）注意事项

①在熨法治疗时，根据患者的病情及其治疗部位，采取适当体位。在寒冷季节应注意保暖，以免在治疗中和治疗后感冒着凉。

②皮肤感染、破损处，孕妇的腹部和腰骶部禁用熨法。

③温法和灸法治疗过程中，要经常检查灸具的温度，询问患者感受。如见患者出现头晕、头痛、心悸、呕恶及皮肤烫伤等现象，应立即停止治疗。

④温法和灸法治疗应严格控制治疗温度的高低和治疗时间的长短，以患者耐受度为限。与其他手法结合使用时，温度高则手法要轻，温度低则手法可稍重。

⑤适当饮温水，注意防止因患者出汗过多而致虚脱。

⑥凡高热、皮肤过敏、对温度不敏感者、热证、阴虚火旺者忌用温法和灸法。有高血压、心脏疾病的患者，施术时要逐渐加温，且密切注意患者反应。

⑦灸法施治时，温度控制在40~60℃。治疗时间超过15分钟以上，治疗温度不能超过45℃，且砭具不能直接接触皮肤。

⑧寒冷季节慎用凉法与冰法。

⑨冰法操作时间不宜过长，经络汇聚处、腧穴、任督二脉忌用。

（十）感（守）法

1. 定义

将砭具佩戴在体表腧穴、疼痛部位。运用砭具的理化性质，促进局部气血运行，加快组织代谢，打通因气血瘀阻造成的经络阻塞。这种用于疾病预防和辅助治疗的方法，称为感法，又称守法，即固守之意，又有守卫的含义。

2. 器具选用

砭砧、砭石腰带、砭石粉纤维护膝、砭石帽、砭轮、砭石佩戴品。

3. 动作要领

施用感法时，砭具应尽量贴敷皮肤。砭具与体表接触面积越大，佩戴时间越长，治疗效果越好。由于砭具加快了局部血液循环，所以气血会以"冲"的速度沿经脉行进，部分患者会出现不适应的症状。例如，心跳加速、头痛等。对短时间不能适应气血运行加快的患者，以其耐受度为准，适当缩短佩戴时间。在不适用症状消失后再佩戴砭具。重复多次，直至不适症状消失。

4. 临床应用

施用于腧穴及经络部位，发挥砭具自身能量，达到扶正祛邪、活血化瘀、疏通经络的目的，同时使用熨法可提高感法疗效。感法作为预防及日常保健，每日佩戴时间应不得少于2小时，辅助治疗时间应在4小时以上。

5. 注意事项

（1）骨折及体表损伤处均可使用，但要注意消毒，防止溃破感染。

（2）患者应结合病症选择合适的砭具，遵循医嘱按时按法使用。

（3）医师应在使用砭具前对患者做充分说明，以免患者因气血加速产生的感觉而恐慌。

（十一）乐法

1. 定义

患者近距离接受敲击发声砭具产生的声音和超声波脉冲，称为乐法。此法又称击法，为敲击的意思。乐法既是通过声音和超声波脉冲达到治疗目的的一种方法。

2. 器具选用

砭石磬。

3. 动作要领

患者距离发声砭具 0.3~3m，取站、坐、跪姿均可。医者或患者手持木质带柄小锤有节奏地敲击砭石磬发出声音。每次治疗一般 2~10 分钟，于砭术治疗前或砭术治疗后进行。

4. 临床应用

不同大小和造型的砭石磬能发出不同音质的声音。砭石磬的选用应根据五行对五音的辨证原理。砭石磬敲击次数和治疗时间的长短应根据患者的病情逐步增加和延长。乐法适用于心理及心身疾病。例如失眠、神经衰弱、郁证、消化不良、胃肠功能紊乱者。

5. 注意事项

（1）敲击频率应与患者的脉搏一致。

（2）有胸闷征兆的患者勿首先使用乐法。

（3）乐法操作要求有一个安静、舒适的治疗环境，嘈杂的环境下不宜使用乐法。

（4）治疗时患者应保持心绪平和，身体尽量放松。

（十二）拔法

1. 定义

拔法又称拔罐法，是配合砭石负压拔罐的一种手法。使用拔罐的方法分火罐法和抽气法。利用火力排除罐内气体，称为火罐法。利用电动真空拔罐仪或真空拔罐枪抽取罐内气体，称为抽气法，此法更容易控制吸附的力度。拔罐的手法有闪罐、推罐、留罐。砭石拔罐若与其他手法配合运用，又可分为药罐和灸罐两种。

2. 器具选用

砭石负压拔罐、灸罐。

3. 动作要领

（1）闪罐　在体表做即吸即拔的动作，并反复操作。以皮肤变红为止，用于局部功能减退之虚证、痿证的治疗。

（2）推罐　用于体表面积较大，肌肉丰厚处，如腰背、大腿等。选大号拔罐，在罐口涂抹润滑油脂，将罐体吸附于体表后，手握罐底，罐口稍微倾斜，后半边着力，前半边微翘起，慢慢前推。推拉次数以皮肤变红为止。

（3）留罐　吸附在选定位置并留置一定的时间。拔罐的留罐时间通常为 5~15 分钟，砭石灸罐的留罐时间一般在 8~15 分钟。

（4）药罐　将砭石拔罐和外用药物一同蒸、煮后吸拔，或将药液存入罐体再吸附于体表。

（5）灸罐　灸罐的吸附力一般较拔罐要小。灸的方法分两种：一种是将点燃的艾条放置在专用的砭石灸罐上，利用艾草的热力加热砭石；另一种是将砭石拔罐与 40~50℃ 的温水一同浸泡后使用。

4. 临床应用

砭石负压拔罐是砭石、拔罐、药物相结合的一种治疗方法。在治疗中不仅能利用砭石的温热刺激和拔罐时的机械刺激作用，还能同时配合中药发挥药理作用。拔罐法不仅具有温经通络、祛湿逐寒、行气活血、消肿止痛等作用，也具有清热泻火的功效，不同的拔罐法具有不同的作用。例如，留罐法可祛寒，闪罐法祛风邪，推罐法活血通络，灸罐法温经补元。临床常用于感冒、咳喘、胃痛、腹痛、腹泻、腰背痛、腰腿痛、痹证、痿证、高血压、眩晕、头痛、荨麻疹、丹毒、疮疡初期未溃等病症。

5. 注意事项

（1）在使用加温的砭石拔罐时应注意将温度控制在40~50℃。

（2）首次用砭石灸罐治疗的患者留罐时间不能超过8分钟。在留罐时间过半后，需再次抽取部分罐内气体，以防掉罐。卸下或调整灸罐时，注意不要碰触罐体加热区，以免烫伤。

（3）砭石灸罐在留罐的过程中应适时询问患者的感受，治疗部位如有灼痛感应该及时调整或起罐。

（4）使用后的砭石拔罐要自然冷却，急冷急热都会影响砭石的使用寿命。

（5）皮肤有溃疡破损处，有血肿及大血管的部位，禁用拔罐。孕妇的腹部、腰骶部禁用。

（6）拔罐时，应选择肌肉丰满、富有弹性、没有凹凸不平及毛发的部分，以防掉罐。

（7）使用推罐法时，不能在骨骼凸起处推拉，以免损伤皮肤。

二、磁石疗法

磁石疗法是利用磁块作用于人体腧穴或特定部位以治疗疾病的一种疗法，具有镇痛、消炎、消肿、镇静、降压、止泻等功用，可用于治疗多种疾病。

（一）器械构造

本疗法所使用的器具为大小不同的磁片或磁块或磁珠等。

（二）器械规格

磁片有圆形、长方形两种，一般厚度为2~5mm，常用表面磁场强度为50~200mT；磁块较大，一般为方形或长方形，厚度和表面磁场强度均较磁片大，用于间接贴敷法；磁珠体积较小，多为圆形，直径为1~2mm或3~5mm，表面磁场强度根据其体积的不同而异，体积小者可用于耳穴治疗，体积大者用于穴位贴敷。

（三）操作方法

磁石疗法是一种物理疗法，在施治之前，根据患者的具体情况，选择适宜的磁场强度，并按下列方法进行操作。

1. 直接贴敷法

直接贴敷法适用于病程短、病情急者。首先，根据中医辨证选穴，然后将磁片、磁珠或磁块直接接触穴位，再用胶布或风湿膏将其封固。每次可贴敷5~7日，中间可换胶布1~2次，10~15次为1个疗程，疗程间休息3~5日。

2. 间接贴敷法

间接贴敷法适用于慢性病需长期治疗者或对胶布过敏者。其方法是用布袋、皮带、衣服口袋等将磁体固定在穴位上或特定部位上，可长期佩戴。

（四）主治范围

本疗法的适用范围较广，可治疗多种疾病，如高血压、气管炎、落枕、月经不调、痛经、腱鞘炎、关节炎、滑膜炎、肱骨外上髁炎以及各种急慢性疼痛等。

（五）注意事项

（1）磁石疗法有一定的副作用，如头

晕、恶心、乏力等，多在 2 日之内出现，故在 2 日之内必须复查，严重者停止磁疗。

（2）治疗剂量要先小，逐渐加大，并要结合患者的年龄、体质、病程、病情等情况制订具体施治措施。

（3）对白细胞计数（总数）在 $4.0 \times 10^9/L$ 以下及体质极虚弱、高热等患者慎用。

（4）皮肤溃疡、出血者及急性危重疾患禁用。

（5）孕妇慎用。

三、小针刀疗法

小针刀疗法是运用现代科学知识和方法，总结现代骨伤科关于软组织损伤和骨关节损伤方面的最新成就，在西医外科手术疗法和中医针刺疗法的基础上，通过大量临床实践，总结出来的一种新疗法。它将针刺疗法的针和手术疗法的刀融为一体，具有简便易行、见效快等优点，在临床上治疗因急慢性损伤而致的软组织粘连具有较好的疗效。

（一）器械构造

小针刀是由金属材料做成，其结构可分为针柄、针身和针头三个部分。

（二）器械规格

小针刀是一种新治疗器械，为了保证临床疗效，要求其有一定的精密度，即针身要求细而硬，而且要具有很大的弹性，针头刀口要小而锋利。根据临床治疗的不同需要，小针刀做成Ⅰ型、Ⅱ型、Ⅲ型三种型号。Ⅰ型又分为长短不同的四种，即Ⅰ-A、Ⅰ-B、Ⅰ-C、Ⅰ-D。分叙其规格如下（图 4-2-1）。

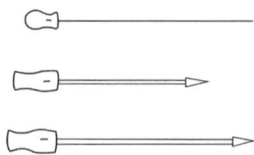

图 4-2-1 小针刀

Ⅰ-A 号小针刀全长 15cm，针柄长 2cm，针身长 12cm，针头长 1cm。针柄为一扁平葫芦形，针身为圆柱形，直径 1mm，针头为楔形，末端扁平带刃，刀口线为 0.8mm，刀口为齐平口和斜口两种，同时，要求刀口和针柄在同一平面内。

Ⅰ型小针刀共四种，结构模型全部一样，只是针长度不一样。Ⅰ-B 针身长为 9cm；Ⅰ-C 针身长为 7cm；Ⅰ-D 针身长为 4cm。

Ⅱ型小针刀全针长 12.5cm，针柄长 2.5cm；针身长 9cm；针头长 1cm。针柄为一梯形葫芦状，针身为圆柱形，直径 3mm，针头为楔形，末端扁平带刃，刀口线 0.8mm，刀口为齐平口。

Ⅲ型小针刀全针长 15cm，针柄长 3cm，针身长 11cm，针头长 1cm，结构模型和Ⅱ型小针刀一样。

（三）操作方法

小针刀在临床上的应用有其独特的使用方法和操作方法。在使用前对小针刀要进行高压或煮沸消毒，然后按照下列程序进行操作。

1. 进针规程

（1）定点 在确定病变部位和明确该处的解剖结构后，对进针部位用甲紫溶液做一标记，局部碘酒消毒，酒精脱碘，覆盖上无菌小洞巾。

（2）定向 使刀口线和大血管、神经及肌肉纤维走向平行，将刀口压在进针点上。

（3）加压分离 完成第二步以后，右手拇指、示指捏住针柄，其余三指托住针体，稍加压力而不使皮肤刺破，使进针点处形成一个长形凹陷，刀口线和重要血管、神经及肌肉纤维走向平行。

（4）刺入 当继续加压，感到一种坚硬感时，说明刀口下皮肤已被挤到接近骨质的部位，稍一加压，即可穿过皮肤。此时，进针点凹陷基本消失，神经、血管即膨起在针体两侧，即可根据需要施行手术方法进行治疗。

以上四点是小针刀的进针规程，为必须遵循的四个步骤。

2. 进针后的规程

进针后的操作方法，是小针刀疗法的重要组成部分，可概括为"小针刀八法"。

（1）纵行疏通剥离法　粘连发生于肌腱韧带附着点时，刀口线应和肌肉韧带走行方向一致。当刀口接触骨面时，按刀口线方向剥离，根据附着点的宽窄，分几条线疏剥，不可横行剥离。

（2）横行剥离法　肌肉、韧带和骨发生粘连，依进针规程，当刀口触及骨质时，做与肌肉或韧带方向垂直的铲剥，将肌肉或韧带从骨面上铲起，感觉针下有松动感时，即出针。

（3）切开剥离法　当几种软组织互相粘连时，将相互粘连的组织切开。

（4）铲磨削平法　当骨刺长于关节边缘或骨干，且骨刺较大，将刀口线和骨刺竖轴垂直刺入，刀口触及骨刺后，将其尖部或锐边削去磨平。

（5）瘢痕刮除法　瘢痕在腱鞘壁或肌肉的附着点处和肌腹处，可用小针刀将其刮除。

（6）切割肌纤维法　当某处因为部分肌纤维紧张或痉挛，引起顽固性疼痛、功能障碍时，将刀口线与肌纤维垂直方向刺，切断少量的紧张或痉挛的肌纤维，可使症状缓解。

（7）骨痂凿开法　骨干骨折畸形愈合时，可用小针刀穿凿数孔，将其用手法折断后，再行复位。

（8）通透剥离法　当某处有范围较大的粘连板结，无法进行逐点剥离时，可在患处取数点进针，将粘连组织剥离。

手法完毕，迅速出针。出针后压迫针孔片刻，再用无菌纱布覆盖，稍加压力。

（四）主治范围

小针刀疗法可用于各种因软组织粘连、挛缩、结疤而引起四肢躯干各处的一些顽固性疼痛、部分骨刺、滑囊炎、骨化性肌炎初期、各种腱鞘炎、骨干骨折畸形愈合、非脑源性的肌痉挛和肌紧张、手术损伤后遗症、病理性损伤后遗症等。

（五）注意事项

小针刀疗法对某些疾病虽有较好的疗效，但也有其禁忌证，临床使用时应予注意。

（1）凡一切有发热症状的患者禁用。

（2）一切内脏病的发作期禁用。

（3）施术部位皮肤感染或肌肉坏死者禁用。

（4）施术部位有重要神经、血管，或重要脏器且施术时无法避开的禁用。

（5）血友病患者禁用。

（6）体质极度虚衰或有高血压者慎用。

此外，运用小针刀时切忌用力过猛而损伤神经、血管。

四、牵引疗法

牵引疗法是用适当重量的牵引力和自身体重的反牵引力，或用机械的支撑力，克服肌肉的收缩力，矫正重叠移位和肢体挛缩，使骨折、脱位得到整复，并防止再移位的方法。牵引疗法有皮肤牵引和骨牵引。皮肤牵引是利用黏贴在伤肢皮肤上的胶布拉力，直接加在皮肤上，间接牵拉肌肉和骨骼的方法。骨牵引是利用粗细钢针或牵引钳穿过骨质进行牵引，使牵引力直接作用于骨或关节的方法。

（一）器械构造

皮肤牵引除共同使用扩张板、牵引绳、胶布、安息香酸酊、绷带、重量砝码和纱布外，上肢皮肤牵引选用托马斯架、床边牵引架，下肢用滑轮支架。胶布的制作：取相当于伤肢最细部分周径 1/2 宽，骨折线以下肢体的长 ×2 + 10cm（超过手或脚尖和小方板）长的胶布，在胶布长端的中点剪一小孔，使恰与扩张板的中心孔相对，并使胶布紧贴于扩张板上，再将胶布两端按等份纵行剪开 10~30cm。骨牵引器材：除各部位骨牵引共同使用手摇钻、牵引绳、重量砝码、无菌小手术包、局部麻醉药，颅骨牵引需用颅骨钻头、颅骨牵引钳、滑轮；尺骨鹰嘴牵引需用细钢针或大号巾钳、牵引弓、扩张板、床边牵引架、胶布；股骨下端、胫骨结节和跟骨牵引均需下肢支架或牵引架、细钢针或冰钳、牵引弓；肋骨牵引需选用滑轮。

（二）器械规格

皮肤牵引重量一般不超过 5~6kg，双下肢悬吊皮肤牵引双腿各用 2~3kg 重量牵引。骨牵引的颅骨牵引一般开始时重量为 7~15kg，待脱位整复后，维持于 2~5kg；尺骨鹰嘴牵引重量一般为 2~5kg；股骨下端、胫骨结节牵引为体重的 1/7~1/8，跟骨牵引重量为 3~4kg；肋骨牵引一般为 2~3kg。

（三）操作方法

1. 皮肤牵引

先清洁皮肤，使伤肢外展 90°，前臂和手完全旋后，再将胶布自骨折平面以下，沿上臂和前臂的纵轴粘贴。骨突部需衬以纱布保护，然后用绷带自远端向近端缠绕固定。穿牵引绳后，将伤肢置于托马斯架上，支架远端固定于床边支架上。牵引时间一般为 3~4 周。下肢皮肤牵引操作同上肢，穿牵引绳后，将伤肢放置于牵引架上，装上滑轮和砝码，抬高床的一端，借伤者体重做对抗牵引。双下肢悬吊皮肤牵引操作亦同上，将患肢悬吊于牵引架上，利用患肢腘绳肌松弛，屈髋 90°、双下肢伸直悬吊皮牵引，臀部应离床 3cm 左右。牵引时间一般为 3~4 周。

2. 骨牵引

颅骨牵引时，患者仰卧，剃去头发，洗净头部。用甲紫在头顶正中画一前后矢状线，再以两侧外耳孔为标记，经头顶画连线，用颅骨牵引钳的钉齿在此连线上选两点作为皮肤切口和钻颅的标记。消毒、麻醉、切皮、钻孔，钻颅的方向一般与颅骨成 45°角钻入，上牵引钳，穿牵引绳通过滑轮。牵引时间一般不超过 4 周。尺骨鹰嘴牵引时，患者屈肘，前臂中立位、进针点为尺骨鹰嘴尖端下 2cm，尺骨嵴旁开一横指处，钢针自内向外，从对侧皮外穿出，装牵引弓，牵引时间一般不超过 4 周。股骨下端牵引时，伤肢膝关节屈 20°~40°置于下肢支架上，局部麻醉后将细钢针从股骨内收肌结节上两横指处或髌骨上缘引一横线，再由腓骨小头前缘向上述横线引一垂线，两线交点即为进针点，钢针自内向外，从对侧穿出，加牵引弓并垫高床尾，牵引时间不超过 6 周。胫骨结节牵引时，按上法在胫骨结节下两横指处，将钢针自外向内穿过，时间同上。跟骨牵引时，伤肢置于下肢支架上，足跟抬高，内踝与足跟连线之中点为进针部位。进针时钢针与踝关节面略向上倾斜 15°，内低外高，从外侧穿出，保持伤足轻度内翻位。肋骨牵引时，选择浮动胸壁中央的一根肋骨，用无菌巾钳将肋骨夹住，另一端系于牵引绳做滑动牵引，牵引时间为 2~3 周。

（四）主治范围

上肢皮肤牵引适用于肩胛关节盂或肩胛颈骨折，远端骨折块向下移位，手法复位不满意者；移位明显的肱骨外科颈内收型骨折者；上肢骨折后肿胀严重不宜立即复位者。下肢皮肤牵引适用于儿童股骨骨折，老年人股骨颈骨折、股骨转子间骨折、髋关节脱位复位后等。双下肢悬吊皮肤牵引适用于3岁以下儿童的股骨干骨折。颅骨牵引适用于颈椎骨折脱位。尺骨鹰嘴骨折适用于手法复位失败和固定不稳的肱骨髁上骨折、肱骨髁间骨折，或高度肿胀和局部软组织损伤而不宜夹板固定的上述两种骨折。股骨下端牵引适用于股骨骨折、髋关节脱位、骶髂关节脱位和骨盆向上移位。胫骨结节牵引适用于股骨骨折、膝关节骨折、伸直型股骨髁上骨折、髋关节脱位等。跟骨牵引适用于胫骨髁骨折、不稳定的胫腓骨干骨折、踝部粉碎性骨折、跟骨骨折向后上方移位。肋骨牵引适用于多根多段肋骨骨折而造成的胸壁浮动、出现反常呼吸者。

（五）注意事项

应用牵引疗法时，必须注意患者的年龄、性别、骨折的部位及类型，肌肉发达的程度和软组织损伤的情况，随时调整牵引重量。如牵引力太大，可引起过度牵引，使骨折断端分离移位；牵引力太小，则不能达到复位和固定的目的。使用牵引时，皮肤有创伤、静脉曲张、慢性溃疡、皮炎或胶布过敏者禁用。皮肤牵引中，若有胶布滑脱，应随时更换。应用骨牵引时必须严格施行无菌技术，防止穿刺部位感染，操作时要按安全穿刺路径进针，谨防穿入关节囊或损伤附近的主要神经血管。颅骨牵引的第一天和第二天，每天必须将颅骨牵引器加紧一扣，使之不易滑脱。做股骨下端牵引，在进针和出针前，须将皮肤向上拉紧，以免在牵引过程中针孔的远侧皮肤被拉豁。

五、小夹板疗法

小夹板疗法又称"夹缚疗法"，是用扎带或绷带把木板、竹板、硬纸或塑料制成的夹板固定在骨折已经复位的肢体上，以利于骨折断端在相对静止的条件下愈合，同时配合循序渐进的功能锻炼以促进骨折愈合和恢复肢体功能的一种治疗方法。

（一）器械构造

小夹板固定的器材包括夹板、扎带或绷带、固定垫及衬垫物。夹板是应用于四肢骨折的主要固定器材，其选材要求既有刚性，又有弹性和柔韧性，适用于制作夹板的材料有柳木、杉木（或杉皮）、竹板、三夹板、塑料板、工业用硬纸等。为使夹板能与肢体形态相吻合，制作时就要将夹板加工成具有一定的弧度，以便保证复位后的骨折处于稳定状态，不再产生移位。扎带为1~2cm宽的布带，多用4条长短适宜的扎带扎缚夹板。绷带则在围绕肢体包扎过程中加入夹板后再继续包扎，以固定夹板。移位骨折复位后有再移位倾向，或残存少许成角、侧方移位，局部置以压垫，则在夹板固定过程中可使其作用处固定力量加强。压垫应选用吸水性能良好的纸张叠成所需的形态和厚度，且面积要适中。常用的压垫有平垫、塔形垫、梯形垫、分骨垫等。衬垫物是衬垫在躯体表面的材料，可选用质地柔软，对皮肤无刺激，并有一定的吸水和散热性能的材料，如棉垫、旧纱布制成的纱布垫等。若用外敷药，则敷药即是衬垫。

（二）器械规格

夹板多按各种骨折的特点预制成大小不一的数种规格。上臂、前臂和大腿夹板通常为直型的4块，适用于关节附近或关节内的骨折。夹板长度超过关节并预制成一定的弧度。小腿夹板则预制成适合小腿弧度的5块夹板。若用杉树皮或其他树皮制作夹板，则可随用剪裁，并轻轻捶击成所需的弧度。夹板厚度依固定肢体肌肉丰厚的不同调整为

0.5~4mm。贴着肢体的一面多衬以毡垫。

（三）操作方法

常用的小夹板固定方法有两种：一次包扎法和续增包扎法。①一次包扎法：整复后的骨折在牵引下保持复位状态，患部贴以敷药，或妥善安置衬垫物，用绷带松松地包扎数圈以固定之，根据骨折形态及复位后的位置，放置合适的压垫和夹板，外用4条扎带扎缚。扎缚时先扎中间两条，再扎两端；扎带周围绕在夹板外2周后打活结，其松紧度以能在夹板上上下活动1cm为度。个别骨折和桡骨下端骨折，夹板固定的范围较短，只需3条扎带。②续增包扎法：敷药或衬垫物用绷带自肢体远端向近端包扎数层，然后放置相对应的两块夹板及压垫，绷带继续包扎数层后再放置其他夹板，继续用绷带包扎，将夹板扎缚固定，或绷带外再加绷带。完成夹板固定后，在骨折愈合的整个过程中要注意对夹板固定的管理和指导督促患者循序渐进地开展功能锻炼。

（四）主治范围

小夹板疗法适用于各类骨折。按骨折的不同特点，常用的夹板固定有以下几种应用方法：单纯夹板固定适用于四肢长管状骨的骨折；超关节夹板固定适用于关节面完整的关节内骨折和接近关节的干骺端骨折；夹板外固定合并骨牵引适用于股骨干骨折、不稳定的腓骨干骨折等；超关节夹板固定合并骨牵引适用于关节面已遭破坏且不稳定的关节内骨折和某些接近骨折的干骺端骨折；弹性带超关节单夹板固定适用于移位不严重的髌骨骨折和尺骨鹰嘴骨折；竹帘、纸板或木板分骨垫固定适用于掌骨骨折、跖骨骨折；小竹片或木片固定适用于指（趾）骨骨折；纸板固定适用于腕舟骨骨折，也用于某些关节内或接近关节的骨折；通木或腰柱固定适用于胸、腰椎稳定的压缩性骨折；骨盆兜固定

适用于骨盆骨折。

（五）注意事项

皮肤肌肉破损而范围小的创口经处理后可用本法，但要在创口处应用便于观察创口情况和局部换药的一块夹板。创面较大则不宜用本法。某些软组织破坏严重或合并血管神经损伤的复杂骨折也不宜用本法。此外，应用本疗法时要避免发生以下并发症：压疮好发于骨突处及置压垫处，骨突处应做妥善衬垫，压垫应有较大的面积，并注意扎带的松紧，发现局部剧痛时及时处理；神经麻痹亦为受压所致，主要见于腓总神经，在腓骨小头处，位置较浅，受压则易损伤；缺血性肌挛缩是较严重的并发症，多见于肱骨髁上骨折、前臂双骨折。在正确复位和固定后，夹板过紧，再加上局部肌肉伤后肿胀，以致夹板内压力过高，濡养肌肉的小动脉受压，肌肉得不到血液的濡养而坏死，终成挛缩，功能严重受限。因此，凡夹板固定后疼痛极为剧烈，且被动轻轻伸展手指即疼痛加剧时，应考虑到缺血性肌挛缩的可能，适当放松扎带，即可避免。肢体坏死是最严重的并发症，由夹板过紧，影响肢体主要动脉，血供完全受阻所致。

六、兜带疗法

兜带疗法即利用厚布按局部体形制成各种布兜，兜住患部，再用牵引绳通过滑轮连接布兜和重量砝码进行牵引，从而治疗疾病的一种疗法。常用的兜带疗法有枕颌兜带牵引、骨盆悬吊牵引和骨盆纵向牵引。

（一）器械构造

各疗法除共同使用滑轮、牵引绳、重量砝码外，枕颌兜带牵引需枕颌带，枕颌带为两条纵行布带约成30°角缝在一起，再用横行布带连接前后两条纵行布带。骨盆兜带用长方形厚布制成，两端与带孔木条连接。

骨盆纵向牵引需骨盆牵引带、2cm厚的泡沫海绵。骨盆牵引带由帆布制成束带式。

（二）器械规格

枕颌兜带牵引重量一般不超过3~5kg；骨盆悬吊牵引，一般每侧可用3~5kg重量砝码；骨盆纵向牵引重量一般每侧为5~15kg。

（三）操作方法

枕颌兜带牵引：将两条纵行布带约成30°角缝在一起，前带托住下颌，后带兜住枕骨粗隆，再用横形布带联结前后两条纵行布带，可根据伤者头部大小调节松紧度，以防止布兜滑脱。布带上端用一金属横梁撑起，再用牵引绳通过滑轮连接重量砝码进行牵引。对无移位颈椎骨折者做固定时可用卧位，对颈椎病者可采用卧位和坐位。骨盆悬吊牵引：患者仰卧，用布兜托住骨盆，再用牵引绳通过滑轮进行牵引，牵引时间6~8周。骨盆纵向牵引：患者仰卧，用骨盆牵引带缚在骨盆周围。为防止兜带压伤髂嵴处皮肤，兜带内可衬以泡沫海绵。用两根粗牵引绳通过兜带两侧下方的环形部分与床尾的滑轮进行向下的纵向牵引。在牵引时宜垫高床尾，利用自身的重量进行反牵引。每日牵引1~2次，每次30~40分钟。

（四）主治范围

枕颌兜带牵引适用于无移位的颈椎骨折、颈椎病。骨盆悬吊牵引适用于骨盆环分离但无向上移位的骨盆骨折，以及耻骨联合分离。骨盆纵向牵引适用于腰椎间盘突出症，神经根受压而致的腰腿痛。

（五）注意事项

应用枕颌兜带牵引时，牵引时间不要太长，重量不要太大，以免发生颞颌关节炎。应用骨盆悬吊牵引时，牵引重量以臀部后侧稍离开床面即可。

七、线疗法

线疗法是将丝线、羊肠线或橡皮筋线等材料经一定处理后用于病变局部，以治疗疾病的一种疗法，常见的有拖线疗法、挂线疗法和穴位埋线疗法等。拖线疗法即以粗丝线贯穿于瘘管、窦道中，通过拖拉排净脓腐，用以治疗瘘管、窦道的一种方法。挂线疗法是用药制丝线、纸裹药线、医用丝线、橡皮筋线等材料，采取挂线方法以剖开瘘管或窦道的一种治疗方法。穴位埋线疗法是将羊肠线埋入穴位，利用羊肠线对穴位的持续刺激作用以治疗疾病的方法。

（一）器械构造

拖线疗法多采用粗丝线4~6股。挂线疗法可采用药制丝线、纸裹丝线、医用丝线和橡皮筋线。由于橡皮筋线具有自然弹性，通常一次扎紧，即可逐渐收紧剖开，所以目前多采用橡皮筋线疗法。穴位埋线采用铬制羊肠线。

（二）器械规格

拖线疗法选用7号或10号丝线，穴位埋线选用0~1号铬制羊肠线。

（三）操作方法

拖线疗法以7号或10号医用丝线4~6股，纵行贯穿于瘘管或窦道之中，丝线两端要迂折于管外打结，以防脱落，但线圈不必拉紧，以便日后来回拖拉引流。每天换药时，用提脓祛腐药末抹于丝线上，来回拖拉后将药末留置于管道内，使管道中脓腐坏死组织得以排出。一般10~14日脓腐排尽后，将引流丝线剪断拆除，外用棉垫加压固定，7~10日后管腔黏合而愈。挂线疗法先在银丝球探针一端缚扎橡皮筋1根，将探针另一端从瘘管外口轻轻向内口探入，使银丝探针从内口穿出；再将探针自口内完全拉出，使橡皮筋经瘘管外口进入管腔，又从内口引出，然后拉紧两端橡皮筋用止血钳夹住固定，在止血钳下方用粗丝线扎紧，并以双重结扎固定，在结扎线以上2cm处剪去多余的橡皮筋。穴位埋线疗法多选肌肉比较丰满部位的穴位，以背部及腰部穴位最常用，每次埋线1~3个穴，可间隔2~4周治疗1次。操作方法有穿刺针埋线法、三角针埋线法和切开埋线法。穿刺针埋线法：常规消毒皮肤，镊取1~2cm长已消毒的羊肠线，放置在腰椎穿刺针针管的前端，后接针芯，左手绷紧或提起针刺部位皮肤，右手持针，刺入所需深度，出现针感后，边推针芯，边退针管，将羊肠线埋填在穴位的皮下组织或肌层内，针孔处敷盖消毒纱布。三角针埋线法：在距穴位两侧1~2cm处，用甲紫做标记。消毒、麻醉后，用持针器夹住带羊肠线的缝合针，从一侧刺入，穿过穴位下的皮下组织或肌层，从对侧穿出，紧贴皮肤剪断两端线头，敷纱布3~5日。切开埋线法：麻醉后，切开皮肤0.5~1cm，先将血管钳探入穴位深处，达肌层探找酸感点按摩数秒，休息1~2分钟，然后用0.5~1cm的羊肠线4~5根埋于肌层，缝合后盖上消毒纱布，5~7日后拆去丝线。

（四）主治范围

拖线疗法适用于复杂性肛瘘和乳房部复杂性瘘管，分别以6股10号医用丝线和4股7号医用丝线贯穿引流。挂线疗法适用于单纯性肛瘘、复杂性肛瘘、乳房部位瘘管（窦道），对高位复杂性肛瘘尤为适合。本法是钝性慢切地剖开管道，在逐渐剖开的过程中，基底创面也逐渐愈合。由于断端已被粘连固定，不产生回缩与移位，故愈合后瘢痕小。穴位埋线疗法多用于哮喘、神经性皮炎、胃痛、腹泻、遗尿、面瘫、癫痫、腰腿痛，以及脊髓灰质炎后遗症、神经官能症等，选穴原则与针刺疗法相同，但取穴要精简。

（五）注意事项

拖线周围的脓腐及创口应及时清洁，提脓祛腐药末应仔细抹于丝线上，然后将丝线轻轻地来回拖拉，使药末留置于管道内。肛门部瘘管拖线时间一般为10~14日；乳房部瘘管拖线时间为14~21日。拆线后必须以纱布垫棉加压固定。橡皮筋挂线术后，多在7~10日脱线，如逾期未脱，可检查结扎的橡皮筋是否松弛，再紧线1次。若2周后仍未脱落，可用剪刀剪开残留组织。创口必须引流通畅。若用药煮丝线、医用丝线、纸裹药线挂线，每隔3~4日挂线松弛，需收紧1次，直到剖开为止。穴位埋线最好埋在皮下与肌肉之间，肌肉丰满处可埋入肌层，羊肠线不可暴露于皮肤外面。应注意埋线深度，不要伤及内脏、大血管和神经干。皮肤局部有感染或溃疡时不宜埋线，肺结核活动期、骨结核、严重心脏病或妊娠期均不可采用本法。在一个穴位上多次治疗时，应偏离前次治疗的部位。还应注意术后反应，一般术后1~5日内，局部出现红、肿、热、痛，甚至少量渗出液，均属正常，不需处理，少数患者可有全身反应，一般持续2~4日后体温可恢复正常。但也可出现异常反应，如出现感染，应予局部热敷及抗感染处理；若对羊肠线过敏，应做抗过敏处理；若出现神经损伤，应及时抽出羊肠线，并给予适当处理。

第五章 推拿疗法

推拿疗法又称按摩推拿疗法或按摩疗法，是一种在人体一定部位上通过主动或被动运动方法而达到治疗和保健目的的非药物疗法，中国被公认为是最早运用推拿疗法的国家之一。我国现存最早的医著，约成书于公元前 220 年的《黄帝内经》即已有载述，如"形数惊恐，经络不通，病生于不仁，治之以按摩……"等。推拿疗法在我国古代有许多不同称谓，如"按摩""按蹻""案扤""推拿""按导"等。"按摩推拿"这一名称则是在传统命名基础上借用本疗法中的四种治疗基本手段——按法、摩法、推法、拿法而确立的。明代医家周于蕃指出"按而留之""摩而去之""推则行之""拿则持之"，说明了摩法与推法具有"去""行"之势而趋动属阳，按法与拿法具有"留""持"之形而意静属阴的特性。将治疗手法进行阴阳分类，这体现整个疗法是以动静手段来调节人体间阴阳平衡的学术观点并与中国传统医学基础理论相一致，使疗法命名趋向科学统一性。

第一节 概述

一、推拿疗法发展简史

外治法是人类最早的医疗活动之一。推拿疗法隶属于中国传统医学，是外治法的主要形式之一，源远流长。远古时代，人类在生存活动中，以原始工具进行生产劳动并与自然界抗争，不可避免地导致损伤病痛的发生。一旦伤痛出现，人类则仅只受本能的支配而用手去按压抚弄，在漫长的岁月中，一些偶然能使伤痛缓解的动作便成为人类的一种经验而随历史沉淀。随着人类社会的发展，对疾病认识的提高，这些经验动作便逐渐成为一种与疾病抗争的手段，并为中国传统医学早期模式中推拿疗法的形成奠定了基础。正如我国现存最早、总结秦汉时期以前的医学成就的《黄帝内经》所述："中央者，其地平以湿……故其病多痿厥寒热，其治宜导引按蹻。"揭示了推拿疗法起源于黄河流域，在黄帝时代（相当于新石器晚期）应用于医疗活动中，并具备了雏形。

随着原始大同社会的解体，奴隶制国家的建立，夏商时代人们对医药卫生已有一定的认识，但神巫等宗教迷信活动盛行，无疑阻碍着医学的发展，也使推拿疗法难以脱雏形成。《周礼·天宫》有关"疡医"的记述或可推测这时期推拿疗法已成为医事活动的常用手段之一，但尚无确切史实足以说明。春秋战国时期，社会的变革活跃了思想界，"九流十家"等众多学术派系激活了医学意识，朴素的唯物观渗入医学领域，使早期医学模式得以整理继承、总结完善。《黄帝内经》共 36 卷 162 篇，其中有 14 篇关于推拿疗法的记述。史载我国第一部关于推拿疗法的专著——《黄帝岐伯按摩经》（十卷，已佚）也是这时期的产物。总之，可以认为推拿疗法随着中国传统医学体系的确立，在秦汉时期已形成并广泛地应用于医疗实践中，这时期的推拿疗法有按、推、摩等十余种手法并适合用来治疗惊恐、虚痛等多种病症。

自秦汉以后直至近代，推拿疗法在千年的曲折往复中不断发展。魏晋南北朝时，社会"遁世"风气浓厚，推拿疗法多为"隐士"们运用于养生，如陶弘景《养性延命录·导引按摩篇》等，从而也为后世的保健按摩推拿术开示源头。隋唐时期是中国古代封建社会体制发展的强盛时期，包括医学在内的社会科学文化发展迅猛，推拿疗法的发展也达到鼎盛阶段，《隋书》《新唐书》《旧唐书》等史籍的记述充分显示了推拿疗法已得到当时社会的肯定并有了相应的教学机构，许多医籍如《诸病源候论》《备急千金要方》《外台秘要》等都大量介绍了推拿疗法。宋金元时期，推拿疗法虽不如前朝盛行，但宋代的《圣济总录》等医籍以独立篇章载述推拿疗法，无疑对其发展有着承前启后的积极作用。明清之际，推拿疗法在小儿科的应用达到新的高度，有多种医著刊行于世，如《小儿推拿方脉活婴秘旨全书》《幼科推拿秘书》等。

近代以来推拿疗法得到了系统的总结整理、研究提高，不仅建立了从临床、教学到科研的专业队伍，而且出版了大量的专著，并有了相应的民间学术团体及专业杂志，从而使推拿疗法得到了广泛的交流和推广。随着国际间的学术往来，中国推拿疗法已逐渐走向世界。相信在不久的将来，推拿疗法将成为人类共同的非药物保健康复手段之一。

二、推拿疗法作用机制

推拿疗法是中国传统医学的一种非药物疗法，在中国传统医学基础理论指导下运用于临床医疗，通过手法操作，具有疏通经络、促进气血运行、调整脏腑功能、滑利关节、扶正祛邪等作用。其作用机制可从阴阳五行、脏腑、经络等中医理论学说进行探讨。

中国传统医学视人体为一个对立统一的有机整体，以阴阳学说概括人体内外的一切变化，以五行学说分析人体组织器官间的内外关系，将人体内脏归纳和抽象为包括心、肝、肺、脾、肾的"五脏"和包括小肠、胆、大肠、胃、膀胱、三焦的"六腑"以及"奇恒之府"等，再以十二经脉、十二经别、奇经八脉、十五络脉、浮络、孙络、十二经筋、十二皮部等组成的经络系统运行人体气血、联络脏腑肢节、沟通上下内外，从而阐述人体的生理、病理变化，进行相应的辨证施治。基于此，推拿疗法对施治手法进行阴阳分类、五行定性，如推、揉、抖等手法相对为动而属阳，按、点、牵等手法相对为静而属阴。摩、揉等手法作用于皮表为环行或轻微作用力，其性属金；推、抖等手法作用于血脉为直行或散闪作用力，其性属火；拿、捏等手法作用于肌肉为向上或相对作用力，其性属土；拨、弹等手法作用于筋腱为深透作用力，其性属木；点、按等手法作用于骨骼为强力直下作用力，其性属水等。通过手法的不同阴阳属性，针对病理过程中的阴阳失调，泻其有余，补其不足，从而纠正病变的阴阳不平衡而达到"阴平阳秘"；或取五行定性后的手法，本着生克制化关系，针对疾病过程中的相乘或相侮，以"虚则补其母，实则泻其子"等法则施治，调和人体五行生克制化而恢复正常生理关系；或依照脏腑络属、经络走循，归经取穴施法而达到调气血、通经络，使人体脏腑经络功能恢复正常。此外，按摩推拿手法尚可通过手法技巧直接作用于皮肉筋骨，纠治"筋出槽、骨错缝"等筋骨损伤而滑利骨节，达到筋顺骨正而动摇自如等。

作为中国传统医学的组成部分，推拿疗法作用机制发于其本源学术特性，但随着时代的发展，在现代医学的启示下，20世纪50年代以来，学者们对现代医学科学技术及相关学科理论加以认识研究，推拿疗法作用机制尽管尚未能被全面揭示，却也取得不少研究成果。如通过对推拿疗法施治后血液中部分生化成分变化的研究，发现推拿疗法可降低血浆中 5- 羟色胺等致痛物质、提高血清中内啡肽等镇痛物质含量以及使红细胞、白细胞、血红蛋白等的数量增加，等等，从而在一定程度上认识了本疗法的镇痛机制及对血液系统的影响等。又如，通过采用电生理指标、肌电图、脑电图、脊髓诱发电位等实验研究手段，发现本疗法可影响丘脑、皮质的电活动，抑制节段性、神经反射性肌电活动，兴奋病变的神经、肌肉组织等。再如对木糖排泄率与胃泌素量变化的研究，发现

本疗法可提高木糖排泄率及降低胃泌素，促进小肠吸收功能等。虽然推拿疗法作用机制较复杂，但可以说其作用机制是以力学作用为主，通过施法时作用力完成做功过程，一方面直接作用于人体局部，另一方面转换成各种形式的能作为相应的信息载体影响某一器官或系统，也就是通过生物电、生物场及热电效应的综合作用，改善血液循环，促进机体新陈代谢，兴奋或抑制神经活动，增强机体免疫功能，从而达到医疗目的。

随着世界范围内对非药物疗法的越发重视，古老的中医推拿疗法以其神奇的疗效而为世人所热衷，推拿疗法作用机制也势必为未来大量的现代研究成果所揭示。

第二节　推拿手法

推拿疗法作为一种非药物疗法，其特色在于通过一系列动作技巧作用于机体上而达到医疗目的，这一系列动作技巧即称为推拿手法。推拿手法在数千年发展过程中，经过历代医家的反复临床实践总结、改造创新，已从远古时代简单的手法动作演化成丰富、系统的规范动作，并成为本疗法的核心组成内容。作为传统医学的重要组成部分，推拿手法受到中华民族文化科学特色的影响，在命名上极为繁芜复杂，或以动作性质而名，如按、推、揉等；或以手法应用而称，如正骨手法、理筋手法等；或以手法效应而论，如补、泻、通等；或以动作形象类比而取，如二龙戏珠、黄蜂入洞等。近代，部分学者积极致力于手法的分门别类，目前较为普遍的分类命名即以动作形态、特点而划归，如摆动类手法，指缠、㨰等；摩擦类手法，指摩、推等；振动类手法，指抖、振等；挤压类手法，指按、压等；叩击类手法，指拍、打等；运动关节类手法，指摇、扳等。

作为手法，其实质即为"动力形式"，由手法动作时产生的一定大小、频率、速度、方向组合的动态力形式，通过电子计算机提供的"三维同轴曲线图"可观察到手法动作的周期、频率、力的取向与比值等运动学特征的数据及动作手法波的初项角、基强度、主峰强度、功率谱、频率谱等运动学参数等，从而决定了手法分类应是客观的而不是主观的。因此，手法的分类命名等将是一个需要深入探索的问题。基于编写介绍之便，试将推拿手法分为基础手法和复合手法。基础手法即指各种单一动作所形成的手法，如按、点、揉、抖等，其中又分为以突出动态力的大小、方向组合的压力类和以突出动态力频率、速度的运动类。复合手法即指由两种或两种以上手法组合而成的动作手法。

一、推拿基础手法

推拿基础手法见于文字记述的不下百余种，本节去芜存菁，选取临床常用基础手法

介绍如下。

（一）压力类手法

1. 按法

按法是以一手指指腹或手掌掌心，或以双手拇指重叠或双手掌心重叠置于受术部位，静止不动而后逐渐用力，以受术者耐受为限，再慢慢放松。按法具有疏通经络、活血止痛、开通闭塞之功效，适用于头痛、胃脘痛、腰腿痛及肢体酸痛麻木等病症。按法是起源最早的按摩推拿手法之一，在临床上仍广泛应用。若以拇指按压即称为指按法；若以手掌按压即称为掌按法；若以手握拳将拳面作为着力面即为拳按法；若术者一手屈肘以肘尖为着力面施法即为肘按法；若与揉法结合应用即称按揉法。

2. 压法

压法是以拇指指腹前半部或手掌掌根处或肘尖置于受术部位，附定后逐渐让自身的体重移到着力处，使力量垂直透入受术部，以患者耐受度为限，然后放松。压法具有舒筋解痉、活血止痛之功效，适用于痛性病症。

3. 捺法

捺法是以单指指端垂直于受术部位，用力向下骤然而收，似一紧一松之按压。捺法具有开窍通经、舒筋止痛的功效，适用于气滞诸症。

4. 颤法

颤法是以单手或双手的手掌或掌指自然伸直平贴于受术部位，将力贯于手及臂部，用腕部连同臂部做左右急骤而细微的摆动。颤法具有理气活血、消除郁闷、除积导滞、解除粘连、松弛肌筋、开导放松等功效，适用于脘腹胀满、消化不良、腹部术后肠粘连等病症。

5. 振法

振法是以手指或手掌着力于受术部位，前臂和手部肌肉强力地静止性用力，产生快速震颤。振法具有祛瘀消积、和中理气、消食导滞、调节胃肠功能等功效，适用于胃肠功能紊乱等症。

6. 点法

点法是以手指伸直，将力贯注于指端，着力于受术部位，持续或间断地进行点按，或以关节骨突部（如指间关节骨突部、肘尖等）着力于受术部位进行重力点按。点法具有通经活络、活血止痛、调和阴阳、开通闭塞等功效，适用于头痛头胀、脘腹挛痛、腰腿痛等病症。

7. 掐法

掐法是以拇指端指甲缘按于受术部位或以拇指和示指相对钳住受术部位，将力贯注于指端，持续或间断地用力点掐，以局部酸胀为度。掐法具有开窍醒神、回阳救逆、祛风散寒、温经通络、兴奋神经等功效，适用于昏迷不醒、中风不语、半身不遂、癔症发作等病症。

8. 镇法

镇法是以拇指螺纹面或肘关节的后突起部在受术处垂直用力下压，静止不动维持约2分钟后缓缓收起。镇法具有镇静止痛、解除痉挛的功效，适用于软组织急性损伤疼痛剧烈者。

9. 挤法

挤法是以单手或双手的拇指与示指端（或双手掌心）相对，着力于受术部位，进行一紧一松的相对挤压。挤法具有调节阴阳、疏通经络、活血化瘀、消肿止痛及整复小关节错乱等功效，适用于头晕头痛、肢体麻木、关节酸痛及软组织瘀血肿痛、气闭、气胀、肌筋扭错及小关节紊乱等症。

10. 拧法

拧法是以拇指螺纹面和屈曲的示指桡侧面（或屈曲的示指和中指）张开如钳形，挟住受术部位的皮肤，拧紧扯拉又迅速放开，反复操作以皮肤出现紫红色为度。拧法具有发散解表、祛风散寒、退热止痛、健脾和胃等功效，适用于中暑、外感风寒、晕车、晕船、恶心、呕吐及小儿发热、惊吓、脾胃不和等症。拧法广泛流传于民间，临床上常用于治疗痧症，操作过程中手指须蘸清水以保持局部皮肤湿润。

11. 捏法

捏法是以单手或双手的拇指与示指、中指或拇指与其余四指相对呈钳形，着力于施术部位，逐渐用力内收，进行相对挤压，反复操作以局部舒适而有温热感为度。捏法具有调整阴阳、行气活血、舒筋通络、健脾和胃等功效，适用于腰腿疼痛、肢体麻木及痿弱废用、小儿疳积、发热、食欲缺乏、消化不良等症。捏法是最古老的推拿手法之一，其操作与拿法相近，主要区别在于捏法单捏而不上提。

12. 拿法

拿法是以单手或双手的拇指与示指、中指或拇指与其余四指相对呈钳状，着力于受术部位，逐渐用力内收，做有节律的一紧一松地提拿揉捏动作，以受术者有酸胀感为度。拿法具有疏通经络、祛风散寒、开窍止痛、顺气活血、缓解痉挛、消除疲劳等功效，适用于头痛、项强、四肢关节及肌肉酸痛、神经衰弱、胃肠功能紊乱等症。

13. 撮法

撮法是以一手掌指关系屈曲，五指靠拢微分，置于受术部，然后用力抓拢受术部位，稍维持片刻而后放松。撮法具有祛风解表的作用，适用于风寒感冒等病症，多用于腹部，适合小儿。

14. 抓法

抓法是以单手或双手指掌平贴于施术部位，先以掌根施压力，再以掌根与指端的对合力将局部皮肉肌筋握于掌指内，然后掌根抬起使皮肉肌筋逐渐自掌内松脱滑出，反复操作以局部有酸麻感为度。抓法具有调和阴阳、通经活络、祛风散寒、解表发汗、镇静止痛等功效，适用于头晕、头痛、外感风寒、肩背四肢酸痛、肌肤麻木等症。

15. 揪法

揪法是以拇指指腹与示指指腹或其第二指关节桡侧偏峰，或用拇指与示指、中指指腹对合呈钳状，挟住施术部位的皮肤、肌筋做快速的捏提捏拉，随即使皮肤肌筋从掌内松脱滑出，反复操作以局部皮肤潮红为度。揪法具有引邪外出、祛风散寒、清热解表、解痉止痛、疏通皮部的作用，适用于头痛、咽喉肿痛、声音嘶哑、肩背酸痛、肢体乏力、身热不退、颈项强痛等症。

16. 合法

合法是以双手指掌面或以单手拇、示指指腹分别着力于施术部位的两侧，然后均匀而持续地向中心点合拢，起手时用力轻，合拢过程中力量逐渐加重。合法具有调和气血、健脾和胃、平衡阴阳、扶助正气、解热散寒、通经活络等功效，适用于阴阳失调、气血不足、气郁不舒及小儿消化不良、呕吐、泄泻等症。

17. 分法

分法是以双手指腹或手掌着力于受术部位，做上下或左右的直线分开动作，力量由重而轻，反复操作。分法具有通经活络、活血散瘀、开胸顺气等功效，适用于头痛头胀、胸闷气滞、瘀血肿痛、脘腹胀满等症。

18. 疏法

疏法是以单手或双手的指腹或掌心轻置受术部位，然后向受术部位垂直用力且向受术部位离心方向快速稍稍移动而放松，反复操作。疏法具有疏通经络、消散瘀血的功效，适用于气滞血瘀等症。

19. 捻法

捻法是以拇指和示指的螺纹面捏住受术部位的肢体或皮肉、肌筋，以两手指的对合力对称着力进行均匀的左右捻转。捻法具有疏通皮部、通经活络、祛风止痛、疏通关节等功效，适用于关节损伤疼痛、肿胀、屈伸不利及皮神经炎等痛症。

20. 搽法

搽法是以单手或双手自然屈曲似握空拳，用手背近小指侧部位或小指、环指、中指的掌指关节部分吸定受术部位，以肘为支点，前臂做主动摆动，带动腕部做屈伸和前臂旋转的复合运动。搽法具有舒筋活血、滑利关节、缓解肌肉及韧带痉挛、增强肌肉及韧带活动能力、促进血液循环、消除肌肉疲劳等功效，适用于风湿酸痛、麻木不仁、肢体瘫痪、运动功能障碍等病症。

21. 散法

散法是以一手的手掌根轻置于受术部位，稍用力使掌根紧贴皮肤，然后用力做腕掌部快速的左右移动使受术部位皮肉随之而动。散法具有舒筋活血、散瘀消肿、解痉止痛等功效，适用于风寒痹痛、筋肉拘紧等病症。

（二）足动类手法

1. 擦法

擦法是以手指或手掌面、大鱼际部及小鱼际部紧贴于受术部位，做直线往返的摩擦，以局部皮肤微红温热为度。擦法具有温经通络、行气活血、消肿止痛、健脾和胃、祛风散寒等功效，适用于内脏虚损及气血功能失常等病症。

2. 抹法

抹法是以单手或双手拇指螺纹面紧贴受术部位的皮肤，将力集中于拇指指腹做上下左右或弧形曲线的往返移动。抹法具有开窍镇静、醒脑明目、舒筋活血等功效，适用于头痛、头胀、失眠、指掌发麻等症。

3. 推法

推法是以指、掌或肘部附着于受术部位，施以一定的压力并沿一定的方向做有节律的直线或弧线推进。推法具有疏通经络、行气消瘀、调和气血、健脾和胃等功效，适用于四肢关节酸痛、瘀血肿胀、脾胃虚弱、腹痛、泄泻等病症。推法是临床上普遍应用的手法之一，可分为平推法、直推法、分推法、合推法等。

4. 运法

运法是以拇指指腹或手掌掌面吸附于受术部位，在前臂及腕关节的带动下做弧形或环形的反复旋运摩动。运法具有行气通经、活络消肿、消胀疏筋、退热等功效，适用于脘腹胀满、恶心、呕吐、大便秘结、外感风寒及消化不良等症。

5. 刮法

刮法是以指端、关节骨突部或使用按摩器具着力于施术部位进行横形或直线的反复刮拭，以局部皮肤红紫或青紫为度。刮法具有温经通络、祛风散寒、松筋活血、解痉止痛、退热解闭等功效，适用于头痛发热、风寒感冒、气滞气闭、暑症、痧症及小儿发热、疳积等症。刮法在民间流传甚广，可使用多种按摩器具如汤匙、硬币、羚羊角、犀牛角等，多蘸水刮拭。

6. 摩法

摩法是以单手或双手掌心或指腹、掌根吸定受术部位，在腕关节连同前臂的带动下做环形或半环形的持续连贯有节奏的抚摩动作。摩法具有温经活络、调和气血、祛瘀消肿止痛、消炎退热、祛寒消积导滞等功效，适用于脘腹胀满、肢体麻木肿痛、消化不良等病症。摩法是临床最常用的手法之一，可分为指摩法和掌摩法等。摩法还常配以药膏进行操作，称为膏摩法。现代研究表明摩法可使局部和全身兴奋性降低，有镇静、止痛、麻醉等作用。

7. 揉法

揉法是以单指吸定某一穴位做连续的旋转回环或以掌根、鱼际、掌心吸定受术部位以臂带动腕部做灵活自如的旋动。揉法具有温经散寒、活血化瘀、理气松肌、消肿止痛、调和气血、疏经活络、宽胸理气、消食导滞等功效，适用于脘腹胀痛、胸胁胀闷、外伤红肿等症。

8. 搓法

搓法是以手指或掌或掌根着力于受术部位相对用力，进行快速一前一后的交替搓动，边搓边移，上下左右往返交替进行。搓法具有疏通经络、活血止痛、调和气血、舒理肌筋、祛风散寒等功效，适用于肢体痹痛、肩背酸痛、头痛、胸闷等症。

9. 拭法

拭法是以手掌或指腹置于受术部做直线或螺旋形的反复摩擦，使力透皮下，以皮肤红热为度。拭法具有温通经络、祛风散寒、行气活血等功效，适用于颈项僵硬、肢体痹痛麻木等病症。

10. 捋法

捋法是以一手握肢体远端，另一手贴实受术肢体用力进行快速而急促的滑移。捋法具有疏通血脉、通经和气、解痉散寒等功效，适用于四肢冷痛、肢体麻木等病症。

11. 顺法

顺法是以一手扶定受术部，另一手拇、示指分开以虎口区贴于受术处用力向近心端移动。顺法具有理筋顺气等功效，适用于软组织损伤所致诸症。

12. 牵法

牵法是以双手配合用力固定住受术部末端，然后沿受术部的轴线方向用力并持续2~3分钟，使受术处呈绷紧状态。牵法具有通畅经脉、解除痉挛的功效，适用于筋骨伤损等病症。

13. 顿法

顿法是以拇指放置在受术部一侧，示指屈曲并以中指置于拇指对侧徐徐用力，再骤然向一侧用力移动，使受术部有随之移动的趋势，而后放松。顿法有活气血、通经络等功效，适用于局部肌肤麻木、气血闭塞等病症。

14. 扯法

扯法是握住受术者肢体远端，先摇动放松，同时将肢体向正常的功能范围内牵拉，使肢体伸直，然后突施寸劲做左右、上下、前后的扯动。扯法具有滑利关节、解除粘连、活血化瘀、理肌开筋、消炎止痛、通经活络等功效，适用于关节扭伤、挫岔、扭闪等病症。

15. 拨法

拨法是以手指深按于受术部上筋肉、肌腱的一侧，顺筋肉、肌腱走行的垂直方向用力按而拨动之，亦可沿筋肉的一端依次向另一端移动弹拨，均以局部产生酸、麻、胀感为宜。拨法具有解痉止痛、松解粘连等功效，适用于四肢扭伤、肌筋痉挛等病症。

16. 摇法

摇法是以一手握持关节近端肢体，另一手握持关节远端肢体，做生理范围内的缓和的环转运动。摇法具有滑利关节、松解粘连、增强关节功能等功效，适用于关节僵直、肢体屈曲不利等病症。摇法是临床常用手法，据施术部位不同可分为摇肩法、摇颈法、摇髋法、摇踝法等。

17. 抖法

抖法以单手或双手握住受术肢体远端，先令受术者放松，然后施以柔和的力量做连续小幅度的上下颤动。抖法具有舒筋通络、滑利关节、解除粘连等功效，适用于腰腿痛、肩周炎等病症。

18. 扳法

扳法以一手握住或扶定关节一端，另一手握住关节另一端，双手向同一方向或相反方向用力，做不超过正常生理范围的缓慢或突发性的扳动动作使关节伸展或旋动。扳法具有整复小关节紊乱、调整经脉的功效，适用于颈肩腰腿痛等病症。扳法是临床常用手法，视受术部位不同可分为颈项部扳法、胸背部扳法、腰部扳法、肩关节扳法、肘关节扳法、腕关节扳法、踝关节扳法等。

19. 背法

背法是指施术者与受术者背靠背站立，两肘套住受术者肘弯并使其背部贴住术者背部，然后弯腰屈膝挺臀使受术者悬空而起，同时施术者快速伸膝挺臀以臀部着力颤动或摇动受术者腰部数次。背法具有顺肌理筋、通利腰脊等功效，适用于腰扭伤、腰椎后关节紊乱等病症。

20. 击法

击法以单手或双手的五指并拢稍曲，用诸指腹及鱼际部借腕关节自然屈伸摆动带动掌指着力于受术部位，进行轻快而有节奏的叩打。击法具有调和气血、活血化瘀等功效，适用于风湿痹痛、肌肉萎缩等病症。

21. 叩法

叩法以一手平置于受术部，另一手握虚拳击打前手背。叩法具有通经络、展肌筋等功效，适用于肩背疼痛、神经麻木等病症。

22. 捶法

捶法以单手或双手握拳，在臂力带动下以尺侧有节奏地借惯性力缓慢而轻松地击打。捶法具有活血止痛、祛风散寒等功效，适用于劳损伤痛、风寒麻痛等病症。

23. 劈法

劈法以单手或双手手指虚并，用尺侧掌指部有节奏地在腕关节带动下自然摆动，垂直击打受术部。劈法具有开导放松、消除痉挛等功效，适用于肩背酸痛、咳嗽、气喘等病症。

24. 啄法

啄法以手指自然屈曲或五指并拢，指端并齐，通过腕关节的屈伸摆动用指端击打受术部位。啄法具有活血通经、祛风散邪等功效，适用于头晕、头痛、胸胁胀痛、肢体麻木等病症。

25. 弹法

弹法以示指指甲驳抵于中指指腹或抵于拇指指腹，用指的驳动爆发力驳开中指或拇指，使示指指甲突然着力于受术部。弹法具有点穴开筋、调和气血的功效，适用于气血瘀滞所致诸症。

二、推拿复合手法

推拿复合手法由两种或两种以上基础手法视临床运用需要而有机组合形成，复合手法难以计数，各家各派各不相同，甚则不同术者均各不相同，但最根本的还是对基础手法的灵活选择运用，辨证之中巧随心生、法形于手，本节即不赘述。尚须一提的是，儿科临床按摩中的一些复合手法，虽然也如上所述，但是这些手法随着小儿按摩分支系统的形成而固定并被一致运用且有其特定的名称，故此择其要而介绍如下。

1. 猿猴摘果

猿猴摘果是以双手示指、中指侧面分别夹住患儿两耳尖向上提 10~20 下，再捏两耳垂向下扯 10~20 下。作用：行气化痰，健脾胃，镇惊。

2. 丹凤摇尾

丹凤摇尾以一手拇指、示指按捏内、外劳宫，再用另一手拇指指甲先掐患儿中指端，再摇动其中指，各 10~20 下。作用：和气血，镇惊。

3. 二龙戏珠

二龙戏珠以左手持患儿手腕，使其掌心向上，前臂伸直，右手示指、中指自患儿总筋穴起，交互向上按，直至曲池穴为一遍，按 20~30 遍。作用：调气和血，镇惊解搐。

4. 凤凰鼓翅

凤凰鼓翅以一手托患儿肘部，另一手握患儿腕部，用拇指、示指分别按掐患儿腕

部桡、尺骨头前凹陷中左右摇动，摇 20~30
下。作用：除痰醒神，调和气血。

5. 凤凰展翅

凤凰展翅以两手拇指甲掐患儿的精宁、
威灵二穴，两手示指、中指夹住患儿腕部上
下摇动，摇 20~50 下。作用：温肺经，舒喘
胀，除惊悸，救暴亡，除噎膈。

6. 飞经走气

飞经走气以一手拿住患儿一手四指不
动，再以另一手四指自曲池起往下按、跳，
至总筋处数次。然后一手拿住患儿阴池、阳
池二穴，另一手将患儿一手四指自上往下，
一屈一伸，连续 20~50 次。作用：行一身之
气，清肺化痰。

7. 赤凤点头

赤凤点头以一手拿患儿肘部，另一手拿
患儿中指上下摇动，摇 20~30 下。作用：通
关顺气，补血宁心。

8. 凤凰单展翅

凤凰单展翅以一手捏患儿腕部，另一手
拿捏内、外劳宫摇动，摇 10~20 下。作用：
顺气和血，温经补虚。

9. 打马过天河

打马过天河以一手拇指腹揉内劳宫后，
再以示指、中指并拢，用中、末节指腹着
力，自内关经间使，循天河向上，一起一落
弹打到洪池穴为一遍，打 10~20 遍。亦可用
拇指、中指由内关起，循天河弹至洪池穴。
作用：通经行气，利关节。

10. 苍龙摆尾

苍龙摆尾以一手托患儿肘部，另一手拿
患儿食指、中指、环指、小指，左右摆动，
摆 20~30 下。作用：退热、通便、开胸。

11. 孤雁游飞

孤雁游飞以一手拇指自患儿脾经开始，
经脾下、三关、六腑、内劳宫还转至脾经
为一遍，推 10~20 遍。作用：和气血，消
肿胀。

12. 取天河水

取天河水用手蘸冷水，由肘弯洪池穴推
至内劳宫，推 100~200 次。作用：清热。

13. 引水上天河

引水上天河将凉水滴于腕横纹处，用
一手逐一拍打至洪池穴，边拍打，边对之吹
气，做 20~30 次。作用：清火退热。

14. 老汉扳缯

老汉扳缯以一手拇指掐住患儿拇指根
处，另一手掐捏脾经，并摇动其拇指 20~40
下。作用：健脾消食。

15. 天门入虎口

天门入虎口以一手托患儿掌背，另一手
示指、中指夹住患儿四指根部，用另一手拇
指指腹着力推之，续揉扳门穴 30~60 次。作
用：温经散寒，止吐泻。

16. 乌龙摆尾

乌龙摆尾以一手拿住患儿肘处，另一手
拿患儿小指摇动，摇 20~30 下。作用：开闭
塞，通二便。

17. 双龙摆尾

双龙摆尾以一手托患儿肘部，另一手拿
患儿示指、小指，并左右摇动如摆尾状，摇
20~30 下。作用：退热，开胸，通畅。

三、推拿手法操作要求

手法作为推拿疗法防治疾病的最主要手
段，直接影响着临床疗效，所以运用推拿疗
法须首先明确手法操作要求。

（一）手法的基本技术要求

虽然手法多种多样且技巧不同，但只要
是按摩推拿手法，就应具备持久、有力、均
匀、柔和的基本要求，从而"深透"达到操
作目的。"持久"指手法操作时应保持动作
和作用力的连贯性并持续一定的时间，"有
力"指手法操作的作用力应具有一定的量并
因临床具体情况而定，"均匀"指手法操作

时轻重快慢应有节律，"柔和"指手法操作应温柔灵活且力量缓和而不粗暴生硬。手法是一种动作技巧，在上述要求指导下按各种手法具体形式，通过长期规范的训练，才能纯熟灵巧，临证施法轻而不浮、重而不滞、快而不乱、慢而不断、刚中见柔、柔中见刚，从而使手法效应传于内即"深透"达到手法操作目的。

（二）手法的临床施法要求

手法的临床施法要求，除遵循中国传统医学治则治法的基本要求外，尚应注意做到手法操作时身随手动，手到眼到，灵活掌握手法操作的次序、时间、强度及体位等。

（三）手法的术者体能要求

除上述手法操作要求外，术者的体能素质也是每种良好、有效的手法操作之必要要求，推拿疗法多通过练功以强筋壮骨，从而达到提高体能素质的目的。练功的形式有导引气功、武术拳操等及手法的练习。手法练习有助于达到纯熟规范的手法操作。导引气功及武术拳操等则既使指、腕、臂、腰、腿部分量的增强而有助于手法的深透，又使术者具有良好的体能素质而提高手法效应。

（四）手法的补泻操作要求

扶正祛邪、补虚泻实是中国传统医学的重要治则之一，推拿疗法则是通过手法的不同操作而达到临床上的"补"与"泻"，手法不分补泻，则很难取得临床疗效。手法的补泻操作要求常有手法轻徐为补，重疾为泻；顺经为补，逆经为泻；向心为补，离心为泻；由外而里为补，由里而外为泻；推上为补，推下为泻；顺时针旋转为补，逆时针旋转为泻；等等。

第三节　推拿疗法分支与流派特色

推拿疗法源远流长，在数千年的发展中，受社会变革、地域人情、传统思想等因素影响，产生了诸多的学术分支和众多的流派。在漫长的历史岁月中，限于客观因素，许多学术分支和流派未能得到发展和继承而淹没在时间的长河中，现存的学术分支与流派大都产生于明清时期或近代。学术分支和流派无疑丰富着推拿疗法的内容并促进疗法的发展，了解学术分支与流派，有助于全面认识推拿疗法。本节就主要学术分支与流派特色简介如下。

1. 保健推拿

保健推拿指以保健养生为目的的推拿疗法，可自身操作，常结合导引、练功等方法形成操作套路。保健推拿可溯源至魏晋南北朝，其形成与当时处于乱世中人们趋求隐修养生风气有密切关系。明清时期，保健推拿盛行，这时期的许多医籍均有载述，如明代胡文焕的《格致丛书》、周覆靖的《夷门广牍》、曹士衍的《保生秘要》、清代高濂的《遵生八笺》、王祖源的《内功图说》等。保健推拿方法较多，但常见是以摩、揉、擦、拿等手法在全身或局部上操作并活动肢体而达到保健目的，如清代方开所云"故通和上下，分理阴阳……驱外感之诸邪，消内生之百症"。

2. 介质推拿

介质推拿亦称"膏摩法""药摩法"，指以相应剂型的药物作为介质进行按摩推拿，有着中药外治与按摩推拿的双重作用，早在秦汉时期即见记述，汉代张仲景《金匮要略》"……即导引、吐纳、针灸、膏摩，勿令九窍闭塞。"清代吴师机论述了"外治之理，即内治之理"，撰成《理瀹骈文》一书，拓宽了用作介质的药物剂型及用途，丰富、发展了介质按摩。介质按摩用作介质的药物剂型有膏、散、酒、汤、水、蜜等，药物组方众多，集摩、揉、擦、抹等手法作用于机体而发挥疗效，并有助于滑润皮肤，较适用于老年人、小儿、妇女及体弱者。

3. 正骨推拿

正骨推拿亦称伤科推拿，指以推拿疗法防治骨伤科疾病。唐代蔺道人的《仙授理伤续断秘方》一书首次总结了在骨伤科中的"拔伸""撙捺"等正骨按摩手法，其后，元代危亦林的《世医得效方》、明代朱橚的《普济方》等更多地提及用于整复骨折、脱位的手法，至清代吴谦《医宗金鉴》"手法者，诚正骨之首务哉"及"摸、接、端、提、按、摩、推、拿"八法的提出使正骨按摩趋于系统，并在晚清因武术伤科的盛行而完善。正骨按摩多将手法分为正骨手法、上骱手法和理筋手法三类，主要治疗骨折、脱位及软组织损伤等骨伤科疾患，成为中医骨伤科特色之一。

4. 小儿推拿

小儿推拿指应用于小儿科的推拿疗法，盛行于明清时期，同时期有众多的相关医著，如明代龚云林《小儿推拿方脉活婴秘旨全书》、清代熊应雄《小儿推拿广意》。小儿推拿强调手法平稳着实、轻快柔和，具有丰富的复合手法且沿用至今，着重手法的补泻，要求在相应的小儿体穴辨证施法等。小儿推拿分支的形成，对推动当时推拿疗法的发展有积极意义。

5. 运动推拿

运动推拿主要用于体育界以增强运动员肌力、消除疲劳、提高运动成绩及预防运动损伤。运动按摩有赛前按摩、赛后按摩等形式，前者多用揉捏、提弹等手法形成短促强刺激，后者多以揉摩、推按、拿抖等手法轻柔操作，施法以全身和局部肌群为重点并强调沿静脉向心方向操作。

6. 外科推拿

外科推拿指以推拿疗法治疗中医外科疾患，于清末形成疗法分支，如清代的《一指定禅》介绍了数十种中医外科疾患的有关治法。外科推拿多以循经取穴与局部取穴相结合而施以推、揉、点、掐等手法，适用于疔、疮、痈、疽及痔、创口溃烂不愈等病症。虽然外科推拿有其局限性，但作为疗法的分支，对进行疗法的学术研究仍有着启迪作用。

7. 眼科推拿

眼科推拿即治疗眼科病的推拿疗法分支，形成于清代，清代唐元瑞《按摩指南》总结出"各眼疾推法六十一条"。眼科推拿多以脏腑经络辨证施法，分阴阳、重补泻，手法有推、揉、掐、运、按、搓、点等多种。近代，眼科推拿无明显发展。

8. 特定穴位推拿

特定穴位推拿常指在耳、胸、手、臂、足等部位特定穴位及区域施术的推拿疗法，是中国传统医学中的经络学说、脏腑学说等基础理论与现代医学理论相结合而指导、运用推拿疗法所衍生的疗法。耳穴按摩是在耳廓上探查反应点并取穴施以按、压、揉、掐等手法，取穴主要依据我国耳穴分布图及国际标准耳穴图等。胸穴按摩是在胸廓表面的胸穴上施以按压、推颤等手法。胸穴是根据体壁内脏相关理论而提出，多分布在胸胁部骨骼表面或边缘，与节段性神经支配有关，手法操作有按压和滑动按压两种，主要适用于治疗急性头痛、胸痛、腹痛及颈肩腰背痛等。手穴按摩是在手部经穴、特定穴和全息反射区域上施以按、揉、推等手法，其特定穴多参考"手针疗法"的穴位。臂穴按摩是在手臂部穴位上施以揉点、推拨等方法，由青海任治平医师于 20 世纪 70 年代提出，臂穴包括经穴及具有治疗作用的区域即"穴位系统"。足穴按摩是在足部经穴、特定穴及反射区上施以推、点、揉、擦等手法，常要求每天施法 1~4 次并要求多饮水，等等。总之，特定穴位按摩作为推拿疗法的新分支，尚有待完善与普及。

9. 推拿麻醉

推拿麻醉是在需手术者相应穴位上施法以达到镇痛效果，使受术者在意识完全清醒状态下接受手术治疗的方法，是一种根据推拿疗法镇痛等机制而运用于麻醉领域的新分支，常用按、揉、点、掐等手法，可应用于普外科、口腔科、妇科、骨科等部分手术麻醉。推拿麻醉因存在镇痛不全等问题而未广泛开展，但作为一种新分支，有着积极意义，并有待深入研究。

10. 捏脊术

捏脊术源出晋代的《肘后方》，盛行于明清时期。捏脊术适用于治疗小儿疳积及小儿先天不足、后天失调所致儿科诸疾和高血压、月经不调等病症，普遍以捏、拿、推、捻、提、揉、按等手法在受术者背部自上而下，由下而上反复操作。捏脊术是推拿疗法的特色分支之一，在现代仍有广阔的发展前景，有待开拓。

11. 挤拧术

挤拧术是散在民间的推拿疗法分支之一，仅以挤、拧手法沿受术者颈肩、背、头面、前颈、胸腰及四肢部反复施术直至局部皮表呈现点状、直线状、横线状及片状红斑为止，具有较强的疏通经络、振奋阳气、扶正祛邪作用，多适用于胸闷气塞、头痛呕吐等外感急症，与刮痧疗法有密切联系。

12. 振颤术

振颤术是散在民间气功、武术界的推拿疗法分支之一，主要以指或掌施行振颤手法产生振颤波动而调整人体功能，消除病邪，

常配合揉、搓、抹、推等手法，适用于治疗神经官能症、软组织伤损及胃下垂、小儿遗尿等病症。

13. 一指禅推拿流派

"一指禅"意为万物归一，是佛教禅宗用语，借以命名一指禅推拿疗法流派。一指禅推拿流派有史可究始于清末河南李鉴臣，传于江苏丁凤山，再传扬州王松山及丁树山等十数人，广泛流行于江浙一带，是近代推拿疗法最有影响的流派之一。一指禅推拿流派以一指禅推法为特色手法，其操作要求沉肩垂肘悬腕、指实掌虚，以拇指端为吸附点以腕部之力来回摆动而带动拇指指间关节的屈伸达到"紧推慢移"境界。此外，尚有拿、揉、缠、按、摩、摇、搓、捻、擦、抖等多种流派手法，强调手法以柔和为贵，遵循"指穴道、走经络"，具有舒筋通络、调和营卫、行气和血等功效，适用于治疗内科杂病、胃肠疾病及筋骨伤损等。另外，该流派重视练功，以"易筋经十二势"为主要形式。流派学术著作有《一指阳春》《一指定禅》等。

14. 脏腑推拿流派

脏腑推拿流派始于清末河北雄县王文，源于游方道人所传赠之《推按精义》，后由王文嫡传徒弟王雅儒推广流传。脏腑推按流派以脏腑经络学说为基础，强调通畅人体脏腑气血且尤重调理气分，流派手法有点、压、推、按、拔、调、补、泻、分、扣等，适用于治疗内、妇、儿、骨伤各科疾患。此外，该流派独创"阑门穴"，调理该穴以贯通人体上下气机为流派特色之一。流派学术著作有《按摩疗法脏腑图点穴法》《脏腑经络按摩》《脏腑点穴按摩》等。

15. 内功推拿流派

内功推拿流派是我国北方主要的推拿疗法流派，在清末流行，以山东济宁李树嘉为可考传人，再传马万起，后传李锡九等人。

流派特色手法为平推法，具有较强的温通疏经作用，其他手法有拿、推、提、扫、击、劈、点、压、弹、拔、背等，手法特点是刚劲有力、连贯有序，临床治疗强调扶正祛邪，适用于治疗软组织损伤及高血压、肺气肿、痛经等病症。此外，流派特色尚表现在形成套路的常规操作方法及要求受术者锻炼"少林内功"的有关功法等。

16. 捏筋拍打流派

捏筋拍打流派源于"易筋经"，近代流行于河南、河北、山东及东北地区，主在武术修炼者中世代相授或师徒相传。流派特色在于通过以木棒、沙袋及铁丝网拍等器具拍打人体体表作用于十二皮部及经筋、经络等，同时结合手法施术于经脉、经筋等而达到行气止痛、活血化瘀、解痉止痛、疏通经络、调和气血、强筋壮骨的疗效，常用手法有捏、揉、拿、拨、点、压、擦、搓、推、刮、划、抖、扳、抓、摇、摆、挤、挟、折、打、掐、抠、引、拔等多种，适用于治疗范围广且尤宜于伤科。

17. 运气推拿流派

运气推拿流派源于气功，广泛流行于气功界。流派特色在于施术者在修炼小周天气功功法基础上在临证时将气运行至手部进行手法操作，常用手法有分、推、拿、按、擦等，适用于治疗内、外、妇科等各种病症。

18. 指针按摩流派

指针按摩流派起源早，如晋代葛洪《肘后方》所载"令爪其病人人中，取醒"，明代杨继洲《针灸大成》记载"……以手代针之神术也"，等等，历代相传，流行甚广。流派特色在于取针灸疗法之机制施推拿疗法之手法，着重补泻，法简效验。流派手法有点、掐、划、弹等，常多指并用施术。

19. 经穴推拿流派

经穴推拿流派以近代北京曹锡珍为代表，其师从清末御医孙仲选，传人众多，有《外伤中医按摩疗法》《中医按摩疗法》《防治按摩》等著作。经穴按摩流派强调"治病以治经为主，宁失穴勿失经"，施治以补、泻、和为三大法则，手法分为基础手法、古代八法、整形八法、运动八法、治脱臼八法及治筋八法等各类多种，适用于治疗临床各科病症且以伤科为主。

20. 点穴推拿流派

点穴推拿流派源于中国武术中的点穴术与武术伤科，其穴位与中医学腧穴不尽相同。明清时期普遍认为人体全身有108穴（36大穴、72小穴）等，并在"子午流注"等理论指导下以点穴推拿治疗因穴位伤损所致病症，流传甚广。流派手法主要有点、啄、按压、掐、拍打、叩击等，取穴除一些经穴、奇穴外，多为特定穴（即经验穴）。此外，尚有特定施法路线及区域，适用于治疗伤科病症及瘫痪、神经衰弱、头痛等内科杂病。

21. 腹诊推拿流派

腹诊推拿流派以近代河北骆俊昌为代表，骆氏承家传技艺并广博众家之长而创腹诊推拿，传人有其子骆竞洪、其孙骆仲遥等，流派著作有《实用中医推拿学》等。流派特色为以腹诊辨证选用手法，手法有推、拿、按、摩、捏、揉、搓、摇、引、重等，施治立治法、分补泻，提倡手法配伍，适用于治疗临床各科病症。

限于篇幅，未能对诸流派多予介绍，挂一漏万之述，尚祈读者、行家见谅。

第四节　推拿疗法临床适应证

1. 内科病症适应证

高血压，头痛，失眠，眩晕，胃脘痛，呃逆，便秘，泄泻，癃闭，尿频、遗尿，呕吐，感冒，哮喘，偏瘫，胃下垂，痹证，遗精，阳痿，面瘫。

2. 外科病症适应证

颈椎病，落枕，漏肩风，冈上肌肌腱炎，冈上肌肌腱钙化，网球肘，肱骨内上髁炎，肘部扭挫伤，桡骨茎突腱鞘炎，腱鞘囊肿，腕关节扭伤与劳损，指部腱鞘炎，腕管综合征，梨状肌综合征，急性腰肌扭伤，慢性腰肌劳损，腰椎间盘突出症，胸胁屏伤，侧副韧带损伤，髌下脂肪垫损伤，创伤性滑膜炎，半月板损伤，踝关节扭伤，跟腱周围炎，足跟痛。

3. 妇科病症适应证

痛经，闭经，带下病，急性乳腺炎。

4. 儿科病症适应证

婴幼儿腹泻，小儿营养不良，上呼吸道感染，小儿支气管肺炎，夜啼，小儿麻痹后遗症，小儿肌性斜颈，小儿遗尿。

第五节　家庭保健与自我推拿技法

一、家庭保健技法

养生之术，保健之法，从古至今，实属繁多，为使易懂易学，现简述如下。

（一）拍打保健法

拍打保健法是用双手有节律地、轻重适度地拍击身体某些部位，通过神经反射作用和经络传感原理而达到健身作用的一种简易的保健方法。其具有通经活络、行气活血、消滞除瘀、强筋壮骨、防病强身的功用。

1. 拍击头面

先以两手指端叩击头顶和后枕部，继之以指面拍击前额、两颞和耳后头部两侧及颈后部，然后用两手示指弹拍两侧面颊，最后以两手示指尖插入两耳孔内，同时迅速拔出，如此9次。

功能：防治头痛、耳鸣、神经衰弱、面神经麻痹、脑动脉硬化、脑血栓等，具有醒脑明目、振奋精神、增强记忆力、健脑的作用。

2. 拍击胸腹

两足分开，和肩同宽站立，双手交叉下垂于腹前，以鼻深吸气，口缓缓呼气，吸气时双臂打开做扩胸，呼气时还原，如此反复进行9次，随后用两手呈空掌拍击胸部、腹部及小腹、小腹两侧。吸气时轻拍，呼气时稍重，拍3~4分钟。最后右手掌在胃脘部按顺时针方向轻快地拍击49次。

功能：宽胸下气，调理肠胃，强健五脏，防治胃肠功能紊乱、便秘等症。

3. 拍击胸胁

左臂上举曲呈半环形，握拳，拳心向外与眉齐。左足与右足呈丁字形，右手空掌拍击左侧胁肋部，由腋下拍击至侧腹部，两侧交替，3~4分钟，仍与呼吸相协调。

功能：疏肝利胆，疏理三焦，健脾益肾，兼治胆囊炎、胆石症等病症。

4. 拍击肩、腰背

站立位，一手下垂，另一手拍打（以空掌）对侧肩部18次，继之以指背及掌背拍击背部和腰部，均要与呼吸相协调，左右交替拍打约3分钟，注意肩部与腰部拍击力量均要轻。

功能：防治呼吸系统疾病，如肺气肿、老年慢性气管炎、支气管扩张、肺源性心脏病等。对于已经患有心血管疾病的中老年人，更应注意经常拍击腰背部。

5. 拍打尾骶

站立位，以两手的掌背拍击骶部、尾骨两侧以及臀部约2分钟，继之空掌拍击腹股沟部18次。

功能：可治前列腺疾病、性功能减退、便秘、痔等病症。

6. 拍击四肢

坐位，左臂下垂，掌心向右，以右手空掌拍击左肩关节与肘关节；继之左臂前平举，掌心先向下，然后向上，再用右手空掌拍击整个左臂。以同样的方法拍击右臂。拍打上臂后再拍击下肢，双掌分别放于大腿根部的内外侧，由大腿至小腿反复拍击。随后再拍击另一侧下肢，最后用双掌同时拍击两侧膝关节。

功能：改善肌组织的营养，保持肌肉的弹性和张力。防治关节炎、骨质增生、风湿痛、肌肉劳损等。

拍打保健最好在晨起后进行，一般每日1次即可。

（二）益肾固本保健法

腰为肾之府，主骨、藏精、纳气、生髓、主生殖、司二便，为先天之本，与脑之功能密切相关。带脉如带环束腰际，腰部负体重而动肾常虚，故宜补益之。古代养生家提出"养生之士，先保其精，精满则气壮，气壮则神旺，神旺则身健，身健则少病，内则五脏敷华，外则肌肤润泽，容颜光彩，耳目聪明，老当益壮矣"。故要获保健之效，必先益肾固本，这是强身延缓衰老的重要环节。

1. 技法操作

（1）搓擦腰部　两手掌撑开呈示指、中指、环指、小指并拢，拇指分开，虎口向下抵腰部两侧，以肾俞为中心，上至第十二肋下，下至臀、髋部，往返搓擦以发热为宜。

（2）点揉肾俞　双手同上，但虎口向上抵腰，双拇指点揉肾俞穴20次。

（3）点神阙、气海、关元　以右手示指点神阙，中指点气海，左手中指点关元穴，顺时针方向按揉1分钟，然后以手掌在腹部逆时针方向旋摩1分钟。

（4）点阴谷穴　两手扶膝，腿略外展，用双拇指分别点揉两侧阴谷穴约1分钟，继以双掌及指旋摩，顺时针、逆时针方向各60次，最后拍击数次。

（5）推胁肋　以右手指及掌自剑突下沿左胸胁肋骨下向外斜推，以透热为宜，再以同法斜推右侧。

（6）点劳宫穴　用右手拇指点左手内劳宫，示指点外劳宫，点揉约1分钟，再以同法点右手。

（7）浴面　双掌搓热，沿两侧面部向上推擦，同时深吸气，擦至头顶，重压一下，再向下擦，同时呼气，并出声如打哈欠状，如此反复9次。

（8）搓擦涌泉　以拇指在足底自足跟向足趾方向推60次，继之以鱼际擦涌泉，以透热为度。

（9）掌拍腰骶　屈臂于背后，以掌背于腰椎、骶椎往返交错拍击数下。

（10）转腰　平心静立，双手叉腰，腰部自左向后、右、前做回旋运动，两侧交替。回旋时两腿膝部勿屈，回旋的圈子要逐渐增大，上体伸直，少摇动，转16次。

2. 功用

久练此功可调节内分泌，平衡阴阳，稳定血压，生精益气，益脑健体。防治腰痛扭伤、腰肌劳损、坐骨神经痛、骨质增生、椎间盘突出症、遗精、遗尿、阳痿、早泄、前列腺炎、肾炎、形寒肢冷、肾虚不纳之哮喘、泄泻、月经不调等。

（三）健脾益胃保健法

中医学认为脾胃为人体后天之本。脾主运化以生气血，胃为水谷之海。五脏六腑均赖脾胃升化之精微以润养。脾胃在中焦，又是人体气机升降的枢纽。脾主升，胃主降，脾以升为健，胃以降为和。施予健脾益胃保健能增强脾胃功能，使清升浊降，气化功能正常，促进消化液分泌，食欲增加，促进营养吸收，从而身体康健。

技法操作：

（1）按摩胸腹　仰卧，左手覆于右手上，掌心向里，放于胸部，自左向右轻按摩胸部及上腹部，上下左右旋摩 60 次，再以同法反向旋摩。继以脐部为中心在下腹部做同样旋摩。

（2）点胸腹穴位　以右手中指、示指点揉巨阙、中脘、神阙、章门、天枢、气海、关元等穴，顺时针、逆时针方向各 60 次，继之以中指在神阙穴施予上下振动，自感腹部胀麻抖颤即可。

（3）捏提肚皮　两手同时以拇指、示指、中指三指自剑突下沿任脉直达小腹部，逐一捏提肚皮，并配以抖动，反复操作 3 遍。

（4）点足三里、血海　坐位，以右手中指点压右侧足三里穴，左手拇指点左侧血海穴，点揉 1 分钟，再以右手拇指点右侧血海穴，左手中指点压左侧足三里穴约 1 分钟。

（5）点脾俞　双手叉腰，以双拇指分别点揉背部两侧脾俞穴约 1 分钟。

（6）推擦三经　双掌分别放于大腿根部，拇指附着于大腿前内侧足太阴脾经处，示指附着于大腿前外侧足阳明胃经处，中指、环指附着于大腿外侧足少阳胆经处，循经推擦至膝上，如此反复推擦 60 次。

（7）推擦任脉　以右手掌面贴于剑突下，左手掌叠于其上，沿任脉由上向下推擦至中极穴，反复 30 次。

（四）全身保健法

本文介绍一种全身保健法。该功法功力强，收效快，有病可治病，无病可强身。

技法操作：

（1）丹田呼吸　端坐床边，平心静气，意念小腹（丹田）处均匀缓慢地呼吸，鼻吸口呼共 36 次。

（2）推山根　推山根穴 30 次（印堂下，鼻梁骨上）。

（3）轻揉内眦穴　两眼轻闭，以示指、拇指轻揉目内眦穴 36 次。以两手示指、中指由内向外分抹两上眼睑 9 次。紧闭双眼，突然猛睁，怒视前方。

（4）转睛　双眼顺时针及逆时针方向转动各 9 次。

（5）切眼眶　以双手拇指轻切上眼眶，由内向外，继之以示指轻切下眼眶各 3 遍。

（6）推印堂、神庭　以示指、中指并拢，由印堂向上推至神庭 6 次。

（7）按揉攒竹穴　以拇指同时点按揉双攒竹穴 30 次。

（8）揉太阳穴　以中指按揉双侧太阳穴 30 次。

（9）切按头部两侧　双手指屈曲切按头部两侧 3 遍。

（10）揉鼻通穴　以中指顺时针、逆时针方向按揉各 20 次。

（11）揉迎香穴　以中指顺时针、逆时针方向按揉各 20 次。

（12）固齿　双手拇指与示指分开，左手按下齿床，右手按上齿床，左右推动 7 次，上下推动 7 次。然后两手交叉，用中指在颊车穴处顺推 7 次，反推 7 次。

（13）点听宫穴　左右各点 9 次。

（14）点翳明、翳风穴　左右各点 9 次。

（15）揉头晕穴、百会穴：以中指顺时针、逆时针方向各揉 20 次。

（16）鸣天鼓、叩齿　两臂向上屈肘，两手掌紧按双耳，拇指按在风府穴上，余四指弹振后枕部 12 次；然后上、下齿相叩击 12 次。

（17）击顶　以右手掌轻拍击头顶 12 次。

（18）浴面　搓热双掌，沿两侧面部向上推擦，同时深吸气，擦至头顶，重压一下，再向下擦，同时呼气，并出声如打哈欠状，如此反复 9 次。

（19）横擦及直擦颈部　以手掌自第一颈椎横擦至第七颈椎，拇指分开，以虎口贴颈前由上向下直擦，分别进行 9 次。

（20）以上推拿完，接着做以下活动。

①点肩井：两臂左右平伸，吸气手向上，曲肘用中指分别猛点对侧肩井穴，反复 10 次。

②理三焦：两臂上举，双手相握，掌心向上，如撑天状，双目上视，同时足跟提起，然后足跟落地，身体以腰为中心转向左方，由左又转向右方 9 次，转回正面；弯腰，两手尽量向下触地，膝关节伸直，然后腰伸直，如此反复 9 次。要求动作缓慢，呼吸自然，立正站立。

③捶背胸腹：自然站立，腰向左右扭转的同时带动双手运动，一手掌拍胸、腹，另一手背拍背，由上向下反复进行 3 遍。

④捏揉四肢：自然站立，以一手捏揉另一上肢，由近端捏揉至远端。上体前倾，两手分别放在大腿内、外侧，由上向下捏揉，

分别反复进行 5 遍。

⑤擦涌泉穴：坐位盘腿，脱去鞋袜，用鱼际快速擦涌泉穴，至透热为度。

⑥静坐：以上均做完后，穿上袜子，盘腿，双手扶膝，自然呼吸，静坐 10 分钟左右。

（五）松颈功

颈项上承头颅诸器官，下连胸背脏腑，旁接肩臂上肢，内为咽喉诸道。任脉行于颈前，督脉行于项后，手、足三阳经并行于两侧。推拿颈项不仅有助于局部，且对全身有益。

1. 技法操作

（1）颈项推拿　用双手中指端分别按揉左右风池穴 50 次；用示指、中指、环指、小指指端按揉颈椎旁大筋，双手交替自上而下进行，反复 5 遍；用拇指、示指、中指捏拿胸锁乳突肌及斜方肌，由上至下、由轻至重反复进行 5 遍；用拇指外侧缘沿胸锁乳突肌自上向下按摩，分别按摩 20 次，按摩时要一侧按摩完，再按摩另一侧；用拇指与示指沿咽喉旁自上向下摩抹 20 次；最后用手掌摩擦颈项，左右手交替摩擦，以透热为度。

（2）颈部锻炼

①颈部前屈后伸法：两脚开立与肩同宽，两手叉腰深呼吸，吸气时颈部尽量前屈，呼气时颈部尽量后伸，反复进行 7 次。

②颈部侧屈法：亦在深呼吸下进行，吸气时头向左偏，呼气时头部还原，再吸气时头向右偏，呼气时头部还原，如此反复进行 7 次。

③颈部伸展法：深吸气时头颈尽量伸向左前方，呼气时头颈还原，然后深吸气时头颈尽量伸向右前方，呼气时头颈还原，如此反复进行 7 次。

④颈部旋转法：头部先向左侧旋转，接

着向右侧旋转，反复进行 3 次，最后使头颈部向左右各做大回旋动作 1 次。

2.功用

本功法具有松颈项、通气机、缓解痉挛、利咽喉之作用，可防治颈椎病及其引起的头痛、眩晕、肢体麻木等症状，以及咽喉肿痛、气喘、呃逆、咳嗽、呕哕、声音嘶哑、语言不清。

二、自我推拿技法

（一）眼部保健推拿

坐在椅子上，闭眼，摩擦双手至温热，轻轻地贴在两眼之上，眼球上下移动 3 次，左右移动 3 次，左右旋转 3 次；双手拇指指腹从瞳子髎推至太阳穴 9 次；左右拇指螺纹面轻揉攒竹 12 次；拇指、示指挤按睛明穴 12 次；左、右示指螺纹面按揉四白穴 12 次；左、右示指屈成弓状，以第二指节内侧面刮眼眶，自内而外、先上后下刮眼眶，反复进行 9 次。

该保健技法宜每天早、晚各 1 次，或在眼睛疲劳、视力减退及老花眼等时均可应用。

（二）上肢保健推拿

坐在椅子上，以一手拇指、示指捏另一手手指，捻动指节，自上而下，轮换交替进行；以一手大鱼际揉另一手手背，两手交替进行，各揉 5 遍；双手手掌相对用力搓动，由慢而快，发热为度。两足开立约肩宽，两膝下蹲呈马步，两手握拳，拳心向上，屈肘，双拳置于腰间，右拳变掌，手心向下，自右腰侧向左前方插出，手掌与肩平，然后从左捋向右前方，反掌，手心向上，五指屈曲，收回右腰侧，继做左手，如此反复进行 12 次。以一手拇指螺纹面按揉另一手曲池、手三里、尺泽、曲泽等穴各 36 次，两手交替进行；以一手中指弹拨另一手少海、小

海穴各 1 次，以酸、胀、麻感放射至手指为宜，两手交替进行；以拇指螺纹面按揉肩内俞 36 次；中指螺纹面按揉肩髃、肩井穴各 36 次；最后以手掌心紧贴肩部、肘关节体表上下周围擦热为度。

该技法可选择或联合应用，可防治上肢酸痛、手指麻木、肩部怕冷或肩关节活动受限。

（三）下肢保健推拿

患者坐床边，以两手掌相对紧贴于大腿内、外侧自上而下按揉至踝关节，反复 3 遍；下肢放松，以两手拇指分别按内、外膝眼各 15 次；两手掌心按压膝盖骨重揉 36 次；以两手拇指与余四指相对，捏拿腓肠肌，自上而下，用力柔和，反复进行 3 遍；以两手拇指螺纹面紧贴足三里穴，用力按揉 36 次；以拇指螺纹面紧按腓骨头下缘，用力弹拨阳陵泉 3 次；以一手抓踝上，另一手抓脚，旋转摇动踝关节约 15 次；一手小鱼际紧贴足心，快速用力擦，以发热为度；以两手掌紧贴大腿根部，相对用力拍击约 30 次，由上而下至踝关节止；最后两足开立约肩宽，两手扶膝自左向前、右、后做回旋动作数次后，改为相反方向回旋动作数次。

功用：防治下肢酸痛、膝关节炎、膝关节扭伤、腱鞘囊肿、腓肠肌痉挛等症。

（四）腰部保健推拿

两手握拳，以拇指指掌关节紧按腰眼，旋转用力按揉 50 次；两手掌根紧按腰部，用力快速上下擦动，以发热为度；以掌心按揉神阙穴 50 次；最后做前俯后仰及旋转动作各 16 次。

功用：防治腰痛，巩固治疗效果。

（五）宽胸理气推拿

以一手中指螺纹面贴于膻中穴，顺时针、逆时针各按揉 30 次，再以大鱼际贴于

膻中穴，顺时针、逆时针各按揉30次；以一手中指螺纹面沿锁骨下肋间隙，由内向外、由上而下，适当用力按揉，反复进行3遍；以一手大鱼际于胸、胁往返用力擦，以发热为度；一手拇指紧贴胸前，余四指紧贴腋下相对用力提拿，配合呼吸提拿，由里向外，进行3遍；最后空掌拍击胸部，呼气时稍重，吸气时稍轻，切勿屏气，拍击10次。

功用：宽胸理气，对岔气、胸痛、胸闷、气机不畅、咳喘等症可应用。

（六）安神推拿

以中指螺纹面交替由印堂推擦至神庭约30次；以两手示指屈成弓状，第二指节的内侧面紧贴印堂，由眉间向前额两侧抹约30次；双手指屈曲，紧按于两侧鬓发处，由前向后用力梳约30次；以两手拇指按揉风池、脑空、失眠穴各约30次；两手掌心紧按双耳，做快速有节律的鼓动约16次；以手掌心轻拍头顶10次，拍击时宜睁眼，牙关紧闭；最后搓热双手，以掌心紧贴额前，用力向后擦约10次；最后掐揉神门穴20次。

功用：安神，可防治神经衰弱、头晕、耳鸣、失眠、头痛等症。

第六章　饮食疗法

第一节　茶疗法

茶叶，又名茗，为山茶科植物，是人们常用的饮料，同时也是一味很好的中药。茶疗法在我国有着悠久的历史，大致可分为两大类，一为单味茶疗法，即用单味茶叶治疗各种疾病。二为药茶疗法，即用某些中药或具有药性的食物，经加工制成的茶剂以及汤、饮、露、汁、浆、水等疗效饮料，用以防治各种相关疾病。

茶叶，味甘、苦，性微寒，无毒。含有咖啡咽、茶碱、可可碱、黄嘌呤、鞣质、胡萝卜素、维生素 B、维生素 C、挥发油、氟等，以及一种既能加强毛细血管壁，又是有效甲状腺活动调节物的具有维生素 P 活性的"茶丹宁"。唐代颐况《茶赋》中总结茶叶的功效为："滋饭蔬之精素，攻肉食之膻腻，发当暑之清吟、涤通宵之昏寐。"苏敬等人所编的《新修本草》说："茗，味甘、苦，微寒，无毒。主瘘疮、利小便、去痰热渴、令人少睡。……主下气、消宿食。"综合古代医家的论述，茶叶主要有除烦解渴、消食止泻、解毒利尿之功效。药茶除用茶叶外，更广泛地应用食物及中药作为原料，如野菊花、决明子、紫苏、薄荷等，以复方形式制成的午时茶和各种减肥茶等均是药茶的范围。

一、基本内容

1. 单味茶疗法

多是采用经过加工的茶，有绿茶、红茶、乌龙茶、龙井茶、普洱茶等不同种类，其性能各有异同，要有选择地加以应用，大致有茶水、茶叶末、干茶叶等不同形式，根据病情选择利用，其所用水可选冰水、雪水、井水、泉水等作为泡茶剂，来针对不同病症予以治疗。

2. 药茶疗法

在临床应用较广，有饮、汤、浆、露、汁、水等，名称虽异，效用相当，可根据临床需要选择应用。茶饮、茶汤、茶浆剂多由二三味中药（或与食物）煎煮而成，代茶饮用。

二、配方选介

1. 菊花茶

配方：茶叶 3g（最好选用龙井茶或绿茶），菊花 10g。

制作：一起放入茶杯，开水冲泡。

用法：每日 2 次，饮服。

功效主治：疏风清热，清肝明目。可治疗早期高血压，用于肝火头痛、眼结膜炎。

2. 荷叶茶

配方：茶叶 5g，荷叶 2g。

制作：荷叶洗净晒干后切碎，与茶叶共用开水冲泡。

用法：每日多次饮服。

功效主治：清暑利湿，升阳止血。可用于暑湿泄泻，眩晕头痛，浮肿，吐、衄、便血等症。

3. 杏仁茶

配方：绿茶 2g，甜杏仁 10g，蜂蜜 25g。

制作：甜杏仁加水 1000ml，煮沸 15 分钟，加入绿茶和蜂蜜。

用法：每日 1 剂，每次 200ml，饮服，每日 3~4 次。杏仁服食。

功效主治：清热润肺，解毒化痰，通便。

4. 胖大海茶

配方：胖大海 3 枚，生冬瓜子 10g。

制作：上二味加水 400ml，煎煮 5 分钟。

用法：每日 1 剂，多次含饮。

功效主治：清热润喉。用于急、慢性咽炎，喑哑。

5. 决明子茶

配方：绿茶 2g，草决明 10g。

制作：决明子研碎，与茶共泡。

用法：每日 1 剂，多次饮用。宜常服。

功效主治：平肝，清热，明目；降血压，降血脂。可治疗高血压，并能减肥。

6. 乌梅大枣茶

配方：茶叶 2g，乌梅 10g，大枣 10 枚，五味子 5g。

制作：上味共入茶杯，开水冲泡。

用法：每日 1 剂，饮服。

功效主治：生津止泻，敛肺止咳。

7. 玉米须茶

配方：绿茶 5g，玉米须 60g。

制作：玉米须晒干，切碎，加水 500ml，煎浓汤，冲茶。

用法：每日 1 剂，常饮。

功效主治：利尿泄热。用于肾炎水肿，黄疸型肝炎，高血压，糖尿病，慢性胆囊炎，胆结石，吐血衄血等。

8. 三花茶

配方：绿茶 10g，玫瑰花 10g，金银花 10g，茉莉花 3g，陈皮 6g，甘草 3g。

制作：上味共用开水冲泡，加盖闷 10~20 分钟。

用法：每日 1 剂，频频饮服。

功效主治：清热解毒，固肠止泻，消积化食，理气止痛，活血止血。可用治急、慢性肠炎，腹泻，痢疾，消化不良等症。

9. 八仙茶

配方：细茶 500g，芝麻 375g，花椒 75g，小茴香 150g，泡干白姜、炒白盐各 30g，胡桃仁、松子仁、枣、白糖随意，粳米、黄粟米、黄豆、赤小豆、绿豆各 750g，麦面适量。

制作：先将五种豆谷炒香炒熟，与前几味共研细末，麦面炒黄熟，合为一处，拌匀，装入瓷罐收贮。

用法：每服 3 匙，开水冲泡，饮服。

功效主治：补肾益精，保元强壮，温阳理气。久服此茶，可延年益寿，延缓衰老。

10. 枇杷竹叶茶

配方：绿茶 3g，鲜枇杷叶、鲜竹叶、鲜芦根各 18g。

制作：后三味洗净切碎，加水 500ml，煮 10 分钟，去渣取汁，冲泡绿茶，可放入适量白糖。

用法：每日 1 剂，饮服。

功效主治：清热，止咳，生津。用于发热咳嗽，咳痰稠黏，口渴，或中暑等。

三、注意事项

（1）失眠者不可饮茶。

（2）服用人参或党参等补益药期间切不可饮茶，以免减低药效。在服其他药物时，也不宜同时饮茶。

（3）慢性病、体质虚弱者，可改用补益性药茶，长期、少量地饮用，不可大量饮用。

第二节 酒疗法

酒的种类有很多，用米酿制的酒为米酒、黄酒；用高粱酿制的酒为白酒，或称火酒；还有水果酿制的酒为果酒；用大麦制成的啤酒等。浸药酒多用白酒，做药引的酒多为黄酒，酒以陈酿为佳。在酒中加入中药经过加工制成含药的酒为药酒。可通过内服或外用而达到防治疾病的目的。

酒性味甘辛温，烧酒性大热，能通血脉，行药势。小量可兴奋神经，增加血液循环，促进药力发挥；过量则醉人伤脑，为祛风活血，止痛药，多用为药引。经加工而成的药酒，则以其独特疗法闻名于世。

药酒的应用在中国有悠久的历史，东汉医家张仲景所著的《伤寒杂病论》，已有较为丰富的药酒疗法内容，如：水酒并煎的当归四逆加吴茱萸生姜汤，用酒加强其温通血脉作用，瓜蒌薤白白酒汤则单用酒煎治疗心痹症；防己地黄汤是一张药酒方等。以后历代医家典籍如《肘后备急方》《备急千金要方》《太平圣惠方》《圣济总录》《养老奉亲书》《本草纲目》等，都记载了大量药酒疗法的内容，丰富了中医治疗学。总之，药酒的功效是引药入血分，增强药物养血、散寒、温经通络的作用。

一、基本内容

1. 单味酒疗法

即饮用白酒、黄酒、米酒等来辅助治疗各种疾病。

2. 药酒疗法

即将需要的药物经过精选、切碎、切制、洗净、炮制等工序。用冷浸法，或热浸法进行浸泡。也可用酿酒法，即先将经过精选、切片、炮制的药物煮汁，再将药汁和酒曲、米等一起酿造成酒，酒成后存放数月即可使用。或用煮酒法，即将经过精选、切片、炮制的药物以酒煎至3~4沸，再过滤去渣，即可使用。或用淋酒法，即将经精选、切片、炮制的药物，炒热后以酒淋之，经滤过取酒使用。或用淬酒法，即将经过精选、切片、炮制的药物置火中烧红，立即淬酒中，再经过滤后取酒使用。

3. 使用方法

（1）内服　根据疾病的种类不同，选用合适的酒或药酒，每日一次或数次饮服。

（2）外用　根据不同的病情或外用药酒的性质、功效，在体表患处或一定部位，运用涂、擦、洗、泡等外治方法进行治疗。

二、配方选介

1. 人参酒

配方：人参50g，白酒500ml。

制作：人参切碎，装入瓶中，加白酒，封紧瓶口，每日振摇1次，半月后开始饮用。

用法：每日晚餐时饮用10~30ml，随饮随向瓶中添加白酒。

功效主治：治疗神经衰弱，失眠，疲倦，短气，阳痿等。

2. 枸杞子酒

配方：枸杞子200g，白酒500ml。

制作：枸杞子切碎，装入瓶中，加白酒，封口。每日振摇1次，1周后开始饮用。

用法：每日晚餐或睡前饮用10~20ml。

功效：治疗肝肾虚损目暗、目涩、视弱，腰膝酸软，遗精等。并可长肌肉、益容颜。

3. 青梅煮酒

配方：青梅 30g，黄酒 100ml。

制作：上二味共置碗中，再放入锅中，隔水蒸炖 20 分钟。

用法：每日 2 次，每次 10~30ml，温饮。

功效主治：可治疗食欲不振、蛔虫腹痛及慢性消化不良性腹泻等。

4. 五味子酒

配方：五味子 30g，白酒 500ml。

制作：五味子装入瓶中，加白酒浸泡，封紧瓶口，每日振摇 1 次，半月后饮用。

用法：每日 2 次，每次 10~20ml，饭后服用，也可佐餐。

功效主治：益气养阴。用于失眠、健忘、心悸、头晕、乏力、遗精等。

5. 甘露酒

配方：大枣肉 90g，葡萄干、当归、枸杞、杜仲各 60g，桃仁、熟地各 30g，冰糖 100g，高粱酒 5000ml。

制作：先将冰糖入酒中溶化，然后将上述药共置酒坛中，以酒浸泡，搅匀密封。1 个月后滤出药渣，即可饮用。

用法：每日 1 次，取 20~30ml。

功效主治：补肾益精，养血宁心，健脑提神。

6. 核桃酒

配方：核桃肉 100g，杜仲 90g，小茴香 40g，白酒 2000ml。

制作：上药粉碎成粗末，置容器内，加白酒浸泡 2 周即可。

用法：每日 2 次，每次 10~20ml。

功效主治：补肾强腰，祛寒止痛。用于肾虚腰痛等症。

7. 薏苡仁酒酿

配方：生薏苡仁 100g，糯米 500g，酒曲适量。

制作：薏苡仁加水煮成稠粥，再以糯米烧煮成干饭，将二者拌匀，待凉，加酒曲搅拌，发酵成酒酿。

用法：每日随量佐餐食用。

功效主治：健脾胃，祛风湿，强筋骨。可治疗风湿性关节炎。

8. 当归酒

配方：当归、桂枝各 30g，桃仁 120g，黄酒 1000ml。

制作：以黄酒浸泡当归、桂枝、桃仁 5 日。

用法：每日 2~3 次，每次 20ml。

功效主治：活血化瘀通络，适用于血瘀闭经等症。

9. 生姜酒

配方：生姜 100g，白酒 100ml。

制作：生姜捣烂，加入白酒浸泡 7 日。

用法：取酒外搽患处。

功效主治：适用于冻疮初起。

三、注意事项

（1）饮酒过多可致中毒，中毒者可用葛花醒酒汤（葛花 15g，砂仁 10g，豆蔻 12g，木香 10g，茯苓 10g，人参 6g，白术 10g，青皮 10g，陈皮 10g，神曲 15g，干姜 6g，猪苓 10g，泽泻 10g，水煎服），此方专治酒积呕吐，寒疟头痛，小便不利。

（2）饮酒或饮药酒治病，要从小量开始，收效即止，要有节度。

（3）酒性辛热，服之易生痰热，当中医辨证属湿热、阴虚阳亢之证，高血压及心、肺、肝、肾功能损害者以及孕妇、小儿等均禁用，或慎用内服药酒。

（4）外用药酒不可内服，凡方中有剧毒药物配制者，在使用过程中更应注意安全，以防中毒。

（5）装酒的器皿最好用陶瓷及玻璃器皿，不可用含铅、塑料等器具。

（6）讲究泡酒工艺，冷浸药酒药物要充分搅拌，使药中有效成分溶解逸出；热浸泡酒，火候要恰当，时间不要太长，以防变质。

（7）是否需要药酒治疗，要由医师做出决定，疾病确诊后方可使用。

第三节 醋疗法

醋，本草书中称苦酒或酢，通称米醋或酸醋，由于各地水质不一，制作方式有异，醋质也略有不同，其中以味浓厚的山西陈醋和陕西米醋最为著名。

醋，性味酸苦、温、无毒，含有磷、钙、铁、蛋白质、碳水化合物、蒸酸等，其中以磷的含量较高。能够消痈肿、治疮癣、除伤损积血、开胃气、杀鱼肉蕈菜诸虫毒。以醋入药能增加药力，促进炎症吸收和机体恢复。醋入药早在梁代《名医别录》中就有所记载："醋味酸、温、无毒，主消痈肿，散水气，杀邪毒。"以后历代本草书籍多有阐述，《本草纲目拾遗》《罗氏会约医镜》等均有详细说明，是一种方便易得的食用药物，很受大众欢迎。

一、基本内容

（1）种类 包括米醋、陈醋等。

（2）制法 略。

（3）服法 ①内服法：单味或掺入中药中内服，以治疗各种内伤病证。②外用法：单独或掺入中药的醋制剂，通过蒸汽或醋糊外敷防治各种疾病。

二、配方选介

1. 单味醋

（1）优质醋二碗（约600ml），煎至一碗；加入切细的葱白一碗，再煮一至二沸，过滤后用布包好，趁热裹于患部，一日2次。用治风湿性关节炎。

（2）醋30ml，开水30ml，调合一处，随便饮。但饮时，要徐徐先饮一二口，少时

再饮一二口，后随饮。用治呃逆。

（3）将好醋加雪水煮温，趁温熏洗患处，每日2~3次。用治冻疮初起。

2. 醋泡苹果

配方：苹果2个，冰糖100g，白醋1瓶。

制作：将苹果洗净，切成片或块。用一个密封罐子，把苹果和冰糖放进罐子里。罐子里加白醋，加满，没过苹果即可。泡制3天以上即可食用。

功效主治：排毒养颜，提高抗病能力，软化血管，降低胆固醇。

3. 醋泡姜

配方：生姜1块，陈醋1瓶。

制作：生姜切片，放进一个罐子里，加满醋，扣上盖子密封好，腌制1周以上即可食用。

功效主治：养胃，减肥，防脱发，提升人体阳气。

4. 醋泡花生

配方：花生米100g，陈醋适量。

制作：花生米放进一个可以密封的罐子里，放入陈醋，没过花生米，泡3天食用最佳。

功效主治：清热，活血，对保护血管壁、防止血栓形成有较好的作用。长期坚持食用可降低血压，软化血管，降低胆固醇。

5. 醋泡黄豆

配方：新鲜黄豆250g，原香醋适量。

制作：用原香醋浸泡黄豆，浸泡15日。把黄豆洗干净后，放入一个广口瓶内，将原香醋倒入瓶中，没过黄豆，但黄豆只能放在瓶子的二分之一处，因为第二天，黄豆会胀

起来，这时再加醋没过黄豆，如是二三次，直至黄豆不再胀高为止。每天食用醋泡黄豆5~10粒。

功效主治：增进食欲，促进消化，疏肝利胆，补虚明目，强肾健脾，调脂降压，软化血管，活血润肤，美容减肥，醒酒护肝等。

三、注意事项

（1）凡风寒外感及脾虚者禁用。醋多食易伤筋软齿，小儿不可多服。

（2）对醋过敏者及不适者忌用。

（3）溃疡病及胃酸过多者，不宜应用本疗法。

（4）选择优质食醋，凡加药物及其他佐料者，要及时饮服，防止变质。

第四节 粥疗法

粥，以米、水煎煮成稀糊即是也，为食谱之一。以粥疗疾，是用米与具有食性的药同煮，即现所称的药粥。粥疗法是以中医理论为指导，选择适当的中药和米谷配合，再加入一定的调味配料同煮为粥，用以预防和辅助治疗疾病的一种方法。

粥，在我国已有数千年的应用历史，早在《周书》中就有："黄帝始烹谷为粥"的文字记载。但应用药粥治病，以长沙马王堆出土的医学文献记述最早，这些文献中记载了食青粱米粥治疗蛇咬伤，以加热的石块煮米汁内服治疗肛门瘙痒等方。汉代史学家司马迁所著的《史记·扁鹊仓公列传》中记述了西汉医学家淳于意用药粥治病的史实。汉代医家张仲景《伤寒杂病论》中桂枝汤的服法则用啜热稀粥，以助药势。唐代医家孙思邈所著的《备急千金要方》《千金翼方》中则有："谷皮糠粥""羊骨粥""牛乳粥""芦根粥"等药粥方。宋代的《太平圣惠方》收载药粥129方。元代医家忽思慧的《饮膳正要》，明代李时珍的《本草纲目》都记载了许多药粥疗法的内容。清代药粥疗法的应用更为广泛，曹庭栋的《老老恒言》中介绍有100种药粥，黄云鹤还著有《粥谱》共载粥方200首。清末民初医家张锡纯，首创"珠玉二宝粥""三宝粥"等无米药粥。当代医家蒲辅周用芫花根皮煮粥治疯狗咬伤；岳美中教授用复方黄芪粥治疗慢性肾炎；邹云翔教授用荷叶粥降血脂等都有较好的疗效，深受大众的欢迎。

一、基本内容

1. 粥的种类

有普通粥和药粥两种。

2. 粥的原料

食用粥以稻米、小米、高粱米、玉米等；药粥多以陈仓米、粳米、稻米、玉米等，加入具有不同药性的药物，以植物药为最多。

3. 粥的配制

用具有药性的食物（如大枣、龙眼、羊肉、赤小豆等）与粳米同煮；用中药细粉（如芡实粉、藕粉等）与粳米同煮；用原汁（如牛奶、鸡汁等）与粳米同煮；用中药煎汁与粳米同煮；用新鲜中药（如紫苏叶、鲜藿香、鲜荷叶）直接或取汁与粥煮。

4. 粥的制作

先将粳米等粮食或药物淘洗干净，放入锅内，加汤或清水适量，先用武火煮沸，再用文火熬至浓稠即成。可根据需要酌加佐料。

5. 应用范围

预防疾病；做急性病的辅助治疗；用于病后或产后的调理；用于慢性病的自我调养；养生延年。

二、配方选介

1. 补虚正气粥

配方：炙黄芪 30~60g，人参 3~5g（或用党参 15~30g），白糖少许，粳米 60~90g。

制作：用时先将黄芪、人参（或用党参）切成薄片，用冷水浸泡半时，入砂锅煎沸，后改用小火煎成浓汁，取汁后，再加冷水如上法煎取二汁去渣，将一、二煎药合并，分成两份。

用法：每日早晚同粳米适量煮粥，粥成后入白糖少许，稍煮即可。人参亦可制成药粉，调入黄芪粥中煎煮服食。每日早晚空腹食用，忌萝卜、茶叶。

功效主治：适用于劳倦内伤、五脏虚衰、年老体弱，久病羸弱，心慌气短，体虚自汗，慢性泄泻，脾虚久痢，食欲不振，气虚浮肿之症。

2. 落花生粥

配方：落花生 45g（不去红衣），粳米 60g，冰糖适量，也可加入怀山药 30g，或加百合 15g。

制作：用时先将花生洗净后捣碎，加入粳米、山药片或百合片，同煮为粥，待粥将熟时，放入冰糖稍煮即可。

用法：每日 1 剂，可分早、晚餐两次服食。

功效主治：补肺润燥，健脾养血，适用于肺燥干咳，少痰或无痰，反胃，贫血，产后乳汁不足。

3. 大枣粥

配方：大枣 10~15 个，粳米 100g。

制作：两味同煮粥。

用法：每日 1 剂，早晚餐服食。

功效主治：补气血，健脾胃。用于脾胃虚弱，食少便溏，以及血小板减少，贫血，慢性肝炎，过敏性紫癜，营养不良等症。

4. 腊八粥

配方：糯米、粳米、粟米、秫米、赤豆、菱角、栗子、红枣各 200g，花生仁、葡萄干各二两，瓜子仁、核桃仁各五钱，青红丝、桂花卤、玫瑰卤各二钱，红糖一斤（方中所用品种及剂量可根据食者的口味进行调配）。

制作：菱角、栗子去壳，切成小块。与红枣、花生仁、瓜子仁、核桃仁及各类豆、米共煮成粥，再加入红糖、桂花卤、玫瑰卤拌匀，上撒青红丝、葡萄干即成。

用法：此方可供多人食用。秋、冬季节宜常食之。

功效主治：补中益气，健脾暖胃，益肾滋阴，清润消食。适用于体虚，消渴，贫血，营养不良等症。

5. 八宝莲子粥

配方：糯米 500g，小蜜枣 100g，葡萄干 50g，金糕 50g，蜜饯冬瓜条 50g，橘饼 50g，赤豆 50g，空心莲子 50g，糖桂花五钱，白糖五两。

制作：糯米煮成粥，分盛若干碗中。枣、赤豆、莲子分别蒸熟，金糕、瓜条切碎，葡萄干用开水泡透，上几味码放于糯米粥上，存入冰箱内。白糖用开水溶化，调入糖桂花放凉。食用时将糖汁浇在粥上即成。

用法：每服 1 碗，不拘时服。

功效主治：清凉解暑，甜润健脾。

6. 南瓜粥

配方：南瓜 500g，粳米 100g。

制作：南瓜削皮，切成小块，与粳米共煮成粥。

用法：每日 1 剂，早、晚餐服食。

功效主治：可用治糖尿病、老年慢性支

气管炎、支气管哮喘等症。

7. 马齿苋粥

配方：鲜马齿苋 50g，粳米 100g。

制作：马齿苋洗净切碎，与粳米同煮粥。

用法：空腹顿服。

功效主治：清热止痢。用于急、慢性菌痢，肠炎。

8. 猪肝绿豆粥

配方：鲜猪肝 100g，粳米 100g，绿豆 50g，精盐少许。

制作：猪肝洗净切碎。粳米、绿豆同煮至将烂时，入猪肝再煮熟，放盐调匀（如有浮肿则不宜加盐）。

用法：每日 1 剂，常食。

功效主治：养肝明目。用于营养性弱视及浮肿等症。

9. 甲鱼粥

配方：甲鱼 1 只，粳米 100g，葱、姜、盐、料酒适量。

制作：甲鱼剁头，放血，在沸水中稍煮，去掉盖、尾和爪尖、内脏，洗净，切成小块，再用沸水焯一遍，刮去黑皮。甲鱼块加水和调料煮炖至肉烂。取甲鱼肉及适量汤汁，加入粳米煮成粥。

用法：每日 1 次，午餐或晚餐服食。

功效主治：补虚调中，滋阴清热，凉血。用于阴血亏虚之骨蒸劳热，午后低热，四肢乏力，腰膝酸软，经闭，崩漏，以及肝脾肿大，十二指肠溃疡，更年期综合征等。

10. 芡实粥

配方：芡实 50g，粳米 100g。

制作：芡实煮熟后去壳，研粉，与粳米同煮成粥。

用法：早、晚餐温热服食。

功效主治：益肾固精，健脾止泻。用于肾虚遗精，遗尿，小便频数，以及脾虚泄泻等。

三、注意事项

（1）粥疗法只是一种辅助性治疗，解决根本问题在于辨证论治，选方用药，故而急病、重病，不宜单独应用。

（2）选用何种粥或药粥，要因人、因证、因时而异，灵活选用，最好能请医师给予指导。

（3）根据病情和食物的性味，在药粥中适当加入糖或盐，切不可过多地加糖、盐，以免影响疗效。

（4）服粥治病不要天天服食，可一周服 3 天，也可间日服，病愈之后不再服。老年人可于晨服补益粥，用以养生。

第五节　水果疗法

以水果治病是中医食疗学的重要内容之一，水果也有四气五味、升降浮沉以及归经入脏腑的特性，水果疗法正是利用这一特性来治病的，如酸味的乌梅有收敛、生津作用，甘味白梨有清热润肺作用等，同时水果疗法还受藏象学说的指导，如苹果有健脾功能，而脾与运化有关，故而苹果可以帮助运化，又有固涩的功效，用以治疗泄泻。应当指出，水果疗法仅是药物疗法的重要辅助疗法，只有药物疗法与水果疗法相结合，才能促进疾病的康复。

一、基本内容

（1）以水果的原生品作为辅助食品，以补充营养素的不足。

（2）以水果的加工品作为辅助食品，或

渗入中药进行治疗。

二、配方选介

1. 甘蔗白藕汁

配方：甘蔗 500g，白藕 500g。

制作：甘蔗去皮，切碎，用洁净纱布绞挤汁液；白藕洗净，刮皮，切碎，用甘蔗汁腌泡半日，再用纱布绞汁。

用法：分 3 次饮用。

功效主治：用治泌尿系感染，症见尿急、尿频、尿血、小便赤热涩痛等。

2. 五汁饮

配方：鲜芦根、鲜麦冬各半斤，梨、荸荠、藕各 500g。

制作：上五味洗净，梨去皮、核，荸荠去皮，藕去节，均切碎，用纱布绞取汁液。

用法：冷饮或温饮，不拘量。

功效主治：用治热病口渴，咽干，烦躁，咳嗽痰稠，或干咳少痰等。

3. 红枣木耳汤

配方：红枣 15 枚，黑木耳 15g，冰糖适量。

制作：红枣、黑木耳用温水泡发，洗净，放碗中，加冰糖和水，上笼蒸 1 小时。

用法：每日 2 剂，饮汤食红枣、木耳。

功效主治：用治贫血。

4. 石榴皮蜜膏

配方：鲜石榴皮 1000g，蜂蜜 250g。

制作：石榴皮洗净切碎，加水煎煮半小时，取汁；再加水煎煮半小时，取汁。二汁合并，小火熬至浓稠时，加蜂蜜煮沸停火，冷却后装瓶备用。

用法：每日 2 次，每次取 1 汤匙，用开水冲调饮用。

功效主治：用治腹泻。

5. 鸭梨蜜膏

配方：鸭梨 1500g，生姜 250g，蜂蜜适量。

制作：鸭梨、生姜分别洗净切碎，绞取汁液。用大火煮沸，再用小火熬浓至黏稠，加一倍量蜂蜜，煮沸停火，待凉后装瓶备用。

用法：每日数次，每次 1 匙，开水冲调。

功效主治：用治肺热咳嗽，痰稠色黄，咽痛等。

6. 蜜饯柚块

配方：柚子 3 个，蜂蜜 250g，白酒适量。

制作：柚子去皮、核，切块，置于容器中，兑入白酒，密封，闷半天。入锅中煎煮至汁液将干时，兑入蜂蜜，煮沸拌匀，凉后装入瓶罐备用。

用法：随量常食。

功效主治：开胃消食，化痰止咳，解酒。

7. 糖渍龙眼肉

配方：鲜龙眼 500g，白糖 50g。

制作：龙眼去皮、核，放碗中拌入白糖，反复蒸、晾数次至色泽变黑，再撒入少量白糖即成。

用法：随量常食。

功效主治：补心脾，益气血。用于体虚疲倦，失眠，健忘，心悸气短等。

8. 冰糖话梅肉

配方：乌梅 250g，冰糖 250g，白糖适量。

制作：乌梅先用清水泡透，再上火煎煮至五成熟时捞出，去核，再加入冰糖同煮至汁液将干。凉后撒上白糖，装瓶罐备用。

用法：随量常食。

功效主治：开胃，生津，止泻痢，安蛔。

三、注意事项

（1）水果疗法是药物疗法的补充，要因人而异，凡无效者可取他法。

（2）对重病、急病需要忌口时，应请医

师予以指导。

（3）凡变霉、变质及腐败的水果均不可

食用，以免引起中毒。

第六节　鸡蛋疗法

鸡蛋是人们日常生活中不可缺少的食品，不仅营养丰富，而且是治病的良药，以鸡蛋配合中药制成的汤剂、饮剂、膏剂等治病的方法，即是鸡蛋疗法。

鸡蛋性味甘平，含有蛋白质、脂肪、碳水化合物、多种维生素（A、B、C、D）、水分。鸡蛋的治疗作用早在东汉医家张仲景所著的《伤寒杂病论》中就已开始应用，用鸡子白清在上之热；用苦酒汤治疗少阴咽痛；用黄连阿胶汤治少阴病，心烦不得卧。唐代医家孙思邈在《备急千金要方》中也收录了大量的含有鸡蛋的食疗方，以治各种病症。明代李时珍在《本草纲目》中详细论证了鸡蛋的功效："卵白象天，其气清，其性微寒；卵黄象地，其气浑，其性温；卵则兼黄白而用之，其性平。精不足者，补之以气，故卵白能清气，治伏热、目赤、咽痛诸疾；形不足者，补之以味，故卵黄能补血，治下痢、胎产诸疾；卵则兼理气血，故治上列诸疾也。"

一、基本内容

鸡蛋疗法的基本内容有鸡蛋药汤、鸡蛋药羹、鸡蛋药膏等不同类型，根据不同病症，选择不同的剂型，结合中医辨证论治的方法，定能取得满意的疗效。

二、配方选介

1. 枸杞子鸡蛋

配方：鸡蛋2枚，枸杞子20g，大枣6枚。

制作：上三味共煮至蛋熟。

用法：每日1次。

功效主治：调补气血，强身健体。用于头晕眼花，心悸健忘，倦怠懒动等。

2. 人参鸡蛋

配方：人参3g，鸡蛋1枚。

制作：人参研末，鸡蛋打入碗中，二味相调，蒸作蛋羹。

用法：每日1次，顿服。

功效主治：补气和中，养阴益血，生津除烦。

3. 阿胶鸡蛋

配方：鸡蛋1枚，阿胶10g，白酒10ml。

制作：阿胶与白酒共放入密闭容器内，放锅内蒸煮至阿胶全部熔化后取出，趁热打入鸡蛋并搅匀，再蒸至蛋熟。

用法：每日2次，顿服，连服7日。

功效主治：用于失眠健忘，并可安胎。

4. 红糖鸡蛋

配方：鸡蛋1枚，红糖120g。

制作：红糖加水300ml煮沸化开，打入鸡蛋渥熟。

用法：每日2次，顿服。

功效主治：用治赤白痢疾。

5. 艾姜鸡蛋

配方：鸡蛋2枚，艾叶10g，生姜15g。

制作：三味同煮至蛋熟。

用法：每日1剂，连服7日。

功效主治：温宫散寒，行瘀止痛。治疗痛经。

6. 苏叶鸡蛋

配方：鸡蛋2枚，苏叶30g。

制作：苏叶煎煮5分钟，去渣，将鸡蛋打破入汁中，再煮沸，蛋熟即成。

用法：每日 2 次，温服。服后盖被取汗。

功效主治：用于风寒感冒。

7. 梨汤鸡蛋

配方：鸡蛋 2 枚，梨 120g，葱白 15g，生姜 15g。

制作：梨切片，葱、姜切碎，共煎汤，用沸汁冲熟鸡蛋。

用法：趁热顿服，覆被取汗。

功效主治：用治风寒外感、咳嗽等症。

8. 鱼腥草鸡蛋

配方：鸡蛋 1 枚，鱼腥草 30g。

制作：鱼腥草浓煎取汁，以沸汁冲鸡蛋。

用法：每日 1 次，顿服。

功效主治：止咳排脓解毒。用于咳嗽胸痛，咯吐脓血臭痰。

9. 天麻鸡蛋

配方：鸡蛋 1 枚，天麻 10g。

制作：天麻浓煎取汁，用沸汁冲熟鸡蛋。

用法：每日 1 剂，顿服。连服 5~7 日。

功效主治：用治高血压眩晕。

10. 美容鸡蛋清

配方：鸡蛋若干枚，烧酒适量。

制作：鸡蛋放入容器内，倒入烧酒，以淹没鸡蛋为度，密封存放 1 个月后，倒出烧酒。用时取蛋清。

用法：每晚睡前用蛋清涂面部患处，第二天晨起洗净。

功效主治：用治黄褐斑。

三、注意事项

（1）鸡蛋要使用新鲜鸡蛋，变质鸡蛋不能使用。

（2）不要过食鸡蛋，以免引起积滞。

（3）对鸡蛋过敏者不可用。

第七节　蔬菜疗法

蔬菜是人们日常生活的主要副食之一，合理选用蔬菜，不仅可补充营养，而且是一种很好的食疗。因此，根据蔬菜的特性及所患疾病的类别，有选择地使用蔬菜，能够达到改善营养失衡，改善体质，促进疾病恢复的目的。

一、基本内容

（1）生食蔬菜，补充营养素。

（2）以某种蔬菜作为药引。

（3）用蔬菜配制药膳。

二、配方选介

1. 香椿鱼

配方：香椿嫩芽 100g，面粉适量，盐少许，食油 500g（实耗 20g）。

制作：取 2 寸左右长的香椿芽洗净，面粉加盐调成糊状。锅内入油烧热，用面粉糊裹住香椿芽后入油锅，炸至金黄色即成。形似炸小鱼，故名香椿鱼。也可蘸花椒盐食用。

功效主治：健胃，解毒，利尿。适于肠炎、痢疾、泌尿系感染等病患者食用。

2. 酿苦瓜

配方：鲜苦瓜 500g，瘦猪肉末 150g，食油 50g，鸡蛋 1 枚，大蒜 1 头，盐、酱油、淀粉、味精、胡椒粉、香油各少许。

制作：选用直苦瓜，切去两头，中间切成寸段，去掉瓤，用开水焯透，再过凉水。肉末加蛋清、淀粉、盐调成馅，填入苦瓜段内，两头用淀粉封口。锅内入油，烧至六成熟时，入蒜瓣炸一下捞出，下苦瓜炸至黄色捞出，码放盘内，撒上炸蒜瓣，加酱油上屉蒸熟。锅内入油烧热，倒入蒸苦瓜的原汁，烧沸勾芡，入味精，浇在苦瓜上，撒胡椒粉，淋上香油即成。

功效主治：清暑除热，解毒，明目。苦瓜有降低胆固醇和降血糖作用，故适于老年人、糖尿病患者食用。

3. 香菇烧茭白

配方：茭白 500g，香菇 50g，豌豆苗 10g，鸡汤 100ml，淀粉 5g，料酒、盐、姜、白糖、味精少许，食油 30g。

制作：茭白去皮，切成滚刀块，用热油滑透；香菇洗净切片。锅内入油，下姜末炝锅，再入香菇、茭白，速下调料、鸡汤，煨片刻，用水淀粉勾芡，下豌豆苗，出锅。

功效主治：清热利湿，健脾通便，降脂抗癌。适于肝炎、黄疸、高血脂，以及伤酒烦渴、大便秘结者食用。

4. 炒核桃仁丝瓜

配方：丝瓜 200g，核桃仁 100g，鸡汤 100ml，食油 30g，盐、味精、姜、料酒、淀粉各少许。

制作：核桃仁用开水泡发后，剥去皮，用热油滑透；丝瓜去皮，切成段，也用热油滑透。锅内留油，下姜末炝锅，速下核桃

仁、丝瓜，再下调料，炒片刻，水淀粉勾芡即成。

功效主治：止咳平喘，凉血润肠。用于久咳久喘，便秘，痔漏下血等症。

5. 青虾炒韭菜

配方：青虾 250g，韭菜 100g，食油 50g，料酒、酱油、姜、盐各少许。

制作：青虾洗净，剪去须、腿；韭菜洗净切成寸段。锅内入油，姜末炝锅，下青虾煸炒，入调料，炒至虾熟时，加韭菜快速翻炒出锅。

功效主治：补肾壮阳。适于阳痿或宫冷不孕患者食用。

三、注意事项

（1）蔬菜疗法旨在改善患者食欲，调节营养成分，兼治各种疾病，需经常服用，方能见效。

（2）对于某些免疫性疾病，如哮喘、系统性红斑狼疮、慢性肾炎以及肿疡等均忌发物。因此，有些疾病忌用葱、姜、蒜之类，须遵医嘱。

第八节　动物食疗法

动物食疗法，就是利用动物的全体及部分脏器组织经过加工配制后，依其性味归经治疗疾病的方法，包括水产类和禽兽类两部分。

一、基本内容

（1）利用动物的器官作药引，如用猪胰脏作药引治糖尿病。

（2）利用动物的全体或部分脏器，治疗某种疾病。

（3）动物的全体或部分器官的加工品，

补充人体营养素的不足，或以此制作药膳，辅助性地治疗某些疾病。

二、配方选介

1. 莲子猪肚

配方：猪肚 1 具，去心莲子 40 枚，香油、盐、味精、葱姜丝、蒜末少许。

制作：猪肚洗净，装入莲子，用线缝合，放锅中加水炖熟捞出，猪肚切成丝，与莲子共加调料拌匀即成。

功效主治：健脾益胃，补虚利湿。适于

体虚食少、泄泻、水肿患者食用。

2. 蚕豆清炖牛肉

配方：瘦牛肉 500g，水发蚕豆 250g，葱、姜、盐、料酒、花椒各少许。

制作：蚕豆去皮洗净。牛肉切成块，入水中泡半小时，捞出控干水分，另加水烧开，入牛肉，撇去浮沫，入葱段、姜片、盐、花椒、料酒，煮至八成烂时，入蚕豆炖烂即成。

功效主治：补脾胃，益气血，利湿。适于脾虚水肿，消渴少食，虚损消瘦等。

3. 荷叶乳鸽片

配方：乳鸽 4 只，鲜荷叶 1 张，水发冬菇 100g，熟火腿 25g，生姜 5 片，蚝油 10g，盐、糖、香油、胡椒粉、淀粉各适量。

制作：乳鸽取净肉，切成长片，用姜片、蚝油、香油、盐、糖、胡椒粉和湿淀粉拌匀。火腿切片。荷叶用开水泡过，抹干水分摊开，将鸽片、冬菇、火腿片逐片间隔码放在荷叶上面，包裹成长方形，用线扎紧，上屉蒸 15~20 分钟即成。

功效主治：清暑生津，补益气血。为夏令进补佳肴。

4. 烩鳝鱼丝

配方：鳝鱼 500g，鲜紫苏叶 10g，水发香菇 10g，玉兰片 20g，葱、姜、蒜、香菜、盐、料酒、酱油、味精、胡椒粉、淀粉、香油各适量，食用油 30g。

制作：紫苏叶、香菇、玉兰片、葱、姜同切成细丝，蒜拍碎，香菜切末。鳝鱼去内脏、头、骨，切丝，下沸水中焯一下。锅内入油，下姜丝、玉兰片丝、香菇丝煸炒，再下鳝丝、调料、紫苏叶煸炒，加水适量，煮片刻，放入味精、葱丝，水淀粉勾芡，盛出，撒上胡椒粉，蒜末堆放中间，用烧热的香油浇在上面，再撒上香菜末即成。

功效主治：健脾益气，除湿止血。适于体弱食少，气虚脱肛，痔漏，产后淋沥，湿痹等。

5. 玉茶鲫鱼汤

配方：鲫鱼 2 条，玉米须 200g，绿茶 20g，葱、姜、味精各少许。

制作：玉米须加水煎煮 20 分钟，取汤。绿茶装入布袋。鲫鱼去鳞、鳃、内脏，洗净，入锅中，加玉米须汤、茶袋、葱、姜煮沸，小火炖至熟烂，出锅，去茶袋，入味精即成。

功效主治：补虚益胃，利水，止消渴。适于泌尿系感染、肾炎及糖尿病患者食用。

6. 赤豆鲤鱼

配方：鲤鱼 1 条，赤小豆 50g，陈皮、草果各 6g，葱、姜、料酒、盐、味精、胡椒粉各适量。

制作：赤豆入水泡半天，煮熟。陈皮、草果装布袋。鲤鱼去鳞、内脏、鳃，洗净，将赤小豆、药袋填入鱼腹，放汤盆内，加赤豆汤、调料，上屉蒸熟，去药袋即成。

功效主治：健脾益胃，利水消肿，通乳。适于脾胃虚寒，不思饮食，水肿，乳少等。

7. 凉拌海蜇丝

配方：海蜇皮 200g，黄瓜 100g，葱白、蒜、盐、味精、香油各适量。

制作：海蜇皮洗净，切细丝，黄瓜、葱白洗净，均切成丝，蒜拍碎。海蜇丝用开水烫一下，速捞出入凉水中浸泡，捞出，加黄瓜丝、葱丝、蒜末、盐、味精、香油拌匀即成。

功效主治：清热化痰，润肠通便，解渴醒酒。适于痰热咳嗽，哮喘，瘰疬，大便秘结，伤酒口渴，高血压等。

8. 玫瑰花烤羊心

配方：羊心 500g，鲜玫瑰花 50g，盐 50g。

制作：羊心洗净切块，用竹签串成串。玫瑰花加盐用水煎煮 10 分钟，凉后浸泡羊心串，再上炭火烤炙嫩熟即成。

功效主治：补心安神。

三、注意事项

（1）凡对鱼虾及动物制品过敏者忌用。

（2）属医嘱范围内禁忌者，不可服用，最好能在医师指导下进行。

（3）属国家保护动物，禁止猎取食用。

（4）动物制品要洗干净，无污染。

第九节　常用扶正祛邪药膳食谱

药膳疗法是利用具有药性的食物和药物，经过烹调成菜肴以防治疾病的一种治疗方法。

药膳疗法在我国有着悠久的历史，有"食医同源"之说，《周礼》中就曾记载有食医。《黄帝内经》把食疗和药膳作为临床治疗的重要组成部分，"五谷为养，五果为助，五畜为益，五菜为充，气味合而服之，以补精益气"。唐代孟诜著有《食疗本草》，孙思邈的《备急千金要方》也强调了食疗的重要性，宋代的《太平圣惠方》《圣济总录》中都收集了大量的药膳处方，元代忽思慧《饮膳正要》更是一本药膳食疗的专著，清宫医案中也有大量的食疗方。近年来，中医药膳疗法得到了深入的挖掘，药膳著作陆续得到出版发行。

一、基本内容

（1）药膳的炮炙，包括中药的净选、软化、切制、炮制等。

（2）药膳的烹调方法，包括炖、焖、煨、蒸（包括粉蒸、封蒸、扣蒸、清蒸）、煮、熬、炒（包括生炒、熟炒、滑炒、干炒）、卤、炸（包括清炸、干炸、软炸、酥炸、纸包炸）、烧，以及做汤等。

（3）药膳的佐料选择，含葱、姜、蒜、香油、料酒、胡椒、花椒、味精等。

（4）药膳的制作要求，口味应纯正，综合饮食烹调所要求的色、香、味、形的特点，保持有效的营养成分及祛病强身的功效，达到"食助药力，药助食威"的效果。

二、食谱选介

（一）补气药膳

1. 黄芪汽锅鸡

配方：黄芪 20g，草母鸡（或童子鸡、乌骨鸡）500g，生姜 3g。

制作：先将老母鸡洗净，切块加工处理后，加入黄芪、生姜，再加适量的盐、酒、葱等佐料一起放入汽锅中，蒸后食用。

功效主治：大补元气、健脾补脾、养血补精，适用于元气亏损、精血不足、产后或病后体虚、神疲乏力、头晕眼花等症。

2. 火腿炖鸽子

配方：火腿 30g（切薄片），鸽子 1 只（去毛、内脏洗净）。

制作：上二味加适量的酒、葱、姜、盐等佐料一起蒸煮，熟后食用。

功效主治：大补气血，适用于病后或手术后元气亏损，精血不足，头晕心悸及创伤后愈合不良等症。

3. 冰糖参莲

配方：人参 8g，湘白莲 200g，冰糖 280g，鲜菠萝 50g，罐头青豆 25g，罐头樱桃 25g，桂圆肉 25g。

制作：将莲子去皮去心，放蒸碗内加热水入笼蒸至软烂；桂圆肉用温热水洗净；鲜菠萝去皮，切成1cm³的丁；人参烘干研成末。炒锅置中火上，加清水500g，与冰糖一起烧开，待溶化后，用纱布滤去糖渣。糖汁入锅，加青豆、樱桃、桂圆肉、菠萝、人参末烧开。将蒸熟的莲肉放入汤碗内，倒入糖汁、青豆等，莲肉浮于上面即成。

功效主治：益气补脾、养心安神、涩肠止泻，适用于脾虚气弱所致食欲不振、消化不良、久泻便溏及失眠、健忘等症。

（二）补血药膳

1. 当归生姜羊肉汤

配方：当归50g，生姜10g，羊肉500g。

制作：先将羊肉洗净，切成小块，加适量的酒、葱、盐、生姜及当归，用文火焖至羊肉熟烂，去药渣即成。

功效主治：补虚劳、暖腰肾，适用于产后大虚脱，腹中寒疝等症。

2. 山药羊肉汤

配方：羊肉500g，山药50g，生姜15g，葱白30g，胡椒6g，绍酒20g，食盐3g。

制作：先将怀山药用清水闷透后，切成厚0.2cm片，与羊肉一起放入锅中，加清水适量，投入生姜、葱白、胡椒、绍酒，先用武火烧沸后，打去浮沫，移小火上炖至酥烂，捞出羊肉晾凉，将羊肉切片，装入碗中，再将原汤中生姜除去，略加调味，连怀山药一起倒入羊肉碗。

功效主治：补脾益肾、温中暖下，适用于虚劳骨蒸，脾虚白带，小儿营养不良等症。

（三）气血双补药膳

1. 八珍鸡汤

配方：母鸡1只（去毛、内脏，洗净），党参、茯苓、白术、甘草、当归、熟地、白芍、川芎各5g（纱布包裹，塞入鸡肚）。

制作：上味加酒、姜、葱、盐等佐料一起，隔水蒸煮，熟后食用。

功效主治：大补气血，适用于病后、产后或手术后气血两虚，神疲乏力，头晕耳鸣，腰膝酸软等症。

2. 人参黄芪粥

配方：人参5g，黄芪20g，粳米80g，白糖5g，白术10g。

制作：先将人参、黄芪、白术洗净去渣，切成薄片，用清水浸泡40分钟，放入砂锅，加水煎开改用小火慢煎成浓汁，取药汁后，再加水煎开后取汁，早晚分别用此汁煮粳米，加白糖，趁热食用。

功效主治：补气养血，疗虚损，抗衰老，适用于五脏虚衰，久病体弱，气短自汗，脾虚泄泻，食欲不振，气虚浮肿等病症。

（四）补阳药膳

1. 杜仲腰花

配方：杜仲12g，猪腰子250g，绍酒25g，姜、葱50g，味精1g，花椒1g，豆粉20g，醋、酱油、盐适量，混合油100g。

制作：将猪腰子一剖两片，片去腰臊筋膜，切成腰花；杜仲加清水，熬成浓汁（也可将杜仲制成1∶1浓度药液，每次取12ml，再加清水兑成），姜、葱洗净，姜切成指甲片，葱切节，待用。用杜仲汁一半，加入绍酒、豆粉各15g，和食盐调拌腰花；白糖、味精、醋、酱油和豆粉5g，兑成滋汁，待用。将锅置热火上烧热，倒入混合油，至八成热，放入花椒，投入腰花及佐料快速炒散，沿锅倒入浓汁，翻炒均匀，起锅即成。

功效主治：补肝肾、健筋骨、降血压，适用肾虚腰痛，步履不坚，阳痿，遗精，眩晕，尿频，老年耳聋，高血压等症。

2. 人参鹿肉汤

配方：人参、黄芪、芡实、枸杞各5g，白术、茯苓、熟地、肉苁蓉、肉桂、白芍、益智仁、仙茅、泽泻、酸枣仁、怀山药、远志、当归、菟丝子、怀牛膝、淫羊藿、生姜各3g，鹿肉250g，葱、胡椒面、食盐各适量。

制作：用时先将鹿肉除去筋膜，洗净，入沸水泡一下，捞出切成1寸左右的小块，把骨头拍破待用，将以上中药用袋装好，扎口。把鹿肉、鹿骨放入锅内，再放入药袋，加水适量，放入葱、生姜、胡椒面、食盐。将锅置武火上烧沸，除去泡沫，改用文火煨炖3小时，煮烂即成，吃肉喝汤。

用法：半月后再服1次。

功效主治：填精补肾，大补元阳，适用于形寒肢冷、腰膝酸软、阳痿滑精、尿频清长等症。

3. 胡桃仁炒韭菜

配方：胡桃仁60g，韭菜150g。

制作：胡桃去壳取仁，韭菜洗净切1寸长。加麻油，一起下锅炒熟，用食盐少许调味，佐餐服食。

功效主治：补肾固精，适用于肾阳虚衰、腰膝冷痛、遗精梦泄、夜多小便等症。

三、注意事项

（1）注意配伍禁忌：如猪肉反乌梅、黄连、桔梗；合苍术食，令人动风；合荞麦食，令人落毛发，患风病；合鸽肉、鲫鱼、黄豆食，令人滞气等。

（2）注意药忌：用白术勿食桃、李、雀肉、芫荽、蒜、青鱼等物。用半夏、菖蒲勿食饴糖、羊肉等。

（3）注意食物食忌：变质、变味、变馊，病亡家畜等均不可食。又如葱不可多食，令人虚；芫荽勿多食，令人多忘；竹笋勿多食，令人发病；木耳赤色不可食等。

（4）注意食物相反：如马肉不可与仓米同食；马肉不可与苍耳、姜同食；羊肉不可与栗子同食等。

（5）使用药膳也应辨证用膳，食欲不振、消化不良者，慎用药膳。

（6）对患高血压、冠心病以及由心、肝、肾脏疾病引起的水肿者，在配制药膳时要少放盐，宜清淡。对患肝胆疾病、高血压、冠心病等患者及体质肥胖者，宜用低脂肪药膳；对患糖尿病患者不能配以淀粉类或糖类药膳。

附 节食疗法

中国医学饮食疗法是中国医学非药物疗法的重要组成部分。其内容包括两方面，一是根据"药食同源"理论形成的药膳疗法；二是通过饮食规律及饮食的量、质的调节，来治疗或辅助治疗疾病。后者我们称之为"节食疗法"。其内容包括通常所说的"饮食宜忌"和"饥饿疗法"等内容。

节食疗法的方法包括以下三方面：①调节进食时间，如重症胃肠病出现胃肠穿孔，应当采取禁食。再如脐实证攻下之后，胃气未复，而恐余邪未尽，不可骤然进食大量食物，而应先以粥类，渐渐过渡到其他食物。②调节进食量，如食滞内停者应当少食，以免加重病情。③调节食物的质，如湿热类疾病当少吃肥甘厚味之品，以免导致湿热内生，加重湿热。

节食疗法的临床意义，除了具有治疗作用，如饥饿疗法即通过食量的调节而达到治疗疾病的目的，同时还具有预防作用。未病先防和既病防变是中医治疗中的重要内容。如温病后期，余热未尽，应当注意调节饮食，防止食复证的发生。如《素问·热论篇》所述："热甚而强食之，故有所遗也。若此者，皆病已衰而热有所藏，因其谷气相薄，两热相合，故有所遗也。""病热少愈，食肉则复，多食则遗，此其禁也。"《温疫论》认为："若因饮食所伤者，或吞酸作嗳，或心腹满闷而加热，此名食复，轻则损谷自愈，重则消导方愈。"《温病条辨》亦有"阳明温病，下后热退，不可即食，食者必复……复必重也"的记载。总之，通过节食疗法的应用，可以防止食复证的发生。夹食证是导致临床证候复杂化的重要因素之一，即饮食不节，尤其饱食无度，导致食滞内停，使得治疗复杂化。如《重订广温热论·温热类症疗法》所说："温热夹食滞者最多……如夹痰、水、食、郁、蓄血等邪属实者，则以夹邪为先，伏邪为后，盖清其夹邪，而伏邪始得透发。"因此，针对每类疾病，制订出相应的饮食方法，使之系统化、合理化、适用化，将是食物疗法中今后研究中一项不可缺少的内容。

第七章　中国传统体育疗法

体育的本质是人类以增强自身机体为直接目的所进行的有计划、有目的、有意识的身体活动，是人类特有的社会现象，深受社会政治、经济、文化、宗教信仰及民俗等方面的影响。中国是世界文明古国之一，其传统体育历史悠久，内容丰富，有武术、导引、蹴鞠、登高、竞渡、角抵、棋类、秋千等多种形式。早在春秋战国时期，我国传统体育即已具雏形，随着当时养生之道的萌芽，早期的体育便同时被赋予了医疗保健的色彩，如《吕氏春秋·古乐》载述了"……民气郁阏而滞着，筋骨瑟缩不达，故作舞以宣导之"等论述，从而启迪后世体育疗法的形成。

传统体育疗法指用传统体育形式增强体质、加强身体抗疾病能力及防治疾病、促进健康的方法，是中国医学非药物疗法的组成部分之一，具有调和阴阳、疏通经络、行气活血、滑利关节、强筋壮骨等作用，对神经系统、心血管系统、消化系统、呼吸系统、运动系统等功能康复有积极意义，适用于高血压、冠心病、肠胃病、感冒、肺炎、神经衰弱、关节强直、肌肉萎缩、颈肩腰腿痛等多种病症的防治。

应用传统体育疗法，既要遵循中国传统医学基础理论、原则的指导，又要强调体育疗法多为自身操作的特点，应认真选择疗法方式，严格掌握运动量，高热、出血、各种中毒及疾病急性期者应禁用或慎用。

传统体育疗法众多，限于篇章，仅能分主次而择要撰述，另有些内容则视其特色所在而置于其他篇章，如棋类等。

一、武术疗法

中华武术是民族文化遗产之一，是数千年来中国人在斗争实践中创造和发展而来的，满足于技击的体育方式，在唐宋元明清各朝代均盛行，有众多的拳种流派，并具备广泛的群体基础。武术运动是由击、打、摔、拿、踢、刺、劈等攻防动作按一定规律组成，有徒手和持器械（如刀、剑、枪、棒等）进行两种形式，总体要求"内练精气神、外练筋骨皮"，具有攻防技击、强身健体等作用。随着冷兵器时代的没落，武术强身健体的作用在近代日益突出，武医结合，武术运动的许多动作形式成为人们的医疗保健手段，即武术疗法。

传统武术功法如太极拳、意拳、八卦掌、朱砂掌、形意拳、南拳、长拳、剑术等均有积极的医疗保健作用，在医学理论指导下，经过取舍改造，这些武术功法构成了武术疗法丰富多彩的内容，被广泛应用于临床医疗、康复、预防各方面。现择常用武术疗法介绍如下。

（一）太极拳

太极拳是中华武术的一大拳种流派，有历可考的仅自明末清初陈王廷始，而后派生出杨氏、孙氏、吴氏等分支，虽各具特色，但功法性质一致。近代，太极拳的医疗保健作用逐渐突出，据杨式太极拳而创编的简化太极拳、四十八式及八十八式太极拳和太极剑等成为最常见的武术疗法之一。

有关临床和实验研究表明了太极拳的医疗保健作用是多方面的，其可以促进血液循环，降低心肌耗氧量，减轻心脏负担，改善心肌供血，提高心排血分数，从而增强心脏功能；增加肺活量，增强肺通气和换气功能；改善神经系统的功能；增加胃肠蠕动，使消化液和消化酶的分泌增加；调节内分泌功能，增强人体免疫力，治疗疾病，延缓衰老。

1. 锻炼要领

如上所述，太极拳的流派很多，各有特点，架式也有新旧之分，这里先就各种太极拳的锻炼要领介绍一下，后详述简化太极拳的锻炼方法。

①神静：练习太极拳，要始终保持精神安定，排除各种思想杂念，全神贯注，用意念指导动作。

②含胸拔背，气沉丹田：含胸，即胸略内含而不挺直；拔背，即指脊背的伸展，能含胸自能拔背，使气沉于丹田。

③体松：打太极拳要全身放松，不得紧张，故上要沉肩坠肘，下要松腰松胯。肩松下垂即是沉肩，肘松下坠即是坠肘；腰胯要松，不宜僵直板滞。

④呼吸均匀：太极拳要求意、气、形的统一、和谐，呼吸是十分重要的，呼吸深长则动作轻柔。一般说来，吸气时，动作为合；呼气时，动作为开。呼吸均匀，则能气沉丹田。

⑤以腰为轴：太极拳中，腰是各种动作的中轴，虚实变化皆由腰转动，故腰宜松，宜正直。

⑥分清虚实：分清虚实是太极拳的一个重要原则。初练太极拳主要是步法要分清虚实，如全身重心坐于右腿，则右腿为实，左腿为虚，运动中左虚则右实；右虚则左实。分清虚实才能转动灵活，如不能分，则迈步重滞，站立不稳。

⑦连绵自如：太极拳讲究动作要轻柔自然，绵连不断，由脚而腿到腰，要一气呵成，手随足运，足随手运。做到意到、眼到、身到、手到、步到，一齐俱动。一个动作的结束恰好是下一个动作的开始，似行云流水，连绵不断，切忌用僵硬之拙劲，宜用意不用力。

2. 简化太极拳的锻炼方法

（1）起势

①身体自然直立，两脚分开平行站立，与肩同宽，两臂自然下垂，两眼平视前方。

②两臂慢慢向前抬起与肩平，掌心向下。

③两腿微屈下蹲，两掌轻轻下按。

（2）左右野马分鬃

①身体微向右转，重心移至右腿。同时右臂平屈于胸前，右手掌心向下；左手向右下划弧至右手下，两手掌心相对成抱球状，左脚随之收至右脚内侧，脚尖点地。眼神顾及右手。

②身体左转，左脚向左前方迈出，右脚跟后蹬成左弓步。同时两手分开，左手上抬与眼平，掌心斜向上；右手下落至右胯旁，掌心向下。眼神顾及左手。

③身体后坐，重心后移，左脚尖外撇，随即重心前移至左腿，同时左臂平屈于胸前，掌心翻转向下，右手向左下划弧至左手下，两手掌心相对成抱球状，右脚随之收至左脚内侧，脚尖点地，眼神顾及左手。

④⑤同②③，唯左右相反。

⑥同②。

（3）白鹤亮翅

①身体微向左转，左手翻掌向下，右手向左下划弧至左手下，两手掌相对成抱球状。

②右脚前进半步，身体后坐，重心移至右腿，左脚变虚步，脚尖点地。同时身体微向右转，两手向右上和左下分开，右手上提至头部右前方，掌心向面部；左手下落至左胯旁，掌心向下。两眼平视前方。

（4）左右搂膝拗步

①身体微向左再向右转，右手下落向后划弧上抬与肩同高，掌心向上；同时，左手自左向上再向右下划弧至胸前，左臂微屈，掌心向下。眼神顾及右手。

②身体左转，左脚向左前方迈出，右脚跟后蹬成左弓步。同时右手从右耳旁向前推出，左手下落从左膝前搂过至左胯旁，掌心向下。眼神顾及右手。

③身体后坐，重心后移，左脚尖外撇，随即重心前移至左腿，右脚收至左脚内侧，脚尖点地。同时，左掌外翻上平举与肩同高，掌心向上；右手向左下划弧至胸前，右臂微屈，掌心向下，眼神顾及左手。

④⑤同②③，唯左右相反。

⑥同②。

要点：身体要平稳自然，手的运动要微带弧形。推掌时要垂肩坠肘，两脚间横向距离 10cm。

（5）手挥琵琶　右脚前进半步，身体后坐，重心移至右腿，左脚提前变虚步，脚跟着地。同时，左手从左下上举与鼻尖平，左臂微屈，掌心向右；右手回收至左肘部里侧，掌心向左。眼神顾及左手指。

（6）左右倒卷肱

①右手向下经腹前向后上方划弧平举与右耳齐，臂微屈，左手随之翻掌向上，左脚尖点地。两眼随着向右转体平视右前方。

②右臂屈肘，右手从右耳侧向前推出。同时左腿提起向左后方退一步，重心移至左腿，右脚尖虚步点地。左手随右手的推出回收至左肋旁。两眼平视前方。

③④与⑦⑧同①②，唯左右相反。

⑤⑥同①②。

要点：两手的运动仍需走弧线，退步时要略向后外方落脚，避免使两脚踩在一条直线上，退步后要同时调整前脚的位置。两手的动作要连贯。

（7）左揽雀尾

①身体右转，左手经腹前向右下划弧，掌心向上；右手翻掌向下，右臂微屈，两手掌心相对成抱球状。同时，右脚尖微向外撇，左脚收至右脚内侧，脚尖点地。眼神顾及右手。

②身体左转，左脚向左前方迈出，右脚跟后蹬成左弓步。同时左肘微屈，以左前臂外侧和手背向左侧弧形掤出，左掌高与肩平，掌心向后；右手下落至右胯旁，掌心向下。眼神顾及左手。

③身体微向左转，左手随之前伸，掌心向下；右手翻掌向上，经腹前向左上前伸至左腕下方，然后两手下捋，身体以腰为轴微向右转，重心移至右腿，两手下捋经腹前向右后方划弧，直至右手掌心向上与肩平，左手掌心向后，左臂平屈于胸前。眼神顾及右手。

要点：下捋时，臂部不要突出。

④身体微向左回转，右臂屈肘收回，右手置于左手腕内侧，双手同时向前挤出，左掌心向右，右掌心向前。重心移至左腿，右脚跟后蹬成左弓步。眼神顾及双手。

⑤左手翻掌向下，右手向右前伸与左手平，掌心向下，两手向左右分开与肩同宽。身体后坐，重心移至右腿，左脚尖跷起。两臂屈肘回收至胸前，两手掌心向前下方，然后两手向前上方按出，手腕部高与肩平。同时左腿前弓成左弓步。两眼平视前方。

要求：两臂回收时要垂肩坠肘。

（8）右揽雀尾

①身体后坐并向右转，重心移至右腿，左脚尖里扣。右手先向右然后向左下划弧至左腹前，掌心向上；左臂平屈于胸前，掌心向下，两手相对成抱球状。同时重心再移至左腿，右脚收至左脚内侧，脚尖点地。眼神顾及左手。

②③④⑤同左揽雀尾，唯左右相反。

要点：同左揽雀尾。

（9）单鞭

①身体后坐，重心移至左腿，右脚尖里扣，身体左转。同时左手向左划弧至左臂平举于左侧，右手向左下划弧至左胸前。眼神顾及左手。

②重心移至右腿，左脚收至右脚内侧，脚尖点地。同时右手从左胸前向右上方划弧变勾手；左手向下经腹前向右上划至右肩前，掌心向右。眼神顾及右手。

③身体左转，左脚向左前方迈出，右脚跟后蹬成左弓步。同时左掌翻转向前推出，掌心向前，掌高与眼平。眼神顾及左手。

要点：身体正直，松腰，垂肩，左手翻掌不要太快。

（10）云手

①身体右转，重心移至右腿，左脚尖内扣。左手经腹前向右上划弧至右肩前，掌心向后；右手变掌，掌心向右前方。眼神顾及右手。

②重心移至左腿，左手在上随腰的转动从右前方运至左前方，掌心由向后渐渐转向左前方；右手由右下经腹前向左上划弧至左前肩，掌心向后。同时右脚向左横收一步，两脚平行站立，相距10~20cm。眼神顾及左手。

③重心移至右腿，右手在上随腰的转动从左前方运至右前方，掌心由向后渐渐转向右前方；左手由左下经腹前向右上划弧至右肩前，掌心向后。同时左脚向左横跨一步。眼神顾及右手。

④⑤⑥同②③②。

要点：松腰、松胯，以腰为轴进行转动。下肢重心的移动要缓慢、协调。眼睛的视线随左右手移动，同时意守丹田，不可过分注视手掌。

（11）单鞭

①重心移至右腿，右手继续向右运行，至右前方变勾手；左手向下经腹前向右上划

弧至右肩前，掌心向后。眼神顾及右手。同时左脚收至右脚内侧，脚尖点地。

②同（9）单鞭③。

（12）高探马

①右脚前进半步，重心移至右腿，左脚掌着地成虚步。同时，右勾手变掌，两手掌心翻转向上，两肘微屈。两眼平视前方。

②身体微向左转，右手经右耳侧向前推出，掌心向前与眼同高。同时，左手收至左侧腰际，掌心向上，左臂微屈。眼神顾及右手。

（13）右蹬脚

①左手掌心向上，伸至右手腕背面，随即两手分开自两侧向下划弧。同时左脚提起向左前方迈出成左弓步。

②两手合抱于胸前，掌心向后，右手在外。同时，右脚收至左脚内侧，脚尖点地。

③两臂左右分开平举，掌心向外，提起右脚向右前方慢慢蹬出，眼神顾及右手。

要点：蹬脚要平稳，左腿微屈，右脚跟用力蹬出，脚尖回勾，右臂和右腿上下相对。

（14）双峰贯耳

①右腿收回，提膝，右脚尖自然下垂。双手同时向下划弧落于右膝两侧，掌心向上。

②右脚向右前方落下成右弓步。同时，两手下垂变拳，从两侧向上向前划弧至脸前，与两耳同高，两臂微屈成钳状。两眼平视前方。

要点：两拳松握，两臂成弧形，沉肩垂肘。

（15）转身左蹬脚

①重心移至左腿，右脚尖里扣，身体向左转。同时，两拳变掌，由上向左右划弧。眼神顾及左手。

②重心移至右腿，左脚收至右脚内侧，脚尖点地。同时，两手合抱于胸前，掌心向

后，左手在外。

③两臂左右分开平举，掌心向外，提起左脚向左前方慢慢蹬出。眼神顾及左手。

要点：同右蹬脚。

（16）左下势独立

①左腿收回平屈，右掌变勾手，左掌向右划弧至右肩前。眼神顾及右手。

②右腿屈膝下蹲，左腿向左后方伸出成左仆步，左手下落。眼神顾及右手。

③身体左转，以左脚跟为轴，脚尖外撇，随即右脚尖里扣，右腿后绷，左腿前弓。左手从左腿内侧划弧上抬成立掌，掌心向右。同时，右手旋肘将勾手置于身后。眼神顾及左手。

④右腿提起平屈，脚尖自然下垂。右勾手下落变掌，由后下方向前摆出，屈臂立于右腿上方，肘膝相对，掌心向左。左手落于左胯旁，掌心向下。眼神顾及右手。

要点：仆步时身体不要前倾。左脚尖与右脚跟在一条直线上。

（17）右下势独立

①右脚下落于左脚前，脚尖点地，然后以左脚掌为轴向左转体。同时，左手向左上平举变勾手，右手向左划弧至左肩前。眼神顾及左手。

②③④同左下势独立②③④，唯左右相反。

（18）左右穿梭

①身体微向左转，左脚向左前方落地，脚尖外撇，重心前移，右脚跟离地成半坐盘式。同时，左手在上，右手在下相对成抱球状。右脚收至左脚内侧，脚尖点地。眼神顾及左手。

②右脚向右前方迈出成右弓步。同时右手经面前翻掌上举至右额前，掌心斜向上；左手向前推出，掌心向前，高度与鼻尖平。眼神顾及左手。

③重心略后移，右脚尖外撇，随即重

心再移至右腿，左脚跟离地成半坐盘式，左脚收至右脚内侧，脚尖点地。同时，右手在上，左手在下，成抱球状。眼神顾及右手。

④同②，唯左右相反。

要点：弓步时，两脚间横向距离约30cm，手上举时注意垂肩。

（19）海底针　右脚前进半步，重心移至右腿，左脚成虚步，脚尖点地。身体微向右转，右手从体侧提至右耳旁，然后向右前下方插出，指尖向下，同时左手从左膝前向下划弧至胯旁，掌心向下。两眼视前下方。

（20）闪通臂　上身稍右转，左脚向前迈出成左弓步；同时右手由体前上提，掌心向上翻转，右臂平屈于头上方，拇指朝下；左手上起向前平推，高与鼻尖平，手心向前；眼看左手。

（21）转身搬拦捶

①身体后坐，重心移至右腿，左脚尖里扣，身体向右后转，重心再移至左腿。同时，右手随转体变拳，自右向下经腹前划弧至左肘旁，拳心向下；左手弧形上举至左额前，掌心向外。两眼平视前方。

②身体右转，右脚收回后再向前迈出，右脚尖外撇，右拳经胸前向前方翻转撇出，拳心向上，左手落于左胯旁，掌心向下。眼神顾及右手。

③重心移至右腿，左脚向前迈出。右手向前划弧平拦出，掌心向前下方；右拳收至右腰旁，拳心向上。眼神顾及左手。

④左腿前弓，右拳向前方打出，拳眼向上。左手附于右前臂里侧。眼神顾及右手。

要点：松握拳，前臂先慢慢内旋后内收，再外旋停于右腰旁。整个动作要连贯圆活。

（22）如封似闭

①左手从右腕下前伸，右拳变掌，两掌心向上。同时，身体后坐，重心移至右腿，左脚尖跷起，两手回收至胸前。两眼平视

前方。

②两手在胸前翻掌，向前推出，掌心向前。同时重心前移，左腿成左弓步。眼神顾及两手。

（23）十字手

①重心移至右腿，左脚尖里扣，向右转体。右手划弧至右侧，与左手成两臂侧平举，两臂微屈，同时右脚尖略外撇，成右弓步。眼神顾及右手。

②重心移至左腿，右脚尖里扣，然后右脚向左收回，两脚平行站立与肩同宽。两手向下经腹前向上划弧交叉于胸前，右手在外，两手掌心向后。两眼平视前方。

（24）收势　两手掌外压，掌心向下，下落于两胯外侧。两眼平视前方。

要点：全身放松，呼吸深长，站立片刻后再走动。

3. 主治范围

通过多年的临床观察表明，太极拳对心血管系统、神经系统、消化系统、呼吸系统、内分泌系统及免疫系统等多种急、慢性疾病都有较好的治疗作用。

（1）心脑血管疾病　坚持练太极拳，可使心气旺盛，血脉充盈，脉搏和缓有力，面色红润。冠心病患者的恢复期，1、2级高血压患者，动脉硬化患者均可根据病情和体力进行锻炼。

（2）神经衰弱　太极拳对本病有很好的治疗作用，此类患者多表现为失眠多梦、心烦易怒、健忘神疲，每日坚持练拳1小时左右，能起到很好的治疗效果。

（3）消化系统疾病　消化性溃疡、胃下垂、慢性肝炎等消化系统疾病，练本功法并配合气功的锻炼，往往能收到满意的效果。大多数患者练功后，食欲增加，消化功能增强。

（4）慢性支气管炎、肺气肿　练习太极拳对改善咳嗽、气短、胸闷、痰多等症状有

辅助治疗作用，可明显改善患者的肺通气功能。初练时，一般用自然呼吸，逐渐做深、长、细、匀的腹式呼吸。

（二）易筋经

《易筋经》亦名《少林拳术精义》《伏气图说》《易筋经义》，普遍认为是由明代天台紫凝道人托名达摩所编撰。《易筋经》一书备受武术界和医家的推崇，其所述功法具有良好的医疗保健作用。现兹介绍其所载功法"易筋十二势"。

1. 韦驮献杵第一势

两脚并立，相距两拳，挺胸收腹，头颈端正，两目平视，左手并指翘掌，掌心向右，提至胸前，距胸一拳。右手并指，掌心向地，用力下按，稳于小腹前一拳处。手势既定，灌劲手及臂，精神守舍，心数呼吸，一呼一吸为一字数，默数30下，呼吸如抽丝抽线，又平又匀。

2. 韦驮献杵第二势

接前势，两手向前推平，分向两侧，掌心朝上，成侧平举，两手灌劲，心数呼吸，数字同前。

3. 韦驮献杵第三势

双手翘掌，提升至前斜上方，两虎口相对，不相碰，成月圆状，眼仰视指尖，默数数字同前。

4. 摘星换斗势

接前势，左臂移向后背，尽可能提高，右手随上身半左转，将手向左前上方推出，钩掌，目视掌心，数字同前。然后右臂移向后背，左手随上身半右转，将手向右前上方推出，钩掌，数字同前。

5. 倒拽九牛尾势

接前势，左腿取弓箭步，右腿拖后绷直，上身半左转，左手握拳，腋、肘关节均成90°姿势，用力下拉。与此同时，右手在后握拳上提，腋、肘关节亦成90°，数

字同前。右同左姿。

6. 出爪亮翅势

接前势，左手收回至后背，双手从背后经两侧向前平举，灌力，心数呼吸，数字同前。

7. 九鬼拔马刀势

接前势，左手放于背后，右手掌心贴耳抱头，头向左转，用力与头颈斗劲，互相对抗。左右同姿。

8. 三盘落地势

接前势，两腿呈坐桩式，足尖内扣，膝向外开，劲灌全腿，双手悬叉于腰前，数字同前。

9. 青龙探爪势

接前势，右手提至乳外上方，灌劲握拳，上体左转，右手松拳，五指并拢，掌心向上，用力伸向左前方，二目注视手掌。然后翻右手，掌心向下，直臂降落，腰随手弯，右臂顺势经膝前外展，直腰，收拳至右乳胸侧，数字同前。右同左姿。

10. 卧虎扑食势

接前势，两手五指分开着地，昂首前视，左足取弓箭步，右足后伸挺直，如起跑前之下蹲势，数字同前，右同左姿。

11. 打躬势

接前势，两足平立，两手抱头枕部，直膝弓腰俯首，尽量使头接近两膝，数字同前。

12. 掉尾势

接前势，两手十字相嵌，掌心向上，伸臂托天，旋即掌心向下，弓腰，尽量使两手触及足尖，双足跟点起。

13. 收功

直立，两臂左右侧举，屈伸 7 次。

二、导引疗法

导引，即"导气令和、引体令柔"，是一种古老的体操式的体育方法，也是一种中国传统医学非药物疗法，可溯源至春秋战国时期，如《庄子·刻意》所记："……熊经鸟伸，为寿而已矣。此导引之术……"其后世代相传而不断发展。

导引疗法通过肢体运动，同时配合呼吸运动与自我按摩，从而达到通经活络、理气行血、强筋壮骨、调和脏腑功能等医疗保健目的。现就五禽戏、八段锦等常用方法介绍如下。

（一）五禽戏

五禽戏又称百步汉戏等，相传为汉代名医华佗模仿虎之威猛、鹿之安详、熊之沉稳、猿之敏捷、鸟之轻灵等神态动作所创编的导引疗法，虽历代均有所创新，但其理一样，至今仍广为流传运用。

五禽戏的锻炼要求意念、呼吸和动作协调配合。意守可以使精神安静，神静则可以培育真气；调息则可以行气，疏通经脉气血；形动则可以强筋骨，利关节。由于本功法是模仿五种禽兽的动作，其动作各有特色，因此其治疗作用也有所区别，各有侧重。但又是一套完整的功法，若能长期习练，则自然达到养精神、调气血、和脏腑、柔筋骨、利关节的效果，正如《后汉书》所载，华佗曰："亦以除疾，兼利蹄足。"

1. 锻炼要领

五禽戏流传至今，流派很多，各派功法繁简不一，难易不等。目前，可粗略地分为三类：外功型，此类以体操形式演练；内功型，此类是锻炼时产生内气运行而引动外功；内外功结合型，此类是以五禽戏动作配合气功的呼吸进行锻炼。这三类练功方法均具有保健、强身、治病的作用。第一类以模仿五禽的动作为主；第二类是以意引气，以气带动形体进行锻炼，做出各种动作；第三类则重视呼吸的锻炼，并与动作相配合，动静结合，内外兼练。下面粗略介绍一下各种五禽戏功法的锻炼要领。

（1）心神安静　练五禽戏时，首先要排除杂念，精神专注，根据每一动作的意念要求，将意念集中于意守部位。若一时不能安静，稍事休息后，再进行锻炼。刚开始习练时，也不易入静，不要着急，每日坚持练1~2次，过一段时间，便能自然精神安静。

（2）呼吸匀畅　练功时，呼吸要自然均匀、流畅，刚开始时可用胸式呼吸，时间久了，自然变成腹式呼吸。这种呼吸的过渡要顺其自然，不要刻意追求，均以和缓、自然、流畅为度。一般情况下，舌尖轻抵上腭，呼气用嘴，吸气用鼻。

（3）全身放松　练功时，身体要放松，切忌僵硬、紧张。身体的放松和精神是否安静以及呼吸是否匀畅密切相关，只有心神宁静、呼吸调匀，才能真正做到全身放松。

（4）动作自然　五禽戏的每一动作要做到自然流畅，连贯协调，不要拘谨。

2. 锻炼方法

以下介绍一种以模仿动作为主的五禽戏，其操作简单，适合于大多数人进行练习。

（1）熊戏

身体自然直立，两脚平行分开与肩同宽，两臂自然下垂，两眼平视前方。

①右腿屈膝，身体微向右转，同时右肩向前下晃动，右臂亦随之下沉，左肩则向后外舒展，左臂微屈上提。

②左腿屈膝，身体微向左转，同时左肩向前下晃动，左臂亦随之下沉，右肩则向后外舒展，右臂微屈上提。

如此反复晃动，次数不限。

（2）虎戏

脚跟靠拢成立正姿势，两臂自然下垂，两眼平视前方。

1）左式

①两腿屈膝下蹲，重心移至右腿，左脚虚步，脚掌点地，靠于右脚内踝处，同时两掌握拳提至腰两侧，拳心向上，眼看左前方。

②左脚向左前方斜进一步，右脚随之跟进半步，重心坐于右腿，左脚掌虚步点地；同时两拳顺胸部上抬，拳心向后，抬至口前，两拳相对翻转变掌向前按出，高与胸齐，掌心向前，两掌虎口相对，眼看左手。

2）右式

①左脚向前迈进半步，右脚随之跟至左脚内踝处，重心坐于左腿，右脚掌虚步点地，两腿屈膝，同时两掌变拳撤至腰两侧，拳心向上，眼看右前方。

②右脚向右前方斜进一步，左脚随之跟进半步，重心坐于左脚，右脚掌虚步点地；同时两拳顺胸部上抬，拳心向后，抬至口前，两拳相对翻转变掌向前按出，高与胸齐，掌心向前，两掌虎口相对，眼看右手。

如此反复左右虎扑，次数不限。

（3）猿戏

脚跟靠拢成立正姿势，两臂自然下垂，两眼平视前方。

1）左式

①两腿屈膝，左脚向前轻灵迈出，同时左手沿胸至口平处时向前如取物样探出，将达终点时手掌撮拢成钩手，手腕自然下垂。

②右脚向前轻灵迈出，左脚随之跟至右脚内踝处，脚掌虚步点地，同时右手沿胸前至口平处时向前如取物样探出，将达终点时手掌撮拢成钩手，手腕自然下垂，同时左手收回至左肋下。

③左腿向后退步，右脚随之退至左脚内踝处，脚掌虚步点地，同时左手沿胸前至口平处时向前如取物样探出，将达终点时手掌撮拢成钩手，手腕自然下垂，同时右手收回至右肋下。

2）右式：同左式，左右相反。

（4）鹿戏

身体自然直立，两臂自然下垂，两眼平视前方。

1）左式

①右腿屈膝，身体后坐，左腿前伸，左膝微弯，左脚虚踏；左手前伸，左臂微屈，左手掌心向右，右手置于左肘内侧，右手掌心向左。

②两臂在身前同时逆时针方向旋转，左手绕环比右手大些，同时要注意腰胯、尾骶部的逆时针方向旋转，久而久之，过渡到以腰胯、尾骶部旋转带动两臂的旋转。

2）右式：同左式，唯左右相反，绕环旋转方向亦有顺逆不同。

（5）鸟戏

两脚平行站立，两臂自然下垂，两眼平视前方。

1）左式

①左脚向前迈进一步，右脚随之跟进半步，右脚尖点地；同时两臂慢慢从身前抬起，掌心向上，与肩平时两臂向左右侧方举起，随之深吸气。

②两脚相并，两臂自侧方下落，掌心向下，同时下蹲，两臂在膝下相交，掌心向上，随之深呼气。

2）右式：同左式，唯左右相反。

3. 主治范围

（1）益寿延年是五禽戏最主要的用途之一，经常练五禽戏的人，会感到精神爽快，食欲增进，手脚灵活，步履稳健。

（2）各种原因引起的关节疼痛，如类风湿关节炎、骨性关节炎、骨质增生等，每日练2~3次，每次20~40分钟。

（3）肢体活动无力，如中风后遗症，习练本功法，有助于肢体活动功能的早日康复。应根据每个人的体质和肢体活动受限的程度，可以每次选择练其中1~2式，逐渐加大活动量。

（4）高血压、冠心病等患者在病情稳定期，习练本功法，有助于改善症状，促进病情的康复。

（二）八段锦

八段锦是一类常见的古老导引疗法，最早见于宋代洪迈《夷坚乙志》，后世发展并形成众多流派及相当丰富的内容。八段，指动作节数，后世又有四段、八段、十二段、十六段等；锦，指不同颜色的丝所织成的丝织品。八段锦之名是对这类导引疗法的美称。

八段锦导引疗法有坐式和站式之分，主要将体操动作与呼吸运动相结合并辅以适当的自我按摩，具有通行气血、调和阴阳之功，对颈肩腰腿痛及呼吸系统、消化系统等慢性、功能性疾患有良好的疗效。

八段锦的操作要领：①意守丹田，精神放松；②呼吸均匀，取腹式呼吸；③刚柔相济，忌用僵力。

八段锦的操作动作多种多样，择常见一种以歌诀介绍如下：

双手托天理三焦，左右开弓似射雕。

调理脾胃须单举，五劳七伤往后瞧。

摇头摆尾去心火，两手攀足固肾腰。

攒拳怒目增力气，背后七颠把病消。

三、其他传统体育疗法

除前述武术、导引等疗法外，传统体育疗法尚有其他许多内容，但相较之下，其他传统体育内容如蹴鞠、登高、角抵等，其疗法作用多表现在促进健康方面。目前，由于不少内容已为现代体育项目所替代而鲜于开展，故在此仅将其他体育疗法内容作一简介。

掌上球，又称掌旋球，是一种置球掌上以指拨球的体育疗法，广泛流传于民间及武术界，清代尤盛行。其球多以钢或玉石制成，形式多样。操作方法是取适当大小的小球2~4枚置于掌上，通过手指的松紧及屈伸使球在掌上旋转滑动，每分钟旋转60~120

次，每日多次。其作用机制为人体掌指间有许多穴位，手三阴三阳经在掌指间起止，从而联络五脏六腑，通过掌及球的运动刺激，最终达到疏通经络、调和脏腑气血的目的。掌上球作为传统体育疗法之一，可防治神经衰弱、高血压、颈肩臂痛及手指麻木、颤抖等。现代流行的"健身球运动"即从掌上球发展而来。

蹴鞠，又称蹋鞠、蹙鞠等，是一种类似现代足球运动的古代球类运动，自春秋战国时期出现起经历了千余年，至近代已少见。早期蹴鞠所用的球是以皮革制成的实心球，唐朝以后多是以皮革制作的灌气皮球。运动方式有单人表演（古称"井轮"）、二人对踢（"打二"）及四人或八人轮踢等，攻球目标有在地面的"球室"及凌空的球门等，并以踢球入室过门多寡论胜负。此外，中国古代尚有击鞠（即骑马持杖击球，与现代马球运动相似）、木射（即抛滚木球击木笋，与现代地滚球相似）、捶丸等项类运动。总之，蹴鞠等在中国古代备受欢迎，据史料记载可知，当时妇女、儿童也参与了这类体育游戏。古代的球类运动以其良好的健身作用充实了传统体育疗法。

投壶，即在一定距离内将箭用手掷入细颈壶内，是在中国古代文人中广泛流行的一项体育项目。通过投壶，可有效锻炼人体运动的准确性，增强体质，提高腕臂力量，从而对上肢及身体痹痛有积极的防治作用。

踏青与登高，中国古代有"三月踏青、九月登高"的习俗，踏青指春季郊外远足漫步，登高指秋季攀山丘高处。踏青与登高均是古代季节性的体育活动，寓乐于动，并可舒畅情志、强壮筋骨、提高抗病能力。

散步，是国人喜爱的一种传统体育疗法，有多种方式如睡前散步、晨起散步、饭后散步、变速散步以及与导引相结合的行功散步等。步行是人的基本运动方式，散步则是有目的的步行，散步过程中排除杂念、全身放松、动作缓和、不用僵力，步数多少则以自身能力来决定。不论哪一种散步方式，通过散步锻炼均可促进气血运行、调和五脏六腑功能，对慢性病及年老体弱者有良好的康复保健作用。

此外，尚有龙丹竞渡、冰上蹴鞠及踢毽、爬竿、抖空竹、叠案等丰富多彩的"杂耍""游戏"等传统体育内容，对古代国人的强身保健起着积极的促进作用，也构成了传统体育疗法的补充成分，恕不一一赘述。

第八章　心理疗法

第一节　概述

心理疗法即精神疗法，中医学称之为"意疗"。《辽史·方技传》载有："心有蓄热，非药所能及，当以意疗。"中医心理疗法源远流长，理论方法独特，临床行之有效，许多设计巧妙的意疗之法至今仍在流传使用。

中医学历来重视心理因素在治疗中的重要作用。远古时代，针药始兴，人们用来治疗疾病的常用手段就包括心理疗法。随着中医学的逐步发展，心理疗法的理论也初步形成，并在医疗实践中积累了许多科学的方法。《灵枢·师传》中精辟地阐明了心理疗法的原理，"人之情，莫不恶死而乐生，告之以其败，语之以其善，导之以其所便，开之以其所苦，虽有无道之人，恶有不听者乎？"迄今仍为心理治疗的经典性论述。《内经》中还反复论述了情志之间相互制约的关系，总结出了"以情胜情"的独特而系统的理论和方法。我国古代许多医学大师，如华佗、张仲景、张子和、朱丹溪、张景岳、李中梓、程杏轩等都善于运用"意疗"法治病，并取得了显著的临床疗效。实践证明，中医心理疗法内容丰富、形式多样，所治范围也相当广泛，只要临床运用恰当，确实是一种简便而有效的治疗手段。

一、中医心理疗法的意义

心理治疗是医务人员运用心理学的理论和技术，通过其言语、表情、举止行为并结合其他特殊的手段来改变患者不正确的认知活动、情绪障碍和异常行为的一种治疗方法。实际上，医务人员在接触和诊治患者的过程中，其言语、举止行为都会影响患者的心理活动，如果能因此改善患者的心理状态，消除或减轻患者心中的痛苦，改变患者对人、对事物的态度和行为方式，就会起到心理治疗的作用。心理治疗的根本目的，在于运用心理能动作用的原理，改变患者的心理认知和情绪状态与行为方式，使之恢复常态。

中医心理疗法是中医治疗中固有的特色之一，它采用意疗以治病的理论，是建立在形与神之间辩证统一关系的认识基础之上的。形与神、情志与五脏、情志与情志之间在生理、病理上是相互联系和相互影响的。在一定条件下，心理因素通过情志和精神活动，能影响五脏功能和气机活动，从而起到扶正以祛邪、主明则下安的治疗目的。

通俗地讲，心理疗法是通过影响患者的心理活动，以提高治疗疾病效果的方法。心理因素既能致病，也能治病，关键在于患者的心理状态和主观能动性，在治疗疾病的过程中有着重要的作用。如《东医宝鉴·内景篇》所述："欲治其疾，先治其心，必正其心，乃资其道。使病者尽去心中疑虑思想，一切妄念、一切不平、一切人我悔悟……顿然解释，则心地自然清净，疾病自然安痊。能如是则药未到口，病已忘矣。"

《神农本草经疏》曰："夫喜、怒、忧、

思、悲、恐、惊七者，皆发于情者也。情即神识，有知不定，无迹可寻，触景乃发，滞而难通，药石无知，焉能消其妄执，纵通其已滞之气，活其已伤之血，其默默绵绵之意物而不化者，能保无将来复结之痛乎。只宜以识遣识，以理遣情，此即心病还将心药医之谓也。"所谓"心病还要心药医"，指的是神情方面的疾患，心理疗法是必不可少的，它能帮助患者增强自我调节能力和具有良好的社会适应能力。正如《理瀹骈文》中指出："情欲之感，非药能愈，七情之病，当以情治。"赵晴初更明确地说："无情之草木不能治有情之病，以难治之人、难治之病，须凭三寸不烂舌以治之。"

当人们患了躯体方面的疾病时，必然会伴有各种情绪和心理反应，这种心理情绪的变化有时还会对机体产生有害的影响，进而加重躯体的疾患，有碍于机体的康复。因此，对于躯体疾病，也要施以心理治疗，这是必要和有裨益的。如虫兽咬伤造成形体病变时，因卒然所致常伴有恐惧之情绪活动，有时还会造成患者长期的心理创伤，甚至影响病情的转归。此时就必须配合心理疗法，才能提高临床疗效，以期"事半功倍"。因此，中医学一贯提倡"善医者，必先医其心，而后医其身"。

二、中医心理疗法的特点

人类的心理活动是丰富而复杂的，许多疾病的发生、发展和转归同心理因素密切相关。人们的心理活动，在某种程度上把社会因素与人的生理病理联系起来，使社会心理因素成为一种实在的病因。中医学的七情学说已经认识到情志异常是重要的致病因素之一，并且强调了情志发病与个体素质、社会环境等因素的关系。因此，对于情志疾病以及躯体疾病引起的心理反应，单纯地采用药物疗法往往是不够的，有时甚至是无效的，

而心理疗法却能发挥积极的作用。中医学治疗历来主张"欲治其疾，先治其心"。纵观中医临床治疗的发展，我们认为中医心理疗法具有如下特点。

（一）理论整体性

中医学的一个突出特色就是整体观念，不仅可以看到患者的生理病理变化，同时重视患者的心理因素，以及其周围社会环境因素的影响，并以综合的观点辨证施治。这一特色体现在心理疗法中则重视整体调节，并形成了形神相即的理论原则。在形神合一原则指导下，通过"心神"影响或控制人的心身而治疗疾病。历代名医有许多医案记载了他们采用药物和心理疗法相结合的综合治疗措施。

（二）思维辩证性

中医心理疗法以辩证唯物主义为指导，注意运用阴阳对立统一的观点，遵循并充分体现了辨证论治的中医特色。以情胜情是中医独特的心理疗法，是在认识到情志因素与形体内脏、情志之间，在生理病理上存在着的相互影响的辩证关系时，根据"以偏救偏"的原理创立的。心理治疗强调正确处理好医患、意疗和其他疗法等各方面关系。心理疗法还注意周围环境对人的影响，尤其重视个体的心身差异，针对不同的患者、不同的情况，采取适当的治疗方式。以上均是从辩证思维的角度出发的。

（三）方法巧妙性

中医心理疗法不仅理论丰富，而且具体方法设计精巧，独具匠心。如《古今医案·诸虫》载吴球治一人，醉后饮了生有小红虫之水而疑虑成病，吴球将红线剪断如蛆状，用巴豆二粒，同饭捣烂，入红线，做成丸，令患者于暗室内服下，欲泻时泻于盛有水的便盆内，红线在水中荡漾如蛆，患者看

后以为虫已驱下，故而疑消病愈。这是以假物相欺，以谎释疑的范例。此解惑释疑之法设计巧妙，以巧转意，情节安排环环相扣，形象逼真，无懈可击，且获速效。

（四）临床实用性

首先，人们对健康的追求，是与生产力水平和社会进步联系在一起的。随着科技的发展，社会的不断进步，人们对健康的要求越来越高。生物－社会－心理医学模式除把人当生物机体研究外，也逐步重视人的社会性和人所具有的丰富内心世界。其次，随着医学科学的发展，理化、生物性刺激所致疾病的死亡率将逐渐降低，而社会、心理因素所致疾患将日趋增多，如心身病症、各种心理障碍将严重影响人们的健康。所以，在中医学现在和今后所面临的医疗和保健活动中，随着人们对健康认识的深化和疾病谱的变化，中医心理疗法将发挥其积极的作用，并随社会的需求更广泛地应用于临床各科。为此，每一个中医师都应自觉地学习和掌握它。

三、中医心理治疗的原则

临床运用各种心理疗法，都必须遵守以下原则。

（一）建立良好的医患关系

《论医》指出："夫医者，非仁爱之士，不可托也；非聪明理达，不可任也；非廉洁淳良，不可信也。"中医学历来强调"一切为了患者"的医疗服务观点，十分重视建立良好的医患关系。为了保证心理疗法的临床效果，更提倡良好的医患关系。首先，应当重视建立医生与患者之间的良好关系，以取得患者的充分信任。心理治疗一个显著特征是所谓"信则灵"，而信任是心理疗法收到效果的基础。患者来求医，希望得到帮助，解除他的痛苦，所以，医生接待患者态度要热情诚挚，认真负责，同情和理解患者，紧紧抓住患者的心理特点，把对治疗充满信心和希望的印象传达给患者，使患者感到宽慰并增加对治疗的信心，以保证心理疗法的顺利开展。由此可见，良好的医患关系对心理治疗是至关重要的。应当重视对中医师高尚医德和精湛技术的培养，同时注意加强自身心理素质的修养。

（二）把握病情，调动患者积极性

实施心理治疗前，医师应全面深入地了解病史，针对不同的疾病，做必要的、认真的身体检查，以便掌握患者病情的必要资料，如患者的个性特点和心理状况，为治疗打好基础。存在初步掌握患者的病情之后，就要根据患者的不同文化水平，恰当地把专业用语通俗化，用通俗的语言向患者讲解有关疾病的科学知识，以消除因缺乏医学知识而产生的焦虑不安情绪。然后指导和帮助患者制订治疗疾病的措施，学会怎样对待疾病的痛苦，怎样控制不良情绪，使他们认识到良好的个性特点是防治疾病的重要条件，鼓励患者树立与疾病作斗争的信心和决心，积极与疾病作斗争，使病体早日康复。《素问·汤液醪醴论》曰："精神不进，志意不治，故病不可愈。"正是此意。

（三）根据病情选择适当的疗法

中医心理治疗手段繁多，方法各异，每一种疗法均有其特定的适应范围。要在准确全面认识病情的基础上，根据不同疾病、不同患者的具体特点，灵活多变地精心设计，巧妙安排治疗方案，以求当用方用，用之必验的最佳临床效果。如治情志所伤的病症则注意情志之间与脏腑病变阴阳属性的相互对立制约。心身病症以躯体症状为主，但病机往往由神而影响形体，此类患者除通过心理治疗消除精神因素，安定情绪，促进病情恢复外，还须药物和其他疗法改善躯体症状，即临床常把心理疗法与药物治疗相结合，相辅相成，从而发挥更有效的作用。

（四）心理治疗与家庭社会相配合

人们在日常社会生活中，经常面临一些困难和矛盾，如不良的家庭环境和人际关系不协调。在一定的条件下，这些因素会造成人的心理冲突而引发各种疾病。在许多疾病的治疗过程中，由于家庭和社会因素的影响，患者会出现剧烈的情绪变化和不良的心理反应，往往导致病情加剧和恶化，使治疗艰难。因此，为了保证心理疗法的顺利进行和取得成效，必须争取家庭和社会的配合，积极创造一种和睦的家庭气氛和良好的社会环境，防止和减少患者的心理冲突，这是保证和提高心理疗法效果的重要条件之一。

第二节　常用中医心理疗法

中医学历来重视心理因素在治疗中的作用。中医临床采用的心理疗法是多种多样的，结合历代名医的经验，主要有静志安神、言语开导、释疑解惑、移情易性、以情胜情、释梦法、以意导引、激情刺激和传统导引法等，这些疗法至今仍行之有效，有的仍需挖掘和发扬，使之更好地为人类健康服务。

一、静志安神法

中医理论十分重视精神"内守"在防治疾病中的作用，正如《内经》强调的"恬淡虚无"。庄子亦提出"无视无听，抱神以静，形将自正；必静必清，无劳汝形，无摇汝精，乃可以长生；目无所见，耳无所闻，心无所知，汝神将守形，形乃长生"。静志安神法就是通过静坐或静卧，内忘思虑，外息境缘；亦不为病痛所扰，使精神清静宁谧，真气自然从之，病气逐渐衰去的方法。古代医案中对思虑劳神过度所致病变，以及某些慢性久病等，常用此法而使病愈。

临床上常采用参禅、独室静坐、静卧的方法，让患者独处一室，要求其平心静气，排除一切思想杂念，方能渐至"恬淡虚无，真气从之，精神内守……"《内经》反复强调静志安神，即"使志安宁"的方法在防治疾病中的能动作用。如《素问·至真要大论》指出："各安其气，必清必静，则病气衰去，归其所宗，此治之大体也。"

《备急千金要方》道："病有四种：一冷痹；二气疾；三邪气；四热痹。若有患者，安心调气此法，无有不瘥也。"如《友渔斋医话》中病案载：蒋先生患病，哕血几不起，"先生乃弃医药，借寓道林一室，只以一力自随。闭目迭足。默坐澄心，常达昼夜，不就席。一日忽香津满颊，一片虚白，炯炯见前，猛然有省之间，而沉疴已霍然去体"。龚廷贤在《病家十要》中亦强调："六息妄想，须当静养，念虑一除，精神自安。"《明医杂著》又说："昔人有云，我但卧病；即于胸前不时手写死字，则百般思虑俱息，此心便得安静，胜于服药，此真无上妙方也。"

以上对静志安神之法的论述，说明中医学历来都把静志安神、澄心静养作为常用的心理治疗方法之一，并广泛用于临床，适应病症有不寐、心疾、各种虚证日久、郁证、畏死、不能食等。

此外，此法也可用于针刺的辅助治疗。《素问·刺法论》在论述了不同疾病运用不同刺法之后，反复指出了静养的重要意义。"其刺如毕，慎其大喜欲情之中，如不忌，即其气复散也，令静七日，心欲实，令少思""刺毕，可静神七日，慎勿大怒，怒必真气却散之……肝欲平，即勿怒""刺毕，静神七日，勿大醉歌乐""刺毕，静神七日，勿大悲伤也，悲伤即肺动，而真气复散也，人欲实肺者，要在息气也""肾久病者，可以寅时面向南，净神不乱思，闭气不息七遍，以引颈咽气顺之，如咽甚硬物，如此七遍后，饵舌下津令无数"。

二、言语开导法

通过言语过程，向患者讲解一定的医学知识，使患者知道疾病的发生、发展，病情的深浅轻重及其危害，设法帮助患者消除紧张、恐惧和消极心理，同时引起对疾病的注意和重视，增强其战胜疾病的信心，积极配合治疗，争取早日康复。这一疗法主要是正确运用"语言"工具，调动患者的主观能动性。它是一种基本的心理疗法，临床上常用于治疗情志疾病等。

首先，耐心倾听患者的诉求，启发诱导患者倾吐内心郁积的痛苦和隐私真情，这不仅利于医生了解病情，其本身就是一种"心理疏泄"法。善于引出这一过程，并予以解释，是这一疗法实施的关键步骤。然后针对不同患者，分析病史病情，找出致病的原因，并告诉患者具体的治疗措施及如何自我调养，最终提高患者对疾病的认识，解除患者消极的心理状态，克服焦虑和紧张情绪，从而起到改变患者精神及躯体状况的目的。正如《灵枢·师传》曰"告之以其败，语之以其善，导之以其所便，开之以其所苦"，这是对此法内容和方式的精辟论述。根据患者"恶死乐生"的心理状态，"告之，语之，导之，开之"的心理疗法包括说服、解释、鼓励、安慰、保证等语言治疗之法。

本法适用于因情志所伤而致不寐、心悸、惊悸、癫狂、郁证、畏死、难产等病症。《续名医类案》中记载的芦不远治沈君鱼一案，是进行说理开导疗法的例子："沈君鱼，终日畏死，龟卜筮数无不叩，名医之门无不造"，但病情总不减轻。一日，请芦诊治。芦一边开方给药，一边言语开导，正面说理解释，沈君鱼的思想负担略有减轻，但是第二天一早，沈又来找芦说，卜卦者说自己十日当死，更为恐惧，不敢独睡。芦就先"留宿斋中，大壮其胆"。接着，又带沈到青山丛中的寺庙里请谷禅大师讲授"性命之原"，当他明白了人为什么有生有死的道理后，精神状态好转了，思想安定了，恐惧心理消除了，病也不药而愈了。如一个人丢失了一枚针，怀疑是自己不小心误吞进了喉咙。于是就感到了身上有可怕的病症，甚至感到喉部也肿起来了。他找医师检查，医师没有发现什么病象，就耐心劝他回去仔细找找，有没有忘记在什么地方？后来，他在无意中发现了遗失的那枚针，才醒悟自己并没有吞针，满腔的疑虑解决了，症状病象也消失了。

采用本法应注意创造安静的治疗环境、融洽的气氛，取得患者的信任感、安全感；在言语交流过程中，语词使用要适当慎重，并注意替患者保守秘密；劝说开导，要针对不同患者的个性特征和实际情况，有的放矢，细致入微。

三、解惑释疑法

解惑释疑法就是根据患者存在的思想顾虑，通过一定的方法，解除患者不必要的疑虑，帮助患者去掉思想包袱，恢复健康。病者多疑，心存疑惑是患者较普遍的心理状态，特别是性格内向、抑郁的患者，表现更为明显。故破疑释误，阐明真情，剖析本质，以解除患者疑虑，从迷惑中解脱出来，是每个临床医师不可推卸的责任。此法常用于治疗疑虑所导致的各种病症。

对患者的疑心、误解、猜测首先要询问起病最初的原因，而后通过对话，循因释疑，据理解惑，阐明真情。如"杯弓蛇影"，疑虑成病，一语道破，解疑释惑，沉疴顿愈。有的人本来没有什么病变，偶然受到某些内外刺激，就疑心重重，怀疑自己得了病。但是，实际上，疑之即深，便不会轻信解释，因此有时还要采取假物相欺，以谎释疑，"诡诈谲怪"，以巧转意的方法，才能取信于患者，从而获得预期疗效。《北梦琐言》中载一病案：唐朝京都医师元桢曾治一妇女，她伴随其夫从外地回家途中，误食一虫。于是怀疑虫在腹中作怪而患了大病，久治无效。元桢前往诊视，弄清了病因之后，并不马上开方，他选择患者身边细心谨慎的一个侍女，悄悄地对她说："我准备用催吐药让你的女主人呕吐，你用木盆接着，当她呕吐时你就说，看见一条虫从女主人嘴里呕吐出来逃掉了，但绝不能让患者知道这是假的。"于是侍女遵照医嘱办了，患者听说后以为腹中之虫已经吐出，疾病也就逐渐好了。

据张介宾在《类经》中记载："王中阳治一妇，疑其夫有外好，因病失心狂惑，虽投药稍愈，终不脱然。乃阴令人佯言某妇暴死，殊为可怜。患者忻然，由是遂愈。"又《古今医案按》有这样病例："徐书记有宝女，病似劳。医僧法靖诊曰：二寸脉微伏，是忧思致病，请示病因。徐曰：女子梦吞蛇，渐成此病。靖谓有蛇在腹，用药专下小蛇，其疾遂愈。靖密言非蛇病也，因梦蛇过忧成疾，当治意不治病耳。"

用本法可治癫狂、疑病、由疑虑引起的腹痛、虚劳、噎嗝、心痛等症。施治时医师态度要严肃认真，做到耐心细致；注意尊重事实，语言有理有据，具有说服力。在以谎

释疑，以假解惑时，要假戏真做，切不可因敷衍而被患者识破，使病难愈。

四、移情易性法

移情易性法又称"移精变气法"，现代称之为转移注意法。通过语言和行为等，转移患者对疾病的注意力，从而起到调整逆乱之气机，使精神安定、疾病痊愈的目的。人在病中则常虑其病，甚至紧张、焦虑和恐惧，均为不利疾病向愈之心态。《续名医类案》中指出"失志不遂之病，非排遣性情不可""虑投其好以移之，则病自愈"。此法作为一种常用的辅助疗法，在临床上的确行之有效。

《临证指南医案》说："情志之郁，由于隐情曲意不伸……郁证全在病者能移情易性。"这讲的就是"移情易性"的意疗方法。分散患者对疾病的注意力，使其思想焦点从病所转移于他处；或改变其周围环境，使患者不与不良刺激接触；或改变患者内心虑恋的指向性，使其从某种情感转移于另外的人或物上，可称之为"移情"。通过学习、交谈等活动，排除患者内心的焦虑或改变其错误的认识和不良情绪，或改变其不良生活习惯与思想情操，可称之为"易性"。"移情易性"的具体方法很多，要根据患者的不同病情、不同心理和不同环境等，采取不同的措施。如《北史·崔光传》讲的"取乐琴书，颐养神性"即为一种方法。吴师机《理瀹骈文》亦指出："七情之病，看书解闷，听曲消愁，有胜于服药者矣"。图书、音乐能影响人的情绪，转移情志，具有陶冶性情的作用，正确运用音乐的效果，以起到治病的作用（详见第九章）。

琴棋书画、戏剧、舞蹈、填词、赋诗、旅游、垂钓、养花等都可以培养情趣，陶冶性情，转移情志，调神祛病。元代名医张子和治疗悲伤过度的患者，常在用药物医疗的

同时，招来一些曲艺者在一旁跳跃歌舞；或在针灸时，找些善于声乐的人吹笛鼓琴，杂以歌声，每每收到良效。《儒门事亲》也记载有："昔闻山东杨先生治府主洞泄不已，杨初未对病人，与众人谈日月星辰之度及风云雷雨之变，自辰至未，而病者听之而忘其圊。杨尝曰：治洞泄不已之人，先问其所好之事。好棋者，与之棋；好乐者，与之笙笛，勿辍。"勿辍者就是须持之以恒，防止病情反复。又如叶天士治疗一消渴证患者时，认为应把病家的注意力转移到栽种花草之间。他在医案中写道："浊饮不解，经谓之膈消，即上消症也。……致病之由，操之太过，刻不安静。当却尽思虑，遣怀于栽花种草之间，庶几用药之效。"

《古今图书集成·医部全录·医术名流列传》中也载一病例："有胎妇儿腹啼，皆不能治，乃倾豆于地，令妇低首拾之，儿啼止。"此用转移注意力治幻听也。

本法的适应范围较广，如消渴、洞泄、幻听、健忘、胸痛等病症，均可移情易性治之。因其具体方法很多，故要因人制宜，灵活选择，以期改变患者的消极情绪，创造坦然开朗的心境，使病易愈。

五、以意导引法

以意导引法是采用自我暗示或他人暗示的方法，以达到治病之目的。暗示是采用含蓄、间接的方式，对患者的心理状态产生影响，诱导患者在无意识中接受医师的治疗性意见，或产生某种信念，或改变其情绪和行为，即按医师的要求出现心身反应，从而治愈疾病的方法。此法从方法上看与暗示疗法有关，从原理上分析又属移情疗法的范畴，但在心理疗法体系中，乃为中医学所独创的方法。

暗示现象在人们日常生活中并不陌生。如"望梅止渴"是在暗示下产生生理反应的典型例子。暗示的方法，临床一般多采用言语，也可采用手势、表情或暗示性药物等其他方法进行。要求医师针对具体病情充分策划，巧妙地把某种暗示不知不觉地引入患者的意识中。如《怪病神验录》所载一案，是以意导引疗法的范例。"岳州有名医某，闻声即知病之所在。某，心微痛，请诊之。诊毕曰：'心将生痛，不可为也。'其人哀恳，医竭智图之，明日曰：'思得一方，姑妄为之。'因用笔于患者左腿上画一黑圈，大如杯，戒曰：'务刻刻目注圈内，心想圈内，自以为红矣，肿矣，发热矣，痛极矣。使一刻不如是，痛必不治。'其人如戒，至七日，果红肿，起一大痛。医曰：'心痛已移于此，可保无虞。'后医之，未久即愈。"

临床上，针刺疗法中，医师也往往通过暗示，以引导针感达于病所。《素问·调经论》曰："按摩勿释，出针视之，曰我将深之。适人必革，精气自伏，邪气自乱。"如果借针以暗示，必然让患者集中注意力，使精气深伏于内，邪气散乱而外泄，从而提高针刺的疗效。

陶弘景所著《养生延命录》中说："凡行气欲除百病，随所在做念之，头痛念头，足痛念足，和气往攻之。"《道枢·枕中》亦曰："瞑目内视，使心生火，想其疾之所在，以火攻火，疾则愈矣。"这种通过意念导引，调动正气达至病所，驱邪愈病的方法，即是自我暗示的方法。

古代许多名医善用以意导引法，李瞻曾用语言暗示使患者不忧目而着急于股，从而导火下行，使目疾愈；张文仲也设计过用读诵本草著作以除应声的暗示法；张景岳治诈病，在给患者服药的同时，暗示说：这病太重，先服此药，若咽下后稍有声息则可救。药后少顷，患者果然哼声出而徐徐起。故他深有体会地说："予之玄秘，秘在言耳，亦不过借药为名耳。"

本法可用于辅助治疗因精神因素所致的诈病、痛证、目障、应声、脏躁、气厥、内痛等病证，以提高疗效。运用以意导引法时，医师要注意随时观察患者的态度和情感，采取适当措施获得患者信任，方易接受暗示；使用言语暗示时，语言要坚强有力，扼要明确。

六、以情胜情法

以情胜情法又称情志相胜法，是用一种心情去制止、战胜另一种心情的心理疗法。这种心理疗法的理论依据，最早来自《内经》。《素问·阴阳应象大论》指出："怒伤肝，悲胜怒……喜伤心，恐胜喜……思伤脾，怒胜思……忧伤肺，喜胜忧……恐伤肾，思胜恐。"张子和对《内经》提出的以情胜情的疗法之理解有独到之见，他指出："悲可以制怒，以怆恻苦楚之言感之；喜可以治悲，以谑浪戏狎之言戏之；思可以治喜，以恐惧死亡之言怖之；怒可以治思，以辱欺罔之事触之；思可以制恐，以虑彼志此之言夺之。凡此五者，以诡作谲怪，无所不至，然后可以动人耳目，易人听视。"

明代医家张介宾在《类经》中亦指出："悲忧为肺金之志，故胜肝木之怒""恐为肾水之志，故胜心火之喜""怒为肝木之志，故胜脾土之思""喜为心火之志，能胜肺金之忧""思为脾土之志，故胜肾水之恐，深思见理，恐可却也"。由此可见，因七情所伤而致病者，医师可有意识地使用某种方法诱导出另一种情志，用以控制、调节致病情志，从而达到愈病的治疗目的。中医临床实践证明，七情不仅是引起疾病的主要因素之一，同时也是治疗和防止某种疾病的一种手段。这一疗法的创立，不仅丰富了中医理论，而且深化了医学关于情绪情感活动对人体生理影响的认识，在治疗方法上独树一帜。

人有七情，分属五脏，七情与五脏之间存在五行制胜的关系。情志活动可以影响人体的阴阳气血，情志过激可以引起疾病的发生；且情志活动有阴阳两重属性，正确运用情志之偏，可以纠正阴阳气血之偏，使机体恢复平衡协调而愈病。正如《医方考》所谓："情志过极，非药可愈，须以情胜，《内经》一言，百代宗之，是无形之药也。"

临床上运用情胜情之法时，不可机械照搬五行制胜图，而要以生理病理为基础，灵活而巧妙地策划应用，具体方法归纳如下。

1. 喜乐疗法

翁寿承认为："经曰，忧愁者，气闭塞不行，是忧伤肺之由也。至于喜可胜忧，其义何故？喜则气和志达，营卫通利，故气缓也。""凡人有所忧愁，每多胸膈不舒，适逢欢快之事，即可情怀开旷，此尤情胜之常。"

乐以忘忧，笑能驱逐愁闷，散发心中的积郁。哈哈一笑，心中的烦恼、忧愁、苦闷，都会烟消云散。因此可设法使患者心情愉快、喜悦，或引之欢笑，以促使气血和畅，治疗因悲伤思虑而致病症，如癫狂、谵妄、心痛、咳血、小儿不乳、脏躁等。《古今医案按》载："丹溪治陈状之弟，因忧病咳唾血，面黧色，药之十日不效。谓其兄曰：此病得之失志伤肾必用喜解，乃可愈。即求一足衣食之地处之，于是大喜，即时色退，不药而愈。"《续名医类案》还记另一病案：一县差，"拏犯人，以铁索锁犯，行之中途投河而死。犯家告所差人，索骗威逼致死。所差脱罪，未免费财，忧愤成病。如醉如痴，谬言妄语，复无知识。诊之曰，此以费财而忧，以得喜乃愈，药岂能治哉。令其溶锡作银数锭，置其侧。病者见之果喜，握视不置，后病遂愈，此以喜胜忧也。"

"忧则气结，喜则百脉舒"，又"喜胜悲"，所以治疗悲伤的患者，亦可以喜胜之。《儒门事亲》有这样一则医案："息城伺候，闻父死于赋，乃大悲哭之，罢，便觉心痛，日增不已。月余成块，状若覆杯大痛不住，药皆无功，议用燔针炷艾，病人恶之，乃求于戴人。戴人至，适巫者坐其旁，乃学巫者，杂以狂言，以谑病者，至是大笑不忍，回面向壁。一二日，心下结块皆散。"

此外，本法可治病怒不欲食、狂证。

2. 忿怒疗法

忿怒是人的一种情绪变化，"怒则气上""怒则气逆"，具有引起阳气升发，气机亢奋等生理效应，故通过怒的阳性情绪可起到忘思虑、消郁结、抑惊喜的作用。临床要设法使患者忿怒，如古人用离间方法；或以污辱欺罔之言触之；或多取其财，饮酒数之，不处法而去；或多取诊金，留书大骂，不辞而别；或索取病家所著文章，乱其句读等。如《吕氏春秋》所载文挚疗齐王疠疾；《三国志·华佗传》记华佗医郡守笃病等，都是采用了忿怒疗法。

《古今医案按》讲了朱丹溪运用"怒胜思"的医案。"一女新嫁后，其夫经商二年不归，因不食，困卧如痴，无他病，多向里床坐。丹溪诊之，肝脉弦出寸。曰：所思男不得，气结于脾，药独难治，得喜可解，不然，令其怒，脾主思，过思则脾气结而不食，怒属肝木，木能克土，怒则气升而发冲，开脾气矣。其父掌其面呵责之，号泣大怒，至三时许，令慰解之，与药一服，即索粥食矣。"

又如一富家妇人思虑过甚，二年不寐，药无效，其夫求戴人治之，戴人曰："两手脉俱缓，此脾受之也，脾主思故也。"他乃"与其夫以怒激之，多取其财。饮酒数日，不处一法而去，结果，其妇大怒，汗出，是夜困眠，如是者七八日不寤，自是食进，脉得其平。"故忿怒疗法临床上可用于治疗因思虑过度而伤脾之郁证、不寐、不能食、积证。此外，喜伤心者，也可用怒来治之。《续

名医类案·哭笑》载："邱汝城治一女子，恒笑不止，求诊，问生平所爱何衣？令着之，使母与对饮，故滴酒沾其裙，女大怒，病遂瘥。"对某些癫狂患者亦能用此法辅助治疗。

3. 惊恐疗法

《灵枢·本神》曰"喜乐无极则伤魄，魄伤则狂。"翁寿承指出："心有所乐谓之喜，何反谓伤心哉？凡人之气，以平为期，不及者病，过者亦病，经曰：心藏神，神有余则笑不休……所藏之神不亦因之而涣散乎？至于恐能胜喜，其义谁何？善喜为心志，恐为肾志，水能制火，既济之道也。"故过喜则"神惮散而不藏"，即喜伤心者，可以用恐吓的方法治疗。《儒门事亲》讲了一病案："昔庄先生治一人以喜乐之极病者，庄切其脉，为之失声，佯曰：吾取药去。数日更不来，病者悲泣，辞其亲友曰：君不久矣。庄知其将愈，慰之，诘其故，庄引《素问》曰：'惧胜喜'。"

《素问·举痛论》说："惊则心无所倚，神无所归，虑无所定，故气乱矣。"据此可用惊惶之法治疗因忧思而致气郁闭塞的病变，如某些忧虑症。朱震亨指出："惊伤于胆者，为癫，以忧胜之，以恐解之。"

即可以运用使患者恐畏惧怕的方法，有佯言患者将死；或怒视病者，良久面对；或诈称欲究其过失等。临床用惊恐之法可以治疗因过喜而致喜笑不休、癫狂、不寐等症，以及因大惊致癫病者。

4. 悲哀疗法

悲哀一般属于阴性的消极心理，但在一定的条件下，可以转化为积极的治疗作用，用以平息激动、抑制狂喜、忘却思虑。如人们都有这样的常识，悲哀之情常以哭泣而表现出来，随哭泣流泪，往往能宣泄某种情感和忧虑、郁闷等，从而减轻内心的压抑。临床常用此法来治疗因情志压抑、愤郁而致的

痫证、呃逆以及笑不休等证。

古代医家使患者悲恸万分的方法有：以怆恻苦楚之言感之，或佯言其亲人暴死，或谎称其心爱之物失毁等。值得提及的是，在运用以情胜情之法治病时，要注意情志刺激的强度适度，既要压倒制止致病情志，又需注意中病即可。

七、顺情从欲法

顺情从欲法又称怡悦开怀法，就是顺从患者的意志、情绪，满足其心身需要，用以治疗情欲不遂的病症。正如《景岳全书》指出："若思郁不解而致病者，非得情舒愿遂。"故古代许多医家认为，只有顺情从欲，怡悦开怀，心情舒畅，再配合服药，才能取得良好的疗效。否则，心情不畅，情志抑郁，草木无情，石药无功，服药再多也是收效甚微，故本法是中医常用的心理疗法之一。

《灵枢·师传》篇说："未有逆而能治之也，夫惟顺而已矣。……百姓人民，皆欲顺其志也。"朱丹溪指出："男女之欲，所关甚大；饮食之欲，于身尤也。"这说明衣、食、住、行等是人们生存所必需的，生理和心理的需要和欲望是客观存在的。如目欲视物，耳欲闻声，饥而欲食，寒则欲衣，劳则欲息，男婚女嫁，疾痛欲医等都是人类最基本的生理要求。需求的满足与否，会直接影响人的情绪和行为，通过情绪进而影响生理活动，严重的会导致情志病变。因生活欲望不能得到满足而致的病症，单靠言语开导、移情易性等方法，是不能治愈的，故须配合顺情从欲法方可奏效。如张景岳所云："以情病者，非情不解，其在女子，必得愿遂而后可释。"

李中梓亦说："境缘不偶，营求未遂，深情牵挂，良药难医。"指的是因心理欲望得不到满足导致的疾患，往往需要欲从愿遂，才能解除病情，相反则医无效。在疾病的过程中，患者最易有情绪变化，对此也应顺其情，从其志，使患者怡然喜悦，心情舒畅，方可对病愈有积极的促进作用。临床上，医师应详细询问患者及其家属或亲戚朋友，了解患者的嗜欲、情趣以及与发病的关系，分析所得情况，找出发病原因。根据实际情况，在条件许可下，尽量满足患者的欲望和需求，如思念亲人，使其团聚；欲陪伴者，给予照顾；远其所恶即创造条件改变其所处环境；对患者的想法表示同情和理解等。故陈士铎所著《石宝秘录·意治法》谓："因病人之意而用之奈何？如病人喜食寒，即以寒物投之；病人喜食热，即以热物投之也。随病人之性，而加以顺性之方，则不违而得大益。倘一违其性，未必听信吾言，而肯服吾药也。所以古人有问可食蜻蜓、蝴蝶否，而即对曰可食者，正顺其意耳。"

明代万全所著《幼科发挥》曾载："一儿半岁，忽日惨然不乐，昏睡不乳，予曰：形色无病，将谓外感风寒，则无外感之证，此儿莫非有所思……其父母悟云：有一小厮相伴，吾使他往，今三日矣。乳母亦云，自小厮去后，便不欣喜，不吃乳。父急命呼之归，儿见其童嬉笑。"《医学正传》曾指出："奶岩，始有核，肿诘如鳖棋子大，不痛不痒，五七年成疮。初宜多服疏气行血之药，须情思如意，则可愈。"虞抟在此强调了顺情从欲对乳岩治疗的意义，同时也说明有时即使较重的疾病，倘能让患者情思如意，再加上适当的药物治疗，也能取得良好的效果。

综上所述，本法可用于治疗因情思不遂所致乳岩，郁证，相思病，幼儿不乳、拗哭等病症，也可用于其他疾病的辅助治疗。使用中应注意，对于某些患者胡思乱想、淫欲邪念、放纵无稽等错误不切实际的欲望，不能迁就和纵容，应当善意而诚恳地说服教育。另外，某些疾病当忌口者，亦不能顺从其欲。

八、激情刺激法

激情刺激法就是给患者以突然而强烈的精神刺激，引起机体应激反应，以此诱发一系列心身变化从而治疗疾病的方法。此法在原理上与以情胜情法相同，均因情志相胜，但激情刺激法的关键是须通过强烈的刺激，临床主要用于治疗精神因素所致的某些病症。古人常用卒惊、卒羞和激怒法实现强刺激的目的。

《医部全录》载："一妇因产子舌出不能收……（医）乃于壁外投大瓦盆作声呼訇，闻之舌收矣。"此乘患者不备，制造强的音响刺激，使其大惊而疾愈。又如治痘疹内闭，古人曾"取纸炮一，令其父燃女耳畔，如雷，大惊，面部痘尽起"。盖惊使气闭散乱而泄于外也。在《杭州府志》中曾记载宋代儿科名医李立之用使小儿受惊发出声音的方法治疗小儿喑病之案。由此可见，用卒惊法可治疗与精神因素有关的呃逆、舌出不收、痘疹、小儿失音等病症。

《续名医类案·奇疾》记载了一病案："邱汝诚治一女子，以伸臂不下。邱令其母裸女上身，以单裙着之。曰：俟吾揭帘即去下裳，母如命，邱扬声而入。女羞，缩臂复故。"此乃用卒羞法治手直不能下等属精神因素而致之症。

为了使患者大怒，医师多采用受患者财物而不加治，无何弃之，并留书骂之；或令人潜近病妇，从后抱住，挑怒等法。《吕氏春秋》记有这样一则故事：齐国的闵王卧床不起，大臣请来了宋国名医文挚，初诊时，文挚连药都未开，拂袖而走。再诊时竟然连招呼都不打，穿着鞋子登上了病榻，闵王见了十分恼火，但为了治病，只得暂时忍耐。谁料这位医师居然还敢脚踏王袍，口出

粗言，讥讽闵王，齐闵王再也忍不住了，狂怒地爬起身来，大骂文挚，结果一下子吐出了许多胃中积食。闵王吐后顿觉病情减轻，二三日后果然恢复了健康。激怒法可用于因气机郁滞之瘀症、积食等病的辅助治疗。运用激情刺激法须注意刺激度不易把握，临床应慎之又慎。

九、行为疗法

行为疗法又称行为矫正，是建立在行为学习理论基础之上的一种疾病治疗方法。人的异常行为和正常行为一样，都是通过学习获得的，既然如此，就可通过相反的或替代学习使其消失。因此，异常行为或由异常行为造成的躯体的、精神的病变，都可以通过行为的矫正得到治疗，从而建立新的健康行为。

中医学针对不同的病情，在临床上选择了不同的实施方法，如习以平惊、惩罚法、行为诱导和捕捉幻物。

《素问·至真要大论》说"惊者平之"。张子和据此原则强调："平，谓平常也。惊，以其忽然而遇之也。使习见习闻则不惊矣。"并明确提出："惟习可以治惊。"《儒门事亲》中有一病案："卫德新之妻，旅中宿于楼上，夜值盗，劫人烧舍，惊坠床下。自后，每闻有响声，则惊倒不知人。家人辈摄足而行，莫敢冒触有声，岁余不痊，医作心病治之，用人参、珍珠及定志丸皆无效。"张子和去诊疗时，认为惊者为阳从外入也，恐者为阴从内出也。惊者为自不知知也，恐者为自知故也。足少阳胆经属肝木，胆为敢也，惊怕则胆伤矣。于是，乃命人待女子执其两手，按高椅之上，置一小几，张说，"娘子当视此。"以一木猛击之，其妇大惊。张说"我以木击几，何以惊乎？"又击之，惊也缓，又连击三五次，同时暗中遣人以杖击门和击背后之窗，妇惊定。

惩罚法主要用于矫正病态行为，如酗酒、相思病和某些狂证。例如，古人曾将酒鬼捆住，使其闻酒而不与之饮，其人馋极，忽吐物一块，把呕吐物与酒合煮，成猪肝状，让其观，后而厌恶，弃之于江，自后滴酒不沾。而对狂证发作之人，则用棍棒责打之，或掌其面与嘴且呵斥。但用惩罚法时应谨慎，选症宜准；责打患者，几乎不再使用。

《儒门事亲》亦记张子和治一病妇案："项关令之妻，病怒不欲食，常好叫呼怒骂，欲杀左右，恶言不辍。"众医处药，半无效，求治于张子和，张诊之曰："此难以药治。""乃使二娼，各涂丹粉作伶人伏，其妇大笑。次日，又令作角抵，又大笑。其旁常以两个能食之妇，夸其食美。其妇亦索其食，而为一尝之。不数日，怒减食增，不药而瘥，后得一子。"其中除用喜以制怒外，还辅以行为诱导，在病家身旁之能食者，边吃佳肴边夸耀。有时也让患者闻饭菜所散发之香味，诱导患者唤起食欲。

概言之，用行为疗法可治疗病怒狂、不欲食、酗酒、恐惧等病症。须指出"习以平惊"法实施时，刺激应从弱逐渐增强，终至习惯接触刺激因素，适应之而惊恐自除。

除以上所述之九法外，还有释梦法和导引行气法等，在中医著述和医案中均可找到，在此不赘述。

第九章　声音疗法

第一节　五音疗法

五音是指角、徵、宫、商、羽五种不同的音阶（调）。关于五音及运用五音调治疾病的内容，早在《内经》中就有比较详细的记载，后世一些书籍如《汉书》《宋史》《儒门事亲》《内经翼注》《医宗金鉴》等都有关于五音的论述。古人把五音归属于五行，它内通于五脏，与五志、五色、四季等相联系，具有随阴阳变化、五行运行的属性。五脏有病，常发生与之相应的音调，反过来，五音又会影响与之相应脏腑的功能活动。因此，五音疗法实际上为五音音乐疗法，是根据中医传统的五音理论，运用角、徵、宫、商、羽五种不同音调的音乐来调治疾病的方法。

近年来，医务人员与音乐界人士相互配合，不仅从理论上对五音疗法做了一定的探讨，并努力应用于临床，为患者服务。为开展更大范围的五音治疗，有关五种调式的音乐已问世，如中华医学音像出版社编制了由张光宇策划设计，石峰、郝万山分别做音乐及中医顾问的"角徵宫商羽五行音乐"。

一、应用方法

1. 辨证施乐

根据五音理论，角音属木，通于肝；徵音属火，通于心；宫音属土，通于脾；商音属金，通于肺；羽音属水，通于肾。因此，五音治疗的关键，是根据中医的辨证理论，在全面分析患者病情的基础上，针对病症所发生的脏腑、经络，以及根据五行之间的相生、相克关系，选择相应调式的音乐对患者进行治疗。

2. 与五色、四季相配

五音与五色、四季等相联系，可在播放音乐的同时，配以相应色彩的灯光，以增强效果；根据不同的季节，酌情增加一些相应的乐曲，以顺应其时，从而体现五音治疗的整体效果。

五音与五行、五脏、五色、四季等具体匹配关系见表9-1-1。

表 9-1-1　五音与五行、五脏、五色、四季相配表

五行	五音	五脏	五色	四季
木	角	肝	青	春
火	徵	心	赤	夏
土	宫	脾	黄	长夏
金	商	肺	白	秋
水	羽	肾	黑	冬

另外，有关五音治疗的环境要求及每次治疗时间的长短等，请参考"本章第二节音乐疗法"。

二、主治范围

五音疗法，多用来治疗一些由社会、心理因素所致的心身性疾病。

1. 根据疾病所属脏腑、经络选择相应调式的乐曲，通过调节各相应脏腑、经络的气机和功能活动，达到改善患者健康状况，促进疾病痊愈的效果。

（1）角调式音乐属木，其性条达，具有柔和舒畅的特点，可调节肝胆的疏泄功能，促进人体气机的升发、条畅。适用于肝、胆及所属经络的疾病，如肝气郁结、怒伤肝所致肝阴虚等。可选用《草木青青》《绿叶迎风》《一粒下土万担收》等曲目。

（2）徵调式音乐属火，其性火热，具有兴奋、活泼、欢快等特点，可助养心气，促进人体气机的上升。适用于心、小肠及其所属经络的疾病，如喜伤心所致心气不足等。可选用《汉宫秋月》《喜相逢》《百鸟朝凤》等曲目。

（3）宫调式音乐属土，其性冲和，具有敦厚、庄重的特点，可调节脾胃的升降功能，促进全身气机的稳定。适用于脾、胃及所属经络的疾病，如思伤脾所致脾气虚，脾胃不和等。可选用《秋湖月夜》《鸟投林》《闲居吟》等曲目。

（4）商调式音乐属金，其性清肃，具有优美、高亢、悲切等特点，可调节肺的宣发肃降功能，促进人体气机的内收。适用于肺、大肠及所属经络的疾病，如忧伤肺所致肺气虚，肺失宣降所致咳喘等。可选用《阳关三叠》《黄河大合唱》等曲目。

（5）羽调式音乐属水，其性如流水，具有奔放、哀怨等特点，可助养肾气，促进人体气机的下降。适用于肾、膀胱及所属经络的疾病，如恐伤肾所致肾气虚，肾不纳气引起的咳喘等。可选用《昭君怨》《塞上曲》等曲目。

2. 根据五行的相生、相克关系，选择相应调式的音乐，调节、治疗情志疾病。

《素问·阴阳应象大论》提出"怒伤肝，悲胜怒""喜伤心，恐胜喜""思伤脾，怒胜思""忧伤肺，喜胜忧""恐伤肾，思胜恐"。可见，一些情志疾病，常非药物所能奏效，然而，一种情志病变，常可通过另一相应的情志活动予以调节。因此，在用五音治疗情志疾病时，可依据五志相胜的原理选择相应曲目。

肝属木，怒为肝之志，过怒就会伤肝，所以就要选用悲切之商调式音乐，来治疗因怒极而致神情亢奋、狂躁之病症。心属火，喜为心之志，暴喜就会伤心，所以就要选用恐惧之羽调式音乐，来治疗因过喜而致心气涣散，神不守舍之病症。脾属土，思为脾之志，思虑太过，则气结于脾，可选用鲜明、舒畅、激亢之角调式音乐，来治疗因思虑过度而神情低沉之疾病。肺属金，忧为肺之志，忧悲过度则伤肺，应选用热烈、欢快之徵调式音乐，来治疗因悲哀过度而致精神萎靡不振，时时哀叹饮泣之疾病。肾属水，恐为肾之志，恐惧过甚则伤肾，可选用敦厚、庄重之宫调式音乐，来治疗因极度恐骇而致情绪不宁，甚至神志错乱之疾病。

三、注意事项

选择乐曲时，一定要辨证，如选乐不当，反而会加重患者的病情。其他注意事项详见本章第二节音乐疗法。

第二节　音乐疗法

音乐疗法是指利用音乐艺术以调节人的神情，促使疾病向愈的一种治疗方法。虽然音乐治疗作为现代医学的一门学科，仅有几十年的时间，但作为一种中医传统的治疗方法，早在《内经》中就有记载（即有关五音治疗的内容）。后世医家张子和、张景岳、吴师机等，都很推崇音乐疗法。清代吴师机在《理瀹骈文》中指出："七情之病也，看花解闷，听曲消愁，有胜于服药者矣。"音乐美妙的节奏与旋律变化，能对人的脏腑、神经产生影响，从而促进身体的健康。近年来，我国的音乐疗法不断发展，许多疗养院及精神病院都设有专门的音乐治疗室。另外，音乐疗法的治疗范围也在不断拓宽。

一、应用方法

现在音乐治疗的形式主要有被动疗法、主动疗法、音乐电疗及五音疗法四种形式，其中五音疗法的内容详见本章第一节。

1. 被动疗法

被动疗法也称感受式疗法，是指让患者静心地听一些与其病情相应的音乐，产生情绪、情感的变化，从而使其身心得到调整，达到治疗目的的一种疗法。

2. 主动疗法

主动疗法是指让患者根据自己的病情及爱好，参加一些以治疗为目的的音乐教育、学习、排练和表演活动，借以激发患者的情感，促进患者与他人建立正常的关系，使其心身得以调整，生理功能得到恢复。

3. 音乐电疗

音乐电疗是将音乐与"电疗"相结合的一种新型疗法，是祖国传统医学与现代科学相结合的产物。具体来说，是根据患者病情需要，有针对性地选择一些乐曲，使患者在聆听音乐的同时，患体部位或穴位接受同步的音乐电信号。音乐电信号是把音乐信号通过换能、放大、升压而调制输出的一种正弦脉冲电流，其波形、波幅和频率可随音乐变化而变化。这种音乐电疗具有声、电两种物理因素的同步作用，既有音乐心理的调节作用，又有音乐电流的刺激作用，使音乐治疗与物理治疗有机地结合，突破了以往单一的音乐治疗或电疗的模式。

此外，音乐还可用于胎教。根据胎儿的生理发育，妊娠4个月可以进行音乐胎教。播放音乐时，音源位置需对着胎儿的头部，音量不可太大，每次播放时间约20分钟。

音乐治疗，可在专门的音乐治疗室、患者家中或室外进行，但治疗环境应安静优美，远离噪音，使患者感到舒适，专心一意地进行音乐治疗。在音乐治疗前，有些曲目应先由医护人员进行一定的启发性讲解，并引导患者抛弃杂念，稳定情绪，逐渐入静；每次治疗时间为30分钟至2个小时，每日治疗2~3次，以患者的体力和兴致而定。

二、主治范围

音乐疗法主要适用于一些心理性及心身疾病。

1. 失眠、神经衰弱

选择一些亲切温存，曲调低吟，节奏徐缓而平稳的音乐，于睡前收听，以达到安神宁心、镇静的作用，如《病中吟》《平沙落雁》《烛影摇红》等。

2. 心悸、头晕

用于原发性高血压、冠心病等引起的心悸、头晕等，选用情调悠然，节奏徐缓的古典乐曲与轻音乐，如《春江花月夜》《姑苏行》《平湖秋月》等。

3. 郁证

选用情调欢乐兴奋，节奏明快、活泼的曲目，如《喜洋洋》《步步高》《高山流水》等，以达到舒郁解心的功能。

4. 消化不良，胃肠功能紊乱

选用节奏平缓，舒心悦耳之曲，以促进食欲，调节胃肠功能，如《花好月圆》《北国之春》等。

5. 胎教

选用感情真挚、温存、静谧而又深沉之曲，如《宝贝》《小神童》《春芽》等。

另外，音乐电疗对中风恢复期、血管神经性头痛、痉挛性腹痛等有显著疗效。

三、注意事项

（1）选择曲目的总原则以旋律优美、节奏明快、和声悦耳的古典乐曲及轻音乐为宜，不要选用节奏过快、声音嘈杂的乐曲。播放音乐时，音量不宜过大，否则会适得其反，有害于人体健康。

（2）选择乐曲或表演方式应根据患者的病情及民族、区域、文化程度、兴趣爱好、性格特点等，不应强迫患者反复听一首曲子或听令其感到厌烦的乐曲，或参加其不喜欢的表演及交流活动。否则，不但不能治病，反而会加重病情。

第十章 时间疗法

时间疗法，是中医时间医学的分支，是依据时间因素对疾病进行治疗，体现了"因时制宜"的基本法则。

时间是物质存在的形式，包括自然界的各种时间节律，如年、季、月、日、昼夜、时辰等来划分，来源于太阳、地球、月亮、星辰天体之间的不停息运动，从而产生自然界的阴阳消长变化。"人与天地相参也，与日月相应也"（《灵枢·岁露》），天人相应，人体亦产生一系列与时间相应的生理节律，如阴阳消长四时与昼夜节律、营卫之气运行昼夜节律、脉象变动四时与昼夜节律。病理上，有五脏病慧静甚节律、六经病欲解时节律、六气发病节律、五脏病主季节律等，并发现诸如疟疾、潮热、五更泄、月经周期紊乱、失眠、定时疼痛、定时咳喘、小儿骨蒸发热等常见病、多发病的发生与时间有明显联系。现代生理学也证实，机体的生理功能有其节律性，这些时律性与四时季节气候、昼夜时辰的变化及光照时间、人的睡眠等因素有密切关系。

时间疗法即是根据这些不同节律来治疗疾病的一种方法，根据一年四季四时、一日的十二时辰等时间节律，运用针灸、按摩等具体治疗手段来辨治各种疾病。其意义在于因时治疗可提高疗效，诱导紊乱的节律复常。

时间疗法历史悠久，源远流长。春秋战国时期成书的《黄帝内经》首次归纳描述了人体多种节律，并把时间因素与临床治疗紧密地结合起来，制订了时间疗法的基本原则。

在以后的历代医书中，均有时间疗法的记载。汉代张仲景所著《伤寒杂病论》中明确阐述了六经病痊愈缓解的时间节律，受到后人的推崇，奠定了择时治疗的思想。金元时期的补土派代表李东垣在《脾胃论》中，把"时禁"置于首要地位，对时间疗法做出了突出贡献。在此期间，子午流注针法的创立，为后世时间疗法产生了深远的影响。明清时期，由于时疫温病学说的产生，时间疗法得以进一步深入。

随着近代时间生物学的渗透，子午流注规律已被现代科学实验所证实。时间疗法得到了丰富和发展，进入了临床、实验研究的新阶段，并逐步成为一种独立的治疗方法。

本章内容主要是介绍非药物的时间疗法，包括四季疗法、十二时辰疗法、起居疗法等。其操作方法、主治范围、注意事项应参看有关章节的具体内容。时间疗法中的子午流注针法、灵龟八法针法、飞腾八法针法见第三章器械疗法第八节。在结合各具体疗法的同时，要因时治疗，体现时间疗法的特点，但不可拘泥，重要的是辨证治疗。

第一节 四季疗法

四季，即春、夏、秋、冬。自然界的四时更迭，也反映了包括人体在内的天地间的阴阳转换、寒热消长的变化。四季疗法以此为依据，结合不同季节气候特点及人体四时节律变化，因时治疗，以提高疗效。

一、四季针刺疗法

（一）春夏刺浅，秋冬刺深

针刺的深与浅，四季应有不同，以时为据，或深或浅。

《黄帝内经》认识到，四季的不同变化会导致人体经气所在体表位置的不同。《素问·四时逆从论》云："春气在经脉，夏气在孙络，长夏在肌肉，秋气在皮肤，冬气在骨髓中。"又云："春者，天气始开，地气始泄，冻解冰释，水行经通，故人气在脉……冬者，盖藏，血气在中，内着骨髓，通于五脏。"故针刺深浅应考虑四季影响下人体经气活动变化，应"以时为齐"。《灵枢·终始》云："春气在毛，夏气在皮肤，秋气在分肉，冬气在筋骨，刺此病者，各以其时为齐。"明确指出了针刺深浅以时为齐的思想，即秋冬刺深，春夏刺浅。

（二）冬季闭塞，少用针石

冬季闭塞，是因人体受冬季时令寒冷气候变化的影响，经气闭藏于内，体表经气相对减少，腠理闭塞，经气运行不畅，对外界反应迟钝，针刺间针感弱，疗效差。另外，冬季寒冷之气，也会随针刺经气而入，影响疗效，所以冬季应少选用针刺疗法。诚如《素问·通评虚实论》所言："冬则闭塞，闭塞者，用药而少针石也。"

若在冬季，非用针刺疗法不可，则需先用热熨法使厥冷的四肢回温后，再施以针刺，称为"解结"法。即在冬时施针，先以热解其肢体，待血脉运行流畅，然后施针，或可以温针，或刺而不留针。

（三）针刺补泻，因时而定

针刺的补与泻，四季应有不同。秋冬之季，人的体表血管收缩，而体内血管舒张；春夏之季，人的体表血管舒张，而体内血管收缩。人体的血液分布随着不同的季节时间而有其侧重部位，故针刺补泻，因时而定。一般说来，秋冬刺补，春夏刺泻。

《黄帝内经》非常注意因天时施补泻刺法，具体体现在根据月亮的盈亏施针的思想。如《素问·八正神明论》指出："凡刺之法，必候日月星辰，四时八正之气，气定乃刺之。……月始生，则血气始精，卫气始行；月廓满，则血气充实，肌肉坚；月廓空，则肌肉减，经络虚，卫气去，形独居。是以因天时而调气血也。……月生无泻，月满无补，月廓空无治，是谓得时而调之。"故月空之时，不宜针刺；月生之时少泻；月满之时少补。若治反天时，就会造成不良后果，导致变证丛生。"月生而泻是谓脏虚"，人体内脏气血功能有被削弱的可能；"月满而补，血气扬溢，络有留血"，使实证更实；"月廓空而治，是谓乱经"，则变证多端。

（四）五输穴的四时选用

《黄帝内经》认为"井荥输经合"五输穴的经气有出、溜、注、行、入等输布体表的特点，具有木火土金水五行属性，并与四季变化相应，故五输穴有四季选用的原则。随"四时之气，各有所在"而选穴刺之，当"春取荥穴、夏取输穴、长夏取经穴、秋取合穴、冬取井穴"。《难经·七十四难》在此基础上，亦强调了五输穴与季节有关，并将五输穴与五脏联系起来，这三者之间的关联是通过它们的五行属性相同、变化时间一致而产生的。

二、四季食物疗法

（一）根据季节食疗

春夏秋冬四季，气候有寒热温凉之别，而食物性味也有寒热温凉之异。因此，根据四时气候的变化，选择对患者有益的食物，以达到治疗疾病的目的。

春季食疗：春季，阳气开发，万物萌生，春暖花开，食疗应助春生之气。辛甘之品可以发散以助春阳，温食利于护阳，但不宜进食大热、大辛之品。春为肝气当令，肝气过旺则克脾，使中土衰弱，不利健康，故应进食以健脾，使脾实不受邪侵。如《备急千金要方》云："春七十二日，省酸增甘，以养脾气。"

夏季食疗：夏季，气候炎热，万物繁茂，暑热熏蒸，食疗应清暑热之气。饮食宜清凉可口，少食油腻。盛夏之时，汗出很多，常感口渴，冷饮不可少，以散热补液，起清热解暑的作用，如西瓜、绿豆汤、赤小豆汤等。但切忌贪凉饮冷、暴食瓜果等。《备急千金要方》云："夏七十二日，省苦增辛，以养肺气。"

秋季食疗：秋季，气候多燥，易伤津液，食疗应以防燥护阴、滋阴润肺为原则。因肺属金，通气于秋，酸属肝，辛胜酸，食物宜少辛增酸，即尽可能少食辛味之品，增水果、蔬菜等。初秋之时，又属长夏季节，宜少食寒凉之物，宜食温以祛病邪。《养生书》指出，秋气燥，宜食芝麻以润其燥，少吃寒冷的食物，多进温性的食物。

冬季食疗：冬季，气候寒冷，是肾经主令之时，肾味咸，心主苦，咸胜苦，食疗应少咸增苦。食辛热的食物以辛生苦，肺气宜达，肾气也就固实。冬季虽宜热食，但燥热之物不可过多，以免使内伏的阳气郁而发热，切忌黏硬、生冷食物，以免伤脾胃之阳。《饮膳正要》曰："冬气寒，宜食黍，以热性治其寒。"

（二）根据季节食补

四季食补，多主张在冬季进行，此时为食补之良机。因冬至之时，阴气开始消退，阳气逐渐回升，一些宜温忌冷的病证，将会逐渐缓解。同时，闭藏中蕴含着生机，乘此时进以食补，易于发挥其效力，实为虚弱病证调养的最佳时机。冬季进补推崇羊肉、狗肉、鸡肉等性温有滋补强壮作用的食品。

综上所述，春季进食应注意养护脾胃；夏季进食宜清淡，忌肥甘厚味；秋季进食宜多濡润，防伤津液；冬季进食宜温进补。

三、四季音乐疗法

四季音乐疗法是指根据一年四季时令的不同，以五行配五音，选择不同音乐旋律来治疗疾病的方法。《史记·乐书第二》说"乐者，天地之和也""和，百物皆化"。天人相应，天乐相合，人乐互感，而天地阴阳增长，寒暑往来，其气开发沉潜，四季不一，且人气应之，所以音乐疗病也具有时令季节特点，因季而异。如春，木气旺盛，而角音属木，故应角音，以顺其时；夏，火气旺，徵属火，要用徵音；秋，金气旺，商音属金，要听商音；冬，水气旺，羽属水，故用羽音；四季之土旺时，应选宫音，因宫音属土。因此，根据不同季节选择相应乐曲，进行音乐疗法，可以增强疗效。

四、四季浴疗法

诸如空气浴、森林浴、日光浴、海水浴等疗法，需要根据春夏秋冬四季时令气候的特点加以选择，以达到浴疗的目的。

春季，适宜空气浴、日光浴。因春天天气晴朗，风和日丽，赏心悦目，正是万物生机勃发繁荣之时，空气中含氧量丰富，负离子多，阳光充沛，气温适宜。

夏季，适宜海水浴。夏季炎热，海水能调节气候，此时为在海水浸泡的理想季节。

秋季，适宜森林浴。秋高气爽，此时森林中的气温、湿度十分适宜人的生理要求。

冬季，气温寒冷，冰凝地冻，一般不适宜进行浴疗。

第二节 十二时辰疗法

十二时，即夜半、鸡鸣、平旦、日出、食时、隅中、日中、日昳、晡时、日入、黄昏、人定等，将一昼夜分为十二时，其中以平旦、日中、日入、夜半为一日十二时变化转折时刻，代表阴阳在一日内盛衰消长节律。

十二辰，源于历法干支，以子、丑、寅、卯、辰、巳、午、未、申、酉、戌、亥十二支作为时间代词，表示一日中的各个时期。

十二时与十二辰概念所指时间范围有不相同之处，但习惯合称为十二时辰。十二时辰疗法即以昼夜时间变化为依据，根据人体昼夜阴阳消长节律、营卫运行节律等特点，进行治疗的方法。

一、因时针刺疗法

依据时间因素取穴是针刺疗法的一大特色。根据十二时辰的昼夜节律取穴针刺法有五种，包括子午流注针法的纳甲法、纳子法、养子时刻注穴法，以及灵龟八法、飞腾八法。均基于人体气血在经络脏腑中流行灌注因时衰旺的特点，当经脉脏腑气血流注旺盛时，所属经脉上的穴位就处于"开时"；当经脉脏腑气血流注衰减时，所属经脉上的穴位就处于"闭时"。故临床按时辰取穴针刺，以刺经脉旺时之开穴，可提高疗效。

1. 子午流注针法

详见第三章第八节常用特殊针法简介。

2. 灵龟八法

详见第三章第八节常用特殊针法简介。

3. 飞腾八法

详见第三章第八节常用特殊针法简介。

二、因时食物疗法

日有昼夜之交替，人有阳气之盛衰，一日的饮食安排，也应顺应这一自然规律。因时进食，是指饮食必须定时，要有规律性，以达到祛病的目的。《素问·上古天真论》载"饮食以时"，说明了按时进食治疗的重要性。

我国人民习惯于每日三餐。用餐时间，一般早餐在早晨七时左右，午餐在中午十二时前后，晚餐在下午六时左右。两餐之间间隔5~6小时，是合乎生理要求的。对于一些疾病，如消化系统疾病，则应采取多餐少食的方法。

食疗要注意时间，酒疗也不例外。如《琐碎录》云"莫饮卯时酒""再三防夜醉"。《老老恒言》说："酒固老年所宜……午后饮之，借以宣导血脉，古人饮酒每在食后。"说明酒疗的最佳时间，应在每日中午食后；不应在卯时、午夜。

三、因时练功疗法

传统功法已越来越受到人们的喜欢和接受，按照不同的时间练功，所收效果有异。

练功的原则是顺其自然，多主张练"阳时"之气。子丑寅卯辰巳六时辰为六阳时，午未申酉戌亥为六阴时。一年四季，春夏为阳气旺时，秋冬为阴气盛时，故春夏练生长之气选在寅时，秋冬练收藏之气选在卯时，但以六阳时练外界生气。也有阴时、阳时都进行练功的，多选子午两时或卯酉两时。

根据人体内气运行规律，一般一天中寅卯两时最适宜练功。肺经有病，寅时最好；非肺经病者，卯时为佳。亦可运用《周易》

人体日节律理论指导辨证练功，每日由子时至辰时为阳长阴消之时，阳虚患者宜于此时练功，以采自然界阳气补己之阳气；由午时至戌时为阴长阳消之辰，阴虚者宜于此时练功，以采自然界阴气补己之阴气；巳亥两时则不宜练功，巳时纯阳无阴，孤阳不生，练功易致刚阳过燥，化为邪火，反食正气；亥时纯阴无阳，孤阴不长，练功易致阴极折阳，或阳气发动，阴阳互扰，有失藏养，亦耗伤正气。亦可按子午流注说择时练功，也能得到良好的疗效。

四、因时推拿疗法

推拿疗法是通过对人体穴位进行按、揉、摩、擦等手法，达到治疗疾病的目的。因穴位是推拿的作用部位，穴位的状态对推拿效果会产生影响，如同针刺取穴一样，因时取穴推拿可以提高疗效。根据子午流注说，穴位的气血旺衰有时间变化，不同时间推拿可借助穴位"开闭"的不同变化达到不同的治疗目的。可选纳子法开穴，结合疾病变化的周期选取推拿治疗的最佳时机。

第三节　起居疗法

病后起居，虽与常人有不同的要求，但亦应起居有常，顺应天时，生活起居有一定的时间节奏，按照四季与昼夜节律安排活动、休息及衣着等起居，以避免外邪侵扰，减轻对人体的损害，从而达到治病目的。

一、四季起居疗法

春季起居：冬去春来，冰雪消融，微风和煦，阳光明媚，万物复苏。《素问·四气调神大论》谓："春三月，此谓发陈，天地俱生，万物以荣，夜卧早起，广步于庭，披发缓形，以使志生。"因此，病者宜晨起进行适当的户外活动，吸取新鲜空气，沐浴温暖阳光。春季气候乍暖乍寒，衣着应随时增减。肝气旺于春，喜条达恶抑郁，利用生机盎然的自然景象，以舒展条达肝木之气，勿使其郁结。春季风气当令，病者尤当防时行疫病的侵袭。

夏季起居：夏季酷热，天暑下迫，地湿上蒸，暑湿当令，为蕃莠之季。《素问·四气调神大论》谓："夏三月，此为蕃莠，天地气交，万物华实，夜卧早起，无厌于日，使志无怒，使华英成秀，使气得泄。"因此，病者宜早起，以顺应阳气的充盈与盛实；宜午休，以除疲劳、避暑热；宜晚睡，以顺应阴气的不足。夏季衣着应少，注意防暑降温，但不得贪凉饮冷，以免加重病情。

秋季起居：秋风萧瑟，落英缤纷，气候燥冷，白昼渐短，为收获之季。《素问·四气调神大论》谓："秋三月，此为容平，天气以急，地气以明，早卧早起，与鸡俱兴，使志安宁，以缓秋刑，收敛神气，使秋气平，无外其志，使肺气清。"因此，病者宜早起，以顺应阳气的舒展；宜晚睡，以顺应阴气的收藏。秋季衣着应厚薄适宜；可户外游玩，极目远眺，以舒肺气。

冬季起居：冬日寒冷，天寒地冻，草木凋零，昆虫蛰伏，为闭藏之季。《素问·四气调神大论》谓："冬三月，此为闭藏，水冰地坼，无扰乎阳，早卧晚起，必待日光，使志若伏若匿，若有私意，若已有得，去寒就温，无泄皮肤，使气亟夺。"因此，病者宜早睡迟起，衣着应御寒保暖，以维持阳气的正常运行。

二、昼夜起居疗法

人之阳气升降，一日之中在平旦、日中、日西、夜暮时各不相同。大凡病后起居，均宜与时相应，量力而行，才有利于疗疾祛病。至夜阳气入阴，则不宜外出；每日时至午，阳气渐消，少息以养阳；时至子，阳气渐长，熟睡以养阴。总之，根据昼夜时间变化，起居作息，寝睡有时，少劳多逸，形动神静。

第十一章　刮痧疗法

第一节　概述

刮痧疗法是临床上常用的简易治疗方法，历史悠久，流传甚广。早在唐朝，人们就运用苎麻刮治痧病，称为"戛法"。嗣后，历代医籍中有不少关于刮痧疗法的记载。如郭志邃所著《痧胀玉衡》中曰："刮痧法，背脊颈骨上下，又胸前胁肋两背肩臂痧，用铜钱蘸香油刮之。"由于本法操作简单，易于掌握，故现仍广泛应用。

刮痧疗法有广狭之分，广义的刮痧疗法包括刮痧法、撮痧法和挑痧法等；狭义的刮痧疗法专指刮痧法一种。刮痧疗法具有解表驱邪、开窍醒脑、疏畅气血、清热解毒、行气止痛、急救复苏等功效。根据现代医学分析，其主要原理是作用于神经系统和循环系统，使神经系统兴奋，血液及淋巴液回流加快，新陈代谢旺盛，从而加强对疾病的抵抗力。

第二节　刮痧疗法使用器械

刮痧疗法使用器械多种，各地使用不一，现将常用器械介绍如下。

一、陶瓷玻璃类

1. 瓷碗、瓷酒杯
选取边缘较厚且光滑无破损的瓷碗、瓷酒杯。

2. 瓷汤匙
选取边缘光滑且无破损的汤匙。

3. 瓷茶杯
选取边缘光滑且无破损的小瓷茶杯。

4. 有机玻璃纽扣
此系近代较新应用的一种刮痧工具。取材方便，消毒处理容易，但应选取边缘光滑、较大的纽扣，以便于捏拿。

二、金属制品类

1. 铜钱、铜板
铜钱、铜板是 20 世纪 50 年代以前最常用的一种刮痧工具。取材比较方便，一般选取边缘较厚（边缘太薄则较锋利，易刮破皮肤而感染）而没有残缺的大铜钱或铜板一枚。

2. 铝质分币
铝质分币为近代较常用的刮痧工具，取材方便。但分币边缘有齿痕，故刮痧手法要求特别轻，防止刮破皮肤。

3. 铜勺柄
选取边缘较厚且光滑的小铜勺柄一只。

4. 三棱针、注射针头、缝衣针
使用前必须用 75% 乙醇和消毒棉签消

毒，以防感染。主要用于挑痧。

三、植物麻类

1. 苎麻

苎麻是较早使用的工具。选取已经成熟的苎麻，去皮和枝叶晒干，用根部较粗的纤维，捏成一团。刮时，先让患者脱掉衣服，施术者用右手拿着苎麻团，在冷水里蘸湿，从患者的背部，由上而下，边蘸水边刮抹，至刮出大量紫黑色的痧斑为止。此法在古代医籍中称为"戛法"，现在已很少使用。但如果在偏僻地区，一时找不到其他工具时，此法仍不失为应急之措施。

2. 八棱麻

取八棱麻茎叶，洗净，放在铁锅里炒软（不能放油炒），挤去汁，布包裹后刮之。多用于小儿娇嫩皮肤和成年人的胸、腹部。

四、其他器械

1. 棉纱线、头发

棉纱线、头发常用于刮取头面部和婴幼儿皮肤。用适量的棉纱线、头发，捏成一团，蘸植物油，从上而下刮之、抹之、擦之。

2. 小蚌壳

小蚌壳是沿海湖泊渔民常用的一种刮痧工具。小蚌壳要选取边缘光滑或磨成钝缘的。

3. 小酒杯或小茶盏

小酒杯或小茶盏用来盛装植物油（常用芝麻油、菜籽油、豆油）、清水（常用冷开水）作为刮痧工具的润滑剂，以防刮破皮肤，引起感染。

4. 常用消毒品

95% 乙醇或 75% 乙醇、消毒棉签，用于刮痧术前患者局部皮肤的常规消毒及刮痧器械的消毒。

第三节　刮痧疗法操作方法

一、刮痧法操作方法

刮痧法是用边缘光滑的嫩竹板、瓷器片、小汤匙、铜钱、硬币、玻璃，或头发、苎麻等工具，蘸植物油或清水在体表部位进行由上而下、由内向外反复刮动，以治疗疾病的一种方法。其操作方法主要有以下两种。

1. 直接刮法

首先让患者俯伏在椅子或桌子上，用热毛巾擦洗患者准备刮治病位的皮肤，有条件的地方可以采用 75% 乙醇等灭菌消毒剂作常规消毒。施术者用右手持刮痧工具在清水或植物油中蘸湿，先在患者颈项正中凹陷处刮抹，刮出一道长形紫黑色痧点，然后让患者取俯卧位，在脊柱正中刮一道（如果患者瘦弱或脊椎棘突部位可以刮两旁）。再到肩胛下左右后背第 7~9 肋间隙处各刮一道，以刮出紫黑色痧点为止。

如刮完上述几处，患者自觉症状减轻，可在脊柱棘突两旁上下各加刮 1~2 道，则收效更大。如患者头痛或喉痛则取仰坐位，在咽喉两旁各刮 1~2 道；如头晕目眩，胸腹胀痛，胸中苦闷，心中发热、烦躁则取仰卧位，在胸前两侧第 3~5 肋间隙处各刮 1~2 道，左右肋下肝脾区各刮 1~2 道；如手足厥冷，小腿转筋可加刮双臂弯、双腿弯、足跟肌腱处等部位，以刮出紫黑色痧点为止。

在确定部位后，沿神经分布由上及下、由内向外，缓慢刮抹，呈弧线，长 2~3 寸或更长。刮痧要顺一个方向刮，不要来回刮，力量要均匀合适，不要忽轻忽重，一般每处可以刮 20 次左右，以皮下出现微紫红或紫黑色即可。痧症重者应配合放痧疗法、针灸疗法、药物疗法等，谨防延误病情，发生意外。如在刮头、额、肘、腕、腿、膝及小儿皮肤时，可用棉纱线或头发团、八棱麻等刮抹之。腹部柔软处，可用食盐以手擦之。

患者自觉轻松后，可让患者休息几分钟，再在已刮过的部位刮动十几下。刮完后，擦干水渍，让患者穿上衣服，睡眠休息一会儿，适当饮用一些姜汁糖水或白开水，患者会感到轻松和舒畅。

2. 间接刮法

间接刮法是使用有边缘的铜钱、瓷匙、硬币等物件，在患者的刮痧部位放上薄布类物质后，进行刮痧的治疗方法。它除了具有刮痧法的功能，还有保护皮肤的作用。刮痧前，先在上述刮痧部位放上干净手绢（或 3 寸宽、6 寸长的新白布一块），用消毒好的刮痧工具，在手绢上面以 1 秒 2 次的速度，朝一个方向快速刮，每处可以刮 20~40 次。一般刮 10 次左右后，掀开手绢检查一下，如皮肤出现暗紫色，即停止刮抹，另换一处。如果患者闭眼不睁、轻度昏迷和高热不退，可加刮两手心、两足心及第 7 颈椎上下左右四处，每处加刮至 100 次左右。

二、撮痧法操作方法

撮痧是指施术者以手指或手掌为工具，在患者特定体表部位，通过撮、扯、拧、提、推、挤等手法，使皮肤出现紫红色痧斑为特征的一种治疗疾病的技术，具有行气开闭、调畅气机、宣泄痧毒等功效，常用于外感性疾病、疼痛性疾病等。常用撮痧手法有拧痧法、扯痧法、挤痧法、抓痧法、推痧法等。

1. 拧痧法

术者五指屈曲，以大拇指与示指对准撮痧部位，用力夹紧并扯起，提拧患者皮肤至最高处时，两指和被夹起的皮肤一同适度旋转，然后松开，使皮肤恢复原状。如此一提一拧一放，反复进行。在同一部位可连续操作 10~30 次，撮拧至皮肤出现紫红色痧斑为度。此法多用于颈部。

2. 扯痧法

扯痧法又称揪痧法，术者五指屈曲，将中指和示指弯曲如钩状，用示指、中指的第二指节对准撮痧的部位，把皮肤与肌肉夹起，用力向外滑动，然后松开。如此一夹一扯一放，反复进行，以有"巴巴"声响为佳。在同一部位可连续操作 10~30 次，以扯至被夹起的部位出现紫红色或暗红色痧斑为度。也可用大拇指和示指第二指节，夹起皮肤与肌肉，依上述手法扯拉。本法适用于面部的鼻根、前额以及颈、背部等处。

3. 挤痧法

术者用两手拇指指腹，或两手示指、拇指指腹，或单手示、拇四指指腹相对用力，有规律地互相挤压，以挤压至皮肤出现紫红色痧斑为度。此法主要用于头面部、颈部、肩背部。

4. 抓痧法

术者以拇、示、中三指用力或五指并用，在体表相应部位，将肌肉迅速抓紧提起后自然松开，手指依次在患者体表移动，并交替、持续、均匀地提起施治的部位或穴位，反复至以皮肤出现痧痕斑点为度。本法主要用于背部、腹部。

5. 推痧法

术者用拇指指腹、大鱼际、小鱼际或手掌跟紧贴相应的治疗部位，以适当的压力在皮肤上，进行单方向的直线移动，反复推按 20~30 次，以皮肤充血出现痧痕为度。本法主要用于背腰部。

三、挑痧法操作方法

挑痧法又称挑放痧疗法或刺络疗法，是在患者体表一定的部位，用针刺入皮下并向外挑，用双手挤出紫暗色瘀血，以达到治病目的的一种方法。

施术者先用棉签消毒局部皮肤，在挑刺的部位上，用左手提起皮肤，右手持针，轻快地刺入并向外挑，每个部位挑刺3下，同时用双手挤出紫暗色的瘀血，反复5~6次，最后用消毒棉签擦净。

上述三种刮痧疗法，可根据刮治部位不同而选择不同的体位，常取俯卧位、俯伏位、侧卧位、仰坐位或仰卧位。

第四节　刮痧疗法临床应用

刮痧疗法的临床应用范围较广，不同的疾病，刮痧疗法作用的部位也各有侧重。现根据刮痧疗法作用的部位来分治不同疾病，介绍如下。

1. 背部

取第7颈椎以下至第12胸椎以上部位，用于治疗各种痧证、感冒、发热、咳嗽等疾病。

2. 头部

取印堂、太阳（双侧）等，用于治疗头晕、头痛和发痧等疾病。

3. 颈部

前颈取廉泉、天突和两穴连线中点及中点左右各旁开1寸处；后颈取大椎、大椎直上后发际处，大椎与后发际连线之中点及中点左右旁开1寸处，用于治疗痧证、风热喉痛、落枕、咳嗽等疾病。

4. 胸部

从璇玑起，分别向左右每隔1寸取一点，共取7处，用于治疗痧证、胸闷、胸痛、咳嗽、气喘等疾病。

5. 腹部

取腋下肝脾区和脐腹部，用于治疗胃肠疾病（如腹痛、腹泻、恶心、呕吐、疳积、痔疮、便秘等）。

6. 腰部

取命门或有关腧穴，用于治疗腰部疾病。

7. 四肢

取两臂肘窝、两腿腘窝、两足内外踝的足跟肌腱处、两足心，用于治疗风湿痹痛、转筋等疾病。

第五节　刮痧疗法注意事项

（1）凡危重病症，如急性传染病、重症心脏病、高血压、中风等，应立即送医院治疗，禁用本疗法。

（2）皮肤局部痈肿、疮疡、皮肤溃烂或肿瘤患者，饱食后或饥饿时，以及对本疗法有恐惧者忌用。

（3）治疗时，室内要保持空气流通，如天气转凉或天冷时，应注意保暖，避免感受风寒外邪，导致病情加重。

（4）患者体位以自然而舒适为度，治疗过程中，按要求更换体位，避免患者疲劳而中断治疗。

（5）刮痧（挑痧）工具一定要注意消毒；刮痧（挑痧）部位要做常规消毒后再施刮痧（挑痧）术，术后也要消毒清洁一遍。

（6）刮痧工具必须边缘光滑，没有破损，以免刮破皮肤引起感染。

（7）手法要求轻重适宜，以患者能耐受为度，不能使猛劲，以免影响整个治疗过程。

（8）治疗过程中，密切观察病情变化，如见患者冷汗不止、脉象沉伏、吐泻不止等情况，应停止治疗，并及时抢救，防止发生意外。

（9）应用刮痧工具时，不能干刮，应时时蘸植物油或水保持润滑，以免刮伤皮肤。

（10）婴幼儿皮肤特别娇嫩，手法要求轻而快，不要用力过猛。

（11）根据病情的需要，配合药物、针灸、推拿等，以求尽快见效。

（12）刮痧术后，患者应卧床休息，多饮清淡茶，保持情绪平静，忌食生冷瓜果和油腻食品。

第十二章　热熨冷敷疗法

第一节　热熨疗法

热熨疗法是中医独特的外治方法之一，是采用一定的材料（具有能吸收和逐渐释放热力功用的物体），经过加热处理后，敷于患者体表特定部位的一种治疗方法。古称"汤熨"。它可借助温热之力，将药性由表达里，通过皮毛腠理，循经运行，内达脏腑，以疏通经络，温中散寒，畅通气机，镇痛消肿，调整脏腑阴阳，从而达到治病目的，因而热熨疗法可广泛地应用于内、外、妇、儿、皮肤、伤科等多种疾病的治疗中，尤宜于局部病痛。该疗法操作简单，取材方便，费用低廉，安全，无痛苦，是值得推广的一种外治方法。

本疗法的产生历史悠久，确切的源起年代尚无从考证。一般认为上古时代先民们学会使用火后，就已有本疗法的萌芽，如用兽皮或树皮，包上烧热的石块或砂土，贴附在身体上，以取暖和治疗关节痛一类的病痛。热熨疗法正式运用于临床，可溯至春秋战国时期。《史记·扁鹊仓公列传》载有名医扁鹊"疾之居腠理也，汤熨之所及也"的论述，并记载了用"五分之熨，以八减之齐和煮之，以更熨两胁下"的方法治愈了虢太子"尸厥"（相当"休克"）症的经过，反映了当时的医家不仅对本疗法的治疗作用、适应范围有相当的认识，而且在抢救危重病人方面也积累了一定的经验。在《内经》中，也论述了风寒湿痹、肿痛不仁之类的病证，可以用"汤熨及大灸剂"等方法治疗，并具

体介绍了用川椒、干姜、桂心渍酒，以棉布等纳酒中"以尽其汁"的"药熨"方，以及"用之生桑炭炙巾，以熨寒痹所刺之处，令热入至于病所，寒复炙中以熨之，三十遍而止；汗出以巾拭身，亦三十遍而止……每刺必熨，如此病已矣"（《灵枢·寿夭刚柔》）的具体操作方法。历代医家在此基础上不断创新，拓展其治疗范围。如晋代的《肘后备急方》、唐代的《备急千金要方》《外台秘要》、宋代的《圣济总录》等医籍均收载了治疗猝死、卒心痛、腰腹痛、霍乱吐泻、癥瘕积聚、跌打损伤、诸毒痈肿等疾病的热熨方药，其中既有直接熨引其病痛的方法，也有熨脐、熨目、熨腧穴等不同的方法，除了以药物熨引，尚有盐熨、膏熨、水熨、砖熨、壶熨等各种熨法，使得本疗法成为中医外治法中应用广泛、简便易行的实用疗法。此后，《南阳活人书》又倡用"阴阳熨法"，即先用冷熨法，再施以热熨，重复交替使用数次，以治疗二便不通之症。清代吴尚先在其《理瀹骈文》中更强调熨药方法用之得当可以代替艾灼、烧针、推拿诸法，并盛赞熨脐法是治疗中焦病症的第一捷法；在阴阳熨法的基础上，他还进一步发展成为以寒药和热药制成饼剂，再以熨斗热奄的方法来治疗寒热失调诸症。随着医疗观念、手段的更新，一些新的熨法，如中药电熨法、电热药物温熨法、电热褥熨法等也逐渐发展起来。

一、熨药配伍原则

熨剂的配伍原则与内服药的配伍原则相同，均应根据患者的病情辨证论治，选择合适的药物配制成剂。吴尚先在《理瀹骈文》中指出："若行道者适遇急症，恐病家嫌膏药尚缓，力请非处汤不可，则不妨竟以古汤头煮服之方改为煎抹炒熨，于医理无悖，于外治一门亦变而不失真正，与医家亦分途而合撤。"吴氏虽然是就急症权变为治而论，其实质仍说明了熨药配制也是在医理指导下的辨证措方，无非是变内服为外治，给药途径有异而已。然而，热熨治疗毕竟是一种外治方法，需要通过皮肤的吸收而产生治疗效应。因此，熨剂大多选取气味辛香雄烈之品为主配制而成，如具有温通经脉、散寒祛湿、行气活血、舒筋活络等作用的药物常为熨剂的主体。根据患者的病情，也可酌选辛凉散瘀、清泄热毒之品组合成剂。

熨剂的药味可随意增减，原则上专治一症者，药味宜少而精；病情复杂或兼症较多，虚实夹杂者，也可酌情多选配几味，但不宜过多过杂。

二、制剂方法

熨剂的配制调剂主要有药袋、药饼、药膏三种剂型。

1. 药袋

将药物打碎或制成粗末，装入缝制好的药袋中备用。药袋的大小应具备多种规格，以便按照熨引部位、范围的不同选择使用。

2. 药饼

将药物研为细末，然后根据患者病情，酌取面糊、水、酒、醋等调剂制成大小厚薄不等的药饼备用。

3. 药膏

将药物研为极细末，加入饴糖、黄蜡等赋型剂调制成厚薄适度的药膏备用。此外，还可将药物浸泡于酒中制成药酒，或将药物煎汤取汁，趁热用纱布熨引患处，等等。

三、熨引工具

常用的熨引工具有熨斗、热水袋、煎炒药锅、蒸煮器具等，也可就地取材，选用大口玻璃瓶、水壶等器皿，因地制宜地进行热熨治疗。

四、操作步骤

根据不同的热熨制剂，其操作步骤也不尽相同，一般常用的有炒熨法、蒸煮熨法、贴熨法、熨斗熨法等。

（一）炒熨法

以绢、布等包裹炒热的药物熨引患处，即为炒熨法。先将配制好的药物打碎，置于炒锅中炒热，在翻炒的过程中，可以根据病情酌加酒、醋等辅料；炒热后以绢布包裹适量熨剂，趁热直接熨引患处或有关的治疗部位（如腧穴、经脉循行处等）。待其温度降低，则可更换药包熨引。一般可反复熨引多次，持续熨引 20~40 分钟，或根据病情适当延长熨引时间。依所用药物的不同，又有以下诸多具体治法。

1. 盐热熨法

取食盐适量放锅内用文火炒至极热，取一半装入布袋内，扎住袋口，放疼痛部位热敷，待冷后换另一半盐装入袋中如法热敷，每次 1 小时，每日 2~3 次，至痊愈为止。

2. 麦麸熨法

将麦麸 500~1000g 炒热，熨患处，操作方法同上。

3. 沙热熨法

同盐热熨法。

4. 醋热熨法

取生盐 250g 左右，放入铁锅内，炒爆后，即用陈醋约半小碗，洒入盐内，边洒边搅，醋洒完后，再略炒一下，即倒入布包内，趁热置于治疗部位。

5. 姜热熨法

取生姜 500g，洗净捣烂，挤出姜汁，然后将姜渣放在锅内炒热，用布包后熨患处，待冷后再倒入锅内，加些姜汁，炒热后再熨。

6. 葱盐熨法

取葱、盐各 500g，将葱切成细末后，与盐同入锅内炒热，装布袋中热熨局部。

7. 葱、椒、盐熨法

取葱、盐各 250g，川椒 60g。葱切为末，椒捣烂，葱、椒、盐同炒热熨。

8. 吴茱萸熨法

取吴茱萸 60g，食盐 60g，二者同入锅内炒热，装入袋内热熨脐部，冷后上置热水袋继熨 1~2 小时，每日 2~3 次，病愈停用。

9. 蜂房熨法

用蜂房 200g 为末，炒热，入袋内置患处，上放热水袋，每次 1 小时，每日 2 次，10 日为 1 个疗程，或病愈止。

10. 蚕沙熨法

将蚕沙、食盐各 250g 炒热，装袋内熨腰、背、胸、腹、四肢，每次 2 小时，每日 2~3 次，病愈为止。

（二）蒸煮熨法

将预先配制好的药袋投入药锅或笼屉中蒸煮后热熨治疗部位，方法、时间与炒熨法基本相同。

（三）贴熨法

取配制好的药膏于火上略加烘烤，趁热敷贴患处，或将药膏涂敷于治疗部位后加熨斗等加热器具熨引。

（四）熨斗熨法

将药袋、药饼、药膏等熨剂置于患处或治疗部位，其上覆以厚布，取熨斗或热水袋、水壶等热熨器具加以烫熨，以患者能忍受而不灼伤皮肤为度。

此外，还可将熨药与铁末和匀装入药袋，使用时倒入适量陈醋，用手搓揉药袋，10 分钟左右药袋发热，置于治疗部位热熨。

五、临床应用举隅

热熨疗法可广泛应用于临床各科疾病的治疗，在中医辨证属寒湿、气血瘀滞或虚寒性的病证治疗上，更有其他疗法不可替代的治疗作用。

（一）内科疾病

1. 风湿性关节炎

风湿性关节炎、类风湿关节炎、坐骨神经痛等中医辨证属风、寒、湿病者，采用本疗法热熨有显著疗效。

（1）干姜、桂枝、川乌、生附子各 15g，乳香、没药、姜黄、川芎、赤芍各 10g，海桐皮、忍冬藤各 20g。打碎和匀，分装于 20cm×15cm 的药袋中，放入蒸锅中加热 25 分钟，取出，降温至 40~45℃热熨患处。药袋凉即换之，每日热熨 1~2 次，每次 30~50 分钟。

（2）水菖蒲 120g，干姜 12g，小茴香 60g，樟脑 90g，松香 300g。前三药研细末，先将松香熔化，加入樟脑及诸药末，搅拌均匀，制成膏药。使用时将膏药烤软，贴于患处。每日在贴膏药处热熨 1~2 次，每次 15~30 分钟。

（3）晚蚕沙 500g，炒热，加 100ml 白酒，装入药袋，趁热熨引患处。

（4）坎离砂（又名风寒砂，成药）250g，倒入陈醋 50~100ml，待其发热后装入布袋，热熨患痛部位，以能耐受为度，每次熨引 20~40 分钟，每日 1~2 次。

（5）川椒 60g，泡桐 30g，威灵仙 25g，路路通、两面针、海风藤、桂枝各 15g。水煎30分钟，取药滓包裹热熨患处约30分钟，稍凉则将药袋浸渍于药汁中加温。然后，再将药汁淋渍患处。本方适用于关节肿痛，活动不利者。

（6）青盐500g，小茴香120g，同炒热，分装药袋热熨，每日2次，每次30~50分钟。

（7）生川乌、生草乌各30g，白芷、姜黄、防风各10g，络石藤60g。捣碎，装入药袋，加酒或醋适量，入蒸锅中加热30分钟，取出热熨患处。本方适用于关节疼痛，活动受限，局部待热则减，遇寒则甚者。

（8）防风、葛根各25g，桂枝45g，生姜120g，青葱白150g。上药共为粗末，蒸煮后热熨患处。每次30分钟，每日2~3次。本方适用于颈、肩部疼痛，转则不利，遇寒冷加重者。

2. 急性胃肠炎、痢疾

（1）取平胃散（苍术、厚朴、陈皮、炙甘草）120g，肉桂15g，生姜90g，装入药袋，置于神阙及脐周，上覆以热毛巾热熨。每日2次，每次30~40分钟。本方主治急性胃肠炎、痢疾等病。如日夜泄泻无数，大便呈水样者，可用鲜车前草汁调药末，敷脐热熨；若大便如鸭溏，内夹不消化食物，呕恶频作者，可酌加白芥子、川椒、生半夏、厚朴等药末调敷；如大便黏稠恶臭，肛门灼热，身热苔黄者，可酌加醋黄芩、白芍、猪苓、滑石等药末调敷；若腹痛里急，大便脓血，可酌加生大黄、黄连、当归、枳实、木香、槟榔等药末调敷；久泻不止，神疲力乏者，酌加诃子肉、赤石脂、硫黄、密陀僧、枯矾等药末调敷。

（2）食盐500g，炮姜60g，吴茱萸30g。炒烫后喷适量酒，分装药袋，趁热熨引中脘、神阙、背俞（以三焦俞、脾俞、胃俞等为重点）。每日1~2次，每次30~60分钟。主治急性胃肠炎呕吐、腹泻、少腹绞痛诸症。

（3）生大黄30g，木香15g，吴茱萸9g，滑石45g，生甘草10g。和捣为细末，醋调敷脐及足心，再覆以毛巾，热熨脐周。每日2~4次，每次30分钟。不熨时药糊仍覆置脐部和足心。本方主治细菌性痢疾。或取大田螺2枚，麝香0.9g，捣烂田螺后入麝香，敷脐中温熨。主治噤口痢。

3. 慢性肠炎

（1）大葱适量，肉桂20g，干姜45g，补骨脂、吴茱萸各15g。先将后四药捣为细末，再入大葱同捣烂，和匀，装入药袋，置于神阙、关元、气海之上，以熨斗热熨5分钟，再覆以热水袋温熨30分钟以上。每晚临睡前熨贴1次。主治久泻不止、五更泄等症。

（2）车前子30g，公丁香10g，川椒、肉桂各15g。为细末，醋和为丸如龙眼大，置于脐上，热熨之。

4. 胃脘痛、腹痛

（1）川椒、公丁香、吴茱萸、细辛各等份为末，纳入脐中；再取青盐250g炒烫，分装若干布袋，热熨脐周及疼痛处，盐冷则更换。若疼痛剧烈，出冷汗者，加熨膻中、气海及背俞。本方可熨治寒凝腹痛、虫痛、胃脘痛等。

（2）葱白去须、叶，不拘多少。取1束置于神阙穴上，即覆以厚布，以熨斗熨烫，葱烂即换。主治阴毒寒厥腹痛、唇青汗出、脘腹绞痛、脉微欲绝等症。

（3）高良姜、干姜各45g，荜茇25g，枳实12g，各为粗末，加酒适量拌炒，分装数袋，趁热熨引脐周、中脘、气海、涌泉等穴。主治胃脘痛、食积腹痛、胃肠胀气等症，以疼痛缓解或矢气为效。

（4）香灵丸：香附、五灵脂（生、炒各30g），黑丑、白丑（生、炒各15g），加醋炒熨患痛处。本方有消食、消水、消酒、消气、消痞、消胀、消积、消痛之功，行而不泄，其效甚佳。主治因食积、水饮、酒毒、痃积引起的脘腹病症。

5. 感冒

（1）苍术、羌活各 30g，枯矾 10g，葱白三握。前三药为粗末，炒热，捣葱白汁和药，趁热熨脐；另取涂两手掌，一手掩脐，一手兜阴囊。主治风寒表证，头痛无汗者。

（2）当归、川芎、白芷、陈皮、苍术、厚朴、半夏、麻黄、枳壳、桔梗各 20g，干姜、桂枝、吴茱萸各 10g，甘草 5g。共为粗末，炒热分装药袋。先趁热熨引后背夹脊穴或患病处，然后熨脐、肺俞、大椎等穴。本方主治外感风寒、内伤生冷、头痛恶寒、身热咽痛、项背拘急、肚腹胀痛、呕吐、恶心、咳嗽气促、肢节酸痛等症。若自汗出者，去麻黄、苍术；寒热如疟者，去麻黄，加青皮、草果、青木香；身重、四肢酸楚者，加羌活、独活。若系风热表证或温病初起兼见太阳经证者，可配合内服辛凉解表或清热泄毒之剂，有宣通肌腠、祛邪外出之效。

6. 中暑

（1）取十滴水适量，医者以指、掌搓摩至热，蘸取药液指摩人中、太阳穴，掌擦膻中、背俞诸穴。

（2）白虎汤：生石膏 60g，知母 30g，山药 10g，生甘草 10g，水煎取汁，以纱布或毛巾温熨胸部募穴、背俞穴及气海穴；药渣袋装，热熨脐腹部，以症缓为度。

7. 咳嗽、哮喘

（1）紫苏子、白芥子、莱菔子各等份，炒热熨引前胸、后背募俞穴；另取上药为末，醋调敷天突、膻中、大椎、陶道、肺俞、肝俞等穴。主治咳嗽、哮喘、喉中痰鸣等证属痰浊壅盛者。

（2）白凤仙花根叶适量，浓煎取汁，以纱布蘸取药液擦熨胸背诸穴（同上穴）；再用白芥子 60g，白芷、轻粉各 4.5g，蜜调

作饼，贴背心第三骨节。主治虚、实、寒、热诸般咳喘。一般熨擦及贴饼数次，即可见效。

（3）芫花、黄菊花、踯躅草各等份和匀，装入药袋蒸 15 分钟，热熨胸前（以膻中、天突、缺盆为重点）、气海穴。每日 2 次，每次 15~20 分钟。主治肺热咳喘、寒热交作者。

8. 衄血、吐血

可取白芷、黑栀子等份煎取汁，用纱布蘸取擦熨胸口，以清肺胃之热；若不止，可以生大黄末醋调热奄脐中，以釜底抽薪。

9. 积聚、鼓胀

（1）川椒 100g，炙鳖甲、三棱、莪术、阿魏、白术各 15g，黑白丑各 15g，桂心 10g。共为细末，白酒细末调匀，涂抹于剑突下（上脘、中脘）、胁肋部（期门、梁门、章门）及脐中，然后覆以纱布，以热水袋温熨 30~60 分钟，每日 1 次。主治肝硬化及肝硬化腹水。

（2）水红花子 30g，大黄、甘遂、甘草、阿魏各 15g，急性子、炮山甲各 6g，独头蒜 60g，硫黄 30g，麝香 1g。上药共为粗末和匀，拌以白酒适量，装入猪脬内，扎紧其口，再以布包蒸 20 分钟，趁热熨贴痞块积聚上。主治脘腹胁肋积聚痞症。

（3）吴茱萸、当归、黑丑、小茴香、延胡索、川楝子、青皮、五灵脂、乳香、没药、全蝎、苍术、丁香、荔核各等份，研为细末，酒调敷患处，隔布热熨。主治诸疝瘕聚，如疝气、子宫瘤等症。

10. 二便不通

（1）葱白 250g，切碎，用白酒喷炒，装入布袋，以熨斗烫熨脐周及小腹部，反复熨引，直至药力透入，二便通畅为止。

（2）田螺 3 枚，葱白 60g，轻粉 3g，麝香 0.5g，和捣敷脐及气海、关元穴处，熨斗熨烫至小溲通畅为度。

（3）葱白500g，麝香1.5g，拌匀后分装两个药袋，先以一包置脐，热熨斗烫熨30~60分钟，再换另一包药袋以冷熨斗（可加冰，或用冰袋）熨之，再另换药袋热熨，直至尿通为止。

（4）生大黄30g，芒硝10g，皂角15g，水煎取汁，涂揉脐腹部（神阙、关元为重点），然后将青盐250g炒热熨引上述部位。主治大便秘结、腹胀疼痛、按之痞硬者。

（5）苦丁香、附子各25g，川乌、白芷、牙皂各15g，胡椒5g，细辛3g。共为粗末，再取独头蒜10g拍碎，入锅炒热，装入药袋，置于小腹，以热水袋温熨之。每日1~2次，每次30分钟。主治冷秘及虚秘症。

11. 中风偏瘫

（1）取檀香30g煎水，用纱布蘸取，趁热熨擦患肢；再将当归180g，丹参、桂枝、牛膝各60g，红花15g，葱白180g，切为粗末，分装数袋，于檀香水上蒸热，熨引揉擦患肢，每日3次。主治脑血管意外引起的偏瘫。

（2）薄荷、硼砂、青黛各10g，牛黄、冰片各1.5g，共为细末和匀，加姜汁适量调敷。使用时，先用生姜蘸蜜擦舌，再以前药涂舌本，并循经往返涂擦膻中、巨阙两穴之间，以透热为度。主治舌强失语，心经蕴热者。

12. 失眠

制半夏12g，朱茯苓、陈皮、胆南星、石菖蒲、远志、淡竹叶各9g，枳实6g，炙甘草4.5g，水煎取汁，以纱布浸取药液，略拧干后热熨双目，凉则再易。临睡前熨目，每次15~30分钟。

（二）外科骨伤科疾病

1. 痈疽疮疡

（1）皮硝80g，装入药袋，覆于乳房患侧，用热水袋温熨之。每日熨1~2次，每次30分钟，隔日换药。主治急性乳腺炎初起，红肿热痛，或用于乳痈的回乳，一般药熨1~2次即可见效。

（2）野菊花、蒲公英、紫花地丁、金银花各等份，加白酒适量，炒热后分装药袋，热熨患处。每次20分钟，每日2~3次。主治痈疽疮肿，灼痛、局部肿胀者。

（3）羌活、防风、白芷、当归、细辛、芫花、白芍、吴茱萸、肉桂各5g。共为细末，取莲须葱240g捣烂，入药末和匀，加醋拌炒极热，装入药袋熨患处，凉则更换。或以生附子末加白酒和调作药饼，敷贴于患处，以熨斗温熨之。主治慢性骨髓炎、骨结核及诸关节痹痛等症。

（4）商陆根适量，捣烂后炒热，装入药袋，熨于疮疡患处，冷则易之。主治疮疡肿毒。

2. 肋软骨炎

透骨草30g，红花、当归、川芎各15g，酒军、川乌、赤芍各10g。共为粗末，装入药袋，水煎取汁抹患处，然后用药袋热熨患处。每日1~2次，每次30~45分钟，一般治疗2~4日即可见效。

3. 骨质增生症

川乌、草乌、川芎、苍术、延胡索、牛膝各等份。研粗末，分装药袋，煮沸后热熨患处，凉即更换。每日2~3次，每次30分钟。

4. 肩周炎

（1）川乌、草乌各25g，白芷、姜黄、防风各15g，络石藤60g。捣为粗末，加醋或酒适量共蒸，趁热熨于患处肩背。每日1~3次，每次30~45分钟。主治肩周炎、肩关节疼痛活动受限，遇寒加重者。

（2）红花、川芎、赤芍、当归、乳香、没药各9g，羌活、葛根、姜黄各15g，天南星20g。诸药捣为粗末，加酒、醋、姜汁适量翻炒，入川椒15g，炒烫后熨患处，主治肩周炎、肩关节活动受限者。若寒胜，加生附子或川乌、草乌适量。

5. 软组织损伤

（1）生地 60g，红花 20g，延胡索 30g，共为细末，分装药袋，蒸热后熨引患处。主治软组织损伤、局部肿痛明显者。

（2）大黄 60g，红花 15g，伸筋草 30g，共为细末，酒或醋调和糊于伤损处，局部加热熨引。主治挫伤后红肿疼痛，或筋脉挛急，关节活动不利者。

（3）杨柳皮适量，切为粗末，分装药袋，加黄酒煎煮，趁热将药袋蘸取药液熨引患处。主治软组织损伤及肢体疼痛，关节屈伸不利等。

（4）羌活、独活、细辛各 15g，川乌、草乌、桂枝各 10g，威灵仙、伸筋草、透骨草各 30g，共为粗末，加白酒拌炒，热熨患处。主治腰肌劳损、风湿性脊椎炎等病症。

（三）妇产科疾病

1. 月经失调

（1）香附、桃仁各 30g，延胡索、当归、苏木各 15g，川椒 10g，为粗末，黄酒拌炒，装入药袋，热熨少腹疼痛处。主治痛经、闭经等症。

（2）晚蚕沙 100g，益母草 60g，小茴香、桂枝、赤芍各 30g，共为粗末，蒸熨少腹、关元穴。主治瘀血、寒湿闭经或痛经。

2. 慢性盆腔炎

生大黄、红藤、艾叶、败酱草、三棱、莪术各 10g，全当归、丹参、香附、枳实各 15g，黄柏、红花各 10g，共为细末，加酒、水调匀成糊状，涂于小腹及其两侧，上覆以毛巾，以热水袋温熨 60 分钟，每日 1~2 次。主治慢性盆腔炎。

3. 产后腹痛

陈艾叶适量，捣碎敷脐，上覆毛巾，用熨斗热熨，以痛缓为度。

4. 子宫脱垂

五倍子 12g，硫黄、海螵蛸各 30g。为细末填脐，上覆毛巾，以熨斗热熨。每日 2~3 次，每次 30 分钟。

六、注意事项

（1）在进行热熨治疗时，根据患者的病情及其治疗部位，采取适当的体位。由于患者在治疗时要充分暴露患处或治疗部位，寒冷季节应有取暖设备，以免着凉感冒。

（2）医师在操作时要严格掌握热熨的温度和熨引手法力量的大小。热熨温度以患者能够耐受为度，熨剂温度过高容易烫伤皮肤，过低则影响药效的渗透。熨引手法有推、揉、擦、按等，力度应恰当，温度高时手法宜轻快；温度稍降，手法可稍重一些。

（3）在操作过程中，医师要经常检查熨剂的温度，询问患者的感觉。如果患者出现头晕、头痛、心悸、呕恶及皮肤烫伤、擦伤等现象，应及时停止治疗。同时，注意防止因患者出汗过多而致虚脱。

（4）皮肤感染、破损处，孕妇的腹部和腰骶部，不得施以本疗法。

（5）凡高热、皮肤过敏或中医辨证属热证者，不宜使用本疗法。

（6）治疗后应避风保暖，静卧休息。

（7）对患有高血压、心脏病的患者，应当逐渐加温，剧热易致病情恶化。

（8）视病情轻重缓急，拟定单用本法或选配内服及其他必要的治疗措施，以避免延误病情。

第二节　冷敷疗法

冷敷疗法是将低于皮肤温度的物体，如冰袋、冰水混合物，或利用制冷物质产生低温的物体敷贴于患处或特定部位，以治疗疾病的一种方法，是中医常用的外治法之一。

本疗法历史悠久，源远流长。早在唐代陈藏器的《本草拾遗》中就记载冰"味甘，大寒，无毒，主去热烦"。明代李时珍则在《本草纲目》中明确收录了"伤寒阳毒，热盛昏迷者，以冰一块置于膻中，良"的外治方法，其卷五露水条记载"八月朔日收取，磨墨，点太阳穴止头痛；点膏肓穴，治瘰疬，谓之天灸"。随着近现代工业的发展，制冷技术的提高，用冷刺激方法治疗疾病也在变革，如 1960 年采用氯乙烷喷射穴位表面治疗头痛，即是将冷刺激与穴位相结合的一种冷敷疗法。

冷敷疗法不仅常用于高热昏迷患者的急救，而且还用于治疗疼痛、出血等一些内、外、妇、儿科病症，它借物体大寒之性，直接作用于患处或特定穴位，以达到降温散热、止血止痛、消除胀肿等目的。

一、操作方法

1. 常用致冷源

（1）冷水敷法　用 10℃以下的水或水中放冰块湿敷患处或特定部位（腧穴等），以局部发红略痛为度。

（2）冰块冰敷法　取冰块用纱布包裹，手持纱布结，冰块尖部下置于治疗部位轻压，左右做圆形滑动，使局部皮肤以发红略痛为度。

（3）管状冷敷法　用轻而易握的不易传热材料制成带金属尖端的圆筒，按冰与水 3：1 的比例放入筒中，待金属尖冷却带霜

时即可使用。

2. 操作步骤

（1）将致冷源置于患处冷敷，若为高热患者，可将致冷源敷于患者的前额、颈部、腋下及腹股沟等部位；若治鼻衄，可冷敷患者太阳穴或前额。

（2）一般每次冷敷时间不宜过长，但若用于高热患者，则需持续应用且要经常更换，直至体温下降。

二、临床应用举隅

冷敷疗法可适用于各种属阴虚火旺、阳热炽盛所引起的疾病，从西医学看，适用各种炎症、功能亢进、变态反应性疾病及出血性疾病等。

1. 外感高热

外感高热以体温骤升达 39℃以上，伴烦渴、脉数等为临床特征。多由触感疫毒之气，或被六淫之邪侵袭所致。

（1）可将冰袋敷于患者的前额、颈部、腋下及腹股沟等部。

（2）用冰水涂擦患者周身以降温。

2. 轻度中暑

患者头痛头晕，恶热心烦，面红气粗，口燥渴饮，汗多，舌红少津，脉洪大而芤，证属暑入阳明时，可用冰一块，置于腹上，使体温降至基本正常为止。

3. 慢性肾炎

取肾俞、京骨两穴，每次冰敷一侧穴位，交替进行，每日 1 次，每次 30 分钟，14 次为 1 个疗程。本疗法能增高人体 T 细胞，提高人体细胞免疫力。

4. 糖尿病

本病主要症状是口渴多饮、消谷善饥，

多尿、形体消瘦，肢体乏力。辨证分型可分为上、中、下三消。上消：第一疗程取肺俞、照海穴；第二疗程取肾俞、三阴交穴。中消：取肾俞、三阴交或照海穴。下消：取肾俞与京门，照海与然谷，两组穴位交替使用。治疗时，每次均取一侧穴位，每日治疗1次，每次20分钟，10日为1个疗程，每个疗程间休息1周。

5. 三叉神经痛

中医辨证系火热之邪所致，用冷敷疗法效果颇佳。主穴用完骨；眼支取太阳或阳白，上颌支取下关或颧髎，下颌支取大迎穴。肝火型除头痛外，兼有烦躁易怒、眩晕、失眠、多梦，舌质绛，脉弦数，取穴行间或太冲。阳明经火盛型除头痛外，兼见胃脘不适、口苦、咽干、便秘，舌质绛、苔黄，脉实或数，取穴合谷或内庭。冰敷穴位每次20分钟，每日1次至愈止。

6. 牙痛

牙痛是多种牙体疾病和牙周疾病常见症状之一，中医辨证属风火、胃火牙痛者适用于本疗法。患者取合适体位，将预先准备好的冰袋、冰块或冷巾，放置于患侧的面颊处，每次冷敷20分钟左右。

三、注意事项

（1）根据患者体质与治疗部位，选择合适的体位。

（2）冷敷完毕，要用干毛巾擦干冷敷部位的皮肤。

（3）冷敷时间不宜过长，一般20分钟左右。

（4）年老体弱、虚寒证、妇女妊娠、经期不宜冷敷。

（5）外伤破损、劳累后、炎症后期、心脏疾患及水肿病患者不宜冷敷。

（6）冷敷时，如果发现患者有不良反应，则应立即停止。

第十三章　其他非药物疗法简介

第一节　环境疗法

环境疗法是利用自然或人工环境对人体的影响，促进人体疾病康复，达到治疗保健作用的一种非药物疗法。

中医学认为人与天地相呼应，环境因素的变化必然引起人体生理、病理的变化，而不同的环境因素对人体的影响也不同。因此，在治疗保健中，根据患者体质情况和疾病的不同种类，有针对性地选择不同的环境因素进行治疗，以促进疾病的康复，越来越受到人们的重视。目前，常用的环境疗法主要有泉水、泥土、热砂、日光、空气、森林、高山、岩洞，以及香气、色彩等，了解这些疗法的具体应用和主治范围，对临床选用具有重要的意义。

一、水、泥、砂疗法

（一）水疗法

水疗法是利用具有医疗保健作用的天然水，外浴内饮以防治疾病的一种方法。因在实际应用中，多采用泉水进行治疗，所以又称泉水疗法。

应用水疗法对疾病进行防治，在我国具有悠久的历史，相传"神农尝百草之滋味，水泉之甘苦，令民知所避就"。唐代著名医家陈藏器在《本草拾遗》中详细记载了温泉所治疾病的范围，说"温汤主诸风筋骨挛缩及肌皮顽痹，手足不遂，无眉发，疥癣诸疾，在皮肤骨节者，入浴"。明代李时珍进一步将泉水分为热泉、冷泉、甘泉、酸泉、苦泉，以及硫黄泉、朱砂泉、礜石泉、砒石泉等。近年来，随着科学技术的不断发展，医学界在水疗法的理论研究和临床应用方面都取得了很大的成就。

（二）泥疗法

泥疗法是利用自然环境中的泥土内服或外敷于身体表面，以此来治疗疾病的一种治疗方法。

泥疗法在古代医籍中，已有许多记载。马王堆汉墓出土的《五十二病方》载有用井水泥敷伤面治疗疾病的方法；《备急千金要方》用灶心土加香油调和涂敷，治疗杖疮肿痛；《外台秘要》用蚯蚓加水调和涂敷，治疗丹毒；《太平圣惠方》用蚯蚓泥研细，加水调和作饼，敷贴囟门，治疗小儿头热、鼻塞不通。古往今来，人们进行泥疗时所选用的泥土多为矿泉泥、井泥、田泥、蚯蚓泥、黄土、白土、灶心土、壁土、燕窠土、蜂窠土等。这些不同的泥土，对人体具有不同的康复治疗效果。

（三）砂疗法

砂疗法是以天然河砂或沙漠中的砂粒外用，以促进人体某些疾病康复的一种治疗方法。由于治疗中多选用一定温度的热砂，因此又称热砂疗法。

砂疗法在我国具有悠久的应用历史，尤其西北地区更是广为应用。明代李时珍在

《本草纲目·河砂》中谈到"风湿顽痹不仁，筋骨挛缩，冷风瘫痪，血脉断绝。六月取河砂，烈日暴令极热，伏热其中，冷即易之。取热彻通汗，随病用药。切勿风冷劳役"。阐明了热砂疗法的适应证、应用方法和禁忌。

二、日光、空气疗法

（一）日光疗法

日光疗法是利用太阳光在一定时间内照晒人体适当部位，进行治疗保健的一种治疗方法。日光疗法是一种简便易行的方法，老少咸宜，唐代孙思邈的《备急千金要方》说："凡天和暖无风之时，令母将儿于日中嬉戏，数见风日，则血盈气刚，肌肉牢密，堪耐风寒，不致疾病。"清代成书的《老老恒言》进一步说："背日而坐……脊梁得有微暖，能使遍体和畅。日为太阳之精，其光壮人阳气。"

（二）空气疗法

空气疗法是利用自然环境中的天然空气，通过呼吸和空气浴，达到防治疾病目的的一种治疗方法。

空气疗法简单且灵活，可贯彻于日常生活中，自觉地呼出脏腑之浊气，吸入天地之清气，可提高体温调节功能，增强耐寒能力，从而达到摄生、治病、延年的目的。

三、森林、高山、岩洞疗法

（一）森林疗法

利用森林环境对人体的有益影响，促进疾病康复的治疗方法，称为森林疗法。

森林疗法是在海拔1500m以下，利用绚丽多彩的自然世界的环境因素，或长期留居，或短时旅居，自由轻松地达到摄生治疗的目的。唐代孙思邈所著《千金翼方·退居》

云："山林深处，最是佳境。"明代《寿世保元》也指出："山林逸兴，可以延年。"均肯定了森林对人体的有益影响。

（二）高山疗法

高山疗法是利用海拔1500~3000m的高山环境和气候，对人体的特殊影响，以达到康复目的的一种治疗方法。中医又称之为山巅疗法。中国古代有许多利用高山环境治病的案例，如宋代洪迈所著《夷坚志·甲志》记载一患者"得风疾，手足奇右不能举"，医者安排患者"于山巅结庵（草屋）"养病，"如是二年，勇健如三十许人"。近年来，由于疗养医学与气象医学的兴起，高山环境、气候对人体的康复作用，越来越受到人们的重视。

（三）岩洞疗法

岩洞疗法是利用天然洞穴或人工挖掘的洞穴，对某些疾病进行康复治疗的方法。李时珍在《本草纲目·木部》中，称岩洞疗法为"医置山穴中"，用治"病癫"。若在岩洞疗法中配合导引，又称为"洞府养生法"或"岩洞导引法"。

四、择地疗法

择地疗法是选择有利于疾病康复的环境居处，以防治疾病，促进身心健康的一种方法。《素问·五常政大论》曰："一州之气，生化寿夭不同，其故何也？岐伯曰：高下之理，地势使然也。崇高则阴气治之，污下则阳气治之，阳胜者先天，阴胜者后天，此地理之常，生化之道也……高者其气寿，下者其气夭，地之小大异也。"指出了居住在地势较高、气候凉爽、空气清新地方的人长寿，而居住在空气污浊、气候炎热、低洼地区的人寿命相对较短。可见，不同地域、不同居处环境对人的健康及疾病的发生，以及康复都有不同的影响，因此，居处环境的选择十分重要。

择地疗法的应用主要分为择地久居和择地暂居两种。择地久居主要适宜于慢性病、病后康复以及摄生益寿等。择地暂居主要适用于病程较短的疾病、某些季节性疾病，以及某些环境因素导致的过敏性疾病。

择地久居法在选择居住地时，应考虑以下几方面的问题。①空气：空气中除氮、氧外，还含有一些对人体健康十分有益的负离子，在乡野、高山、湖滨等地，空气中负离子含量都高于都市和工业区。空气负离子能调节大脑皮质功能、消除疲劳，而被污染的空气严重危害着人体的健康，因此，空气质量的好坏直接影响人体的健康。②水：水不仅含氢、氧，还有一定的微量元素，如果水中某一种元素含量过高，长期饮用就会导致或加重疾病。若水源被污染，更会带来严重后果。正如《吕氏春秋》所云："轻水所，多秃与瘿人；重水所，多尪与躄人；甘水所，多好与美人；辛水所，多疽与痤人；苦水所，多尪与伛人。"③地势环境：选择居处地形时，应选空气清新、阳光充足、水源清洁、无噪声干扰、无环境污染的地点，所建住宅的朝向应有利于采光和室内通风，居室不宜太高，也不能过矮，应该宽敞适中，住宅周围应广植树木，种花培草，使空气净化，减少尘埃，且绿色环境还可使人的神经松弛，消除疲劳和紧张感。

择地暂居主要是采用旅游或疗养的方式，选择对疾病康复有利的地域短暂居住。我国地域辽阔，东南西北各地地质、地貌环境等各不相同，由于地理条件、气候环境以及生活环境的不同，对人体生理、病理的影响均不相同，现将其分类介绍如下：①海滨疗养地：由于受海洋气候的影响，气温变化幅度不大，冬无严寒夏无酷暑，风速大，风向变化小，空气清新，空气中含有大量负离子，对呼吸系统疾病有良好的治疗作用。海风可改善自主神经功能，海水中含有多种微量元素，因此，在海滨疗养地疗养，能增强机体的物质代谢，加速体温的发散，有益于疾病的康复。②山地疗养地：一般指海拔1000~2000m的山区，山上气温、气压较低，阳光辐射好，有大量的紫外线和空气负离子。在山地疗养时，游览、爬山能使呼吸加深，肺活量增大，使心血管和神经功能得到锻炼，对慢性呼吸系统疾病、神经系统功能性疾病、高脂血症、肥胖病、糖尿病、贫血等有较好的治疗作用。③矿泉疗养地：矿泉水的温度、压力、浮力对人体具有一定的物理性刺激作用，矿泉水中还含有多种化学元素、气体及放射性物质，不同成分的矿泉水，对慢性循环系统疾病、慢性消化系统疾病、神经系统功能性疾病、骨关节疾病、皮肤病、妇科病等，均有良好的治疗作用。④沙漠疗养地：沙漠气候干燥炎热，能促进人体血液循环，埋沙疗法还能起到一定的挤压作用，能促进机体新陈代谢，增强抗病能力，对各种类型的关节炎、慢性腰腿痛和脉管炎等都有显著疗效。⑤森林疗养地：森林可净化空气，且含有大量空气负离子，树木还能散发出许多对人体有利的挥发性成分，对神经系统功能性疾病、慢性呼吸系统和心血管系统疾病、糖尿病、高血压等，都有一定的治疗作用。⑥风景地及湖滨疗养地：湖光山色，景色秀丽，空气清新，气候宜人，能令人感到轻松愉快，消除疲劳，精神振奋，对慢性呼吸系统疾病、慢性消化系统疾病、心血管系统疾病及神经系统功能性疾病，有较好的治疗作用。

在应用择地疗法进行治疗时，应当根据疾病情况和经济情况，选择最佳的方式和地域进行治疗，同时还应配合其他治疗方法，以期达到更好的治疗效果。

五、环境香气与色彩疗法

（一）环境香气疗法

环境香气疗法是患者通过闻周围环境中对人体健康有益的香气，而达到防治疾病、摄养心身目的的一种治疗方法。

中医学认为香气多具有"辛香走窜之性"，《景岳全书》指出："馨香，使气血流通。"《遵生八笺》认为："异香，焚之以助清气。"在古代应用香气疗法治疗疾病的案例颇多，如《名医类案按》"以黎芦末一钱，加麝香少许"灌入鼻窍，使"中风、暴仆不知人事"患者神志清醒。环境香气疗法可采用天然香气，亦可采用多种香料加工制作成复合香气。此外，香气的程度还有浓、淡之分，香气浓者疗效快且强，香气淡者疗效慢而弱。

（二）环境色彩疗法

环境色彩疗法是在环境中布置具有治疗康复作用的色彩，令患者置身其间，眼观目睹，以促进身心功能健康的治疗方法。

该疗法主要用于慢性疾病及情志病变。中医学认为各种色彩对人体脏腑功能均有影响，从而产生了五色配五脏的理论，即"白色入肺""赤色入心""青色入肝""黄色入脾""黑色入肾"。近年来，国内外专家对色彩疗法的研究也很重视，有学者认为，色彩也具有治疗功效，如红色可以治小肠和心脏部位的疾病，蓝色可以治大肠和肺部的疾病，黄色可以治脾脏和胰腺疾病，绿色可治肝脏和胆囊疾病。色彩疗法的使用方法简单，对某些疾病的疗效较好，临床应用反映较好。

第二节 棋、书、画、诗疗法

一、概述

琴、棋、书、画、诗五者是我国传统文化中的重要内容，也是自古至今深入社会各个层次的文体活动，而且也是一类简便易行、确有良效的自我保健和治疗方法。本书已将琴疗法归入音乐疗法之中，本节主要论述棋、书、画、诗四种疗法。四者的共同特点，从疗法上而言，有以下三大功能。

1. 怡七情

情志内伤是中医学病因中的重要内容，因情志失和而致的疾病日益增多。四种疗法均可达到"精神内守"而"真气从之"的目的，使情志舒调，气机和畅，神守于内，正气得固，尤适于情志病变患者。

2. 益心智

增长智力是千百年来医学界探求的领域之一。中医学不仅以中药来益智，而且古今医家已认识到文体活动是一种良好的益智疗法，故适于痴呆早期、智力低下者。

3. 通经络

棋、书、画三者均用到常用手，拇指为手太阴肺经之终，示指为手阳明大肠经之始，中指为手厥阴心包经之终，环指为手少阳三焦经之始，小指为手少阴心经之终，又为手太阳小肠经之始。通过手指的不断运动，从而达到疏通经络的作用。

二、弈棋疗法

弈棋疗法是指利用棋类文娱活动，以达到解除郁闷，愉快心情，开发智力的一种康复方法。弈棋可以使人们摆脱日常生活的烦恼，摒弃不良精神刺激。弈棋对坐，全局存心，思动棋动，精诚专一，杂念尽消。通过对自己心理活动的控制，可以调节某些生理活动，如呼吸的快慢、心脑活动的节律，从而开释郁结，协调阴阳，改善微循环功能。由于下棋时精神集中，勤于思索，当一举势成，则心中宽快，一着失误，牵动全局，又紧张分析，专意谋略，神情有弛有张，心潮一起一伏，客观上锻炼了神经的耐受力，使大脑的功能保持正常，同时还锻炼了耳目，使身心健康，故古有"善弈者长寿"之说。元代邹铉所著《寿亲养老新书》将"寓意弈棋"列为养生"十乐"之一。

围棋，奥妙无穷，最能启迪智慧，陶冶情操，带来融融雅趣。黑白棋子，交相组合，变化万千。无穷变化必有理，无穷变化益心智。古代的棋谱，有的取名《幽玄集》，有的题名《弈妙》，这幽、玄、妙三字，正是对围棋雅趣的高度概括。围棋对弈常引人入胜，可忘记身外之事。据《梁书》载：晋时宝石山有仙人下棋，樵夫旁观入了迷，忘记回家。等棋局终了，竟不知度过多少年头，伐木之斧柄早已腐烂。清代棋谱遂有取名《烂柯神机》者。象棋同样乐趣无穷，全神贯注的思考，怡然自得的微笑，一招妙棋带来的欣喜，可谓其乐融融。据《搜神记》载：巴邱人家花园里有颗橘树，三年不开花，有一天发现长了两个铜钟般的大橘子，剖开一看，每橘中各有两位白发老翁相对象戏，悠然自乐。明代象棋谱《橘中秘》便是借此典故而取名。

弈棋疗法适于孤闷无聊引起的精神损伤之证，年老退休者，即《备急千金要方》所称之"退居"者。孤寂、郁闷的生活，常常会引起神情伤损，最适于弈棋疗法。同时，弈棋还是一种智力训练方法，对智力迟钝、减退，注意力不集中等患者是治疗的最佳选择。

但由于弈棋引人入胜，二人相对，又有胜负之分，故必须注意下列诸项。

1. 先应向患者讲清，不计较输赢

下棋对阵，横车跃马，背水布阵，杀上几盘，总有胜负。若赢者心自欢，而输者耿于怀，反使心境郁结，苦受其害也。犹如"水能浮舟亦能覆舟"，务须置输赢于度外，赢者自欢，输者亦然。否则会导致赢者康复，输者"病复"的不良后果。

2. 不能耗神太过

弈棋之趣，诱人之魅力非凡，往往"弈而忘返"，通宵达旦，虽外无倦容，实强其精力、心神内耗，皆因过度使然。因此，严禁"杀盘"过多，一般以"三打二胜"，即1~2小时即可。

3. 对好胜心强的患者

自尊心太强的患者，必须嘱咐与之对弈者，只准败不准胜，而且要巧妙地败，败得使患者不知不觉，此时患者高兴之至，笑逐颜开，才能起到康复治疗作用。否则患者连续败北，颓丧、懊悔、发怒、羞愧之情油然而生，则起相反的作用，务须注意。

4. 对智力低下的患者

用弈棋疗法进行智力训练，要不断启迪其逻辑思维，晓之以利弊，喻之以可否，明之以棋理，而不能包办代替，喧宾夺主。如此，逐步叩开智慧之门，提高独立思考的智能。

三、书法疗法

自古迄今，书法家每多长寿。历史上最负盛名的颜真卿、柳公权、欧阳询、赵孟頫四大书法家中，有三位都年过古稀。现代书法家长寿的更多，如于右任享年86岁。

为什么古今书法家大多健康长寿呢？原因是写字也像练气功一样，要求做到正形、静心、用意、运气。《王羲之题卫夫人笔阵

图后》指出："夫欲书，先乾研墨，凝神静思，预想字形。"《唐太宗论笔法》也说："欲书之时，当收视反听，绝虑凝神，心正气和。"唐代大书法家欧阳询也认为，练字时要"澄神静虑，端己正容，秉笔思生，临池志逸"。由此可知，写字时，心、眼、手协调一致，心与意合，动中有静，静中有动，既调心神，又动身形，神志畅达，气血流通，对心身健康大有裨益。

书法疗法，是指通过练习书写或欣赏名家所书写的途径，促使患者身心康复的一种疗法。它适合精神寂寞、神情受损以至对生活失去信心、颓丧、消沉的患者，是一种精神疗法，对因疾病痛苦所致之心理失衡也不失为有效的辅助疗法。

练习书法时，杂念尽消，心平气和，神意安稳，意力并施，感情抒发，使其病态神情消散，心神豁达，故有康复神情的功效。许多书法家健康长寿，其源盖出于此。

练习书法需要注意的是不可时间太久，若劳累过度，身心疲惫，反而不利于疗疾，且一个姿势太久，颈、腰椎及下肢关节因负重太久也会导致病变。

书法的保健和医疗作用是肯定的。通过练习书法，不仅可以提高人们的审美水平和艺术修养，还能培养人们对工作认真负责的态度以及毅力、恒心等良好品格和作风。

四、绘画疗法

同书法疗法一样，绘画也适合于神情损伤的病症。其原理与书法相同。因书画同源，不可能将二者截然分开，只不过绘画比书法颜色多一些，所绘为实物而已。

古之绘画疗法，还有观画以触景生情一途。即画中之内容，使病者观画以生情。一幅高妙的传神之画，可使患者有如身临其境，所见为真，神情融入画中，或喜，或怒，或悲，或恐，依其心境而定。南北朝时，鄱阳王被杀，其妃悲极，竟卧床不起，王妃之兄请画家为其妹画鄱阳王像以慰哀思，而画家绘画的像是其生前与宠妾调笑丑态，由于画得逼真，王妃见之，勃然大怒，骂曰"老贼罪该万剐"，遂病愈。此事说明，凡神情损伤者，不论嘱其绘画或观画，看其内容而选择，要有针对性，绘画的色彩亦当慎选。

绘画疗法应注意适度。在室外作画，须依气候而适寒温，不能因习画而染风寒，治一病而再患另一病。观赏绘画作品一定要依病之性质选择兴奋或抑制的作品，绝不可随意，以免触情加重病情。

无论作画还是欣赏，均有一定的要求。就创作言，五代荆浩在《笔法记》里说："一曰气，二曰韵，三曰思，四曰景，五曰笔，六曰墨。""气"指"心随笔运"，具有生动、严整之美；"韵"指"隐迹立形"，具有画面之外的余味；"思"指创作主体思想；"景"指客观物象的把握；"墨"指用墨"高低晕淡，品物浅深，文彩自然"。就欣赏言，北宋刘道醇《圣朝名画评》有六诀，即"气韵兼力""格制俱老""变异合理""彩绘有泽""去来自然""师学舍短"。

五、诗歌疗法

诗歌是随着社会发展而产生并发展的。诗歌要求高度集中、概括地反映社会生活，着重于抒发作者真挚而浓烈的感情，驰骋自由而大胆的想象，要求语言特别精练、和谐，具有鲜明的节奏和韵律美。诗歌疗法正是借助于诗歌的韵律美和诗歌内在的意境美，使患者读诵后心旷神怡，精力集中于诗的意境，以豁达心胸，畅通气血，从而达到康复医疗的作用。本疗法适合于老年痴呆、儿童智力低下、心神郁结、神情受损伤者。由于诗歌和常见之普通文学作品不同，有韵律感，且朗朗上口，最能引起读者兴趣，是锻炼记忆力的极好方法。可以通过诗歌内容的意境来启迪心灵，提高智力，是智力训练的好方法。

选择诗歌时宜由简到繁，诗句宜简明易赅，朗朗上口，容易记忆，意境美好，使患者充分地想象，以达到治病效果。根据患者的情况选择诗歌，切忌不应使患者读诗触情，加重病情。对神情郁闷的患者，宜选读充满热情，激情奔放的诗歌；对情绪亢奋的患者宜选择带有宁静安逸感情的抒情诗歌。总之，诗歌的选择一定要视病的性质而定。

第三节　喷嚏疗法

喷嚏疗法，又称"取嚏法"，是指运用某种工具或药物刺激患者的鼻黏膜，引起喷嚏反射从而达到治病效果的方法。《灵枢·杂病》提出："哕，以草棍刺鼻嚏，嚏而已。"汉代张仲景的《伤寒杂病论》，晋代葛洪的《肘后备急方》，唐代孙思邈的《备急千金要方》，宋代《太平圣惠方》及明代《普济方》等书中，都有关于喷嚏疗法的记载和论述，其中以药物取嚏者为多。本节主要介绍以工具取嚏的有关方法，此法现在应用的比较少。喷嚏疗法具有通关开窍、升降气机、发汗祛邪、行气活血等作用。

一、应用方法

以草、纸捻、羽毛等工具轻轻地刺激鼻黏膜，引出喷嚏反射。

二、主治范围

取嚏法在临床上主要用于昏迷的急救，外感时邪，头面五官以及上焦病症的治疗。也可通过喷嚏反射而使异物排出，或组织复位等。例如，取嚏法可用于癫痫的急救：用棉签、鹅毛或消毒导尿管等，徐徐插入患者鼻孔内，令其取嚏复苏。取嚏法可用于止呃：用一张纸搓成细捻，送入患者鼻腔内捻转，打喷嚏、呃逆即止，有时喷嚏尚未引出，呃逆就止。

三、注意事项

（1）孕妇，脑出血、脑外伤昏厥患者，不宜使用取嚏疗法，高血压患者应慎用。

（2）取嚏开窍急救，对于昏迷患者仅可赢得急救时间，应及时配合其他疗法。

第四节　呕吐疗法

呕吐疗法是指运用催吐药物或工具刺激舌根、咽喉部，引起患者发生呕吐反应，使病邪从上泄出以治疗疾病的一种方法。早在《素问·阴阳应象大论》中，就对此法的适应证做了描述："其高者，因而越之"（张景岳注释："越，发物也，谓升散，吐涌之"）。呕吐疗法具有涌吐痰涎、宿食及毒物的作用。本节仅介绍用工具引起呕吐的疗法，即"探吐"。探吐可作为药物催吐的辅助措施，也可单独使用。

一、应用方法

用干净的羽毛、筷子、压舌板等工具或用患者自己的手指，刺激舌根及咽喉部，引起患者产生呕吐反应。

二、主治范围

挥吐法在临床上主要用于具有停痰、宿食、瘀滞、毒物等病邪留滞体内中脘以上，或胸膈之间的病症，可归纳为以下几种情况。

1. 痰滞胸膈

痰涎停滞胸膈，阻塞清阳之道，甚至蒙犯清窍，而见痰涎壅盛，胸闷不舒，喉间痰阻，头目眩晕，时时吐痰等症者，可用挥吐法使痰涎上涌而出，清阳上通，阴阳交贯而病除。

2. 宿食内停

食物入胃，停滞难消，而见胃脘胀满疼痛、拒按，嗳腐，时时呕恶者，用挥吐法使宿食涌出而病愈。

3. 毒物初入

误食毒物，或服毒，毒物初下，即被发觉，此时毒物尚在胃脘，中毒不深。只要身体比较强壮，神志清醒，愿意配合者，可嘱其饮水直至饱满为度，然后挥吐，吐出毒物，减轻中毒。

4. 胃脘痈脓

胃脘生痈，而时时吐脓血腥臭，不可止吐，而应因势引导，使脓尽自愈。

5. 热毒阻喉

风火热毒，时疫之气，内犯人体，停阻于咽喉要道，发病急促，而见高热，喉肿痛，面唇发绀，痰壅如锯，手足厥冷者，急用挥吐法涌吐上焦的风火痰毒之邪，往往能收到立竿见影之效。

6. 瘀结上部

血瘀之物，滞结人体上部或胸胁之间，症见胸胁久痛不愈，头痛时发时止，或双目暴盲者，可用挥吐法与活血化瘀法配合使用。

三、注意事项

对挥吐法的适应证，必须严格掌握，抓住时机，中病即止。并注意以下几种情况。

（1）挥吐易伤胃气，且有不同程度的反应，对老年体弱、小儿、孕妇、产妇、失血及心脏病、高血压等患者应禁用。

（2）挥吐所使用的工具必须洁净，并注意不要损伤咽喉。

（3）患者涌吐之后，要注意调理胃气，饮食以清淡易消化为主，避免骤进油腻、肥厚等难消化的食物。

（4）对误食毒物，毒物尚停留于胃脘者，挥吐越早越好，以防吸收而加深中毒。

下篇 临床应用

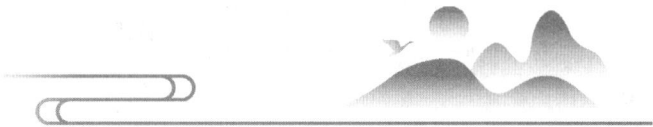

第十四章　常见病非药物疗法

第一节　内科

一、支气管哮喘

支气管哮喘是由于外在或内在过敏原或非过敏原等因素，致使支气管发生以可逆性阻塞为特点的疾病。临床上表现为反复阵发性支气管痉挛而致的气急、咳嗽、咳泡沫痰和肺部伴有哮鸣音。本病患者常有家族过敏史。近年研究证明，哮喘患者支气管反应性增高，主要表现为支气管平滑肌收缩增强和黏液分泌亢进，其原因本质上是支气管抗原产生的一系列过敏反应。支气管哮喘的激发因素是多种多样的，如吸入物、呼吸道感染、环境、药物、食物、气候、内分泌以及精神因素。

（一）临床表现及诊断

外源性哮喘发病与吸入某些外界过敏原（如花粉等）有密切关系，多有明显的季节性，以春秋为多。发病较快，喘前无痰，喘气时有白黏痰，喘缓解后痰也消失。内源性哮喘多与上呼吸道感染有关，多在成年时起病。逐渐发病，痰多黏稠，时有黄痰。体征：哮喘发作时，双肺布满哮鸣音，肺下界下降，呼吸音延长。X 线胸透提示肺透明度增加。严重的哮喘已持续 24 小时以上，或严重发作经 12 小时以上的救治，仍未能控制其发作，称为哮喘持续状态。患者表现为严重呼吸困难、大汗出、发绀以及呼吸衰竭时，须及时抢救。重症哮喘发作时可有氧分压降低，二氧化碳分压升高。

本病应注意与心源性哮喘、喘息性支气管炎、泛细支气管炎等疾病进行鉴别。

（二）中医病机与辨证

本病属于中医"哮证"范畴。哮喘发作的病机为宿痰内伏，遇诱因引动，痰随气升，气因痰阻，相互搏结，壅塞气道，致肺管狭窄，气道通畅不利，肺气宣降失常，停痰排化不能，而致痰鸣如吼，气息喘促。哮证的发生，以痰为内因之主，多为肺不能宣化敷布津液，脾不能运转精微，肾不能温化蒸腾水液，以致津液凝聚成痰，伏藏于肺成为发病的宿根。常因外感、饮食不当、异味气体刺激、情志不畅等诱因而反复发作。本病病位主要在肺系，与脾、肾关系最为密切。哮喘的病机主要是由于宿痰伏肺，肺的宣降功能失调。病理性质为本虚标实，正虚主要有肺脾气虚、肺肾气虚，一般多先伤肺气，渐损脾气，后致肺、脾、肾三脏俱虚；邪实可有外感风寒、风热或痰浊。病变由虚致实，因实更虚，虚实夹杂，病情常处于动态变化之中而错综复杂。

（三）非药物疗法

1.针灸疗法

针灸治疗哮喘，要遵守"发作治标，平时治本"的基本原则。哮喘骤发，多为邪实，治疗应以除邪治标为主，喘息既平，或久病在喘未发作之前，应以扶正治本为主。

（1）毫针疗法　实证选用肺俞、膻中、天突、尺泽。风寒者配风门，风热者配大椎、曲池，肝郁者配太冲，痰盛者配丰隆，喘甚者配定喘。虚证选用肺俞、肾俞、膏肓、太渊。肺气虚配气海，肾气虚配太溪，盗汗配阴郄，喘甚配定喘、天突。在施针时，其他穴位均按一般操作规程，唯背部穴位，切忌深刺，以免发生气胸。成年人留针时间一般为20~30分钟，根据喘势缓解与否，也可延长或缩短。儿童可用半寸长的毫针浅刺，少留针或点刺不留针。在哮喘发作期，每日针刺1次，若哮喘已停止，可隔日治疗，一般10次为1个疗程，疗程之间休息3~5日，继续治疗1~2个疗程，有利于疗效的巩固。

目前，许多学者根据经验针刺单穴治疗哮喘，尤其对小儿哮喘发作期更为适宜。采用的方法有单刺内关，针刺孔最，或采用鱼际穴向掌心斜刺5分，指压鱼际穴，针刺膻中穴，针刺天突穴，快速点刺四缝穴等，均可作为一种平喘速效方法，但要根治还需要长期综合治疗。

（2）耳针疗法　哮喘取穴为肺、平喘、神门、肾。若咳嗽明显取肺、气管、大肠、内分泌；若发热可行耳尖、屏尖放血；缓解期以培本为主，可取肾、脾、肺、三焦、内分泌。以28号0.5寸毫针刺入，必要时埋针。每次选穴3~5个。缓解期可用丸压法巩固疗效。

（3）针挑疗法　取穴为肺俞、风门、天突、膻中、中府。若有表证加风池、大椎；脾虚者加脾俞、中脘；肾虚者加肾俞、关元。实证以截根法和挑罐法为主，虚寒者以挑筋法为主。

（4）三棱针疗法　取腘窝、肘窝、背部俞穴、耳后静脉、少商、鱼际、太阳等。腘窝和肘窝静脉放血，少商、鱼际、耳后静脉点刺放血，背俞穴刺后拔罐2分钟。

（5）梅花针疗法　以胸腰部、前后肋间为主，配合鱼际、大椎、内关、气管两侧、足三里等，用中度刺激，每日1~2次。

（6）水针疗法　采用自体血穴位注射。取定喘、肺俞。取患者本人静脉血3ml，行穴位注射。每次取1穴，每周注射2次，两穴交替使用。穴位注射时应该注意针刺方向和深度。

（7）皮内针疗法　取脱敏点（第7颈椎棘突下旁开0.5寸）、曲池、足三里、风门、脾俞、中脘、气海、左阳池、丰隆、天突、肺俞等穴。常规消毒，皮内针在所用穴位进针，沿皮刺入，胶布固定，根据辨证行补泻手法，埋针3~5日为1个疗程。

2. 推拿疗法

（1）搓运夹脊　本法主要是用掌根在夹脊着力搓运。患者取俯卧位，医者单手或双手交叉重叠，用掌根或用按摩巾裹掌指后于患者夹脊部或背正中由上而下或自下而上顺序搓运。自着力开始，整个搓运过程不可间断。自下而上为补，可自长强搓运至大椎转运到右侧大杼，循膀胱经至会阳穴。揉搓时注意保护皮肤，以局部潮红、微热为宜。

（2）穴位按摩　患者取坐位，在第1胸椎至第5胸椎两侧施推揉基础手法后，重按膏肓俞、肺俞、脾俞。实证者配推风池、风府、迎香、足三里穴，虚者配揉膻中、中脘、风池、风府。

3. 饮食疗法

（1）山药杏仁粥　山药500g，粟米1000g，杏仁500g。山药煮熟，烘干；粟米、杏肉炒黄，各为细末和匀。每次以15g煮粥，酌加酥油或猪油食用，每日2次。本品具有益气润肺、止咳平喘的作用，对肺脾气虚哮喘有较好的效果。

（2）蜜饯双仁　甜杏仁、核桃仁各250g，蜂蜜500g。先将甜杏仁于沸水中去皮后，再加水煮30分钟，放入核桃仁后同煮至水尽，加蜂蜜煮沸拌匀即可。每次20g，每日2~3次。本品具有益肾润肺、止咳平喘的作用，对于肺肾阴虚者效佳。

（3）杏仁猪肺粥 杏仁10g，猪肺50g，粳米50g。杏仁去皮尖，捣为泥；猪肺加水煮至七分熟，捞出切碎；再将粳米、杏仁泥、猪肺加水同煮为粥，1日内分2次食用。

（4）白果蒸鸡蛋 鲜鸡蛋1个，白果2枚。将鸡蛋一端开小孔，白果去壳放入鸡蛋内蒸熟食用。

4. 其他疗法

（1）割治疗法 取定喘或膻中穴。首先行穴位常规消毒后局麻，用小尖头手术刀割开长0.5~1cm、深0.4~0.5cm切口，挑去皮下少量脂肪组织，并用止血钳压迫止血。一般不必缝合，涂上甲紫，将切口创面对齐挤合，切口上盖小块纱布，用蝶形胶布封固即可，约1周愈合。

（2）拔罐疗法 患者取俯卧位，取上背部脊柱两侧，包括定喘、大杼、风门、肺俞等穴。可以闪火法吸附于脊柱两侧，行走罐法，可反复走2~3遍，约30分钟。刺血拔罐则用梅花针沿脊柱两侧叩打出血后，以闪火法将罐吸附于以上部位，叩打处可有血液浸出，留罐15~20分钟。

（3）贴敷疗法 参考《张氏医通》的白芥子膏贴敷。炒白芥子、延胡索各20g，细辛、甘遂各10g，共研细末，用生姜汁调成糊状。将药糊贴敷于穴位上（双侧定喘穴、双侧肺俞穴、天突穴、膻中穴、双侧中府穴），胶布固定。贴4~6小时后去药洗净，注意防止出现明显的皮肤损伤。

二、支气管扩张

支气管扩张，简称支扩，是一种常见的慢性呼吸系统疾病。由于支气管及其周围组织的慢性炎症损坏了支气管壁，削弱了弹性，以致支气管扩张和变形。近年研究发现，由于支气管感染，支气管壁的肌纤维和弹性组织遭到破坏，呼气时管腔因胸腔负压而扩张，不能回缩，因而使分泌物长期潴留在支气管腔内，引流不通畅，使细菌不断繁殖，使支气管壁进一步受损，逐渐发展为支气管扩张。多见于儿童和青年，多病程缠绵，以慢性咳嗽、咳大量脓性痰和反复咯血为主要特征。

（一）临床表现及诊断

本病患者多有麻疹、百日咳、流感后肺炎或多次发生肺炎、肺结核纤维化病灶等病史。表现为慢性咳嗽、咳脓性痰，于变换体位时易咳出，痰量一般较多。将痰液静置玻璃瓶中可见分成4层或3层，上层为泡沫，中层为黏液，下层为脓性物质和坏死组织的沉淀物。伴有慢性缺氧、肺源性心脏病和右心衰竭时可见杵状指及劳力性呼吸困难，全身疲乏；感染明显时有发热等周身中毒症状。早期支扩可能无异常体征，或仅在背部相应的病变部位可闻及少许湿啰音。随着病变的发展，支气管反复感染，干湿啰音增多。如果合并肺炎、胸膜增厚及肺气肿时，常出现相应的体征。急性发作期白细胞计数多增高及中性粒细胞比例增高，痰培养有致病菌生长。胸部X线检查可有肺纹理增粗、紊乱，囊状支气管扩张可见蜂窝状阴影。根据临床表现可分为单纯性、化脓性及干性支气管扩张。

（二）中医病机与辨证

本病属于中医"咳嗽"和"咯血"范畴。病位在肺，由于感受六淫之邪，未经发越停留肺中，蕴发为热，邪热犯肺，蕴结不解，引起本病。正虚气弱，肺虚卫外不固；或素有痰热蕴肺；或者嗜酒过度、恣食肥美，以致湿热内盛等，则是人体易受外邪导致本病的内在因素。单纯性支扩者多属于咳嗽的范畴。其病机是由于久病肺气亏虚，复因外邪侵袭肺系或脏腑功能失调，内邪干肺，均能导致肺失宣肃，肺气上逆而为咳嗽。干性支扩多属于"咯血"范畴。外感风火燥热，侵袭肺脏，肺失清润，伤及肺络，络破血溢而为咯血；或肺阴虚弱，或肾精亏损，虚火灼金，伤及肺脏而为咯血。

（三）非药物疗法

1. 针灸疗法

（1）毫针疗法　风热者取少商、合谷、列缺；痰湿者取太渊、太白、丰隆、中脘；肝火灼肺者取太冲、阳陵泉、尺泽、肺俞、风池；肺虚者取肺俞、太溪、太渊、鱼际。少商、尺泽点刺放血。每日1次，10次为1个疗程。

（2）耳针疗法　取肺、气管、神门为主穴，配枕、肾上腺、平喘、脾等穴，每次选3~4穴。可以压豆或毫针刺入，留针30分钟。两耳交替，每日1次，10次为1个疗程。

（3）三棱针疗法　取太阳、丰隆、鱼际、条口为主穴，配以膻中、风门、肺俞、膈俞等穴。每次取2~4穴，点刺出血，胸背部穴点刺出血后可拔罐。每周1~2次，6次为1个疗程。

（4）电针疗法　取肺俞、合谷、风门、大椎穴，每次选2~4穴。电针仅选用密波，中等刺激量，每日或隔日1次。10次为1个疗程。

（5）灸疗法　取肺俞、灵台、天突、风门、大椎、身柱、膻中、膏肓穴。用艾卷温和灸法常规操作，两组（将上述穴分为两组）交替使用，每穴灸20分钟，每日1次，10次为1个疗程。

2. 推拿疗法

患者取俯卧位，医者以单手或双手，五指略分开屈曲，形如鹰爪，于患者背部提抓。反复操作，顺序抓提，抓而提起，提则有声。以患者自觉施治部位灼热、舒适、轻松感为宜。操作时须先将指甲剪短修圆，避免损伤患者皮表。本法具有通调脏腑、行气和血、调肺止咳的作用。

3. 饮食疗法

（1）川贝雪梨煲猪肺　川贝母10g，雪梨2个，猪肺250g。先将雪梨削去外皮，切成数块，猪肺切成片状，用手挤去泡沫，与川贝母一起放入砂锅内。加冰糖少许，清水适量，慢火煮3小时服食。本品具有化痰润肺、补肺止咳的作用。

（2）白及炖燕窝　白及9g，燕窝9g，冰糖适量。将上两味放砂锅内加清水适量，煮至极烂，过滤去渣，加冰糖适量调味，再炖片刻。每服1/2量，每日服1~2次。本品具有润肺止血的作用。

（3）杏梨饮　苦杏仁10g，鸭梨1个。先将杏仁去皮打碎，鸭梨去核切块，加水适量与杏仁同煎。梨熟加冰糖少许，不拘时饮用。本品具有润肺清热、化痰止咳的作用。

三、高血压病

高血压病又称原发性高血压，是一种以体循环动脉血压升高为主要表现的全身性疾病，晚期可导致心、脑、肾等器官病变。本病的发生与高级神经活动障碍、肾脏因素、遗传因素、环境因素、内分泌因素有关系。在内分泌因素中以"肾素 – 血管紧张素 – 醛固酮"系统影响研究最多。说明高血压病因大脑皮层、体液、内分泌、肾脏等因素参与使发病机制十分复杂。高血压病在我国成人中的患病率约为18.8%，随年龄增长而有所增加。

（一）临床表现及诊断

高血压病早期主要表现为神经系统功能失调，常见头痛、头晕，其他有心悸、耳鸣、眩晕、失眠、健忘、易怒、注意力不集中、乏力等表现。约有40%患者早期无症状，只有在精神紧张、情绪波动时血压暂时升高，成年人收缩压 ≥ 140mmHg 和（或）舒张压 ≥ 90mmHg，以后血压升高逐渐变为明显而持久。后期症状则由于心、脑、肾功能不全而引起。高血压性心脏病者主要为左心功能不全症状和体征，如劳力性呼吸困难、阵发性夜间呼吸困难、咳嗽。心脏检查常有左心室肥厚扩张。高血压病患者因为脑血管弥漫性痉挛和脑水肿而发生高血压脑病。本病患者肾小动脉硬化使肾功能逐渐减退而出现夜尿、多尿等。X 线检查提示左心室圆隆，向左下扩大。心电图检查提示左心室肥厚劳损。眼底检查提示早期视网膜动脉痉挛、变细。本病须与急、慢性肾小球肾炎，肾动脉狭窄，原发性醛固酮增多症等相鉴别。

（二）中医病机与辨证

本病属于中医"眩晕""头痛"等范畴。长期恼怒思虑使肝郁气滞，肝郁日久化为肝火，耗伤肝阴，肝阴不足，阴不敛阳，肝阳偏亢，上扰头目而致眩晕。酒食无度，损伤脾胃，湿浊内生，郁而化热，热灼津液成痰，痰浊阻络，上扰清窍也致眩晕。痰气阻络，日久气血瘀滞，瘀血停留，气血不能上荣于头目也可致本病。或年迈体弱，肾气亏损，使肝失所养，肝阴不足，肝阳偏亢，化火动风而致本病。肝阳暴亢，阳亢风动，血随气逆，夹痰夹火，扰动心神，蒙蔽清窍，可导致中风昏厥。

（三）非药物疗法

1. 针灸疗法

针对高血压患者，针刺疗法不仅能改善头痛、头晕症状，还能有效降压。根据中医针灸理论，常用降压穴位包括太冲、涌泉、行间、三阴交、足三里、丰隆、太溪、阳陵泉、曲池。

（1）毫针疗法　主穴取百会、曲池、合谷、太冲、三阴交。肝火上炎者，加风池、行间；痰湿内阻者，加丰隆、足三里；瘀血内阻者，加血海、膈俞；阴虚阳亢者，加太溪、肝俞；阴阳两虚者，加关元、肾俞。实证针用泻法，虚证针用补法。隔日针 1 次，7 日为 1 个疗程。

（2）耳针疗法　取穴皮质下、降压沟、脑、心、肾、神门、交感、肝、内分泌、眼、心。每次选取 3~4 穴，毫针轻刺激或王不留行贴压，每日 1 次，10 次为 1 个疗程。

（3）眼针疗法　主穴为肝区，配穴为心区。在所选经区相对的眼眶边缘外 2 分处取穴，用 32 号 0.5 寸毫针在经区边界进针。也可在所选经区相对眼眶边缘上，以针柄轻轻按压，找出敏感点直刺，留针 5~10 分钟，每日 1 次，10 次为 1 个疗程。起针时要用干棉球压迫针孔，留针时间不宜过长。

（4）三棱针疗法　取大椎、曲泽、委中、太阳穴。在常规消毒后，三棱针点刺出血，每次取 1 穴，曲泽、委中可缓刺静脉放血，每次出血量为 5ml，每隔 5~7 日 1 次，5 次为 1 个疗程。

（5）梅花针疗法　采用梅花针轻叩后颈、人迎、内关、曲池、骶部。以轻度或中度刺激为宜。该法对早期患者疗效较好。

（6）电针疗法　取太阳、头维、百会、风池、人迎、足三里、三阴交等穴。隔日 1 次，每次 20~30 分钟。

（7）激光针疗法　采用氦 - 氖激光治疗针，在人迎、曲池、耳穴降压沟等处照射，功率为 2~4mW，每穴照射 3 分钟，隔日 1 次，10 次为 1 个疗程。

2. 推拿疗法

（1）揉拿颈部　患者取坐位，俯视下方，头略向前倾，但颈局部要稍放松，医者以拇指与四指指腹的合力在患者颈项部施用揉拿法，自上而下反复操作。注意揉时不宜抓拿，避免损伤局部皮肤。该法具有通经活络、开窍止痛、调和气血的作用。

（2）自我按摩　患者取每日自我揉叩头皮，双手干洗面、擦鼻、叩齿、梳头、抚揉枕后、搓按腰眼、搓揉足心等。本法能疏导气血，扩张血管，调节血压，改善症状。

3. 饮食疗法

（1）鲜芹菜汁　鲜芹菜 250g，洗净后用沸水烫 2 分钟，切碎绞汁，每日服 100ml，每日 2 次。本品具有平肝镇静、降压利尿的作用。

（2）海带决明饮　海带 20g，炒决明子 15g。用水煎煮，吃海带喝汤。本品具有降压、降血脂作用，适用于肝阳上亢伴血脂偏高的高血压患者。

（3）菊花乌龙茶　杭菊花 10g，乌龙茶（或龙井茶）3g，泡茶饮用。本品具有平肝明目、清热利尿的作用，适用于肝阳、肝火上扰的高血压病患者。

（4）夏枯草煲猪肉　夏枯草 20g，瘦猪肉 50g。先将猪肉洗净切片，夏枯草洗净后，文火煲汤，每日 2 次分服。本品有清肝热、降血压的作用。

4. 磁疗法

将磁片贴于曲池、内关、足三里穴位，持续 1 个月，磁场强度为 0.05 ~0.15T。也可将强度为 0.05T 的磁带戴在内关部位，每日 12 小时，2~3 个月为 1 个疗程。

四、特发性心肌病

心肌病是指以心肌病变为主的非血管性、非瓣膜性心肌疾病，其中心肌病病因不明的，称为特发性心肌病，或称原发性心肌病。

（一）临床表现及诊断

1. 扩张型心肌病

扩张型心肌病特征为心室扩张，常发生充血性心力衰竭，故以往称为充血型心肌病。临床表现以充血性心力衰竭为主。由于心排血量减低，患者常感乏力，并有逐步增剧的充血性心力衰竭症状，如气急、心悸、水肿等。体检示心率加速，心浊音界向左扩大，常可听到第三心音或第四心音。由于心脏扩大，可有相对性二尖瓣或三尖瓣关闭不全所致的收缩期吹风样杂音，此种杂音在心功能改善后减轻。有肝脏肿大和下肢水肿，晚期可有腹水和胸水。心电图可有各种心律失常，常见为室性早搏、左束支传导阻滞和左心室肥大，以及 ST 段压低，T 波平坦或倒置。X 线可见心影普遍增大，搏动减弱，肺充血，胸腔积液。超声心动图示左室扩大、室壁变薄、室壁运动减弱和心排血量减少。

2. 肥厚型心肌病

肥厚型心肌病为心室间隔和流出道心肌显著肥厚，使心室腔尤其是流出道狭小，以致血液从心室外流受阻，故以往称为梗阻型心肌病。临床表现和主动脉瓣狭窄相似。有气急、胸痛、头晕和晕厥，晕厥常是用力或运动后诱发。体检示心脏向左扩大，在胸骨左缘下端或近心尖处可听到收缩中期或晚期的喷射性杂音，部分患者伴有收缩期震颤。周围动脉搏动较强，其中冲击波部分较大，而消失波部分较小。心电图常显示左心室肥厚伴倒置冠状 T 波，并可出现酷似陈旧性心肌梗死的 Q 波及室性早搏。X 线示左心室扩大，升主动脉无扩张。超声心动图示室间隔增厚，舒张期室间隔厚度与左心室后壁厚度之比 ≥ 1.30，二尖瓣前叶收缩期前突。

3. 限制型心肌病

限制型心肌病特征为心内膜或心肌纤维化，心脏在舒张期受阻，心室充盈不全与缩窄性心包炎相仿，故以往称为缩窄型心肌病。临床表现以乏力、水肿和气急为主，而下肢水肿、腹水及肝肿大为突出表现，颈静脉常怒张，心脏搏动较弱，心浊音界轻度扩大，心音轻，心率快，可有舒张期奔马律，无心脏杂音，脉压小，可有奇脉。心电图可示低电压，ST 段压低，T 波平坦或倒置以及各种心律失常。X 线可见心影近乎正常或稍增大，心搏动减弱。超声心动图示心室腔缩小，心室充盈受限，右心室腔缩小明显且右心房明显增大，心内膜普遍增厚。

（二）中医病机与辨证

本病病机较复杂。气候突变、寒暖失常时，若因疲劳过度、冷热不调等使人体腠理疏松，又饮食所伤，饮酒过度，损伤脾胃，毒邪乘虚而入引起本病。思虑过度，劳倦伤脾，脾失健运，致使生血乏源，心血不足，心失所养。或先天肾阳亏虚，或久病之后阳气虚弱，不能温养心脉，致心阳不振，或阳虚水泛，或胸阳痹阻，心阳不足，痹阻脉络，心脉阻滞而发本病。

（三）非药物疗法

1. 针灸疗法

（1）毫针疗法　胸憋气短者针刺天突、肺俞、大椎、膻中、心俞、内关；心悸者针刺肾俞、脾俞、足三里、膻中；胸痹心痛者针刺支沟、膻中、心俞、丘墟、血海；水肿者加三阴交、脾俞、肾俞；心力衰竭时取内关、间使、通里、少府、神门、足三里。每日 1 次，7 日为 1 个疗程。

（2）耳针疗法　常用交感、心、肾、内分泌、肺、神门等穴。用于治疗心律失常及改善心肌病引起的各种症状，一般采用埋皮内针或王不留行籽穴位按压法，每次取 2~5 穴。

（3）芒针疗法　主要取心俞、内关、巨阙、上脘、归来、足三里，配合列缺、天突。针巨阙时患者仰卧，两手上举，均匀小幅度呼吸。内关宜捻上百次而不留针。

（4）电针疗法　取内关、间使、少府、郄门、曲泽穴。先以毫针针刺上述穴位，然后加电针仪，留针 15 分钟，隔日 1 次，5 次为 1 个疗程。

（5）激光针疗法　用氦-氖激光照射双侧内关，并交替投照，每穴各 15 分钟。每日 1 次，30 日为 1 个疗程。

2. 推拿疗法

用左手拇指按压患者内关穴，右手拇指按压合谷穴，用力做压放手法，待心率减慢后，再用较轻的手法按揉 2 分钟。然后两掌心置于患者腋下，四指向前，做颤动点按手法。再两手拇指沿着肋间隙由内向外推，并在背部行推、摩、揉、擦法，同时点按心俞、膈俞、肺俞、脾俞等穴。循经络在上肢进行拿、捏、揉、摩并配合点按相关穴位。按摩手法宜先轻后重，不宜用力过猛。

3. 饮食疗法

（1）龙眼枸杞蒸鸽蛋　龙眼肉 10g，枸杞子 10g，鸽蛋 3 枚，冰糖 5g。先加水适量，将上述食材蒸熟食用。本品具有滋阴养血、补心定悸的作用。

（2）龙眼酒　龙眼肉 50g，上好烧酒 300g，以烧酒浸龙眼肉百日，常饮适量。本品有补脾胃、明精神、益气血的作用。

五、风湿热

风湿热是一种反复发作的急性或慢性全身性结缔组织炎症，尤以心脏及关节侵害最为显著。有人认为风湿热与链球菌感染的关系是一种变态或过敏反应。有的学者认为病毒感染与风湿热的发病可能有关系。风湿热患者几乎均有心脏损害，但程度有很大的不同。一般风湿热初起先有急性扁桃体炎、咽峡炎，伴有发热，继而出现毒血症状，关节游走性疼痛，皮下小结，舞蹈症，心肌损害等表现。风湿热导致的关节及心脏受损引起的风湿性关节炎、慢性风湿性心脏瓣膜病仍是临床常见病和难治性疾病。

（一）临床表现及诊断

本病的主要表现为心肌炎，局限性心肌炎无明显临床表现，弥漫性心肌炎则有心慌、心脏增大、心包炎等，有的可引起心律失常、充血性心力衰竭等。多发关节炎表现为两个以上关节呈游走性红、肿、热及触痛，或有疼痛和运动受限，常累及膝、肘、腕、踝等大关节。皮肤表现以环形红斑为多见，常见于四肢内侧及躯干。皮下结节的特征为坚硬无痛，覆盖结节之皮肤可移动，好发于大关节伸侧，特别是肘、膝、腕关节及枕骨区、胸腰椎等部位。风湿热晚期可有舞蹈症，表现为无目的、不自主的快速运动，常伴有肌肉软弱和行为异常。次要表现为发热、关节病。实验室检查有血沉增快，白细胞增多，C反应蛋白呈阳性反应，心电图示P-R间期延长。支持链球菌感染的依据有抗链球菌溶血素O及抗链球菌溶血素O抗体滴度增加。本病的诊断应结合临床资料，综合分析，必要时还应进行随访。

（二）中医病机与辨证

本病属于中医"痹证""发热""心痹""心悸"等范畴。正气不足是形成风湿热的主要原因，尤其是素体气虚患者，卫外功能薄弱，病邪随风、寒、湿、热侵入肌肤、经络、关节、内脏而发病。一般由表及里，由气入血，久之病邪由经络波及脏腑，使气血壅塞不通。风湿热邪入侵，与气血相搏，经络不通，筋脉拘急，或风寒湿邪郁久化热所致关节疼痛。皮肤红斑多由风湿热邪搏于皮肤经络，损伤脉络。心悸多为邪客内脏，损伤脏气，阴血亏损，心失所养，或痰浊水饮痹阻心脉或正气不足，血行不畅，瘀血阻于心脉所致。

（三）非药物疗法

1. 针灸疗法

（1）毫针疗法　风湿热关节损害急性发作期多有红肿热痛，只针不灸，手法以泻为主。取穴以循经为主，或取阿是穴，忌关节腔深刺。主穴：大椎、曲池、合谷。上肢加肩髃、肺俞、支沟、后溪、尺泽、曲泽、天井、肩髎；下肢加肾俞、大肠俞、八髎、腰俞、环跳、阳陵泉、足三里、风市、伏兔、阴市、行间、解溪、委中、承山、绝骨、昆仑、照海、然谷、内庭、中冲、中封。每日1次，7~10日为1个疗程。

（2）耳针疗法　发热者取神门、交感、肺、耳尖穴、扁桃体、咽喉穴，关节疼痛者可取神门、肘、肩、膝、髋、交感穴等；心肌炎者可取皮质下、心、神门、脑点、交感、内分泌。每次4~5穴，每日1次，两耳交替针刺。

（3）电针疗法　关节疼痛者取膝眼、阳关、曲泉、委中、血海、阳陵泉、足三里、昆仑、照海。每次取2~3穴，留针20分钟。电针用疏密波20~30分钟，刺激强度以能耐受为度。心悸者取胸椎1~4棘突空隙中间，背正中线旁开8分处，捻针得气后接电针机，通电20分钟。每日1次，10次为1个疗程。

（4）激光针疗法　上肢疼痛取合谷、曲池、肩髃；下肢疼痛取环跳、膝眼、秩边、足三里、犊鼻等。一般选3~4穴，用氦–氖激光照射，以患者能忍受为度。每次每穴10分钟，每日1次，7~10日为1个疗程。

2. 饮食疗法

（1）竹叶粥　鲜竹叶100g，生石膏100g，粳米50g。生石膏加水煎至500ml去渣，与竹叶、粳米同煮成粥，每日服食2~3次。本品具有清热降火、除烦止渴的作用，对于热盛的风湿热患者有效。

（2）薏米冬瓜粥　薏苡仁50g，冬瓜400g，粳米50g。冬瓜洗净去皮切块，与薏苡仁、粳米同煮成粥。煮熟后调味，滴少许麻油搅匀即成。本品具有利湿健脾、消肿止痛的作用。

3. 磁疗法

取穴为患处局部和邻近穴位，或压痛点。将铁氧体磁片穴位贴敷，磁片场强为0.01~0.09T，磁片直径0.8~4.0cm。也可用稀土钴磁片穴位贴敷，场强为0.1~0.36T，直径0.7~2.0cm。2周为1个疗程，疗程间隔2~3日。亦可采用磁疗机在穴位上治疗30分钟。

六、冠心病心绞痛

冠状动脉粥样硬化性心脏病，又名冠状动脉性心脏病或缺血性心脏病，简称冠心病，是中老年人的常见病之一。冠心病患者中60%~70%有高血压，冠心病的危险性与血压高有关。吸烟、高血脂、高血压是冠心病发病三大危险因素。糖尿病患者冠心病发病率比无糖尿病患者高2倍。目前，关于冠心病发病机制的认识有血小板聚集与血栓形成学说、脂肪浸润学说、损伤反应学说、冠状动脉痉挛学说等。冠状动脉收缩，血管变狭窄，血流形成涡流，促发血小板黏附、聚集，形成血栓，被认为是发生心绞痛，甚至猝死的主要原因。

（一）临床表现及诊断

冠心病心绞痛的典型症状是发作性胸骨后疼痛。常见的诱因是情绪激动、体力劳动、饱餐、寒冷、吸烟等。疼痛的部位为胸骨上、中段，胸骨后，可波及心前区。疼痛常放射到左肩、左臂前内侧，呈压榨性、憋闷性或窒息性疼痛。疼痛持续1~5分钟，含化硝酸甘油常可缓解。心绞痛发作时常见患者有面色苍白、出冷汗、极度疲乏、心悸、胸闷、头晕、晕厥、呼吸困难等。检查时部分患者暂时性血压升高，窦性心动过速，心尖部出现第四心音等。心电图检查提示ST-T改变，典型心绞痛者ST段水平下移，

变异型心绞痛者ST段暂时抬高。为明确诊断，必要时做冠脉造影检查。

（二）中医病机与辨证

本病属于中医"胸痹""心痛"等范畴。肾气亏虚，肾阳不足为其本。肾阳虚衰，心阳不足，导致推动血脉运行乏力而瘀血内生。情志郁结，忧思恼怒，气机郁滞，血脉运行不畅而致心痛。饮食失常，损伤脾胃，聚湿生痰，上犯心胸，清阳不展，气机不畅，心脉痹阻而致心痛。寒邪侵犯经络，血脉凝涩，瘀滞不行而发生瘀血疼痛。劳倦内伤，气血不足，心脾两虚，心阳不足，阳气亏虚，瘀血停滞而发生疼痛。本病为本虚标实，以心、脾、肾阳虚为本，血瘀、痰浊、气滞为标，痹阻血脉而为心痛。临床应根据证候变化，抓住主要病机。

（三）非药物疗法

1. 针灸疗法

（1）毫针疗法 本病以心俞、内关、厥阴俞为主穴，临床常配膻中、通里、间使、足三里等穴。痰瘀痹阻者加膻中、丰隆、肺俞；气滞血瘀者加郄门、血海；心阳虚加气海、关元；心阴虚加三阴交、神门、太溪。内关用1.5寸毫针向上斜刺，使针感上达前胸，再针心俞，使针感向前，留针。一般留针30分钟，隔日1次，10~15次为1个疗程。

（2）耳针疗法 主要取心、皮质下、神门、交感。配合内分泌、肾、胃、肾上腺。每次3~5穴。亦可采用王不留行籽压埋法。

（3）三棱针疗法 临床采取膻中、心俞、肺俞点刺少量出血的方法，隔日1次，10日为1个疗程。

（4）头针疗法 选血管收缩区、胸腔区，进针后快速捻转3分钟，留针30分钟，捻转要使患者全身发热，针感强则效果佳。

（5）电针疗法 取胸椎1~4棘突间隙正中旁开8分处共4对穴位。每次选上下错位

的 1~2 对穴位交替使用。以 15° ~30° 角斜刺入 0.5~1.5 寸，得气后接电针仪，电流以患者能耐受为度，留针 20 分钟。每日 1 次，10 次为 1 个疗程，疗程间隔 3~5 日。

（6）微波针疗法　取内关穴，将针刺的手臂放在治疗台上，用 75% 乙醇消毒皮肤，以 30 号 1.5 寸毫针轻刺穴位，深度一般为 5~7 分，得气后将微波针头套管套在针柄上行微波针法。每日 1 次，每次 20 分钟，10 次为 1 个疗程。

（7）皮内针疗法　取巨阙、膻中、气海、丰隆、厥阴俞、支沟、水分、中脘、阳陵泉、心俞、内关、膈俞、郄门、百会、神门、三阴交等穴。常规消毒，皮内针在所用穴位进针，沿皮刺入，胶布固定，根据辨证行补泻手法，埋针 3~5 日为 1 个疗程。

（8）艾灸疗法　可选内关、足三里、膻中，温和灸，每穴灸 4~5 分钟，以局部出现红晕为度，每日 1 次。

2. 推拿疗法

患者取坐位，医生以拇指点按心俞，以疏通心络，调理气血。嘱患者俯卧位，医者以单手或双手拇指与示指对合，着力夹脊提而拿之，边移边提，边提边拿。一般自上而下为补，自下而上或自右向左为泻，本法主要用于夹脊部位。具有疏通经络、调理气血、活血止痛的作用。然后可以用点穴按摩手法，点压膻中穴、神门穴、内关穴及心包俞，也可以按心前区左侧天池、灵墟穴，做圆形摩动和上下振动法。

3. 传统功法

选用传统的体育疗法如太极拳、八段锦及各种医疗体操等，可帮助患者恢复生理、心理和社会功能状态，提高患者生活质量。

4. 心理疗法

冠心病心绞痛患者无论有无心肌梗死或并发症等，也不管并发症的严重程度如何，一般患者多存在心理障碍，表现为抑郁和焦虑。焦虑类似于恐慌状态，患者有恐惧感，害怕突然死亡，抑郁是精神的压抑状态，由于自觉衰弱、疲乏、怕丧失生活及工作能力，不能恢复健康，因而抑郁。患者在接受治疗时，医务人员除准确有效的治疗、细致周到的护理，以取得患者信任外，还应针对患者焦虑及抑郁情绪做好思想上的安慰工作，使之情绪稳定。同时，也要注意教育患者涵养精神，安神逸志，心胸要坦然豁达，发展多种情趣。对于平素性情急躁，易于紧张、焦虑的患者，应指导患者学会自我调节，认识紧张情绪的危害性，学会松弛精神、肌肉的方法，避免焦虑及紧张情绪的产生，有利于疾病的恢复。

5. 饮食疗法

（1）玉米粉粥　玉米粉加适量冷水调和，粳米粥沸后入玉米粉，同煮为粥。本品具有降低血脂作用。对动脉硬化、冠心病有一定的预防作用。

（2）山楂荷叶粥　山楂 15g，荷叶 12g，煎水代茶。本品有活血化瘀、扩张冠状动脉、降低血脂、降低血压的作用。

（3）荷叶粥　鲜荷叶一大张，洗净煎汤，去渣，加粳米 100g，冰糖适量煮粥食用。

（4）葛根粉粥　将葛根切片磨碎，加水搅拌，沉淀取粉。以葛根粉 30g，粳米 100g煮粥，每日早、晚服食。本品能扩张心脏血管，增加冠状动脉的血流量，对冠状动脉狭窄引起的心绞痛有一定的疗效。

6. 贴敷疗法

可选用内关穴、膻中穴、心俞穴，敷贴药物可选择活血止痛中药贴剂。

七、慢性肺源性心脏病

慢性肺源性心脏病是慢性支气管炎、肺气肿及其他肺胸疾病或肺血管病变引起的心脏病，简称肺心病。本病是由于肺、胸廓或肺动脉的慢性病变导致肺动脉高压，右心负荷过重，造成心室扩大或肥厚，最后导致右心衰竭的一种心脏病。其病理生理变化主要表现为通气功能障碍和换气功能障碍而引起低血氧症；肺小动脉痉挛，血流动力学改变，引起肺动脉高压，右心室增大；慢性缺氧可引起红细胞增多，血液黏稠度增高，血容量增加，以致肺循环阻力增大而加重肺动脉高压。

（一）临床表现及诊断

心肺功能代偿期患者表现为咳嗽、气短，查体可见肺气肿征象，胸廓呈桶状，前后径增大，肋间隙增宽，呼吸活动度减弱，肺底可闻及湿啰音或散在哮鸣音，心音遥远等。在心肺功能失代偿期出现呼吸衰竭和心力衰竭。前者主要表现为缺氧和二氧化碳潴留的症状，如胸闷、气短、心悸、乏力、呼吸困难、发绀、烦躁不安、定向力差、神志恍惚、抽搐、谵妄等。若出现意识障碍和神经精神症状时为肺性脑病。心力衰竭表现为呼吸困难、心悸、尿少、恶心、呕吐、右上腹胀痛。体格检查可见颈静脉怒张、肝大压痛、肝颈静脉回流征阳性、下肢水肿及静脉压增高。X 线检查提示左下肺动脉段凸出，右心室增大。心电图出现肺型 P 波，V_1~V_5 呈 Qs、Qr、qr 波。血气分析示 PaO_2 下降，$PaCO_2$ 多升高。需注意与冠心病、风湿性心脏病进行鉴别。

（二）中医病机与辨证

本病属于中医"喘证""心悸"等范畴。本病的发生和发展与内外各种不良因素都有一定关系，长期反复发作致使脏腑受损。病变部位主要在肺、心、脾、肾四脏。患者感受外邪，肺的宣肃失常，肺气上逆而出现咳喘。咳嗽日久，痰饮内停，渐致肺气虚弱，则气短、喘促。肺伤日久，必及于心，肺气虚，气滞不利则心气虚衰，无力推动血脉而

致瘀血阻络。肺气虚弱，日久伤及脾、肾，肺不主气，肾不纳气则气喘日益加重。由于肺、脾、肾虚损，卫外功能低下，易致外邪侵袭，内外搏结，使咳喘反复发作。多因邪盛壅肺，气道不利，痰涎壅盛，郁久化热，痰热蕴肺。若热入心包和痰迷心窍，或热极生风，则病情进一步恶化。本病病机为本虚标实，本虚为肺、心、脾、肾气虚，标实多为瘀血、痰浊、气滞。

（三）非药物疗法

1. 针灸疗法

（1）毫针疗法、艾灸疗法

寒饮射肺证：取风门、风池、大椎、肺俞穴，针用泻法，加灸。

痰浊壅肺证：取中府、肺俞、太白、大椎、丰隆穴，针用泻法。足三里，针用补法，加灸。

痰热郁肺证：取肺俞、天突、尺泽、膻中、丰隆、合谷穴，针用泻法。

气滞血瘀证：取丰隆、足三里、膻中、曲池、中脘、膈俞、血海穴，针用平补平泻法。

痰蒙神窍证：取人中、十宣、百会，针用平补平泻法穴；寒痰，加中脘、气海、膻中、命门，针用补法，可加灸；热痰，加大椎、中府、曲池、十二井、中脘、丰隆，针用平补平泻法，忌灸。

阳虚水泛证：取步廊、神封、神藏、俞府、巨阙、膻中穴，针用补法；足三里、关元、命门，针用补法，加灸。

元阳欲脱证：取百会穴，灸神阙、关元、命门、气海等穴。每日 1 次，10 次为 1 个疗程。

（2）耳针疗法　取神门、心、肾、交感、肾上腺等穴位。每次选择 3~4 穴，留针 15~20 分钟，或用王不留行籽压丸治疗。

（3）三棱针疗法　临床用三棱针点刺大

椎、肺俞、孔最、丰隆穴出血，每日1次，开始6日为1个疗程，疗程间隔3日，以后14日为1个疗程。

（4）梅花针疗法　取第1~6胸椎夹脊、肩胛环、项侧、手拇指甲根、第7颈椎至第12胸椎旁开两横指处，用梅花针自上而下、自里而外，轻轻叩打，以微出血为度，隔日1次。

（5）激光针疗法　选取天突、肺俞、心俞、膻中、定喘穴。每次3穴，每穴放置5~10分钟，中等强度刺激，每日1次，7日为1个疗程。

2. 推拿疗法

寒饮射肺证：直摩背部膀胱经，以透热为度；亦可用一指禅推法或按揉法取肺俞、膈俞，每穴2分钟。

痰浊壅肺证：横擦左侧背部，以透热为度，又可按揉双侧尺泽、内关、足三里、丰隆，以酸胀为度，每穴1分钟。

3. 饮食疗法

（1）四仁鸡子粥　白果仁、甜杏仁各100g，胡桃仁、花生仁各200g，共捣碎，每日早晨取20g，加水一小碗，煮数沸打鸡蛋1个，加冰糖适量，顿服，连服3个月。本品具有扶正固本、补肾润肺、化瘀通络、纳气平喘的功效。

（2）山药杏仁粥：山药500g，粟米1000g，杏仁500g。山药煮熟，烘干；粟米、杏仁炒黄，均研细末，和匀。每次15g煮粥，酌加猪油食用，每日2次。本品具有益气润肺、止咳平喘的作用。

（3）秋梨白藕汁　秋梨去皮去核，鲜藕去节各等量，切碎，以洁净纱布绞挤取汁，分次饮用。本品具有润肺化痰止咳的作用。

4. 贴敷疗法

（1）天灸　主穴选取肺俞、大椎、风门、天突、膻中等。药物组成：白芥子30g，生甘遂15g，细辛15g，延胡索10g，干姜10g，丁香10g，将上述药物共研细末，装瓶备用。操作方法：患者取坐位，穴位局部常规消毒后，取药粉2g，用鲜姜汁调和，做成直径约1.5cm、厚约0.5cm的圆饼贴于上述穴位上，用4cm×4cm大小胶布固定，成人贴4~6小时后取下即可，小孩贴2~3小时后取下。治疗时间为三伏天，常用于缓解期。

（2）舒肺贴　由白芥子、芫花、延胡索、干姜、细辛、椒目、肉桂等组成。第1组穴为大椎、肺俞、定喘、脾俞、肾俞；第2组穴为天突、膻中、肾俞、膏肓俞、中府。把舒肺贴药物软膏放入无纺布胶布中间的材料圈内，灌满材料圈，使软膏表面与材料圈相平，然后让药物对准穴位，固定好无纺布胶布，一般6~12小时后取下，如有烧灼感可提前取下，无烧灼感可延迟12小时，在贴药的局部可出现不同程度的红肿、水疱、麻痒现象，两组穴位交换贴敷。常用于缓解期。

5. 其他疗法

（1）拔罐疗法　取肺俞、心俞、膈俞、天突、膻中为主穴，配大椎、曲池、定喘、丰隆等穴。患者取适当位置，每穴拔罐5分钟。

（2）割治疗法　选取膻中、掌1穴（示指第1节指腹正中）。纵切口1cm，深达皮下，剪除部分皮下组织，用止血钳伸入达骨膜面，捣动数次，缝合包扎切口，6日后拆线。

（3）熨法　寒饮射肺证：生姜30g，附子9g，炒熨胸背。阳虚水泛证：花椒、吴茱萸、桂枝各1份，食盐2份，混合炒热，布包分熨神阙、肾俞、命门。

八、慢性病毒性肝炎

慢性病毒性肝炎是指由不同肝炎病毒引起、病程超过半年、肝脏组织病理学呈现慢性炎症的一组疾病。临床上可有相应的症状体征和实验室检查异常，但亦可无明显临床症状。我国以慢性乙型肝炎最为常见。慢性病毒性肝炎常伴肝纤维化，进一步可发展至肝硬化，部分发生肝细胞癌。

（一）临床表现及诊断

部分患者无明显症状，或症状轻微、无特异性，容易被忽视，仅在体检时发现肝大或肝功能异常。典型的慢性病毒性肝炎一般最常见症状为体倦乏力与不适、间断性发作、劳累后加重、食欲减退、恶心、右侧胁部疼痛或不适、腹胀痛、失眠、低热、肌肉或关节酸痛等。可无明显异常体征。典型患者体检可见面部晦暗、巩膜黄染、蜘蛛痣及肝掌；肝大、质地中等或充实感，有压痛及叩痛，或伴有脾大。病情严重者可有黄疸加深、腹水、下肢浮肿、出血倾向或意识改变。急性肝炎病程超过半年，或原有乙型、丙型、丁型肝炎或 HBsAg 携带史，本次又因同一病原再次出现肝炎症状、体征及肝功能异常者可以诊断为慢性病毒性肝炎。发病日期不明或虽无肝炎病史，但肝组织病理学检查符合慢性病毒性肝炎，或根据症状、体征、化验及 B 超检查综合分析，亦可作出相应诊断。

（二）中医病机与辨证

慢性病毒性肝炎的病机多为湿热羁留未清，蕴遏肝脾，肝胆失疏，脾胃不健，气滞血瘀，络脉失和。初病以邪实为主，日久邪气留恋，正气渐伤，形成邪实正虚之证。

若情志不遂或暴怒伤肝，则肝失条达，疏泄不利，气机郁结，气阻络痹而发胁痛；气郁日久，血流不畅，瘀血阻塞胁络亦发胁痛；若饮食不节，脾失健运，水湿内停，气机不利，郁而化热，湿热蕴结，肝胆疏泄失常发为胁痛；若久病体虚，劳欲过度，精血亏损，肝阴不足，络脉失养也可发生胁痛。若肝失疏泄，气机阻滞，日久血瘀，脉络阻塞，结于胁下或脾失健运，痰湿凝聚，与瘀血互结于胁下而成癥积。正气的盛衰不仅关系到癥积的形成，而且与其病机演变亦有密切的关系，正气充盛，气血通达，则瘀滞之患随之而散，病可自愈；正气愈虚，则气血运行愈为迟缓，而病趋日甚。

本病常因七情、饮食、酒色、劳累等诱因而反复发作。病邪有湿、热、郁、瘀、痰。病位以肝、胆、脾、胃为主。病性为邪实正虚，邪实可有湿热、水湿、血瘀、痰浊、邪毒。病变常由实转虚或因虚致实，而且常因湿热毒邪留恋不去，引起病情波动。病久入络，络脉瘀滞，以致癥积内踞。

（三）非药物疗法

1. 针灸疗法

（1）毫针疗法　主穴取外关、合谷、阳陵泉、足三里、阴陵泉、中封。若湿热熏蒸加大椎、太冲；湿浊壅滞加胆俞、脾俞；毒热蕴郁加劳宫、涌泉、十二井穴；瘀热发黄加血海、期门、章门；寒湿凝滞加三阴交、脾俞。肝区疼痛加期门、丘墟、阳陵泉强刺激。用提插补泻法，先泻后补，每次留针30分钟，每日1次，2周为1个疗程。

（2）耳针疗法　取肝、胃、脾、胆、神门穴。食欲不振加胰；肝区疼痛加皮质下；转氨酶高加耳尖、肝阳。针刺或丸压治疗，10日为1个疗程，针刺者每日1次，丸压者5天换1次。

（3）水针疗法　取足三里、阳陵泉穴，每穴注入0.5~1ml蒸馏水，两穴交替使用，隔日1次，10次为1个疗程。

（4）激光针疗法　取肝俞、胆俞、至阳、足三里、期门等穴，采用氦-氖激光仪照射，功率为80mW，工作电流4.5~6.5mA，每次选3~4穴，每次照射5分钟，每日1次，左右穴交替使用，20次为1个疗程。

（5）电针疗法　取内关、足三里、脾

俞、肝俞、期门、至阳、阳陵泉穴。可选用普通电针仪，输出端接在针柄上，调整适当的电流量和频率，每日或隔日1次，每次20分钟，10次为1个疗程。

2. 饮食疗法

（1）茅根赤豆粥　鲜茅根200g洗净，加水适量，煎煮30分钟后，捞去药渣，将赤小豆和大米各50g加入同煮成粥。一日内分顿服用。本品具有清热利湿的作用。

（2）田基黄煲鸡蛋　田基黄50g，鸡蛋2个，加清水适量同煮，蛋熟后去壳再煮片刻，饮汤吃蛋，每日1次，连服7日。本品有清热利湿、消肿解毒的作用。

（3）山药龙眼炖甲鱼　山药30g，龙眼肉20g，甲鱼1只。先将甲鱼宰杀，洗净去杂肠，连甲带肉加适量水，与山药、龙眼肉清炖至烂熟，吃肉喝汤。本品具有益肾养阴、健脾补血的作用，适用于阴虚脾虚型慢性肝炎。

（4）饮食宜忌　日常饮食以高热量、高蛋白、高维生素、低脂肪、易于消化的食物为宜。增加热量的主食，如软饭、药粥、面条；补充蛋白质类的副食，如鸭、鸡、蛋类、牛奶、瘦肉、猪肝等；富含维生素的食物，如新鲜蔬菜、水果等。有腹水时要少吃盐。忌食油腻、生冷食物，禁止饮酒。

3. 贴敷疗法

补肝膏　鳖甲10g，党参、生地黄、熟地黄、枸杞子、五味子、当归、山茱萸各64g，黄芪、白术、白芍、川芎、醋香附、山药、酸枣仁、五灵脂各32g，柴胡、牡丹皮、栀子、龙胆草、瓜蒌、黄芩、茯苓、川木通、羌活、防风、泽泻、甘草各22g，连翘、续断、吴茱萸、陈皮、法半夏、红花各12g，薄荷、肉桂各6g，乌梅5个。用麻油熬，黄丹收，加牛胶搅。膏贴痛处，对慢性肝炎胁肋隐痛有一定的作用。

九、胆汁性肝硬化

胆汁性肝硬化是由于长期肝外胆管梗阻或肝内胆汁瘀滞所引起的慢性进行性肝病。本病病程长，多为缓慢进行性，逐渐恶化，但进展速度很不一致。主要表现为慢性梗阻性黄疸、腹胀、腹水和肝脾大，晚期可并发门静脉高压和肝细胞功能衰竭。肝硬化可能潜伏数年，在早期，功能代偿充分及病情稳定情况下，临床表现不明显，症状也缺乏特异性。一般根据临床表现将肝硬化分为功能代偿期和功能失代偿期。本病治疗较为困难，西医目前多用对症和支持疗法，预后不良，患者多因肝功能衰竭、上消化道出血及继发感染而死亡。

（一）临床表现及诊断

本病多见于30~50岁男性患者，有长期肝外胆管阻塞或肝内胆汁淤积等病史。肝功能代偿期的临床症状较轻或无，体征也不明显，仅有消化不良、恶心、呕吐、右上腹痛及大便不规则等表现。在肝功能失代偿期常有身体消瘦、倦怠乏力、食欲不振、腹胀便溏、胁肋疼痛等。早期肝脏呈轻度或中度增大，晚期肝脏多缩小，质地坚硬，表面呈颗粒状或结节状。脾脏多增大，质地坚硬，常伴有脾功能亢进，食管下段和胃底静脉曲张，胸腹壁浅静脉曲张。可见蜘蛛痣、肝掌、面部毛细血管扩张，有不同程度的腹水，或黄疸。实验室检查示血浆白蛋白降低、球蛋白升高，γ球蛋白比值显著升高。脾功能亢进时可见红细胞、白细胞和血小板减少。肝性脑病患者常有血氨增高。超声、CT、放射性核素扫描等检查均对本病的诊断有重要的意义。

（二）中医病机与辨证

本病属于中医学"鼓胀""黄疸""癥积"等范畴，病因多为酒食不节、情志所伤、劳欲过度以及黄疸、积聚失治误治。在本病病机中，关键问题为肝、脾、肾功能失调。由于肝气郁结，气滞血瘀，脉络瘀阻，日积月累，气血凝滞而成癥积；肝病及脾，脾伤则运化失司，水谷不化精微而致水湿停聚，水停于腹则形成腹水；病久及肾，肾之精气必然衰竭，因而肾阳不足，膀胱气化不利，命门火衰，进一步导致脾阳更虚，水湿停留更甚，致腹水加重。肝病及肾，肾阴不足，肝肾阴虚而使病势日益深重。在本病发展过程中，气滞、血瘀、水停互为因果。总之，本病的病理性质是虚实夹杂。

（三）非药物疗法

1.针灸疗法

（1）毫针疗法　早期肝硬化表现为肝脾不和或肝郁脾虚者取中脘、期门、内关、足三里、章门、脾俞、阳陵泉，以疏肝理气、健脾和胃。肝硬化伴明显腹水者宜取水分、气海、三焦俞、足三里、三阴交，偏实证者加肺俞、大杼、合谷，用泻法；偏虚者加脾俞、肾俞，用补法。肝硬化伴有黄疸者或肝功能损害较重者，取胆俞、阳陵泉、中脘、内庭、足三里、太冲，偏实证加阴陵泉，以泻湿热为主；偏虚者加三阴交，以补脾胃为主。肝硬化发展到肝昏迷者，治以豁痰开窍或清热醒脑为主，取水沟、少商、神门、丰隆、隐白，偏实证用泻法，虚实相兼则用平补平泻法。

（2）耳针疗法　取肝、胆、脾、胃、神门、肝阳、耳尖等。针刺双耳穴，每次选用4~6穴。中度刺激，每日1次，留针10~20分钟，10次为1个疗程。亦可用王不留行籽贴压治疗，双耳交替，每周2次，5次为1个疗程。

（3）激光针疗法　取肝俞、足三里、期门、至阳、胆俞、阳陵泉。用氦–氖激光照射，功率为80mW，工作电流为4.5~6mA。

每次选3~4穴，每次照射5分钟，每日1次，左右交替使用，20次为1个疗程。

（4）电针疗法　取三阴交、阳陵泉、期门、足三里等穴。用普通电针仪，电量因人而异，刺激1~3分钟。

2.饮食疗法

（1）鲤鱼赤豆汤　鲤鱼1条，陈皮10g，赤小豆100g。鲤鱼洗净去鳞，加陈皮、赤小豆共煮，以熟为度，可加适量白糖，吃肉喝汤。本品具有利水消肿、健脾和胃的功效，对肝硬化腹水患者有益。

（2）山药龙眼炖甲鱼　山药30g，龙眼肉20g，甲鱼1只。先将甲鱼宰杀，洗净去杂肠，连甲带肉加适量水，与山药、龙眼肉清炖，至烂熟为度，吃肉喝汤。本品具有滋阴清热、散结消癥、益肾健脾的作用，对阴虚低热、肝脾肿大的肝硬化患者有效。

（3）陈香橼散　陈香橼连瓤1枚，大胡桃2枚，砂仁（去壳）6g，焙干研为细末，每服3g。

（4）山药扁豆粥　山药50g，扁豆50g，白米50g。上述三物加水如常法煮粥。

（5）四米粥　高粱米、稻米、黄米、白米各20g。先煮高粱米三沸后去渣，以汁将其余三种米同煮为粥。

（6）鲫鱼黑豆粥　鲫鱼肉200g，青粱米、橘皮末相合煮粥，另将黑豆煮熟，调匀入粥，加少许盐，分次服用。

（7）黄芪冬瓜汤　黄芪30g，冬瓜250g，煮汤分3次服下。本品有益气利水消肿的作用。

（8）田七末藕汁炖鸡蛋　田七末3g，藕汁30ml，新鲜鸡蛋1个。将鸡蛋去壳，打入碗中，加入藕汁及田七末，拌匀，可加少量冰糖。本品具有活血化瘀止痛的功效。

十、慢性胰腺炎

慢性胰腺炎是由各种原因导致的胰腺

局部或弥漫性的慢性进展性炎症性疾病。临床上有慢性复发性胰腺炎和慢性无痛性胰腺炎。本病主要表现为腹痛、腹泻、慢性消化不良等，易被误诊为慢性胃炎、消化不良、慢性胃肠功能紊乱等。本病的病因与酒精中毒、胆道系统疾病、肝脏疾病、内分泌障碍、免疫功能异常有关。慢性胰腺炎的病理特点是胰腺实质发生硬化和萎缩性病变。目前，由于西医对慢性胰腺炎尚缺少针对性强的治疗方法，因此临床上可采用非药物疗法来观察治疗，大部分患者的临床症状可以得到缓解。

（一）临床表现及诊断

大部分患者表现为上腹部疼痛，可放射到左腰脊或左肩部，少数患者无疼痛。患者消化及吸收功能不良，可表现有食欲减退、食后腹胀、胃胀、嗳气、厌食油腻、脂肪泻等。体征表现为上腹部压痛、消瘦等。急性发作期时，血、尿淀粉酶可升高，血糖、糖耐量异常。胰腺超声扫描可见胰腺钙化、胰管结石、胰管扩张、胰腺局限性或弥漫性增大或萎缩。胰管造影可见胰管扭曲、扩张和狭窄。本病应与消化性溃疡、慢性胃炎、胆道疾病、胃肠神经官能症和胰腺癌等疾病鉴别。

（二）中医病机与辨证

本病属于中医学"腹痛""胁痛"等范畴。饮食不节、情志失调等导致气机郁滞，脉络痹阻，经脉失养而引起腹痛；肝失疏泄，气血瘀滞，可导致胁痛；饮食所伤，脾失运化，脾虚湿阻而出现腹泻。本病急性发作期以邪实为主，常以肝气郁结、脾胃湿热、饮食积滞、气滞血瘀等多见。缓解期则主要为本虚标实，在本虚的基础上有湿滞、气郁、湿热或食积瘀血等实邪。临床上因急性发作期与缓解期交替出现，病情多错综复杂。

（三）非药物疗法

1.针灸疗法

（1）毫针疗法　取足三里、下巨虚、内关、中脘、胰腺穴、阳陵泉、阴陵泉、梁门、地机、脾俞、胃俞、胆俞等穴，或酌情选取公孙、神阙、天枢、合谷、章门、气海、内庭、期门、血海、膈俞、太冲、膻中等穴，以增强疗效。食滞伤胃者加下脘、天枢；肝气郁结者加阳陵泉；肝胃湿热者加合谷、内庭；瘀血内停者加膈俞、三阴交、公孙；虚证配关元、气海。呕吐者取内关、天突、足三里，中强刺激，留针30分钟。

（2）耳针疗法　以脾、胃、神门、交感为主穴，配合肝、腹、内分泌穴。每次选3~5穴，中等强度刺激，留针20分钟，每日1次，两耳交替针刺，10次为1个疗程。也可采用王不留行籽贴压，随时按压刺激。

（3）电针疗法　取中脘、内关、足三里、天枢穴，用普通电针仪分几路输出，分别夹在针柄上，调到适当的频率和强度，行针20分钟。每日或隔日1次，10次为1个疗程。

（4）梅花针疗法　胸部、腰部、第5~12胸椎、腹部、中脘、足三里等。根据病情选择部位，中度刺激，每日1次。

2.饮食疗法

（1）槟榔粥　槟榔10g，粳米30g。先用槟榔片煎汁，去渣，加入粳米，煮稀粥，每日空腹服1次。本品具有消食导滞、行气除胀的功效。

（2）萝卜饼　白萝卜250g，面粉250g，猪瘦肉100g，姜、葱、食盐适量。猪肉剁细，萝卜切丝炒至五成熟，加入适量姜、葱、食盐，共调和为馅。面粉为皮，制成夹心小饼，放入油锅中烙熟，空腹食用。本品具有消食健胃、行气化痰的作用。

（3）梅橘汤　梅花6g，橘饼2个。上物

共煮汤食用。本品具有疏肝行气、理脾和胃的功效。

（4）玫瑰花茶　玫瑰花洗净阴干，每次取 3~6g，沸水冲泡，代茶频饮。玫瑰花香气最浓，清而不浊，和而不猛，柔肝醒胃，流通气血，适用于肝胃气滞的胰腺炎患者。

3. 推拿疗法

患者取仰卧位，医者双手拇指伸开，余指并拢屈曲呈半圆形，双拇指相对分别用左、右尺侧小鱼际及掌根部着力于腹部正中，掌内侧稍悬拱起，双手并合呈半圆形，顺时针旋转推揉渐扩大范围，如同狮子滚绣球之势。操作时避免挤压，不宜忽快忽慢或暴力操作。该法具有调和气血、解郁行滞、健脾和胃、活血化瘀的作用。

也可以采用双点章门法。患者取仰卧位，医者于患者上腹部推运后，双手拇指伸直，将力置于指端，余指屈曲，将拇指分别置于左、右章门同时对点，点而按之，按而合之。此法主要在腹部按摩法中作为收式或结束手法时应用。

4. 贴敷疗法

（1）六合丹　生大黄、黄柏、白及、乌梅、薄荷、白芷、木炭粉、陈小粉（陈小麦粉，可用淀粉炒焦存性代用）、乌金散，打碎再配以蜂蜜调和外敷左上腹，发病后 2 日左右开始，8~10 小时更换 1 次，持续到症状消失。六合丹具有软坚散结、清热解毒、消肿止痛之效，可用于慢性胰腺炎见腹痛、腹胀、腹部包块等症患者。

（2）双柏散　大黄、黄柏、侧柏叶、蒲公英、泽兰等药物，打细粉，用金银花水或水蜜调和，根据疼痛面积用 50~150g 外敷左上腹或局部炎性包块处，每日 1~2 次。双柏散具有活血祛瘀、清热凉血、行气止痛之效，适用于慢性胰腺炎见腹痛患者。

5. 拔罐疗法

取膀胱经及支沟、膈俞穴，沿背部第9~12 胸椎的膀胱经第一侧线两侧循行叩刺，然后在肝俞、膈俞拔罐，40 分钟后起罐。

十一、慢性萎缩性胃炎

慢性胃炎是胃黏膜上皮遭到多种致病因子的长期反复侵袭，发生持续性慢性炎症性病变，由于胃黏膜的再生改造，最后导致固有的腺体萎缩，并可伴有肠上皮化生及异型增生或非典型增生的癌前组织学病变。慢性萎缩性胃炎占慢性胃炎的 10%~32%。本病的病理表现特点为胃腺体萎缩、黏膜变薄、黏膜肌层增厚及伴有肠上皮化生或非典型增生。目前，慢性萎缩性胃炎的病因尚未十分明确。除了饮酒、吸烟、药物、鼻咽部慢性炎症、胃酸缺乏、内分泌功能障碍、中枢神经功能失调，近些年还发现 Hp 感染、十二指肠液反流和免疫因素在本病发病中有重要的作用。虽然近年来对萎缩性胃炎的研究取得一定进展，但西医学对本病尚缺乏有效的疗法和药物。

（一）临床表现及诊断

临床表现可见上腹部胀满，食欲不振，消化不良，嗳气时作，胃部疼痛，有时伴有贫血、消瘦、出血等症状或体征。一般临床症状的严重性即轻重程度与病理变化的轻重程度之间无明显的密切关系，而与病变的活动性和胃运动功能、泌酸功能有关。萎缩性胃炎的胃镜表现主要是黏膜色泽灰暗或黄灰色，血管走行透见，如伴有腺窝增生或上皮化生病变，则黏膜增厚、粗糙，呈颗粒或结节僵硬感。胃黏膜活组织检查是诊断萎缩性胃炎最可靠的方法，其表现是以胃黏膜固有腺体萎缩为其突出病变，常伴有肠上皮化生及炎性反应。本病患者的泌酸功能常随胃腺体萎缩、肠上皮化生程度的加重而降低，胃蛋白酶原测定也下降。胃体部萎缩性胃炎的壁细胞抗体阳性，胃窦部萎缩性胃炎患者血清中存在胃泌素细胞抗体。

（二）中医病机与辨证

本病属于中医学"胃痞""痞满"等范畴。中医学认为饮食不节和脾胃虚弱是慢性胃炎的主要病因；而情志所伤、劳逸过度、六淫邪气所侵则是其重要的发病因素；脏腑传变和瘀血阻滞是病变不愈的内因。饮食不节，损伤脾胃，化湿生热，导致脾胃运化失常，久治不愈，必成慢性病变。脾胃虚弱会导致胃黏膜屏障受损，胃运动功能障碍或内分泌功能紊乱，发生慢性胃炎。恼怒伤肝，忧思伤脾，伤肝则肝气郁滞，伤脾则脾胃虚弱，肝脾不和，胃肠内分泌功能失常而致本病。劳逸过度，脾胃气虚，气虚无力推动血液运行而致气滞血瘀，胃腑失于营血精微的濡养，久则枯萎，蕴成本病。本病初期肝胃不和，脾失健运，以致湿盛困脾，或湿蕴化热伤阴，或日久脾阳受损。本病后期则为中气虚损、气血瘀滞的气虚血瘀之证。

（三）非药物疗法

1. 针灸疗法

（1）毫针疗法　针刺治疗有助于改善慢性萎缩性胃炎的临床症状，可减轻胃脘痛、胀满、嗳气、反酸、纳呆等症状。各证型均可配合应用，尤其适用于胃动力障碍引起的疼痛或胀满，或寒性、急性胃痛。主穴取足三里、中脘、胃俞、脾俞、内关。肝胃不和加肝俞、太冲、期门；中焦郁热加天枢、丰隆；脾胃虚弱加脾俞、梁丘、气海；胃阴不足加三阴交；脾胃虚寒可用灸法，选取上脘、中脘、下脘、足三里；气滞血瘀加太冲、曲池、合谷；气虚血瘀加血海、膈俞等；兼有恶心、呕吐、嗳气者加上脘、膈俞。

（2）耳针疗法　选胃、神门、皮质下、内分泌、脾、交感等穴。按耳针常规方法操作，留针20分钟，左右耳交替使用。每周3次，10次为1个疗程。

（3）梅花针疗法　取第6~12胸椎两侧、上腹部、中脘、足三里等处，中度刺激至皮肤潮红即可，隔日1次，10次为1个疗程。

（4）电针疗法　选用中脘、下脘、天枢、足三里、公孙等穴，用普通电针仪的输出端接在针柄上，用中等强度刺激20分钟，隔日1次，7次为1个疗程。

（5）皮内针疗法　取中脘、梁门、足三里、内关、阳陵泉、支沟、气海、百会、脾俞、胃俞、关元、天枢、丰隆等穴。常规消毒，皮内针所取穴位进针，沿皮刺入，胶布固定，根据辨证行补泻手法，埋针3~5日为1个疗程。

（6）艾灸疗法　选关元、中脘、足三里、天枢、气海、内关等穴。按艾灸疗法操作，每次选3~5穴，每穴每次施灸15分钟，每日或隔日1次，10次为1个疗程。

2. 推拿疗法

患者取仰卧位，医师沉肩、垂肘、悬腕，以左手掌根、大鱼际侧及其余四指指腹，自鸠尾、巨阙至幽门、期门，推而运之为推脾，交至右手，以掌根、鱼际、除拇指外其余四指指腹在胃脘部运而抹之为运胃，也就是说左手推脾而右手运胃。手法要着力深沉，均匀和缓，推而不滞，运而不浮，交接准确，配合密切。操作时切勿挤压叩按。本法具有调和胃气、消胀止痛、消食利水等功效。

3. 饮食疗法

慢性萎缩性胃炎患者宜进软而易消化的食物，一般均忌生冷、烟酒刺激。

（1）砂仁肚条　砂仁10g，猪肚500g，花椒、胡椒末、葱白、生姜适量。按烹饪烧菜的方法制作食用。本品具有温中祛寒、行气和中、化湿醒脾的作用。

（2）姜橘椒鱼羹　生姜10g，橘皮10g，胡椒 3g，鲫鱼 1 条。鲫鱼去鳞、腮、内脏，生姜、橘皮、胡椒用纱布包扎后，塞入鱼腹内，加水适量，小火煨熟，加食盐少许，空腹喝汤吃鱼。本品具有温中散寒、补脾开胃的功效。

（3）茯苓苡仁粥　薏苡仁 60g，茯苓粉 15g，加水适量，煮粥食用。本品有健脾止泻、除湿消胀的功效。

（4）白扁豆粥　白扁豆 60g，藿香叶 60g，二者晒干研粉，混合。每日服 20g，姜汤送下。本品有健脾化湿、行气和中的功效。

十二、溃疡性结肠炎

本病是一种原因不明的慢性炎症性肠道病变，主要累及直肠和乙状结肠，也可侵及结肠其他部分。临床症状以腹痛、腹泻、黏液血便或里急后重为主。急性病例可有全身症状，并常伴有肠道外疾病如肝损害、关节炎、皮肤损害、心肌病变、口腔溃疡等。本病可发生于任何年龄，但以 20~40 岁为多见，男女发病率差别不明显。目前认为本病的发生与精神紧张、免疫异常、遗传因素、食物过敏及非特异性感染等因素有关。溃疡性结肠炎的病理过程早期仅有黏膜层弥漫性炎性改变，可见水肿、充血及灶性出血，肠腺底部有微小隐窝脓肿，融合后可产生浅小溃疡。本病目前仍缺乏根治措施，疾病反复性大，并发症多，重症患者死亡率高，病程超过 20 年的患者发生结肠癌的风险较正常人增高 10~15 倍。迄今仍为治疗难点。

（一）临床表现及诊断

多数病例起病缓慢，主要症状有持续性反复发作的黏液脓血便，伴有腹痛、腹泻、发热等表现。活动性重度炎症患者，可伴有发热、心率加速、消瘦、营养不良等全身症状和电解质失调。重复粪便检查无病原体，可排除其他病因所致结肠炎。本病可分为轻型、重型、暴发型三型。临床最多见的为轻型，病变局限在直肠或乙状结肠，起病缓慢，腹痛轻，不伴有全身症状；重型者则病变广泛或全结肠受累，腹泻或黏液血便较多，腹痛较重，伴有发热，可见轻度贫血、红细胞沉降率增快、低蛋白血症、消瘦等；暴发型病例可伴有中毒性巨结肠症。内镜检查提示直肠或结肠黏膜充血水肿，有颗粒状隆起，质脆易出血，可见多发性糜烂、溃疡、假息肉形成等。黏膜活检呈炎症性反应，常见隐窝脓肿、腺体排列异常及上皮变化。

（二）中医病机与辨证

本病属于中医学"痢疾""泄泻"范畴。由于感受暑热寒湿，或内伤饮食生冷，脾胃受伤，运化失常，湿浊下注大肠，湿浊蕴结，胃肠腑气不利，气血凝滞，血瘀夹湿夹热伤及肠络出血，壅而为脓，临床多表现为腹泻、便黏液脓血、里急后重，故被认为属"痢疾"范畴。若由于脾虚不能化湿，情志失调，肝气郁结，肝木克伐脾胃，脾失健运，湿从内生，多表现为大便溏薄，粪黏质烂，腹痛，故被认为属"泄泻"范畴。病症反复，持续日久，脾病及肾，阴损及阳，或气病累血，经病入络，病势发展而正愈虚邪愈盛，属于难治之证。临床辨证宜分别轻重主次、虚实标本。

（三）非药物疗法

1. 针灸疗法

（1）毫针疗法、艾灸疗法

治则：大肠湿热、肝郁脾虚、血瘀肠络者行气化滞、通调腑气，只针不灸，用泻法；脾胃气虚、脾肾阳虚、阴血亏虚者健脾益肾、滋阴养血，针灸并用，用虚补实泻法。

以大肠的俞、募、下合穴为主。如神

阙、天枢、大肠俞、上巨虚、三阴交。大肠湿热加合谷、下巨虚清利湿热；脾胃气虚加中脘、脾俞、足三里健脾和胃；脾肾阳虚加脾俞、肾俞、命门、关元健脾益气、温肾固本；肝郁脾虚加期门、太冲、脾俞、足三里疏肝健脾；阴血亏虚加脾俞、血海滋阴养血；血瘀肠络加血海、足三里行气活血。

诸穴均常规针刺；神阙穴可用隔盐灸或隔姜灸；脾胃气虚可施隔姜灸、温和灸或温针灸；脾肾阳虚可用隔附子饼灸。根据临床具体情况，也可选用多功能艾灸仪治疗。

（2）耳针疗法　大肠、小肠、脾、胃、皮质下及肾，每次选 3~5 穴，中度刺激，隔日 1 次，留针 30 分钟，10 次为 1 个疗程。

（3）鼻针疗法　取大肠、小肠、脾、胃穴。常规消毒后，用 30~32 号 0.5 寸针快速刺入，留针 30 分钟。

（4）三棱针疗法　采用三棱针在足三里、厉兑、公孙、内庭穴点刺出血数滴。也可在大肠俞、小肠俞、脾俞、天枢点刺放血。

（5）电针疗法　取内关、上巨虚、足三里、脾俞、大肠俞、下巨虚等穴。针刺得气后，再将输出端接在针柄上，调整适当的电流量和频率，每日或隔日 1 次，每次 20 分钟，10 次为 1 个疗程。

（6）梅花针疗法　以胸背、腰腹部、下腹部为主，配合足三里、内关、上巨虚、下巨虚等穴。每日或隔日 1 次，10 次为 1 个疗程。

（7）皮内针疗法　取秩边、天枢、水道、丰隆、足三里、支沟、曲池、气海、大赫、三阴交、长强、百会、脾俞、胃俞等穴。常规消毒，皮内针在所用穴位进针，沿皮刺入，胶布固定，根据辨证行补泻手法，埋针 3~5 日为 1 个疗程。

（8）隔药灸疗法　适用于脾胃虚弱患者。操作方法：取天枢（双）、气海、关元等穴，患者取仰卧位将药饼（配方：附子 10g，肉桂 2g，丹参 3g，红花 3g，木香 2g。每只药饼含药粉 2.5g，加黄酒 3ml 调拌成厚糊状，用药饼模具按压成直径 2.3cm、厚度 0.5cm）放在待灸穴位，点燃艾段上部后置药饼上施灸。

2. 推拿疗法

患者取坐位，医者以双手拇指点按大肠俞、脾俞以调理脾胃。然后让患者仰卧位，医者于患者腹部用双手充分施以推、揉、运、摩等手法后，以三指（食指、中指、环指）分别对准上、中、下三脘点而戳之，再以其余四指分别对准四门（幽门、章门、期门、梁门）点而开之。此为点三脘开四门手法。医者用双手在患者腹部充分按摩后，用拇指指腹或掌心在神阙穴施用旋揉，左旋揉为补，右旋揉为泻。以此健运脾阳、和胃理肠。

3. 饮食疗法

（1）马齿苋绿豆汤　新鲜马齿苋 120g，绿豆 60g，煎汤服食，每日 1~2 次，连服 3 日。本品具有清利湿热、解毒消肿的功效，对急性期患者尤为适宜。

（2）山药粥　鲜山药 120g，粳米 60g，同煮为粥，早晚食之。本品具有健脾祛湿、滋肾固精的功效，慢性反复发作者宜经常服用。

（3）白术猪肚粥　白术 30g，猪肚 1 个，槟榔 10g，生姜 2g，粳米 60g。洗净猪肚，切成小块，同白术等共煮，至猪肚炖熟，取汁，以汤入粳米煮粥。以麻油、酱油拌猪肚，佐餐药粥。本品具有健脾益气、消食止泻的作用。

（4）石榴皮蜜膏　鲜石榴皮 500g，切碎，用砂锅煎煮取汁 2 次，文火浓缩至黏稠时，加蜂蜜 150ml，搅匀至沸停火，冷后装瓶。每服 10ml，开水冲服，每日 3 次。本品能涩肠止泻止血，多用于久泻、久痢。

4. 贴敷疗法

（1）脓血便者　取黄连、吴茱萸、木香适量分别研末，混合均匀，装入布袋或取适量醋调后，外敷脐部，纱布固定。每次2~3日。

（2）伴有腹痛者

①热证：取五倍子、黄柏、吴茱萸适量分别研末，混合均匀，装入布袋或取适量醋调后，外敷脐部，纱布固定。每次1~2日。

②寒证：取丁香、肉桂、吴茱萸适量分别研末，混合均匀，装入布袋或取适量醋调后，外敷脐部，纱布固定。每次1~2日。

十三、慢性肾小球肾炎

慢性肾小球肾炎，简称慢性肾炎，是内科常见病、多发病，是由多种病因引起，通过不同的发病机制、具有不同病理改变、原发于肾小球的一组疾病。其临床特点为病程长，多为缓慢进行性。本病可以发生于不同年龄，以青壮年为多见。少数急性肾炎可以发展成慢性肾炎，但大多数慢性肾炎并非急性肾炎转变而来，而是由不同病因的原发性肾小球疾病发展而来。临床表现多种多样，有的无明显症状，有的可出现明显水肿，尿液检查异常，如蛋白尿、血尿及管型尿，或高血压等症状，有的甚至出现尿毒症才被发现。本病预后较差，因此应早期诊断，积极治疗。

（一）临床表现及诊断

慢性肾炎的起病方式很不一样，故临床表现也不同，常见的症状有水肿、血尿、高血压，以及全身乏力、头晕、头痛、腰酸腰痛、食欲不振、面色苍白等，严重时可出现恶心、呕吐、腹泻，甚至消化道出血等。多数患者为轻度水肿，眼睑水肿及踝部指凹性水肿，但高血压日久引起心力衰竭时，则水肿明显。高血压是本病很常见的体征之一。

一般来说，血压高意味着病情较重。尿液检查发现蛋白尿、血尿、管型尿，也可出现贫血、电解质紊乱、酸中毒等。本病应与肾病综合征、慢性肾盂肾炎、原发性高血压继发肾损害等相鉴别。

（二）中医病机与辨证

本病属于中医学"水肿""腰痛"等范畴。慢性肾炎的水肿多属于阴水范畴，但本病急性发作期则属阳水实证，多由于风邪外袭，肺的治节肃降失司，或肝气失于条达，三焦气机壅滞，决渎无权而致水湿内停。脾气虚弱则升降失司，不能升清降浊，则清气下陷，精微下注；肾虚精关不固，精气失于封藏而泄，则导致蛋白尿。肾性高血压肝肾阴虚而肝阳上亢者居多，也有气阴两虚而肝阳上亢者。久病伤阴，或劳伤阴亏，或肝郁化火，或相火妄动，真阴亏损，虚火内燃，灼伤血络，迫血妄行，从而血随尿出。脾气不足，脾不统血，气不摄血，以致血不归经而出血。总之，本病属本虚标实之证，本虚有肺、脾、肾三脏的亏虚，标实是指外感、水湿、湿热、瘀血等。病变因实致虚，由虚致实，虚实夹杂，以致病情错综复杂。

（三）非药物疗法

1. 针灸疗法

（1）毫针疗法　本病证属阳水者取阴陵泉、列缺、委阳、合谷、偏历；阴水者取脾俞、肾俞、水气、关元、复溜、足三里。面部水肿配合水沟，足跗水肿配足临泣、商丘。慢性肾炎为虚证者取脾俞、三阴交、大肠俞、小肠俞。脾虚者加中脘、水分、足三里、阴陵泉、公孙、三焦俞；肾虚者加命门、膀胱俞、关元、阴谷、气海；纳差者加中脘、天枢、胃俞。

（2）耳针疗法　取穴脾、肺、肾、三焦、膀胱、皮质下、腹，每次3~4穴，毫针中度刺激，也可埋针或王不留行籽贴压。

（3）头针疗法 选取双侧晕听区，每日1次，10次为1个疗程。

（4）电针疗法 取双侧维道，沿皮刺，针尖向曲骨透刺，约2寸，通电15~20分钟。也可取肾俞、三焦俞，针刺得气后通电5~10分钟，每日1次。

（5）艾灸疗法 取肾俞、脾俞、三焦俞，用艾条温和灸，每次10分钟。

2. 饮食疗法

（1）双耳汤 白木耳、黑木耳各10g，以温水泡发并洗净，加水适量，放碗内后置蒸锅内蒸30分钟。吃木耳喝汤，每日2次。

（2）鲤鱼汤 取鲤鱼1条，去鳞及内脏，放入少许砂仁、生姜、葱，清蒸，每日1次。或在鲤鱼汤中加赤小豆、冬瓜皮煎服。此方对水肿者有效。

（3）冬瓜赤豆汤 冬瓜500g，赤小豆30g，加水适量煮汤，不加盐。食瓜喝汤，每日2次。

（4）玉米须白茅根汤 玉米须、鲜白茅根各50g，水煎代茶，每日3次。本品具有清热利尿、止血消肿的作用。

（5）芝麻核桃散 黑芝麻500g，核桃仁300g，将其共研细末，每次20g，温开水送下。每日3次。本品对有蛋白尿的患者有效。

（6）消蛋白粥 芡实、粳米各30g，白果（去壳）10枚，煮粥，每日1次，10日为1个疗程。本品具有健脾补肾、固涩敛精的作用，对有蛋白尿的患者有效。

（7）柿叶速溶饮 鲜柿叶1000g洗净切碎，后加水浓煎，去渣取汁，加白糖装瓶。每次服20ml，每日3次。本品治疗慢性肾炎蛋白尿患者有效。

（8）芹菜汤 鲜芹菜250g，洗净沸水烫后，切碎捣烂绞汁。每次服20ml，每日2次。本品对有高血压的患者有效。

（9）菊楂决明饮 菊花3g，生山楂片、草决明各15g，放入保温杯中，以沸水冲泡，频频饮用。本品对有高血压患者有效。

（10）荠菜鸡蛋汤 鲜荠菜200g，加水2碗，放砂锅中煮，打入鸡蛋1个，煮熟，加佐料食用。本品有降压止血的作用。

（11）野荠车前汤 野荠菜、鲜车前草各50g，加水500ml，煎后加白糖适量，作茶饮，每日数次。本品有清热利尿、凉血止血的作用。

3. 推拿疗法

患者取俯卧位，以捏法在膀胱经和督脉循行线上施行手法，每一手法多用较轻缓的补法按揉3~5遍。然后做搓腰动作，用两掌根紧按腰部，用力上下擦搓，交替左右搓擦，动作要快而有力，使局部发热。在肾俞、脾俞、气海俞、大肠俞、小肠俞、腰眼、命门等穴位用力揉按，以酸胀为度。仰卧时，在腹部气海、关元穴按揉，以局部发热为度。在血海、足三里等穴按揉，以酸胀为度。

4. 穴位注射疗法

用板蓝根注射液或者鱼腥草注射液1ml，选足三里或肾俞等穴，两侧交替进行穴位注射，每日1次，10次为1个疗程，对减少尿蛋白有一定的疗效。

十四、三叉神经痛

三叉神经痛是一种病因尚未明了的神经科常见疾病。其特点是三叉神经分布区域内出现阵发性、反复发作的剧烈疼痛。本病多发生于40岁以上的中年人或老年人，女性略多于男性，大多数为单侧性，少数为双侧性。三叉神经痛有原发性和继发性两种，前者病因目前尚未完全明了，后者可由小脑桥脑角肿瘤、三叉神经根及半月神经节肿瘤、血管畸形、动脉瘤、多发性硬化症等引起。

（一）临床表现及诊断

本病表现为三叉神经分布区出现阵发性、放射性、电灼样、针刺样、刀割样或撕裂样剧痛，由下向上或由上向下，每次发作十几秒至1~2分钟，突然发作，突然停止。发作时患者常以手掌或手巾紧按病侧面部或用力擦面部，以期减轻疼痛。疼痛可由口舌运动或外来刺激而引起，如说话、吃饭、洗脸、风吹等。发作严重时常伴有面部肌肉的反射性抽搐，口角牵向一侧，并有面部发红、眼结膜充血、流泪、流涎等症状。疼痛发作常有一起始点也称为扳机点。典型三叉神经痛可根据疼痛发作部位、性质、触发点的存在确诊。怀疑继发性三叉神经痛时，首先做神经系统检查，根据需要进行颅骨X线片、头颅CT等检查。

（二）中医病机与辨证

本病属于中医学"偏头风""面痛"范畴。中医学认为三叉神经痛是由于感受风、寒、湿、热之邪，以风邪为主。或由于情志内伤，肝失调达，郁而化火，上扰清窍所致。或由于气血郁滞，阻塞经络而发面痛。临床以肝胆风火和阳明燥热多见。发病主要与肝、胆、脾、胃有关。辨证时要分清肝火、肝风、胃火、寒凝、痰浊与阴虚火旺的不同。

（三）非药物疗法

1.针灸疗法

（1）毫针疗法　主穴取头维、下关、太阳、阳白、四白、翳风、颊车、合谷、列缺、外关。第一支痛加攒竹，第二支痛加迎香，第三支痛加听会、地仓。风寒外侵加风池、风门；风邪化热加大椎、曲池；肝郁化火加太冲、内庭；阴虚火旺加太溪；燥热伤津加三阴交、支沟。实证取泻法，虚证取平补平泻法，留针30~60分钟，隔日1次，10次为1个疗程。

（2）耳针疗法　取神门、心、皮质下、交感、面颊、上额、下额穴。每次取5穴左右，留针20~30分钟，两耳交替针刺，10次为1个疗程。

（3）电针疗法　第一支痛取攒竹、丝竹空、阳白、头维、中渚；第二支痛取迎香、四白、颧髎、上关、角孙、合谷；第三支痛取下关、大迎、颊车、翳风、内庭。每次先取局部3~4穴，远端2~3穴，用连续波或疏密波，每日1次，10日为1个疗程，疗程间休息4天。

（4）芒针疗法　第一支痛以鱼腰透攒竹，阳白透鱼腰为主；第二、三支痛以太阳透下关、下颊车为主。配穴为迎香透下睛明，地仓透颊车，合谷透鱼际、内关、列缺、合谷等。手法以泻法为主。

（5）梅花针疗法　疼痛发作时取后颈部、颏孔、耳垂下、颌下部、肩部、眶上孔、眶下孔、三叉神经分布区。用重叩法，使局部轻微出血。

（6）三棱针疗法　局部消毒后用三棱针点刺出血，取穴分两组，其一为通天、上星、囟会、五处、承光；其二为百会、前顶、头临泣、目窗、正营、承灵。两组穴交替使用，每次取1组，每周2次。若针刺不出血者，可用两手拇指挤压局部出血，每次每穴出血1~5滴，10次为1个疗程。

（7）皮内针疗法　额部痛取攒竹、阳白、头维穴。上颌痛取四白、颧髎、上关、迎香穴。下颌痛取颊车、下关、阳陵泉穴。常规消毒，皮内针在所用穴位进针后，沿皮刺入，胶布固定，行泻法，埋针3~5日为1个疗程。因头面部易出汗，留针时间不宜过长，一般以2~3日为宜。

2.推拿疗法

患者取仰卧位，医者站于患者头顶侧，用一手拇指在患侧面部做揉法数次，然后用拇指在颞部、下颌部、耳后部做摩法数次。拇指按压率谷、太阳、下关、颊车、合谷、后溪以疏通经络、调和气血、活血止痛。再让患者取坐位，医者站其后，用拇指按揉患侧的颈部、痛点部位重点施术。然后用拇指按压风池、肝俞，捏拿肩井，点阳陵泉。

也可采用穴位推拿疗法：在阳白、攒竹、丝竹空、迎香、禾髎、下关、颊车、翳风、风池、合谷、足三里等穴处，施以点揉法，每穴 2 分钟，每日或隔日 1 次。

3. 其他疗法

穴位埋线疗法　取患侧颊车、地仓、下关、翳风。用 9 号注射用针头作套管，28 号长毫针针尖剪平作针芯，取羊肠线 1~1.5cm，穴位处皮肤常规消毒后，将肠线放入 9 号针头内，刺入穴位中，提插得气后，将针上提 2~3 分，再随提随推针芯，将羊肠线推入穴内，然后将针拔出，用消毒纱布覆盖，胶布固定。1 周后可如法再埋 1 次，避开前次进针针孔。

十五、头痛

头痛是临床常见的疾病，一般是指头部上半部自眼眶以上至枕下区之间的疼痛。头痛的原因很多，如颅脑病变、脑血管舒缩功能失调、颅腔邻近组织器官病变、神经官能症等均可引起。临床上常见的有偏头痛、紧张性头痛、血管神经性头痛等。偏头痛是一种发作性头颅部血管舒缩功能不稳定，加上某些体液物质暂时性改变所引起的头痛。紧张性头痛多是由于长期焦虑、紧张及抑郁导致头面肌及颈肌的持久收缩以及头颈部血管收缩和缺血而引起的。血管神经性头痛是颅内外血管神经调节障碍而引起反复发作的一种头痛。

（一）临床表现及诊断

偏头痛表现为头痛呈发作性，或一侧或两侧头部搏动性疼痛，一般不超过 24 小时。多因劳累、情绪因素、环境变化、月经来潮等诱发。青春期女性发病较多。发作时伴有明显的自主神经症状，如心悸、胸闷、血压升高、胃痛。发病前有视觉改变等先兆症状。多数患者有家族遗传史。

紧张性头痛的特点是病程较长，缓慢起病，疼痛呈弥漫性，日夜连续存在，头痛多为前头部、颈枕部、头顶部等处的胀痛、紧缩痛。多因精神紧张引起，常伴有神经官能症症状，如头晕、失眠、记忆力减退。

血管神经性头痛发作前常有突然眼花、闪光、暗点等先兆症状。先是一侧头痛，然后逐渐加重延至顶部。疼痛性质为搏动样痛或刀割样痛。常伴有疼痛侧眼球部充血、颞动脉扩张及搏动、面色潮红、恶心、呕吐等症状。

（二）中医病机与辨证

中医学认为凡六淫之邪外袭，上犯巅顶，阻遏清阳，或内伤诸疾，导致阴阳失调，气血逆乱，瘀阻经络，脑失所养而发生头痛。太阳经头痛多在头后部，下连于项；阳明经头痛多在前额部及眉棱处；少阳经头痛多在头之两侧，并连及耳部；厥阴经头痛多在巅顶部，并连及目系。外感头痛多因起居不慎，感受风寒湿邪，袭于肌表，上犯巅顶，气血受阻而发病，病在肺卫与三阳经。内伤头痛有因肝阳上亢、肝火上冲、食滞痰壅、瘀血阻络、肝气郁滞、肾虚精亏、气虚血少等而发病的。临床见证往往错综复杂，如血虚夹肝阳、肝旺夹痰浊、气虚夹瘀阻、内伤夹外感者，必须分清主次，明辨标本。

（三）非药物疗法

1. 针灸疗法

（1）毫针疗法　主穴：前额痛者，取印堂、上星、阳白、攒竹透鱼腰及丝竹空、合谷、内庭穴；偏侧头痛者，取太阳、丝竹空、角孙、率谷、风池、外关、足临泣穴；颠顶痛者，取百会、通天、太冲、行间、太溪、涌泉穴；后枕痛者，取天柱、风池、后溪、申脉、昆仑穴；全头痛者，取百会、印堂、太阳、头尾、阳白、合谷、风池、外关穴。风寒者，加灸大椎；风热者，加曲池；风湿者，加三阴交；气血亏虚者，加气海、血海、足三里；痰浊阻络者，加丰隆、足三里；瘀血阻络者，加合谷、血海、膈俞；肝阳化风者，取穴同颠顶痛。实证针用泻法，虚证针用补法，气滞血瘀、肝阳上亢可在阿是穴点刺出血。

（2）耳针疗法　头痛应用耳针疗法有较好的效果。常取枕、额、皮质下、神门等穴，针刺前要对耳廓进行严格消毒。对于慢性头痛还可用皮内针或图钉形针刺入穴位，埋3~5日。

（3）梅花针疗法　对内伤或外感头痛均有效。常取太阳、印堂、风池、天柱、攒竹、上星等穴。将针尖及皮肤消毒后，持针进行叩刺，每点叩刺5~8下，具体可视病情增减。每8~10次为1个疗程。

（4）电针疗法　取太阳、率谷、风池及百会穴。针刺后通电针仪，频率控制在200次/分左右，留针30分钟，每日1次，7次为1个疗程，疗程间隔4日。

（5）头针疗法　偏头痛以取感觉区为主，前头痛取对侧或双侧面部感觉区，后头痛取双侧下肢、躯干、头部感觉区。用30号毫针沿皮刺入，行捻转手法，留针30分钟。

（6）三棱针疗法　主穴取太阳、印堂，结合辨证在穴位上点刺放血。

（7）火针疗法　取阿是穴（痛点）。局部用酒精常规消毒，选用细火针，烧红烧透后，对准阿是穴，速刺疾出，不留针。出针后用消毒干棉球重按针孔片刻，每周治疗2次，5次为1个疗程。点刺头部痛点注意速

度宜快，避免烧燃头发。

（8）皮内针疗法　取百会、头维、太阳、阳白、合谷、列缺、足三里、印堂、三阴交、中脘、脾俞、风池、肝俞等穴。常规消毒，每次取头穴2~3个，四肢穴2~3个，皮内针在所用穴位进针后胶布固定，埋针3~5天为1个疗程，以上穴位交替使用，随证补泻。

2.推拿疗法

患者取坐位或卧位，医者以双手中指指腹着力于患者两侧太阳穴，轻而和缓并旋转呈圆形而运动之，反复操作，再以双手拇指吸定于太阳穴正中点轻提，以结束手法。本法将四种手法即一运、二点、三揉、四提合而用之，动作要求准确，可起到和血通脉、疏经活络的作用。

上法结束后，医者以双手拇指指腹分别点运太阳、颊车、耳门、听宫、听会等穴位后，再将双手拇指移回到太阳穴吸定，其余四指伸直后相互交叉。操作时双手密切配合，动作要协调，以理额为主要治疗手段，以指偏峰推理为主，推而移行，沉而不滞。

头部穴位推拿疗法对头痛也有较好的疗效。患者取坐位，医者站在其前面，用推法推印堂，再向上沿着前额、发际至头维、太阳穴，一般往返3~4遍。然后配合按印堂、鱼腰、太阳、百会等穴，并用摩法从印堂起向上循发际至太阳穴，也往返3~4遍。

3.饮食疗法

（1）菊花绿茶汤　菊花5g，绿茶5g，槐花5g。将上述之品放入瓷杯中，以沸水浸泡，密闭浸泡10分钟，频频饮用，每日数次。该品具有清肝、平肝、清利头目的作用，适用于肝阳上亢、肝经有热的头痛患者。

（2）菊花粥　菊花去蒂，晒干研粉，每次用粳米100g煮成粥，粥熟时加菊花粉10g，稍煮即可食用。

十六、脑梗死

脑梗死是指局部脑组织包括神经细胞、胶质细胞和血管因缺血缺氧所致的坏死、软化。脑梗死包括动脉硬化性脑梗死和脑栓塞。由于中医非药物疗法治疗脑梗死和脑栓塞的方法相同，故本文仅对动脉硬化性脑梗死进行论述。动脉硬化性脑梗死是供应脑部的动脉系统的粥样硬化和血栓形成，使动脉管腔狭窄、闭塞，造成脑局部血流中断、缺血软化。临床常表现为偏瘫、失语等局灶性神经功能缺失。本病占急性脑血管病的50%~60%。

（一）临床表现及诊断

本病可能有短暂性脑缺血发作史。发病前数日可有头晕、头痛、一过性失语、言语含糊不清、肢体麻木或无力等前驱症状。颈内动脉系统脑血栓形成主要表现为病变对侧肢体瘫痪或感觉障碍，左侧半球病变常伴失语。大脑中动脉血栓形成表现为偏身感觉障碍、对侧中枢性偏瘫、偏盲。椎-基底动脉系统血栓形成主要表现为眩晕、眼球震颤、复视、同向偏盲、皮层性失明、眼肌麻痹、头痛、吞咽困难、构音障碍等。

本病常伴有高血压、糖尿病等，发病年龄较大，也常伴有脑动脉粥样硬化，多在安静休息时发病。症状多在几小时或较长时间内逐渐加重，呈进展性中风类型。意识常清楚，但偏瘫、失语等局灶性神经功能缺乏症状则比较明显。脑脊液清亮，压力、细胞数量及蛋白量等常正常。脑血管造影对脑梗死的诊断比较可靠，可以显示血管狭窄及闭塞部分。CT、MRI检查提示脑缺血病变的低密度区域。

（二）中医病机与辨证

本病属于中医"中风"范畴。中医学根据其临床表现有否意识障碍，分为中经络、中脏腑两类，即无意识障碍者属中经络范畴，出现意识障碍者属中脏腑范畴。中医学认为本病发病多与忧思恼怒、恣食肥甘、房事所伤、劳逸失当等有关，其病邪主要为风、火、痰、血，病机主要为平素气血亏虚，内虚邪中，肝阳化风，气血逆乱，阻滞脉络，上犯于脑。临床上风、火、痰、血诸邪横窜经络致气血运行受阻，筋脉失于濡养而发生中经络之证；如果肝肾阴虚，肝阳化风，内风旋动，气血俱浮，夹痰夹血冲心犯肺，蒙蔽清窍则发为中脏腑之证。若痰浊瘀血犯脑，邪气内聚则为闭证，邪实伤正，阴阳离决，阳气外散则为脱证。本病部位在头部以及心、肝、肾三脏。本病的病理特性主要为本虚标实，正虚则以肝肾阴虚、心肾不足、络脉空虚为主；邪实则以风痰、风阳、痰浊、瘀血、心火、气逆为多见，尤以风、痰、火为最。临床上病变初期以实为主，随后则正虚邪实，病情复杂。

（三）非药物疗法

1. 针灸疗法

（1）毫针疗法、艾灸疗法

中经络者：取穴以手足阳明经穴为主，辅以太阳、少阳经穴；中脏腑脱证者，以任脉穴为主，用大艾炷施灸治疗；闭证者以水沟、十二井穴为主。

中经络者：上肢取肩髃、臂臑、曲池、外关、合谷、内关等穴；下肢取环跳、承扶、风市、足三里、血海、委中、阳陵泉、太冲等穴。吞咽障碍者，加风池、完骨、天柱、天容；语言不利者，加廉泉、金津、玉液、哑门；手指握固者，加八邪、后溪；足内翻者，加丘墟、照海。

中脏腑者：脱证取关元、足三里穴，施大艾炷隔姜灸，取神阙用隔盐灸；闭证取水沟、十二井、太冲、丰隆、劳宫等穴。

（2）耳针疗法　主要取心、皮质下、脑

干、神门、肝、三焦。失语者加肾；吞咽困难者加口、咽喉、耳迷根。根据不同症选取相应肢体对应穴。中度刺激，每日或隔日1次。

（3）头针疗法　取感觉区、运动区、足运感区、语言区，沿皮刺入0.5~1寸，频频捻针，留针30分钟，每日1次。

（4）电针疗法　取肩髃、肩髎、曲池、合谷、外关、环跳、阳陵泉、足三里、冲阳、昆仑、三阴交等。一般选2~3对穴，得气后接电针仪，用疏密波，每次通电20分钟，每日或隔日1次，10次为1个疗程。

（5）眼针疗法　主穴取上焦区、下焦区。语言障碍加心区；高血压者加肝区。用左手按住眼球，使眼眶皮肤绷紧，用32号5分毫针直刺。一般不用手法，顺眼针经穴分布顺序进针为补，反之为泻。留针5~15分钟，每日1次，10次为1个疗程。注意眼针经区穴位离眼球很近，手法不可过猛，以免发生意外。

（6）皮内针疗法　取哑门、中脘、气海、脾俞、筋缩、次髎、曲池、左阳池、大陵、足三里、阳陵泉等穴。在以上选穴的基础上，语言不清时配廉泉；上肢活动障碍时配肩井、天宗、手三里等；下肢活动障碍时配环跳、风市、悬钟、足三里等；踝关节活动障碍时取丘墟、昆仑、太白；趾关节活动障碍时配大陵等。常规消毒，皮内针在所取穴位进针后，沿皮刺入，胶布固定，根据辨证行补泻手法，埋针3~5日为1个疗程。

2. 推拿疗法

患者取自然平卧位，在偏瘫肢体和背部多用拇指平推法和掌平推法。前者是用拇指的指面接触皮肤，向一定方向推动，推时拇指着力，往回收时拇指指间关节微屈，指背接触皮肤，其他各指配合推压偏瘫肢体；后者是用手掌平伏在皮肤上进行推动，掌推时，一般都是从肢体的远端推向近端。

同时配合穴位推拿法。上肢选用缺盆、肩髃、肩髎、曲池、尺泽、大陵、阳池、阳谷、手三里、合谷等穴。下肢选用环跳、居髎、风市、足三里、阳陵泉、血海、委中、承山、太溪、昆仑、解溪等穴。先用指掐法，或者单指掐压或屈指掐压，无论哪一种，掐压时必须逐渐施劲，使指端掐入，在掐压得气后，持续30秒。也可结合穴位提拿局部，拿的强度以达到产生酸胀感为度。

对于半身不遂的患者，头面及上肢可用指摩手法，将拇指的指面平伏身体某部位摩动，摩动时主要用腕力使手回旋地摆动。在背部及下肢可用掌摩手法，将掌心平伏在身体上进行摩动，频率要慢，按顺时针方向进行摩动。

用掌搓手法治疗半身不遂临床也较常用。双手掌相对地置于被搓肢体的两侧进行搓动，在搓上肢时可取坐位，搓下肢时患者可取半坐位或平卧位。搓动上肢时由肩到肘，再由肘回肩；下肢则由膝到髋，再由髋回膝地反复搓动。最后在半身不遂部位也可用捶击手法，或用握拳捶法或同侧掌捶法。操作时以腕部用劲，动作协调灵活，着力由轻而重，速度由慢而快。对完全无自主运动的半身不遂患者，推拿疗法是十分重要的。医师应指导患者用健侧肢体帮助活动，也可在医师、患者家属的帮助下，做患肢辅助运动，让患者自己对患肢做意识性的用力，逐渐建立主动运动。

3. 体育锻炼

对于恢复期的脑梗死患者，加强功能锻炼，开展体育疗法是很重要的，但应注意早锻炼和勤锻炼。当患肢可以抬举时宜做抓紧上肢拉力和下肢支撑力的锻炼，先练习走路，最后练习手指及脚趾的活动，以恢复患手的握力。患者首先双臂分开上抬，然后自然下落。双臂前平举，翻掌向侧后做游泳划水样动作，反复10次。下肢采用抬腿运动，双腿抬高，然后复原，患肢肌力不够，可用健手辅助上抬。患者取坐位，身体向前，向后摇动。病情有所恢复后，可以做扶桌踏步运动，此时家属应站在旁边保护，以防患者用力不当而摔倒。然后患者练习患手握力、足踝关节、足趾关节的活动。

半身不遂的肢体锻炼要循序渐进，运动量从小到大，逐渐增加，安排好锻炼计划。开始做被动活动，继而做主动活动。先在床上运动，以后离床在室内活动。先由别人搀扶，然后独立活动。在肢体功能恢复过程中要看到各关节恢复的不平衡，尤其是活动不完全的关节，仍需继续加强被动锻炼。通常以锻炼日常生活所必需的动作为先，以后再进行比较精细复杂的活动。

4. 心理疗法

中风偏瘫使几乎所有患者在不同程度上产生消极的心理状态，因此，心理治疗是偏瘫康复不可缺少的方法。首先观察患者的一般心理状态，争取得到家属的配合，耐心向他们讲解应给予患者精神支持的语言、行为等正常规范。同时鼓励患者树立正确对待疾病的态度，对那些不利于养病的思想，应及时给以开导。外界情志的刺激和患者情绪的波动既是中风的诱因又常是复中发生的根由。患者得病后，精神负担很大，为此医护人员和家属要热情、耐心地劝慰患者，打消其悲观失望的情绪，振作精神，充分发挥患者自身战胜疾病的主观能动性。

恢复期患者随着病程的推移，有些人失去信心，如有些失语患者，由于自己的语言不能被人理解而感到苦恼，情绪低落，觉得自己在某些方面与健康人不同，因而心情十分消沉，此时医师应该仔细分析患者的每句话，努力理解他讲话的内容，这可使患者感到心情舒畅，增强其说话的信心和勇气，提高其语言能力。在恢复期患者的锻炼中，见有一点成绩，即应及时给予鼓励。脑梗死患

者的整个病变过程中都贯穿着复杂的心理活动变化，对其各个阶段的病情进行心理疗法是十分重要的。

十七、癫痫

癫痫是一种由多种病因引起的慢性脑部疾病，以脑神经元过度放电导致反复性、发作性和短暂性的中枢神经系统功能失常为特征。癫痫在任何年龄、地区和种族的人群中都有发病，但以儿童和青少年发病率较高。本病可表现为运动、感觉、意识、行为和自主神经功能障碍，临床表现与有关神经元的部位和神经元异常放电扩散的范畴有关。按照癫痫发病原因的不同可将本病分为原发性癫痫和继发性癫痫。前者发病年龄多在儿童，与遗传有关；后者多见于先天性脑部疾病、脑外伤、颅内肿瘤等。

（一）临床表现及诊断

癫痫以反复发作性抽搐、意识障碍、感觉、精神或自主神经功能异常为主症。常在过劳、惊恐、暴饮暴食、感染、过度换气等情况下诱发。癫痫的发作形式较多，常见的为大发作、小发作、局限性发作和精神运动性发作。大发作以意识丧失和全身抽搐为特征，常为先有发作先兆，然后发生强直性肌肉收缩，同时呼吸暂停、两眼上翻、两拳紧握、双足内翻。昏睡期为全身肌肉松弛、心率快、腱反射低，可出现病理反射，意识逐渐转醒。根据典型的发作类型及至少 2 次以上的发作可初步确定为癫痫，再结合脑电图即可确诊。常规脑电图或诱发试验脑电图可见癫痫波型，如出现棘波、尖波、慢波或棘慢波综合等。头颅 CT、MRI 对癫痫的诊断和分类也颇有帮助。

（二）中医病机与辨证

本病属于中医学"痫证"范畴。本病之形成，大多由于七情失调，禀赋不足，脑部

外伤，或病后脏腑失调，痰浊阻滞，气机逆乱，风阳内动所致，尤其与痰邪关系密切。以心脑神机受损为本，脏腑功能失调为标，其脏气不平，阴阳偏盛，心脑所主之神明失用，神机失灵，元神失控是病机的关键所在。其病位在脑，与心、肝、脾、肾关系密切，但主要责之于心、肝。情志失调或大惊大恐，气机逆乱，痰湿内生；用脑过度而伤心血，心血不足则神不守舍；饮食不节、劳累过度则伤脾，脾失健运，聚湿生痰。一旦肝气失于调和，阳升风动，触及积痰，肝风夹痰上扰，阻塞清窍，突然发为痫证。外伤瘀血，阻塞清窍，阳气被郁，或日久化热，灼液生痰，风痰气逆亦可发病。病性多为虚实夹杂之证，风痰上扰、痰火扰神、瘀阻脑络属实，心脾两虚、肝肾阴虚属虚，发作期多实或实中夹虚，休止期多虚或虚中夹实。

（三）非药物疗法

1. 针灸疗法

（1）毫针疗法

①风痰上扰证：取穴以任、督两脉及足少阳胆经、足厥阴肝经经穴为主。主穴取长强、鸠尾、阳陵泉、筋缩、本神、风池、太冲、丰隆、足三里、内关。眩晕者，加合谷、百会。针用泻法。

②痰火扰神证：取穴以任、督两脉和足阳明胃经、足厥阴肝经经穴为主。主穴取长强、鸠尾、阳陵泉、筋缩、丰隆、行间、足三里、通里。发作时，加水沟、颊车、素髎、涌泉、内关，不留针，强刺激；夜间发作，加照海；白昼发作，加申脉。针用泻法。

③瘀阻脑络证：取穴以督脉穴为主。主穴取水沟、上星、太阳、风池、阳陵泉、筋缩、血海、膈俞、内关。头痛者，在局部以梅花针叩刺微出血。

④心脾两虚证：取穴以足太阴脾经、足阳明胃经穴为主。主穴取三阴交、中脘、足三里、心俞、脾俞、内关、阳陵泉、通里。持续昏迷不醒者，加涌泉，针用补法，灸气海、关元。

⑤肝肾阴虚证：取穴以足少阴肾经、足厥阴肝经穴为主。主穴取肝俞、肾俞、三阴交、太溪、通里、鸠尾、阳陵泉、筋缩。神疲面白、久而不复者，为阴经气血俱虚之象，加气海、足三里、百会。针用补法。

（2）耳针疗法　取胃、脑、神门、心、枕、脑点穴。每次选2~3穴，毫针强刺激，留针30分钟，间歇捻针，隔日1次，左、右耳交替。

（3）梅花针疗法　发作期可在指尖放血，重刺后颈、骶部，配合大椎、中脘、足心阳性物。未发作时以调治为主，取脊柱两侧、头部、内关、行间。也可从大杼至三焦俞，督脉从大椎至腰阳关，任脉从中脘至关元，足三里向下至绝骨，委中向下至承山，均用条刺法叩打，以中等强度为宜。

（4）水针疗法　用维生素B_{12}在大椎、脾俞、肾俞、丰隆、孔最、三阴交、足三里穴位注射，每次每穴位0.2~0.3ml，15次为1个疗程，每疗程相隔5日。

（5）针挑针法　在风府至长强脊椎棘突间，用三棱针挑刺出血2~3滴。开始7日1次，缓解期可以15~30日1次。

（6）头皮针疗法　取双侧足运动感觉区配合双侧感觉区，强刺激，留针30分钟，每日1次，10次为1个疗程。

（7）磁针疗法　取风池、太阳穴，昼发加神通，夜发加鸠尾，无发病规律则针内关。每次取3个穴位，针刺得气后，针后充磁针尖处，磁场强度为头部穴0.01~0.04T，躯干及肢体穴0.1T。留针30分钟，每日1次，10次为1个疗程。

（8）电针疗法　取神庭、太阳、风池、内关、足三里、神门、太冲、涌泉穴。每次

2穴，采用疏密波，以中度脉冲电刺激，每次为5~10分钟，隔日1次，5次为1个疗程。电流强度及通电时间应根据病情而定。

（9）皮内针疗法　取涌泉、太冲、人中、内关、足三里、百会、心俞、肝俞、脾俞、肾俞、太阳、风池等穴。常规消毒，根据不同腧穴采用不同针具，皮内针在所用穴位进针后，沿皮刺入，胶布固定，根据辨证行补泻手法，埋针3~5日为1个疗程。癫痫病临床多见，一般急性发作，发作时皮内针不如毫针刺激强。在临床应用于急性发作时，毫针、皮内针根据不同穴位同时采用，能降低疾病的发生率。

2. 推拿疗法

发作时可用拇指指端以重手法按压人中穴，继以轻手法按揉内关、膻中、合谷，并用两手示指指端对称地同时按压在耳垂根下缘的苏醒穴，用力方向为向内上方，以神志清醒为宜。其目的为调节阴阳之气、疏通气血、开窍苏厥。也可采用一指托天法治疗，医师用中指指腹抵于示指第二、第三节背侧辅以示指着力于百会穴，由浅入深，垂直持续地点按1~2分钟，并同时轻按微颤，待患者苏醒后，施用揉拿手三阴法，即医师以一手握患者腕背侧，另一手自臂腋下循手三阴之经筋顺序揉拿到腕部，应揉而不浮，拿而不滞。

4. 其他疗法

（1）割治疗法　取穴可分为两组，其一为大椎、腰奇、阳关，其二为陶道、膈俞、命门。每次选择一组，局部消毒及局部麻醉后，用手术刀割长约0.5cm切口，并将皮下纤维组织挑净。将割治部位消毒，敷以消毒纱巾，胶布固定，每周1次，3次为1个疗程。

（2）埋线疗法　在长强穴及其上方2~4cm处常规消毒，在局部麻醉下，以皮针穿3号肠线分别从上述两个局部麻醉进针点穿入，穿过肌层达骨膜，从下部对角点穿出，剪去线头，敷以纱布固定。2周后观察局部有无硬结及炎症反应，4周后无反应方可进行第二次埋线，4次为1个疗程。

（3）贴敷疗法　以白胡椒3g，硼砂1g，麝香0.01g，共研细末，贴敷神阙穴。发作期，3日换1次；发作控制后，7日换1次，巩固治疗3个月。

十八、重症肌无力

重症肌无力是一种神经-肌肉接头间传递功能障碍的获得性自身免疫性疾病。本病以横纹肌易疲劳为特点，多侵及眼外肌、咀嚼肌、咽肌、面部诸肌和四肢肌肉等。本病症状经休息或给予抗胆碱酯酶药物后可有一定程度的缓解，但容易复发。病变主要见于肌肉和胸腺，多数患者伴发胸腺不同程度异常，横纹肌血管周围常有淋巴细胞集结。近年来，大量实验证明，患者血液中存在作用于乙酰胆碱受体的抗体，导致神经-肌肉接头间传递功能障碍，引起肌肉无力症状。

（一）临床表现及诊断

本病起病多隐匿，最常见的症状为眼肌无力。最初为一侧或双侧眼睑下垂，于傍晚疲劳时出现，常伴复视，经一夜休息后症状可消失或明显缓解。上睑提肌最常受累，随病情进展，眼外肌受到影响。眼轮匝肌无力，影响闭目。肢体无力以近端为重，患者从椅中站起、上楼或举臂过头均感困难。延髓肌受累时表现为讲话过久时声音逐渐低沉且带鼻音，咀嚼及吞咽障碍。颈项肌无力时，患者头向前屈而不能抬起，影响肋间肌、膈肌、腹肌时，咳嗽无力，呼吸肌麻痹，患者感到胸闷，严重时呼吸困难。肌电图的特征性改变为重收缩时出现疲劳反应，微小终板电位减少，波幅降低。血清抗乙酰胆碱抗体滴度、C_1~C_3补体可增高，2/3患者

IgG 增高。肌活检可有助于诊断。本病需与眼外肌麻痹、多发性肌炎、吉兰－巴雷综合征、周期性麻痹等疾病相鉴别。

（二）中医病机与辨证

本病属于中医学"痿证""睑废""目睑下垂"等范畴。本病的根本原因是脾肾亏虚，常因七情、饮食、劳累、寒冷、妊娠等诱因而发作或加重。病位以脾、肾、肝为主，常涉及心、肺。病理性质为正虚标实，正虚有脾肾气虚、脾肾阳虚、肝肾阴虚、气阴两虚、阴阳两虚，开始多以气虚为主，以后可损及阴阳；邪实可有外感风寒、风热、湿热及血瘀、痰浊等。病变常由虚致实，因实致虚，虚实夹杂。

（三）非药物疗法

1. 针灸疗法

（1）毫针疗法　主穴取中脘、血海、气海、脾俞、肾俞、足三里、三阴交、太溪。眼肌型，加攒竹、鱼腰、太阳、四白；单纯上睑下垂者，加阳辅、申脉；延髓型，加风池、哑门、天突、廉泉；咀嚼乏力者，加合谷、下关；全身型，加肩髃、曲池、外关、合谷、环跳、风市、阳陵泉、太冲；抬头无力者，加风池、天柱、列缺。

（2）耳针疗法　取脾、肾、胃、内分泌、皮质下穴。上睑下垂者，加眼睑、上纵隔；声音嘶哑者，加声带、咽喉、肺等；全身型，加膝、肘、腕、指。用毫针轻度刺激或王不留行籽贴压。

（3）电针疗法　可根据肌无力部位，参考体针取穴选取 2~3 对腧穴，用低频率刺激，留针 20 分钟左右，每日或隔日 1 次，10 次为 1 个疗程。

（4）芒针疗法　眼肌无力取鱼腰透攒竹、风池、完骨、睛明；延髓麻痹取风池、下颊车透廉泉、风府、内关，全身肌肉无力取极泉、外臂臑、青灵、少海、曲池、手三里、阴廉、五里、伏兔、丰隆、血海、三阴交。

（5）头针疗法　取运动区、足运感区，捻转行针，留针 30 分钟，每隔 5 分钟行针 1 次，或接电针仪，用断续波。每日 1 次。

2. 推拿疗法

对于眼肌无力者，取睛明、攒竹、阳白、临泣、鱼腰、丝竹空、瞳子髎、肝俞、肾俞、关元、气海、期门、膻中等穴，常采用推法、擦法、揉法、捻法、提法、点法等。患者取仰卧或正坐，医者取适当体位，双拇指分推眉弓，多指擦揉前额，以局部发热为宜。用拇指揉点鱼腰穴、攒竹穴，用示指或中指尖拨揉眉心，以患者感到酸胀为度。手拇指沿胆经路线自瞳子髎转至曲鬓一线反复数次。手拇指与示指捻揉双耳垂，掐揉风池。用拇指自上眼睑起向上推至发际数次。用拇指点揉胸腹上述穴位，用掌根揉擦背腰部上述穴位。

头不能抬起者，在风池、天柱、大椎、大杼、完骨、天窗等穴施以推、摩、拿、按揉法 5 分钟，从脑后至第二胸椎的两侧施以擦法，以透热为度。

上肢抬举无力者，在肩井、肩髃、肩髎、肩贞、臑会、曲池等穴施以按、揉、拿、推法各 1~2 分钟，然后再循手三阳经施以擦法或擦法。下肢无力者，在环跳、髀关、风市、梁丘、足三里、阳陵泉、悬钟、三阴交等穴施以点按、揉法，然后由上向下施以推法、擦法以患者感到局部透热为度。

本病证属肺热伤津，筋失濡养者，施用揉拿手三阴法，点按尺泽、列缺、少海、合谷、少商，并施用提拿足三阳法，并点按足三里、阳陵泉、环跳、风市。湿热浸淫，气血不运者，施用揉拿手三阳法，点按胆俞、小肠俞、肝俞、肩贞、曲池、合谷、外关，并施用提拿三阳法，点按足三里、阴陵泉、三阴交、解溪、髀关。脾胃亏虚，精微不运者，施用揉拿手三阴法，点按内关、曲池、肩髃、合谷，并施用提拿足三阳法，点按足三里、三阴交、阳陵泉、悬钟、环跳。肝肾阴亏，髓枯筋痿者施用揉拿手三阴法，提拿足三阳法，点按环跳、太溪、三阴交、悬钟、阳陵泉。

3. 饮食疗法

（1）甲鱼滋肾汤　甲鱼1只，枸杞子300g，熟地黄15g。将甲鱼烫死洗净，放入枸杞子、熟地，加水适量，武火烧开，改用文火炖熬至甲鱼肉熟透即可。本品适用于肝肾阴虚的重症肌无力患者。

（2）猪脊骨汤　猪脊骨250g，牛膝20g，木瓜20g，五加皮10g，小鸡1只。炖汤食用，适用于肝肾阴虚的患者，本品具有补肝肾、健筋骨的作用。

（3）羊胫骨粥　羊胫骨1副，陈皮10g，草果6g，高良姜6g，生姜10g，粳米和食盐适量。本品具有温肾和中、强筋健骨的作用。

（4）炖紫河车　取紫河车1个，洗净后煮烂食之。紫河车又名胎盘，具有养血益气、补精助阳的作用。

5. 穴位注射疗法

取脾俞、肾俞、足三里、三阴交穴。药用黄芪注射液，每次每穴注入0.5~1ml，选注两个穴位，可四穴交替取用。每2周为1个疗程。第1个疗程采用每日法；休息3日后开始第2个疗程，用隔日疗法；再休息3日后开始第3个疗程，用隔3日疗法。

十九、神经衰弱

神经衰弱是神经官能症中最常见的一种疾病，是由于各种精神因素刺激引起脑功能活动过度紧张，中枢神经系统兴奋与抑制过程互相转化失调，导致精神容易兴奋和脑力、体力不足，并常伴有情绪烦躁和一些心理生理症状和精神障碍。这些症状不能归于已存在的躯体疾病，如脑器质性病变或某种特定的精神疾病，但病前可存在持久的情绪紧张或精神压力。本病多发生于青壮年，以脑力劳动者居多，起病较缓，病程较长，临床表现多种多样，涉及范围甚广，但各种实验室检查缺乏器质性病理基础。由于患者长期服用一些镇静安眠类药物，容易产生耐药性、成瘾性，而且还给患者带来程度不等的不良反应。采用非药物疗法综合治疗具有明显的优势。

（一）临床表现及诊断

本病的发生常以长期精神过度紧张，心理矛盾过重，或生活不规律为主要原因。症状表现为以下几方面。其一，兴奋症状：工作或学习用脑均可引起精神兴奋；回忆及联想增多，控制不住，可对声光敏感。其二，衰弱症状：如精神疲乏、脑力迟钝、注意力难以集中、记忆困难、工作或学习不能持久，效率降低。其三，情绪症状：易烦恼、易激惹，也可表现为因工作或学习效率下降或精力不足而焦急、苦恼。其四，自主神经功能紊乱：胸闷、气短、心悸、多汗、厌食、腹胀、遗精、阳痿、月经不调。其五，紧张性疼痛：如紧张性头痛、紧张性肌肉疼痛。其六，睡眠障碍：如入睡困难、多梦、易醒、醒后不解乏等。病程至少3个月，发病缓慢，病情波动。应排除躯体疾病或脑部病变、颅脑外伤后综合征、药物中毒、疲劳综合征、精神分裂症、抑郁症、脑动脉硬化、其他神经症性障碍等。

（二）中医病机与辨证

本病属于中医学"郁证""不寐""健忘""惊悸"等范畴。本病多因七情所伤、劳逸失调、病后失养等所致，并常由情志刺激、精神紧张、劳累过度而诱发。情志失调，使五脏气血、阴阳失于平衡，五脏所藏之神不安；过劳则伤气耗精，过逸则气血壅滞；病后失养则气血亏虚，阴阳失调。本病的病位在心、肝、脾、肾，病理为本虚标实。本虚有心胆气虚、心脾两虚、心肾不交、肝阳上亢等；标实有肝气郁结、气郁化火、痰热内扰、瘀血内阻等。本病病机较为复杂，或因虚致实，或因实致虚。

（三）非药物疗法

1. 针灸疗法

（1）毫针疗法　主穴取百会、风池、印堂、大椎、肾俞、关元、内关、足三里、三阴交。心胆气虚者取心俞、肝俞、神门、郄门、胆俞；心脾两虚者取隐白、心俞、脾俞、三阴交、神门、百会、中脘；心肾不交者取心俞、肾俞、神门、复溜、太溪、安眠穴；肝肾阴虚者取风池、百会、太冲、肝俞、阳陵泉、足三里；肝阳上亢者取太冲、风池、神门、阳陵泉、肝俞；肝气郁结者取内关、太冲、风池、肝俞、膻中、期门、三阴交、足三里、蠡沟；气郁化火者取太冲、行间、阳陵泉、太陵、肝俞、胆俞、期门、神门；痰热内扰者取中脘、丰隆、天枢、间使、神门、足三里、神门、阴陵泉；瘀血内阻者取百会、悬钟、头维、太阳、风池、列缺、合谷。

（2）耳针疗法　主穴选心、神门、皮质下、交感、脑干、神衰点。心胆气虚者加肝、肾上腺、小肠；心脾两虚者加脾、肝、小肠；肝肾阴虚者加肝、肾、内分泌；肝郁气滞者加肝、耳尖、内分泌；痰热内扰者加心、肝、胆。每次取5~6穴，中等刺激，两耳交替针刺。也可用王不留行籽贴压耳穴治疗。

（3）头针疗法　取双侧晕听区、感觉区、运动区、足运感区，用28号2寸毫针，缓慢捻转进针，留针30分钟。

（4）点刺放血疗法　主要取神门、百会、行间，采用三棱针点刺放血治疗，每周

1~2次，10次为1个疗程。

（5）梅花针疗法　根据症状不同而叩击不同部位。不寐多梦、心悸者，选后颈、骶部、风池、内关、神门、三阴交；精神不振、神疲乏力者选胸背夹脊、腰背部、中脘、足三里、关元等。隔日1次，10次为1个疗程。

（6）电针疗法　取风池、太阳、阳白、内关、三阴交、头维穴。采用弱感应电流，通电后渐改用强感应电流。每日1次或隔日1次，10次为1个疗程。

（7）皮内针疗法　取神门、三阴交、心俞、脾俞、内关、足三里等穴。常规消毒，皮内针在所用穴位进针后，沿皮刺入皮内，胶布固定后行泻法，埋针3~5天为1个疗程。

2. 推拿疗法

患者取俯卧位，医者站于一侧，在患者背部、腰部督脉及膀胱经路线以掌揉法和肘臂擦法往返施术部位多遍后，再以拇指揉点膈俞、肝俞、心俞、脾俞、胃俞、肾俞、命门、腰阳关、膀胱俞。手法宜轻不宜重，以患者感到舒适为宜。患者取仰卧位，医者站于一侧，用双手掌分别按揉患者胸腹部任脉及胃经路线，以腹部为重点，由上而下，沿顺时针方向按揉数遍。然后再用拇指揉点膻中、中脘、天枢、气海、关元、足三里、三阴交、内关、神门。患者取坐位，医者站于一侧或身后，医者用拇指、示指、鱼际沿督脉及少阳经路线，从印堂至百会，前额中部至颞颥部、后项部、肩部，反复施推法、揉法及拿法，最后点按印堂、上星、百会、太阳、风池、肩井。

心脾两虚者主要在中脘、天枢、气海、足三里、三阴交、心俞、脾俞、胃俞施术，手法宜轻揉轻点。阴虚火旺者在神门、太溪、通里、大钟、少府、然谷穴揉点。痰热内扰者主要在脾俞、中脘、内关、丰隆、内庭、公孙、神门施揉按法。肝郁化火者主要

在太阳、头维、风池、肝俞、胆俞、太冲、行间施点按、揉法。一般先在头部按摩，然后点拿四肢及背腹部腧穴。

3. 饮食疗法

（1）莲子百合煲瘦肉　莲子30g，百合30g，猪瘦肉250g，加水煲熟，调味后食用。本品有补脾养心、清心安神的作用。

（2）山药杞子炖猪脑　怀山药30g，枸杞子10g，猪脑1具，加水炖服。该品具有补脾益肾、养阴填髓的功效。

（3）莲子心茶　莲子心3g，生甘草3g，开水冲泡代茶，每日频服。本品适用于心火内炽导致的烦躁不眠。

（4）丹参冰糖水　丹参30g，冰糖适量，加水300ml，煎取200ml，每次服30ml，每日2次。该品具有活血通络、除烦安神的作用。

（5）酸枣仁粥　将酸枣仁50g捣碎，浓煎取汁，以粳米100g煮粥，半熟时入酸枣仁汤同煮，粥成服食。本品用于神经衰弱之失眠多梦疗效较好。

（6）花生叶茶　花生叶洗净晒干揉碎成粗末，每次用10g，放入茶杯中，沸水冲泡代茶饮。本品具有宁心安神的作用，适用于心神不宁的失眠症。

（7）灯心竹叶茶　灯心5g，鲜竹叶30g，共制粗末，水煎代茶饮。本品具有清心安神的作用。

（8）柿树叶茶　柿树叶10g切碎，以沸水冲泡，代茶频饮。本品有宁心安神的作用。

二十、肌萎缩侧索硬化症

肌萎缩侧索硬化症是一种原因不明的神经元变性性疾患，是由于多种原因引起的以脊髓前角细胞和锥体束为主要损害部位的慢性疾病。临床特点是病程长、呈缓慢进展。

初期多为两侧或一侧手部大小鱼际肌、骨间肌萎缩，肌束颤动，随着病情进展，逐步出现上肢近端及下肢肌肉萎缩，后期可累及颈项肌、延髓等。主要表现为受累部位肌肉萎缩和无力。本病目前尚无肯定疗效的药物治疗，可以采用非药物疗法的综合治疗方法。

（一）临床表现及诊断

本病起病隐匿，发病缓慢，男性多见。肌萎缩则为颈膨大前角细胞开始受累，手部大鱼际、小鱼际、骨间肌、蚓状肌萎缩，呈鹰爪状手，开始一侧后累及另一侧，可逐渐累及整个上肢、舌肌、胸锁乳突肌。锥体束受累则表现为双下肢肌力减退，肌张力增加，反射亢进，巴宾斯基征阳性，若发展可出现真性球麻痹。肌电图表现为延长的双相棘波放电或较大的正相波放电，静止时出现不规则的纤维颤动电位。脑脊液、脊髓X线检查均正常。本病应与颈椎病、脊髓或脑干肿瘤、多发性肌炎、进行性肌营养不良症、多发性神经炎、进行性神经性肌萎缩等进行鉴别。

（二）中医病机与辨证

本病属于中医学"痿证"范畴。常因内伤情志、饮食劳倦、先天不足、潮湿、环境污染等诱因而诱发或加重。本病的根本原因是肝、脾、肾亏损，病邪主要有风、湿、热、痰、瘀。病位以肝、脾、肾为主，常涉及心、肺。病理性质为正虚邪实，正虚有肝肾阴亏、脾肾阳虚、阴阳两虚；邪实有湿热、血瘀、虚风、痰浊。病机特点为虚实夹杂，或由虚致实，或因实致虚。肝、脾、肾三脏虚损，筋脉失于濡养，肌肉逐渐痿弱无力；肝肾阴虚，肝阳化风，虚火内动而引起肌肉、手指震颤。总之，本病以肝肾阴虚为主，兼见痰湿、湿热、瘀血等证。

（三）非药物疗法

1. 针灸疗法

（1）毫针疗法　本病以健脾益肾、调补气血、通经活络、濡养经筋为治疗原则。取督脉、手足阳明和少阳等经为主。取大椎、脾俞、肾俞、肩髃、曲池、手三里、合谷、后溪、环跳、髀关、伏兔、风市、阳陵泉、足三里、悬钟、丘墟穴。在针刺时，大椎穴比较特殊，令患者采取俯卧位，以2寸毫针刺入穴位中，其角度略向上斜刺，可产生向四肢放射的针感。伴有语言障碍加廉泉；肝肾阴虚加三阴交、太冲；脾肾两虚加至阳、命门；气虚血瘀加气海、三阴交、血海。上肢肌萎缩，重点选肩髃、手三里、鱼际、太渊、肩井；下肢肌萎缩，重点选伏兔、风市、环跳、阳陵泉、足三里、绝骨。手法采用捻转补法，10次为1个疗程。

（2）耳针疗法　取相应部位或颈、腰、脾、胃、脑点、垂体、肾上腺穴，隔日1次，每次留针30分钟，10次为1个疗程。

（3）梅花针疗法　叩打部位为颈部、胸部、患肢及大椎、风池、足三里、中脘，重点叩打第1~4胸椎两侧及患肢。症状改善后治本调理：叩打脊柱两侧，重点叩打胸部、腰部、患肢及足三里、大椎等穴。每日1次，10次为1个疗程。

（4）头针疗法　取感觉区、运动区、足运动区等部位，每日1次，每次留针30~45分钟，10次为1个疗程。每个疗程间隔3~5日。

（5）三棱针疗法　下肢可取下肢外侧线的髂后上棘至丘墟穴、下肢内侧线自腹股沟后方至商丘穴、下肢后侧线自承扶穴至申脉，上肢可取心包经穴、肺经穴、三焦经穴等进行挑治。

（6）电针疗法　上肢麻痹者取缺盆、臂臑、曲池、外关、大陵、合谷等穴；下肢取大肠俞、环跳、殷门、伏兔、风市、足三里、三阴交；腰部麻痹者取大肠俞、肾俞、委中等穴。隔日1次，每次30分钟。

（7）温针灸疗法　取气海、关元、足三里、命门、阳关、肾俞穴。每日1次，每次30分钟，10次为1个疗程。

（8）杵针疗法　取百会八阵、至阳八阵、命门八阵。上肢配曲池、合谷、阳溪；下肢配髀关、梁丘、解溪、足三里。肺热加尺泽、身柱八阵、大椎八阵；湿热加阳陵泉、中枢八阵；肝肾阴虚配阴陵泉、悬钟、太溪。实证者用杵针泻法，虚证者用杵针补法。

（9）艾灸疗法　上肢取曲池、合谷、肩髃穴；下肢取足三里、解溪、髀关、梁丘。肺热加肺俞、尺泽；瘀血加血海；湿热加阴陵泉和脾俞；肝肾阴虚加肝俞、肾俞。每次施灸2~3穴，每穴5~6壮，也可用艾条悬灸，10次为1个疗程。

2. 推拿疗法

患者取俯卧位，应用补脾经、补肾经手法各10分钟，清肺经的手法10分钟。医者以双手拇指点揉脾俞、胃俞、大杼穴，以健脾胃、益脾气；点揉肝俞、肾俞以滋补肝肾；点按胆俞、小肠俞以清利湿热。患者取坐位，医者点按其内关、曲池、肩髃、合谷以疏通阳明；点按足三里、三阴交、阳陵泉以健运脾胃；点按阳池、肩贞、环跳、太溪、八髎以调和气血、通经活络；点按尺泽、列缺、少海、合谷、少商以清泄肺热。

3. 饮食疗法

（1）甲鱼滋肾汤　甲鱼1只，枸杞子30g，熟地黄30g。将甲鱼烫死，剁去头爪，揭去鳖甲，掏去内脏，洗净放入锅内，加入枸杞子和熟地黄，武火烧开，文火炖熬至鳖肉熟透即成，佐餐食用。本品滋补肝肾，适用于肝肾阴虚的肌萎缩侧索硬化症患者。

（2）银鱼粥　银鱼干30g，糯米100g，食盐、猪油、生姜适量。将银鱼干、糯米分别洗净，合煮成粥，加入少量猪油、食盐、生姜，趁热空腹食之。本品具有健脾补虚的作用。

二十一、癔症

癔症指由精神刺激或不良暗示引起的一类神经精神障碍。本病系由明显的精神因素，包括重大生活事件、强烈的内心冲突或情感体验、暗示或自我暗示等导致的精神障碍。表现为感觉、运动和自主神经功能障碍以及短暂的精神失常等。在症状的发生和疾病的治疗中，暗示和自我暗示常起着重要的作用。从临床报道看，本病单纯使用精神疗法效果不够理想，尤其对具有癔症性格、病程长、精神因素难以消除者治疗常有困难，使用抗精神病药物又存在一定的不良反应，因此采用非药物疗法具有重要的意义。

（一）临床表现及诊断

癔症好发于青壮年女性，临床表现包括精神、神经和躯体等多方面多样性的症状，这些症状的发生与精神因素有密切关系。癔症性精神障碍者多有以下症状：①阵发性意识范围缩小，包括朦胧状态、迷惘状态、昏睡状态、强直性昏厥状态、附体状态、神游状态、梦行状态；②具有以情感发泄为特征的急剧性暴发；③心因性遗忘；④心因性痴呆，包括假性痴呆、童样痴呆；⑤身份障碍，包括双重人格、多重人格；⑥阵发性精神病性障碍。癔症性躯体障碍者则表现为运动、感觉、反射和自主神经功能等障碍。其运动障碍可见：①痉挛发作；②肢体震颤、肌肉阵挛和抽搐；③瘫痪表现；④起立不能或步行不能；⑤失音症和不言症。其感觉障碍则可见：①感觉过敏；②感觉减弱或消失；③癔球症；④蚁行感；⑤耳聋；⑥视野障碍。其自主神经功能障碍可见呕吐、呃逆、过度换气、心动过速、尿频、尿急、尿潴留、阵发性腹痛等。上述精神障碍或躯体症状中可具有1项或2项，或精神障碍和躯体症状混合出现，但躯体症状无相应的器质性特征。应排除反应性精神病、癫痫性精神障碍、躁狂抑郁症、精神分裂症、症状性精神障碍和各类脑器质性疾病。

（二）中医病机与辨证

本病与中医学的"脏躁""百合病""梅核气""奔豚证"等病症相类似。其病因主要是素体心肝脾弱，复因七情刺激而反复发作。本病的病机属情志所伤，脏腑气血内乱于先，痰瘀阻滞产生于后，初病多实，久病正伤，虚实错杂。偏实者，病位主要在心、肝、脾，气机紊乱，痰饮作祟，以致肝郁气滞、肝气上逆，痰气痹阻；肝风内动，风痰上扰；痰气郁结，经脉不利；痰热扰心，心神不安；气郁痰阻，久而成瘀，经脉阻滞，筋骨失荣。偏虚者以心神惑乱、心脾两虚、脾胃虚弱、心肾阳虚、肝肾亏损为主。病变过程中实可致虚，最终虚又可致实，脏腑失调，气血逆乱，虚实错杂。

（三）非药物疗法

1. 针灸疗法

（1）毫针疗法　主要取人中、百会、印堂、鸠尾、巨阙、中脘、气海、内关、合谷、大椎、足三里、丰隆、涌泉穴。若癔症瘫痪加外关、神门、阳陵泉、太冲；角弓反张加风府、阳陵泉；肘部僵直加曲池、阳陵泉、合谷；口唇震颤加地仓、合谷；眼睑震颤加血海、照海；面肌痉挛加下关、颊车；头项震颤加天柱、列缺；周身震颤加肝俞、血海；癔症性失语加天突、廉泉、通里；癔症性失明加风池、丝竹空；咽部异物感加天突、膻中、照海；癔症性呕吐加天突；胸闷气短加膻中；多汗加复溜；脏躁加劳宫、神门、曲池；情感障碍加内关、郄门。

（2）耳针疗法　主要取皮质下、心、肝、脑点、神门。配穴为枕、交感、脑干、内分泌、肾。每次选5~6穴，中度刺激，留针20~30分钟，每日1次，10次为1个疗程。

（3）电针疗法　用普通电针仪分几路输出分别夹在针柄上，调到适当的频率和强度。一般取下关、神庭、人中、太阳、风池、大椎、关元、合谷、内关、行间、三阴交中的4~5穴，每次通电30~40分钟，每日1次，10次为1个疗程。

（4）头皮针疗法　取双侧感觉区，中度或强度刺激，留针20~30分钟，隔日1次，6次为1个疗程。

（5）三棱针疗法　取神门、行间、窍阴穴，用三棱针点刺放少量血。

（6）梅花针疗法　重点刺激第8~12胸椎及腰骶部，并做椎间横刺，配合刺激两侧手掌的大鱼际、小鱼际、头部和颈部。一般用轻刺激手法，或由轻刺激到重刺激，症状基本消失后，再由重刺激逐渐变为轻刺激。每日1次，7次为1个疗程，以后隔日治疗1次。

（7）皮内针疗法　取内关、神门、睛明、鱼腰、廉泉、听宫等穴。常规消毒，皮内针在所用穴位进针后，沿皮刺入，固定后行补泻法，手法重些，埋针3~5天为1个疗程。

2. 推拿疗法

采用镇心安神、疏肝补肾、调理气血、疏通经络的治则，手法以拿法、揉法、推法、擦法、点法、压法、振颤法等为主。患者取仰卧位，医者用拇指点按内关、外关、心俞、肝俞、气海、太冲各30秒。然后，在患者头部行揉法、压法、振颤法，之后点按百会、四神聪、印堂、迎香。再推患者胸胁、胃脘、腹部、上下肢体内侧，多指拿上臂及大腿，点按肩井、中脘、关元、足三里、三阴交。患者取俯卧位后，点按风池、风府，拿颈项，直推腰背及腰腿部，点压心

俞、肝俞、脾俞、肾俞、涌泉等穴。

对于肝郁突出者，施用提拿夹脊法，点按肝俞、脾俞、厥阴俞以通经活络、调理脏腑。疏胁开胸顺气法对肝气郁滞也有疗效。患者取仰卧位，医者双手五指略分开呈梳状，从胸正中向胁侧分别顺循分疏，双手对称，着力和缓，往返梳理。对气郁化火者，以双手拇指点按肝俞、胆俞、三焦俞，或提拿夹脊法治疗。患者取俯卧位，医者以双手拇指与示指对合，着力于夹脊提而拿之，边移边提，边提边拿。对于心脾两虚者，以双手施用搓运夹脊法，用掌根或用毛巾裹掌指后于夹脊部，顺序搓而运之，自长强搓运至大椎向左运转往大杼搓运至会阳，再转运到正中循督脉而上至大椎转运到右侧大杼。也可用推脾运胃法，患者取仰卧位，医者以手掌根、大鱼际侧及其余四指指腹，自鸠尾、巨阙至幽门、期门，要求着力深沉，均匀和缓，持续连贯，推而不滞，运而不浮。头胀者用五指拿推法，点按太阳、合谷、太冲；失眠者加用干洗头法，点按神门；皮肤感觉异常者，加用提拿三阴法；梅核气者施用晨笼解罩法，即医者用大鱼际或其余四指着力于同侧胸胁部，从胸前正中开始，自上而下顺序分推至左右腋中线，反复数次，点按膻中、天突、内关、神门、丰隆、行间等。

3. 饮食疗法

（1）梅橘汤　梅花6g，橘饼2个，煮汤食用。该品具有疏肝行气、理脾和胃、化痰利咽的作用。

（2）二绿合饮茶　绿梅花、绿茶、合欢花各5g，枸杞子5g。泡水代茶饮，具有疏肝解郁、养心安神的作用。

（3）甘麦大枣汤　小麦60g，大枣14枚，甘草20g。三味共煮1小时，吃枣喝汤。本品对脏躁证有较好的效果。

（4）红黄安神羹　鲜鸡蛋黄2枚，灯心

草 9g，朱砂 0.3g（研末）。先将灯心草放入砂锅，加水 100ml，煮 30 分钟，加蛋黄及朱砂粉拌匀，每晚 1 次，7 次为 1 个疗程。该品对癔症心神不安、烦躁不眠者有显效。

二十二、精神分裂症

精神分裂症是指思维、情感和意志行为精神活动方面皆发生障碍，其中以概念的形成及抽象思维异常最为显著。本病症状的特点表现为思维、情感、意向活动三个方面互不协调，同时与外界环境的统一性也遭受破坏，故称为"分裂症状"。本病为常见病、多发病，居精神病的首位。可发生于各年龄阶段，但以青少年居多，性别上男女无明显差异。根据本病的临床观察，以慢性发病为多，且病程迁延，不少患者呈慢性进行性倾向，若不能及时诊治，往往导致人格缺损，精神衰退。

（一）临床表现及诊断

在本病早期，可见生活不规律，兴趣减少，工作不认真，或伴有头胀、无力、失眠等。当症状明显时，本病的特有临床症状充分暴露，首先是思维障碍，如思维松散、破裂性思维、思维贫乏等；渐可出现内容离奇、不合逻辑的或具有荒谬、脱离现实内容的妄想；情感障碍以淡漠或情感倒错为主；幻觉以评论性幻听、命令性幻听或思维鸣响为特点；行为障碍如幼稚愚蠢行为、紧张症状群；内心被揭露感或思维播散、思维插入、思维被夺或思维中断等。凡在意识清醒状态下，具有上述症状中的两项，可考虑为本病。凡人际关系不能接触，社会适应能力下降及自知力不全或丧失者，皆可作为诊断指征。根据其临床表现，精神分裂症可分为单纯型、青春型、偏执型和紧张型四类。

（二）中医病机与辨证

本病属于中医学"癫狂"范畴。本病虽与先天遗传因素和孤僻内向的性格有一定的关系，但其发病的主要原因仍是七情太过。狂证多表现为情绪高涨，易于激惹，意向活动增强。临床起病较急，其病机主要是心、肝、脾三脏的功能失调，导致气、火、痰、瘀的病理产物，成为精神失常的致病因素。若七情太过，五志化火，可致心肝火盛，扰乱神明；或火热炼液为痰，痰火交结，蒙蔽心窍，皆可致狂妄不宁，思维紊乱；若肝郁日久，横逆克脾，脾不能运化水湿，聚而成痰，痰气互结则能上蒙清窍，使精神错乱，幻觉妄想；肝肾阴虚，虚火扰神，神躁不藏，也可见思维散漫，情绪不稳。癫证多表现为沉默孤独，情感反应迟钝，意向活动减弱。一般起病较缓，病因主要是心、脾、肾三脏功能虚损。病机为病久不愈，心脾两虚，气血不足，血不养神；脾虚生痰，痰迷心窍；久病及肾，导致脾肾两虚，脑亏智弱，可出现精神萎靡、情感淡漠诸症。总之，精神分裂症的病理性质为邪实正虚，邪实有气、火、痰、瘀，因实而致病；正虚为心脾两虚、脾肾阳虚及肝肾阴虚。病变多由实致虚，虚实夹杂。

（三）非药物疗法

1. 针灸疗法

（1）毫针疗法　主穴取风府、大椎、陶道。情感淡漠者加神门、内关、心俞、肝俞、脾俞、丰隆、太冲；情感暴发者加人中、内关、合谷、丰隆、太冲。痰气郁结者多取行间、期门、大陵、膻中、丰隆、神门、印堂、百会；心脾两虚者多取公孙、内关、足三里、心俞、中脘、神门、百会；痰火上扰者多取太冲、神门、行间、人中、劳宫、风府、冲阳、百会；火盛伤阴者多取太溪、三阴交、涌泉、内关、大钟、商丘、液门。

（2）耳针疗法　取神门、交感、心、

肝、内分泌、皮质下、枕、胃穴。每次取3~4穴，强刺激，留针20~30分钟，每日1次，10次为1个疗程。

（3）电针疗法　精神分裂症属于癫证者取足三里、百会、鸠尾、太阳；属于狂证者取中府、间使、四神聪、大陵；癫狂混合者取足三里、丰隆、内关、人中。癫证者用平补平泻法，狂证者用泻法，针刺得气后再通电治疗，输出电流以患者能忍受为度，每次通电1小时，隔日1次，7~10次为1个疗程。

（4）芒针疗法　癫证者取中脘、三阴交、风池、通里、内关、四神聪、丰隆；狂证者取鸠尾、上脘、水分、中府、风池。第1周连续针刺治疗，症状好转后，隔日治疗1次。

（5）三棱针疗法　取太阳、百会、大椎、身柱、曲池、劳宫、中冲、委中穴。每次选2~4穴，用三棱针刺破浅表静脉血管，放血数滴，每日或隔日治疗1次，5次为1个疗程。

（6）头针疗法　首先选择运动区、感觉区、足运感区，然后将针斜刺于皮下，当达到所需深度时，加快捻转频率，持续1~2分钟，留针10分钟，6次为1个疗程。

（7）激光针疗法　用5.9~25mV的氦-氖激光照射哑门穴，每日1次，每次10分钟，6周为1个疗程。

2. 心理疗法

（1）畅情疗法　运用各种方式，使患者了解自己的情志障碍所在，从而积极主动地加以自我调节、控制情志，使不良的心理得以纠正，七情得以调畅。可以采用开导劝说法，通过交谈，使患者发泄心中屈情，主动解除消极的心理状态。释疑解惑法系采用针对性措施，释脱解除其疑惑，以消除精神负担。也可用顺情从欲法进行调治，这是指顺从患者的某些意愿，满足其一定的心身要求，以改善其不良情感状态，纠正心身异常。

（2）以情制情疗法　是指运用某种方式，对患者心理或情感产生一定的制约作用，以纠正患者的不良心理，消除情志障碍的方法。中医学中，以情胜情疗法可分为五行相胜疗法和阴阳相胜疗法两大类。在运用此疗法时，要注意掌握情绪刺激的强度，或采用突然的剧烈刺激，或进行持续不断的强化刺激，以中和、压倒致病性的情志因素为度。也可借助转移注意疗法，有意识地转移患者的病理性注意中心，以消除或减弱它的劣性刺激作用。意示疗法指采用含蓄、间接的方法，对患者的心理状态施加影响，诱导患者不经理智考虑和判断，直接接受医师的治疗性意见，主动树立某种信念，或改变其情绪和行为，从而达到治疗的目的。对狂躁的患者可采用威慑镇定疗法，以威慑行为如威严仪容、凛然目视、高声厉言等诱起患者恐惧情感，从而压抑其原有的病理性情感，镇定其精神状态，使其出现恐惧反应，随之精气内收，神志平定，理智恢复。

（3）催眠疗法　通过某种手段刺激听觉、视觉或触觉等，使患者进入似睡非睡的催眠状态，然后利用被催眠者对暗示的反应性或接受性增强的特点，再给予适当的暗示，从而达到治病的目的。

3. 其他疗法

割治疗法　取穴部位分为四组。第一组为2~3胸椎间距中线各1.4cm和3~4胸椎间；第二组为4~5胸椎间；第三组为6~7胸椎间；第四组为8~9胸椎间。局部常规消毒后，用手术刀横割1.5cm，深2~3mm，先左后右，先上后下，按顺序每次割1组，10日1次，4次为1个疗程。

二十三、老年性痴呆

老年性痴呆，又称阿尔茨海默病，是发生在老年期及老年前期的一种原发性退行性脑病，指的是一种持续性高级神经功能活动障碍，即在没有意识障碍的状态下，记忆、思维、分析判断、视空间辨认、情绪等方面的障碍。其特征性病理变化为大脑皮层萎缩，并伴有 β-淀粉样蛋白沉积、神经原纤维缠结、大量记忆性神经元数目减少，以及老年斑的形成。目前，西医对本病尚无特效治疗或逆转疾病进展的治疗药物。本病病情顽固，不易恢复正常，病程呈进行性发展，一般在 4~5 年内进入严重的痴呆阶段。中医针对本病精髓、阴精、气血不足的情况，以补虚扶正为治本之法。部分患者有肝心火盛，或痰瘀阻滞，当祛邪方能安正。对本病患者除辨证论治服中药外，还应采用综合治疗措施，如精神治疗、语言训练、功能锻炼、按摩、针灸等，给予合适的护理和生活照顾，才能收到较好的疗效。

（一）临床表现及诊断

老年性痴呆发病年龄多在 60 岁以上，隐匿起病，病情发展缓慢，病程较长。其主要症状如下。

1. 痴呆综合征

最早出现的是记忆力障碍，近记忆力尤差；判定认知人物、物品、时间、地点的能力减退；识别空间位置和结构能力减退；计算数字、倒数数字的能力减退。

2. 人格改变

性情孤僻，表情淡漠，语言重复，自私狭隘，顽固偏执，或不知料理自己的生活，懒散，抑郁，或情绪不稳，坐卧不安，反应迟钝；道德伦理缺乏，不知羞耻等。

3. 知觉障碍

抽象思维能力下降，思维贫乏，思维迟缓；注意力障碍，如注意力减弱，不易集中；有幻觉和错觉及各种妄想，疑病，自罪等；运动和行为障碍，如惊慌、哭泣、木僵等。

4. 局灶性症状

部分患者可有失语、失用、失认、肢体震颤、肌张力增高、动作缓慢、步态不稳等。以痴呆为主，呈阶梯式进展，并伴有局限性神经症状和体征，尤其多见于有高血压动脉硬化、多发梗死性痴呆患者。

（二）中医病机与辨证

本病属于中医学"痴呆"范畴。人至老年，体力渐衰，五脏皆虚，尤其肝肾阴精不足，心脾气血亏虚较为明显。脑为髓海，髓海有余则轻劲有力，头又为精明之府，主"灵机、记性"等精神智能活动。若久病血亏气弱，心神失养，或肝肾不足，阴精亏虚，则髓海不充，脑失所养，神机失用，而发为痴呆。本病病位在脑，病情以虚为本，部分患者为虚中夹实，如阴亏于下，阳亢于上，肾精亏损，肝火上炎，或脾虚失运，痰浊阻窍，或气虚血滞，脑络瘀阻。由于本病日久精髓、阴精、气血亏虚，又易兼夹实邪，故造成病情复杂顽固。又因年事越高，肾精越亏，故本病难以痊愈。

（三）非药物疗法

1. 针灸疗法

（1）毫针疗法　选取风池、风府、上星以醒脑开窍、清利头目；刺百会以调节周身阳气，升提举陷；大杼为骨之会，骨为肾所主，故取肾俞、大杼；刺间使、神门以通心气、益心神；刺足三里、三阴交培补后天之本，以助生化之源；刺太冲调肝养血、益神补脑；气血两虚加气海、膈俞。

（2）耳针疗法　选取心、肾、枕、肾上腺、神门等穴。中度刺激，留针 15 分钟或用王不留行籽压穴治疗。

（3）艾灸疗法　取神阙、关元、内关、气海、涌泉、足三里。每日施灸 1 次，每次 3~5 壮，10 次为 1 个疗程。

2. 饮食疗法

（1）竹沥粥　取鲜竹截段约长60cm，劈开，两端去节，以火烤中间，流出汁液，即为竹沥。用粳米100g入竹沥100ml，煮粥食用。每日服2~3次。本品性味甘寒，对痰火上扰的老年性痴呆效佳。

（2）枸杞炖羊脑　枸杞子50g，羊脑1具，食盐、葱、姜、料酒、味精各适量。将枸杞、羊脑洗净放入容器，加水适量，放入辅料，隔水炖熟。食用时加入味精少许即成。本品具有补脑安神、强肝益肾的作用。

（3）木耳芝麻茶　黑木耳60g，黑芝麻15g。将炒锅置中火上烧热，然后放入黑木耳30g不断翻炒，黑木耳颜色变深后出锅待用。锅再烧热，下黑芝麻炒香后，掺入清水1000ml，同时下入生、熟黑木耳，用中火煮约30分钟，然后用纱布过滤，装入器皿内即成。每次可饮用100ml。本品具有滋补肝肾、益智强壮的作用。

二十四、再生障碍性贫血

再生障碍性贫血，简称再障，是由多种原因引起的骨髓干细胞、造血微环境损伤以及免疫机制改变，导致骨髓造血功能衰竭，出现以全血细胞减少为主要表现的疾病。本病病因有先天性和获得性两种，后者又分为原发性再障和继发性再障。感染因素、药物因素、电离辐射、生物因素是继发性再障的主要致病原因。根据临床症状的性质和程度，结合外周血象及骨髓象改变，再障又分为急性和慢性。急性再障起病急骤、病程短、贫血呈进行性加重，出血和感染较为严重。慢性再障起病缓慢、病程长，以贫血症状为主要表现，出血程度轻，多限于体表的皮肤、黏膜，感染程度轻。本病为血液系统疾病疑难重症之一。

（一）临床表现及诊断

本病的主要临床表现为贫血、出血、感染。急性再障发病急，贫血呈进行性加剧，常伴有严重感染、内脏出血。慢性再障常以贫血发病，发热、出血较少见。体征可见贫血面容，睑结膜及甲床苍白，出血有无及轻重程度依病情而异，久病患者心尖区常有收缩期吹风样杂音，一般无淋巴结及肝脾大。化验检查示全血细胞减少，网织红细胞绝对值减少。骨髓检查显示至少一部分增生降低或重度降低，如增生活跃则必须有巨核细胞明显减少，骨髓小粒成分中应见非造血细胞增多。骨髓活检可见红骨髓显著减少，被脂肪组织代替，并可见非造血细胞分布在间质中。应除外其他引起全血细胞减少的疾病，如阵发性睡眠性血红蛋白尿、骨髓增生异常综合征中的难治性贫血、骨髓纤维化、急性白血病等。

（二）中医病机与辨证

本病属于中医学"虚劳""髓劳"范畴。中医学认为本病由外感六淫邪毒，内伤饮食七情，或先天不足、后天失养，或久病房劳过度等多种因素，使气血脏腑亏虚，尤其心、肝、脾、肾受损所致。病理性质为本虚邪实。正虚有气血两虚、肝肾阴虚、脾肾阳虚、阴阳两虚；邪实多为热毒、血瘀。慢性再障一般以本虚为主，与脾、肾关系最为密切；急性再障多为热毒内蕴，属邪实正虚。无论急性再障或慢性再障，血虚均贯穿于疾病的始终，病机上往往是虚实夹杂。

（三）非药物疗法

1. 针灸疗法

（1）毫针疗法　主穴取大椎、膈俞、命门、足三里、三阴交、曲池。心脾两虚者加心俞、脾俞、神门；肝肾阴虚者加肝俞、肾俞、太溪、复溜；脾肾阳虚者加肾俞、关元、气海。针刺以补法为主，每日1次，10次为1个疗程。

（2）艾灸疗法　主穴取大椎、华佗夹脊、心俞、膈俞、关元、足三里，配合三阴交、脾俞、肾俞等。每次选3~4穴，用温和灸，每穴5分钟，隔日1次，10次为1个疗程。

2.饮食疗法

（1）黄芪蒸鸡　取鸡1只，除去内脏，在腹内放入浸湿的黄芪30g，另加红枣、桂圆各10枚，冰糖30g，纱布包好，放入腹中，再加水半碗，将腹关好装入盆内，蒸2小时，吃肉饮汤。本品具有益气养血的功效。

（2）枸杞蒸蛋　取鸡蛋1~2个，去壳加红糖适量，枸杞子10g，蒸15分钟即可。每天服1次。本品具有养阴补血的功效。

（3）甲鱼炖龙眼　取龙眼肉30g，白糖适量，纱布包好放入甲鱼腹中。将腹关好，装入盆内，蒸1小时。分食甲鱼、龙眼肉。

（4）复方羊肝粉　羊肝1具，黑芝麻500g，将其蒸熟，羊肝瓦上焙干，黑芝麻炒黄，共研细粉。每日早、晚各服10g。

（5）紫河车、牛骨髓、黄狗肾等性味甘温，能补肾填髓，适用于再生障碍性贫血的患者。

（6）花生衣　花生衣12g，研碎，分2次冲服。花生衣有促进骨髓造血细胞和血小板生成的作用。

（7）仙鹤红枣汤　仙鹤草100g，红枣10个，水煎，每日服3次。本品适用于血虚血热有出血倾向的患者。

（8）补髓蜜膏　牛骨髓、生山药、蜂蜜各250g，冬虫夏草及紫河车粉各30g，共捣匀入瓷罐中，放锅内炖30分钟，每服两汤匙，每日2次。本品具有滋补脾肺肾、益气补血的作用，适用于脾肾亏虚的再生障碍性贫血患者。

（9）红枣羊胫糯米粥　羊胫骨1~2根、红枣30枚，糯米100g，共煮成稀粥，调味服食，每日分2次服完。本品具有健脾养血、补肾填髓的作用。

二十五、原发性血小板减少性紫癜

原发性血小板减少性紫癜多发生于儿童及青年，是一种较常见的出血性疾病，由于目前认为其发病机制与免疫有关，故该病也可称为免疫性血小板减少性紫癜。其临床表现以黏膜皮肤瘀血、瘀斑或内脏出血，血小板绝对减少为特点。血小板破坏的场所主要在脾、肝和骨髓，其中以脾脏破坏最为重要。在脾脏内有大量血小板阻留，抗血小板抗体的浓度也相当高，而且脾脏内血流缓慢，致敏血小板通过巨噬细胞被大量破坏。本病病因和发病机制至今尚未阐明，一般认为与免疫有关，与体液免疫关系最为密切，而细胞免疫的作用有待进一步研究。

（一）临床表现及诊断

根据临床表现的不同可分为急性型和慢性型。急性型主要见于儿童，起病急骤，可有发热、畏寒，突然发生广泛而严重的皮肤黏膜出血，甚至瘀斑或血肿。部分患者可有轻度脾大，肝脏、淋巴结一般不肿大。慢性型以女性多见，起病缓慢，皮肤黏膜出血反复发作，表现为散在皮肤紫癜或其他较轻的出血症状，多在外伤后于皮肤深处可发生瘀斑，但关节、视网膜出血少见。多次化验检查示血小板减少，血小板寿命较正常人明显缩短，抗血小板抗体增多。骨髓检查示巨核细胞数量增多或正常，较突出的变化是巨核细胞的核浆成熟不平衡，颗粒型巨核细胞增多。

（二）中医病机与辨证

本病属于中医学"肌衄""血证""发斑"等范畴。本病多由于热毒内伏营血或脏腑气血亏虚导致。病机为外感风热燥邪，伤及血络，迫血妄行；恼怒伤肝，情志抑郁，气郁化火；思虑伤脾，脾不统血，恣情纵欲，耗损肾精，虚火妄动；饮食辛辣，热蕴脾胃。病变部位主要在肝、脾、肾，病理性质为邪实正虚。邪实有热毒、血瘀；虚证包括脾气不畅、肝肾阴虚、脾肾阳虚。本病辨证关键在于分清虚实及气血，根据出血的颜色、量的多少、出血部位、起病缓急及全身情况等进行综合分析。

（三）非药物疗法

1.针灸疗法

（1）毫针疗法　取脾俞、膈俞、血海、三阴交穴，先针刺脾俞、膈俞，向脊椎方向斜刺，得气后留针5分钟起针，继而直刺血海、三阴交，捻转提插得气后，留针30分钟。每日1次，15次为1个疗程。

（2）先针后灸法　第一组取穴：膈俞、血海、三阴交，再灸关元、中极；第二组取穴：脾俞、肾俞、命门。灸关元、肾俞、中极，两组隔日交替针刺，先针刺用补法，得气后隔姜灸关元、肾俞、中极，以艾灸3壮为度。10日为1个疗程。

（3）足针疗法　针刺双足涌泉穴，每日1次，用强刺激手法，不留针，治疗7日，休息2日，再进行下一个疗程。

2.饮食疗法

（1）花生衣煮红枣　取花生米100g，用温水浸泡30分钟，将红皮剥在水中，除去花生米，再加入干红枣50g，用小火煎煮30分钟，捞出花生衣，放适量红糖，吃枣喝汤。红枣长于健脾养血，花生衣有收敛止血之功，适用于身体虚弱的患者。

（2）牛皮胶　取鲜牛皮1000g，去毛洗净，用绞肉机绞碎后，用清水煎熬成稀糊状，以无皮渣为度。每日服100ml。本品具有养阴补血的作用。

（3）生地白茅饮　生地30g，白茅根60g，侧柏叶20g，煎汤代茶，每日饮3次。本品具有养阴止血、凉血清热的作用。

（4）红枣龟胶冻　红枣100g，龟甲胶50g，冰糖50g，阿胶50g，黄酒15ml。先将红枣加水煮取浓汁500ml，将阿胶、龟甲胶加水100ml隔水蒸化，倒入枣汁加冰糖50g，黄酒15ml，慢火收膏。每次服20ml，每日3次。本品有滋阴养血、健脾益气的作用。

（5）二鲜饮　鲜茅根150g，鲜藕200g。上二物切碎煮汁常饮，每日3~4次。本品具有清热养阴、化瘀止血的作用。

（6）荷叶藕节煎　鲜荷叶1张，藕节数节，将上物切碎煎汤，每日服用3次。本品具有清热凉血止血的作用。

（7）猪肤红枣羹　猪皮500g，红枣250g，冰糖适量。将猪皮去毛、洗净，加水适量炖煮成黏稠的羹汤。再加红枣煮熟，加冰糖适量，分顿随量佐餐食用。本品具有滋阴补虚、养血生血的作用。

（8）仙茜水鱼汤　茜草9g，仙鹤草9g，1000g左右鲤鱼1条，调料适当。将茜草、仙鹤草煎汤去渣留汁，加入洗净、去内脏鲤鱼，炖熟，加调料，稍煮即可，早、晚分2次服。

3.推拿疗法

按膈俞、脾俞、血海、三阴交顺序进行推拿，每日1次。

二十六、过敏性紫癜

过敏性紫癜是血管性紫癜中最常见的出血性疾病，属于一种变态反应性毛细血管炎。其发病主要是由于对某些物质发生变态反应，进而引起毛细血管壁的通透性和脆性增高。可能导致本病发生的物质比较多，如细菌及病毒感染、寄生虫感染、食物因素等，对部分人具有致敏原作用，从而使机体产生变态反应。临床主要表现以皮肤紫癜为主，常常伴有黏膜出血、关节炎、腹痛和肾炎等症状，少数患者还伴有血管神经性水肿。肾脏受累的发病率及程度是决定本病预后的重要因素。

（一）临床表现及诊断

本病患者多数为儿童或青年，发病在20岁以下者占50%以上，男女比例约为5∶1。起病方式多种多样，可急可缓，病前常有上呼吸道感染史。单纯皮肤型，首见症状以皮肤紫癜最多见，呈对称性分布、反复发作于四肢及臀部；关节型还可并见关节酸痛或肿胀，疼痛多呈游走性；腹型则伴有腹痛、恶心、呕吐、腹泻、便血等胃肠道症状；肾型则伴有蛋白尿、血尿、浮肿等。实验室检查示血象及骨髓象正常，偶见嗜酸性粒细胞增加。约50%的患者束臂试验阳性，约2/3的患者血沉轻度增快，约50%的患者血清IgA升高。肾脏受累者尿中可出现蛋白、红细胞及管型，肾功能不全者血尿素氮及肌酐增加。本病需与血小板减少性紫癜、风湿热、肾小球肾炎等相鉴别。

（二）中医病机与辨证

本病属于中医学"肌衄""发斑"等范畴，属血证之一。风热毒邪是本病发生的重要因素，并贯穿于大多数患者的病程始终。其病因病机为风热毒邪浸淫腠理，深入营血，燔灼营阴；或素体阴血不足，复感风热，与血热相搏，壅盛成毒；饮食不节，积湿生热，邪入血分，伤及脉络，血不循经，溢出脉道，滞于肌肤而发斑。瘀血阻络，血不循经是本病常见的病理机制。或因久病不愈，失血过多，气血生化乏源，终致气血两虚，脉络失养，气虚不摄而致出血。邪毒侵犯胃肠，或因湿热内蕴，升降失司，出现胃肠症状。风热夹湿邪流注关节，痹阻筋脉，出现络脉瘀阻而关节疼痛。毒邪侵犯下焦，肝肾受损，膀胱气化失司，水液代谢失常而见水肿、血尿。病邪深入脏腑者病程较长，反复不愈。

（三）非药物疗法

1. 针灸疗法

（1）毫针疗法　主要取曲池、足三里、合谷、血海。腹部疼痛者加三阴交、内关、太冲；关节疼痛者加肘髎、风市、腕骨、尺泽、阴陵泉及解溪等；蛋白尿或血尿者加肾俞、膀胱俞、中极、三阴交、行间、太溪等。留针30分钟，每日1次，10次为1个疗程。

（2）激光针疗法　关节疼痛常取膝眼、阳关、曲泉、委中、梁丘、血海、阳陵泉、足三里、曲池、昆仑、照海等；腹痛者常取足三里、合谷、中脘、公孙、天枢、血海、阴陵泉等。用氦－氖激光照射，每次选3~4穴，每穴10分钟，每日1次，10次为1个疗程。

2. 饮食疗法

（1）大枣汤　红枣15个，浸泡半小时，文火炖汤服用，每日3次，7日为1个疗程。本品治疗过敏性紫癜有较好的辅助效果。

（2）白茅根饮　白茅根30g，藕节3个。将二者共煮30分钟，每日2次。本品具有凉血清热、止血消癜的功效。

（3）血余藕片饮　血余炭50g，干藕片50g，加水适量，煎煮1小时，每日50ml，每日2次。本品具有散瘀止血的作用。

（4）荷叶茅根汤　鲜荷叶1张，鲜白茅根60g，加水适量，煎煮30分钟，分2次口服。该品具有清热凉血、止血消癜的作用。

（5）玉米须汤　玉米须50g，黄芪30g，糯稻根30g。上述三物共煮30~60分钟，分次服用。本品具有消除蛋白、水肿等功效，适用于肾型过敏性紫癜。

二十七、糖尿病

糖尿病是一组因胰岛素绝对或相对分泌不足和（或）胰岛素利用障碍引起的碳水化合物、蛋白质、脂肪代谢紊乱性疾病，以高血糖为主要标志。临床上早期无症状，发展到症状期时可出现多尿、多食、多饮、疲乏、消瘦等表现。本病的并发症及伴随症较多，常见的有动脉粥样硬化、肾和视网膜等的微血管病变、神经病变、急性感染、肺结核等。糖尿病有原发性和继发性两类，以原发性占绝大多数。本病病因至今尚未完全阐明，胰岛素分泌不足或相对不足及胰高血糖素不适当地分泌过多是本病的基本发病病理。我国成人糖尿病患病率高达11.9%。各种年龄均可发病，发病率随年龄增长而增高。

（一）临床表现及诊断

糖尿病的典型症状可概况为"三多一少"，即多尿、多饮、多食和体重减轻。若突然食欲降低、厌食，应注意有无感染、酸中毒、酮症等并发症发生。中年以上轻型患者因多食而肥胖，久病重症患者消瘦严重、体力虚弱、皮肤瘙痒。此外，还有许多症状和体征是由于并发症所致。如合并眼部并发症时出现视力减退、眼底出血等；合并肾病时出现水肿、贫血；合并神经病变时出现肢体酸痛、麻木，性欲减退，阳痿，腹泻，体位性低血压，大小便失禁及眼肌麻痹等症状和体征。空腹及餐后2小时血糖的检测为诊断本病的重要依据，空腹血糖正常或偏高者，可做糖耐量试验。

（二）中医病机与辨证

本病属于中医学"消渴"范畴。多因饮食不节，损伤脾胃，脾失健运，酿成内热，消谷耗津，发为消渴。或五志过极，郁而化火，消烁津液，引发消渴。或肾虚固摄无权，精耗则气不化水，故尿多而消渴。本病病机复杂，阴虚燥热是基本病理机制。阴虚为本，燥热为标，两者互为因果，燥热甚则阴越虚，阴越虚则燥热越重。病变部位在肺、胃、肾，以肾为关键。肺燥阴虚，津液失于输布，则胃失濡润，肾失滋源；中焦胃热偏盛，灼伤津液，则上灼肺津，下耗肾阴；下焦肾气虚衰，肾阴不足，阴虚火旺，上炎肺胃，致使肺燥、胃热、肾虚三焦同病。本病日久则多见气阴两虚及阴阳两虚之证，并可见瘀血之证。辨证时宜以脏腑、气血、阴阳辨证方法为主。脏腑辨证多有肺燥、胃热和肾虚；气血辨证多见气虚和血瘀；阴阳辨证多见阴虚内热、气阴两虚和阴阳两虚。

（三）非药物疗法

1. 针灸疗法

（1）毫针疗法　糖尿病患者进行针法治疗时要严格消毒，一般慎用灸法，以免引起烧灼伤。针法调节血糖的常用处方如下。

上消（肺热津伤）：肺俞、脾俞、胰俞、尺泽、曲池、廉泉、承浆、足三里、三阴交；配穴：烦渴、口干加金津、玉液。中消（胃热炽盛）：脾俞、胃俞、胰俞、足三里、三阴交、内庭、中脘、阴陵泉、曲池、合谷；配穴：大便秘结加天枢、支沟。下消（肾阴亏虚）：肾俞、关元、三阴交、太溪；配穴：视物模糊加太冲、光明。

（2）耳针疗法　耳针疗法主要用于糖尿病轻型患者，据观察，经5~10次治疗后，有患者尿糖可逐渐减轻，但空腹血糖控制较慢。常取穴位有胰、胆、内分泌、肾、三焦、神门、心、肝等。第1个疗程可用针刺法，留针20~30分钟，隔日1次，10次为1个疗程。第2个疗程可视情况改用王不留行籽压丸法，每次贴压一侧，每周2次，两耳交替，3个月为1个疗程。耳针疗法对消除自觉症状效果较好，但对重型糖尿病患者效果差。

（3）梅花针疗法　主要取脊柱两侧、颌面部，配合三阴交、内关、足三里、中脘等。口渴引饮较多者取后颈、胸椎 5~10 两侧；消谷善饥偏重者取胸椎 8~12 两侧、后颈、骶部；小便频数者取脊椎两侧、颌下部。重点叩打胸椎 8~12 两侧。用中度或较重刺激，隔日 1 次，10 次为 1 个疗程。

（4）电针疗法　取脾俞、肺俞、胃俞、足三里、三阴交。每次取 3~4 穴，针刺得气后接上电针仪，采用密波，通电 15 分钟，隔日治疗 1 次。

2. 饮食疗法

（1）猪胰煲山药　猪胰 1 个，山药 60g，共煮汤，少加食盐调味，每日 1~2 次。本品具有润肺补脾、益气养阴的作用。

（2）猪胰海参蛋　猪胰、海参、鸡蛋各 1 个，先将海参泡发切片与猪胰同炖，熟烂后将鸡蛋去壳放入，加酱油调味，每日 1 次。本品对肾阴不足的消渴病有效。

（3）枸杞炖兔肉　枸杞子 15g，兔肉 250g，加水适量，文火炖烂熟后，加盐调味，饮汤食肉，每日 1 次。本品对肝肾阴虚的糖尿病患者有效。

（4）山药苡仁粥　山药 60g，薏苡仁 30g，共煮粥食，每日 2 次。本品适用于各类型的糖尿病患者。

（5）花粉茶　天花粉 150g，制成粗末，每日 15~20g，沸水冲泡，代茶频饮。本品具有清热生津止渴的作用。

3. 体育锻炼

目前，世界各地公认体育锻炼是治疗糖尿病的一项重要措施。适当的体育运动可使肌肉组织内葡萄糖得到充分利用，使血液中的葡萄糖迅速到达肌肉和其他组织内，从而使血糖降低。一般轻、中型的糖尿病患者都可进行体育锻炼，对肥胖的糖尿病患者尤为适合。在医疗体育中首选耐力性运动，如步行、慢跑、游泳、骑自行车等。步行最好在早晨空气新鲜的地方进行，每日 1~2 次，1 日的总运动量一般不超过 5km，老年体弱或合并心肺功能不全的糖尿病患者一般采用慢速步行为宜。

4. 推拿疗法

肥胖或超重的糖尿病患者可按摩中脘、水分、气海、关元、天枢、水道等。点穴减肥常取合谷、内关、足三里、三阴交。也可以用摩、揿、揉、按、捏、拿、合、分、轻拍等手法按摩面颈部、胸背部、臀部、四肢等部位。

二十八、甲状腺功能亢进症

甲状腺功能亢进症，简称甲亢，是由于多种病因引起的甲状腺分泌过多所致的一组常见内分泌疾病。临床上以弥漫性甲状腺肿伴甲亢和结节性甲状腺肿伴甲亢为主。本病临床上以高代谢症候群、神经兴奋性增高、甲状腺弥漫性肿大、不同程度的突眼症为特征。目前，多数学者认为本病的发生主要由于自身免疫反应，或由于免疫活性细胞发生突变，或因遗传上的免疫监视功能缺陷，不能迅速将这种突变细胞清除，造成自身免疫反应。临床证实多数患者在发病前有精神创伤的病史。甲亢患者多有家族史。

（一）临床表现及诊断

本病多见于 20~40 岁的女性。早期症状不典型，可有神经过敏、情绪激动、心悸、消瘦等症状。典型病例表现为神经系统兴奋性增高，常见精神紧张、急躁、多言善动、双手指震颤；高代谢症候群，如怕热多汗、皮肤潮红、食欲亢进、体重减轻、疲乏无力、血糖增高；甲状腺呈弥漫性、对称性肿大，在腺体两侧听到血管杂音；眼部特征有眼裂增宽、突眼、上眼睑挛缩；心动过速、心悸、收缩压增高、脉压增大，出现水冲脉及毛细血管搏动，并可闻及收缩期杂音；大便次数增加，多食易饥，月经量少等。绝大多数患者基础代谢率高于15%，甲状腺摄^{131}I率升高，T_4、T_3高于正常等。本病需与神经官能症、单纯性甲状腺肿等病相鉴别。

（二）中医病机与辨证

本病属于中医学"瘿病""心悸"等范畴。多因长期恼怒或忧愁思虑使肝失条达，气机郁滞，津聚痰凝。或水土失宜，饮食失调，或居住高山地区水土不服，影响脾胃运化功能，痰湿内生。或素体阴虚之人，阴虚内热伤津耗液而致本病。或肝脾气机失调，津聚痰凝，痰气交阻，壅结于颈前而成瘿瘤。或痰气郁结日久，化火伤阴而见心烦不寐、消谷善饥、心悸不宁等。风阳内动则手指震颤。邪热内迫，津液外泄则见怕热汗出。总之，痰凝气结，气郁化火，火热伤阴是本病主要病机。辨证要分清证候的虚实、火热的程度。病变初期多以痰热互结、气郁化火为主，病久火热伤阴，由实转虚。

（三）非药物疗法

1.针灸疗法

（1）毫针疗法 主穴：天突、膻中、合谷、足三里、三阴交、丰隆，针用泻法。气滞痰凝者加太冲、内关；阴虚火旺者，加太溪、复溜、阴郄，针用补法。声音嘶哑者，加扶突、廉泉，针用平补平泻法；突眼加风池、天柱；潮热加大椎、劳宫；多汗加复溜、阴郄；失眠、心悸加内关、神门、心俞；血常规示白细胞下降取肾俞、脾俞、足三里、血海。在针刺颈部腧穴时，要避开颈总动脉。每日1次或隔日1次，留针20~30分钟，15~20次为1个疗程。

（2）耳针疗法 临床取甲状腺、皮质下、内分泌、丘脑等。心动过速者加心穴、神门；烦躁不安者加耳尖、肝穴；食欲亢进者加饥点；消瘦乏力者加口、脾、肾穴；怕热汗出者加交感穴。用毫针中度刺激，留针20分钟，或用皮内针埋针治疗。

（3）针挑疗法 取心俞、肺俞，消毒后局部麻醉，用小刀片切开穴位表皮，刀口长0.5~1cm，并用三棱针挑断皮下纤维组织，深度为0.3cm，挑3~4次后，外涂碘酒，盖无菌纱布并固定。每次治疗取1穴，交替运用，每周针挑1次。

（4）梅花针疗法 主要取后颈部、甲状腺局部、第5~12胸椎两侧，配合内关、风池、大椎、三阴交、合谷等。中度刺激，隔日1次，10次为1个疗程。

（5）激光针疗法 选扶突（双侧）为主穴，配合睛明或耳穴。用氦-氖激光照射穴位，主要穴位照射5分钟，配穴照3~5分钟。两侧交替照射，每日1次，10次为1个疗程。

（6）电针疗法 取瘿肿局部阿是穴4处，针刺得气后，同侧接正、负极，用疏密波中等刺激20~30分钟，2日1次。

2.饮食疗法

（1）猪胰淡菜汤 猪胰1具，淡菜50g。先将淡菜浸泡。洗净后放入砂锅内加水适量炖煮，水沸10分钟后放入猪胰，共煮到熟透，调味食用。本品具有消瘿瘤、补阴血的功效。

（2）紫菜汤 紫菜干20g，用冷开水洗净，以麻油、盐、味精调味佐膳。本品甘咸性寒，化痰软坚、清热利水，具有消瘿瘤作用。

（3）糖醋海蜇皮 海蜇皮50g，浸泡切碎洗净，加糖、盐、米醋，凉拌食之。本品具有清热化痰、消积软坚的作用。

（4）烧海参 水发海参500g，油菜心1棵，料酒、鸡油、猪油、葱、酱油、味精、食盐、玉米淀粉各适量。先将海参、菜心洗净，用开水余一下。把猪油放入锅内烧热，把海参下锅，加入清汤100g和以上佐料一半，用微火炖烂。将海参捞出放盘内，将菜心放在海参上，锅内放清汤和剩下的调料，用玉米淀粉勾芡，淋在菜心上即成。本品具有补肾养血、润燥软坚的作用。

二十九、类风湿关节炎

类风湿关节炎是一种以关节病变为主的慢性全身性自身免疫性疾病。本病在临床上较常见，尤以在湿冷地区长期作业的人多发。本病的临床特点为受累关节皮肤早期潮红，温度升高，关节肿胀和疼痛、活动受限。病变发生在肘、手、膝、足部关节者较多。临床表现为晨僵、对称性关节肿胀和疼痛。由于本病缠绵不易治愈，故日久受累肢体肌肉萎缩，关节呈梭形外观，关节强直或畸形。该病最终导致关节僵硬，呈纤维性或骨性强直，使患者丧失劳动力，给其带来极大的痛苦。目前，本病的西医病因尚未完全明了，故治疗上也多为对症治疗，很难控制病情的复发和进展。

（一）临床表现及诊断

本病多数起病缓慢，突出的临床表现为对称性的多发关节炎，特别是手足指趾、腕、踝等小关节最易受累，凡构成关节的各部分组织均可受到侵犯。早期表现为关节红肿热痛，关节晨僵，往往指、腕、趾、踝关节首先出现对称性疼痛，逐渐波及肘、肩、膝、髋关节，疼痛与肿胀是平行的，越肿越痛，压痛也越明显。早期由于炎症疼痛和软组织肿胀而引起活动障碍，随着病情发展，出现肌肉萎缩，骨关节内纤维组织增生，关节周围组织变硬。晚期，病变关节强硬畸形，导致运动功能障碍。患者常伴有全身症状，如疲乏无力、低热、体重减轻、肌肉酸痛、四肢麻木、胃纳不佳等。实验室检查示类风湿因子阳性。典型的 X 线表现为关节间隙变窄，骨质稀疏、破坏或骨性强直。诊断

本病尚需与骨关节炎、强直性脊柱炎、风湿性关节炎及系统性红斑狼疮等疾病相鉴别。

（二）中医病机与辨证

本病属于中医学"痹证"范畴，因其多关节受累，亦称"历节风"。多为先天禀赋不足，正气亏虚，感受风寒湿热之邪，痹阻于肌肉、骨节、经络之间，使气血运行不畅，导致痹证。若素体阴血不足，内有郁热，外邪入侵，多成湿热痹阻之证。在临床上，风气胜者表现为关节游走性疼痛，为行痹；寒气胜者表现为关节疼痛剧烈，为痛痹；湿气胜者表现为关节沉重肿胀，为着痹；热气胜者表现为关节红肿热痛，为热痹，四者临床上相兼为病。痹证经久不愈，邪气痹阻络脉，气血津液运行不畅或久病正虚，推动无力，气血津液运行迟涩而形成痰浊与瘀血，痰瘀痹阻络脉，则关节强硬变形。本病以正虚邪实、本虚标实为病理性质，早期以邪实为主，可有风寒、寒湿、湿热等病变；晚期正虚邪实并见，正虚以肝肾亏虚、气血不足为主，邪实以痰瘀痹阻、气血不通为主。

（三）非药物疗法

1.针灸疗法

（1）毫针疗法　风邪偏胜者选风池、风门、膈俞、血海、风市；湿邪偏胜者选足三里、阴陵泉、三阴交、脾俞；寒邪偏胜者选肾俞、关元、大椎；风湿化热者选曲池、合谷、大椎、风池、三阴交。肩部疾患取肩髃、肩髎、肩贞、三角肌压痛点；肘臂部疾患取曲池、合谷、天井、外关、尺泽；腕部疾患取阳池、外关、合谷；背脊部疾患取水沟、身柱、腰阳关；髋关节部疾患取环跳、居髎、悬钟；股部疾患取秩边、承扶；膝部疾患取犊鼻、梁丘、阳陵泉、阴陵泉、膝阳关；踝部疾患取申脉、照海、昆仑、丘墟。

（2）耳针疗法　根据关节疼痛部位，分

别选取相应区压痛点、交感、神门、内分泌。毫针中度刺激，留针 10~20 分钟。每日或隔日 1 次，10 次为 1 个疗程。

（3）梅花针疗法　取脊柱两侧、肩胛部、患部关节。上肢关节痛重点叩刺第 4~7 颈椎、第 1~4 胸椎两侧及肩胛骨内缘和患部关节；下肢痛重点叩刺第 4 腰椎至骶部、臀部及患部关节；急性关节肿痛者，重点叩刺关节周围；有肌肉萎缩者重点叩刺关节周围、足三里、大椎；有关节强直、运动障碍者可重点叩第 8~12 胸椎两侧，强直关节区密刺。也可以根据疼痛局部不同，选阿是穴叩刺出血。隔 2 日 1 次，5 次为 1 个疗程。

（4）灸法　采用艾条或艾炷在阿是穴局部点燃施灸，每穴灸 4~5 壮。也可选用酒精闪火灸，用纱布将棉花包裹成长球形，用止血钳夹紧，充分浸取酒精或白酒，点着火，将棉球对准地下轻甩几下，然后对准患部快速轻轻敲打，如此反复多次，并上下移动，使患者局部感到熨热、舒适，局部皮肤出现红晕为止。隔日 1 次，7 次为 1 个疗程。

（5）电针疗法　取穴分为 3 组，一组为膝眼、鹤顶、阳关、委中；二组为梁丘、血海、阴陵泉、阳陵泉；三组为足三里、三阴交、昆仑、照海。每次取各组 2~3 穴，隔日 1 次，交替取穴。针刺得气后接电针仪，电针用疏密波 20~30 分钟，刺激强度以患者能耐受为度，10 次为 1 个疗程。

（6）激光针疗法　头面部取颊车、下关；上肢关节疾患取合谷、曲池、肩髃等；下肢关节疾患取环跳、秩边、膝眼、犊鼻；腰部疾患取肾俞、命门、背俞穴与夹脊穴；肩关节疾患取肩髃、肩髎；腕关节疾患取阳池、腕骨、阳溪；膝关节疾患取膝眼、梁丘、血海；踝关节疾患取商丘、丘墟、昆仑、申脉、照海等。用氦 – 氖激光照射，每次每穴 10 分钟，每日 1 次，10 次为 1 个疗程。

（7）头针疗法　主穴取相应部位区域，配穴取病变对侧区域。用 26 号 1 寸毫针刺入，以深达骨膜为准。针刺后捻转，有酸困重感即可。留针 30 分钟，每日 1 次，10 次为 1 个疗程。

（8）三棱针疗法　三棱针点刺放血疗法对本病治疗也有较好的疗效。上肢疾患取腕骨、合谷、手三里、尺泽；肩背疾患取大椎、肩髃、肩髎；腰部疾患取命门、委中；下肢疾患取阴陵泉、解溪、厉兑。局部常规消毒后，用三棱针点刺出血。隔日 1 次，5 次为 1 个疗程。

（9）皮内针疗法　急性期取曲池、足三里、大椎、三焦俞穴。慢性期取足三里、三阴交、脾俞、肝俞、肾俞、阿是穴。根据部位不同，取局部相应穴位。常规消毒，皮内针在所用腧穴进针后，沿皮刺入，胶布固定，根据辨证行补泻手法，埋针 3~5 日为 1 个疗程。

2. 传统功法

本病可以采用八段锦、内养功、气动功、保健功等功法治疗，目的是调理病变关节的肌肉、骨骼、韧带。

八段锦锻炼方法如下：

（1）两脚平行开立，与肩同宽。双臂徐徐自左右方向上举过头，十指交叉，翻转掌心朝上托，两臂充分伸展，同时缓缓抬头上观，慢慢吸气。翻转掌心朝下，到胸高时随落随翻转掌心，眼随手运。

（2）马步站式，上体正直，两臂平屈于胸前，然后左臂在上，右臂在下。两手握拳，左手缓缓向左平推，左臂展直，同时右臂肘向右拉回，右拳位于右肋前，拳心朝上，如开弓状。

（3）左手自身前成竖掌向上高举，左臂伸直后，左手翻掌上撑，指尖向右，同时右掌心向下按。

（4）两臂下垂或叉腰，仅仅头部缓缓向

左移，眼看后方，配合呼吸。头颈或颈腰同时向右转，恢复平视。全身放松，配合呼吸。

（5）马步站立，双手叉腰，缓缓呼气后转腰向左，将余气缓缓呼出，头部自左方经体前至右上方。拧腰恢复马步站势。同时全身放松，呼气末尾，两手同时做节律掐腰数次。

（6）两掌向前伸屈，上体缓缓向前伸屈，两膝保持挺直，同时两掌沿尾骨、大腿后侧向下按摩。上肢展直，两手沿两大腿内侧按摩至脐旁。双掌沿带脉，两手抵住腰骶部。

（7）马桩站势，两手握拳分置腰间，拳心朝上，臂外旋握拳抓回，呈仰拳置腰间。

（8）两足与肩同宽，两臂自身侧上举过头，足跟提起，同时配合吸气；两臂自身前下落，足跟亦随之放下，配合呼气，全身放松。

3. 磁疗法

取患部局部和邻近穴位，或以压痛点为取穴部位。其一，用铁氧体磁片穴位贴敷，磁场强度 0.01~0.09T，磁片直径 0.8~4.0cm。其二，用钴磁片穴位贴敷，场强 0.1~0.3T，直径 0.7~2cm。其三用磁疗机每日治疗 30 分钟。3 组均以 2 周为 1 个疗程，疗程间隔 7~10 日。

4. 水疗法

水疗的康复应用一般是指浴法治疗而言。浴法可分为全身、半身及局部治法，患者也可在水池内或盆池中治疗。本病急性期过后，当关节炎的疼痛和肿胀已减轻时，即可进行水疗或矿泉浴。水温宜从 37℃ 开始，在浴中逐渐增加热水，使水温加到 40~42℃，以患者感到舒适并有轻度疲劳感为宜。每日 1 次，每次 15~20 分钟。在水疗法中，温热作用于人体，可改善全身及关节局部的血液循环，使新陈代谢旺盛，促进关节炎症的

吸收。同时温热可解除肌肉的挛缩，改善关节囊、韧带、肌腱的伸展性，改善关节功能障碍。

5. 温热疗法

温热疗法是一种将砂粒、黏土、石蜡等物质加热，通过温热、机械和化学的刺激作用，达到治疗目的的方法。这些热疗是古老的也是常用的理疗方法。如石蜡疗法，因石蜡热容量大，导热差，故应用 60~70℃ 的石蜡，也不致烫伤皮肤；又因石蜡冷却后体积自行收缩，紧贴皮肤，所以石蜡不仅有较高的热效应，而且还有压缩组织、增加血液回流、减轻局部慢性水肿的作用。蜡疗之所以能缓解类风湿关节炎的疼痛和肿胀，是由于温热作用可使关节局部血管扩张，血液循环改善，增加了关节局部的营养。

6. 熏洗疗法

肢体关节畏风、怕凉，偏寒湿痹阻者，酌情选用祛风散寒除湿、温经通络药物，进行全身熏洗，每次 30 分钟，每日 1 次。

肢体关节肿胀热甚，偏湿热痹阻者，酌情选用清热除湿、宣痹通络之品，进行全身熏洗，每次 30 分钟，每日 1 次。

7. 推拿疗法

（1）病变在四肢者采用点穴按摩手法。操作要领：患者取俯卧位，医者立于一侧，用推拿手法施于臀部，向下至小腿后侧，顺髋、膝、踝、趾关节做重点治疗，并配合牵伸法，以出现透热感为宜。再让患者取坐位，医者立于一侧，用掌心按法，于患者臂内、外侧施治，从肩部至腕部，反复点按 6 遍。有关节活动障碍者，医者可使用振动法，同时配合关节屈伸、旋转等被动活动，时间约为 10 分钟。然后，患者取仰卧位，医者立于一侧，先用按拿法以疏松大腿至小腿内、外侧肌肉，再进行下肢的外旋、外展活动，踝关节的屈伸及内外翻活动。对髋、膝、踝关节病变部位可行牵伸法，以促进血

液循环，以患肢有热感为宜。

（2）病变在脊柱者采用点压、按摩、推振手法。患者取坐位，医者立于患者一侧，用掌推振患者颈项两侧及肩部，并配合颈部左右旋转及后伸活动。运气推振时以患者颈部有热感为宜。再让患者取俯卧位，医者侧立，于患者腰背部沿脊柱两侧，从大椎穴至命门穴上下反复施用推拿法，或配合用振颤等手法，以疏通督脉及膀胱经。再用点压法施于脊柱两旁，从大椎穴至八髎穴，向下再点压两下肢至涌泉穴，反复6遍，或配合平推手法，反复进行6遍。

本病是较顽固的慢性疾病，应采取早期治疗和加强功能锻炼，一般能恢复或基本恢复病变关节的活动功能。

8. 医疗体操

医疗体操的作用早期主要是改善全身状态，改善局部血液循环，促进炎症吸收，防止软组织粘连、肌肉萎缩和关节挛缩；晚期主要是松解挛缩的关节囊和韧带，增强关节周围肌肉群的力量，扩大关节的活动范围。

（1）颈项运动　低头、仰头、左转头、右转头、头部左右旋转。每个方向各做10次。

（2）手腕运动　手指伸直、握拳、背伸、掌屈、旋前、旋后。反复练习10~20次。

（3）肘肩运动　两上肢前伸平举、上举、放下；两上肢侧平举、屈肘、手指触肩、上肢放下。各做10~15次。

（4）扩胸运动　两上肢屈曲于胸前，向两侧分开，同时扩胸。反复练习10~15次。

（5）腰背运动　两上肢上举，身体前倾，同时手指触足趾，复原。然后项背过伸，以使背肌牵伸为度。反复练习10次。

（6）膝髋运动　两下肢伸直，单侧膝关节屈曲，足底着床，复原。或做下蹲运动与向前抬腿运动。反复练习10次。

（7）趾踝运动　两下肢伸直，踇趾背伸、跖屈；踝关节内旋、外旋。反复练习10~15次。

9. 其他疗法

（1）贴敷疗法　局部关节肿大变形，偏痰瘀痹阻者，酌情选用活血行瘀、化痰通络之品，可用中药外敷法，每次30分钟，每日1~2次。

（2）穴位注射疗法　选木瓜注射液、红花注射液或复方当归注射液，每次每穴注入0.5~0.8ml，每次选取3~4穴。

（3）直流电离子导入　多应用中药浸出液，常用蒸馏水制成50%乙醇溶液或用50°的白酒浸泡中草药，进行局部导入。

三十、系统性红斑狼疮

系统性红斑狼疮是一种自身免疫性疾病，常累及全身多个器官，特别是皮肤和肾脏，血清有多种自身抗体，是本病的特征性标志。本病常可多次反复自然缓解和加剧。近年来，系统性红斑狼疮的发病率有增加的趋势，发病年龄多在20~40岁，女性发病率较高。由于其临床表现极为复杂，早期常容易误诊为其他疾病，导致临床明确诊断时疾病已相当严重或进入晚期，因此正确诊断和处理是延长生存时间、改善预后的关键。

（一）临床表现及诊断

本病起病变化多端，可为急性、暴发性或隐匿性。一般先累及一个系统，以后扩展到多系统损害。皮肤红斑又以面部和手部最为多见，面部蝶形红斑是本病的典型表现，皮损也有多种，如丘疹、结节、水疱、紫癜等。关节症状和体征也是本病最常见的表现。各关节均可受累，日久可发生关节畸形。全身症状可有中、重度乏力，发热等。心脏受累可见心包炎、心肌炎、心内膜炎以及瓣膜病变，以心包炎最为多见，可出现心动过速、心脏增大，最后可导致心力衰竭。肾脏受累后主要表现为肾炎和肾病综合征，临床可见下肢、眼睑浮肿等。中枢神经受累可表现为轻偏瘫、抽搐、癫痫、复视、视网膜炎、脉络膜炎、精神病及其他人格障碍。消化系统受累可见肝损害，主要为转氨酶升高，或伴有轻度肝大、胃纳差。肺受累可出现渗出性胸膜炎、间质性肺炎和急性肺炎。查体可见淋巴结肿大、肝脾肿大。血常规多见正细胞性正色素性贫血，淋巴细胞、白细胞、血小板等减少较常见。血沉增快；梅毒血清假阳性率约20%；类风湿因子可呈阳性；IgG水平升高，丙种球蛋白升高。尿常规可见蛋白、红细胞、管型等。免疫学检查：抗核抗体（ANA）阳性率达95%以上；抗双链DNA（ds DNA）抗体的特异度为96%~99%；抗Sm抗体的特异度为99%，但敏感度仅为25%；血清补体常处于低水平，常提示病情活动和肾脏受累。抗心磷脂抗体、RNP抗体、抗单链DNA（ss DNA）抗体可呈阳性。

（二）中医病机与辨证

根据本病的临床表现，近似于中医学"阳毒发斑""鬼脸疮"。若以多关节疼痛为主症者属于痹证范畴。中医学认为本病多由于先天禀赋不足，或因七情内伤，劳累过度，以致阴阳气血失于平衡，气血运行不畅，气滞血瘀，经络阻遏而为本病。本病的主导病因为热毒之邪瘀阻经脉，伤于脏腑，蚀于筋骨，燔灼阴血而致发病。因侵及多脏腑，病机复杂，如热伤血络，血热外溢，凝滞于肌肤则见皮肤红斑；毒热凝滞，阻隔经络则关节肿痛；热毒内攻犯脏，则五脏六腑均可受累。总之，病机主要为阴阳失衡，气血失和，经络受阻，热毒内扰。本病病机错杂，往往出现上实下虚、上热下寒、水火不济等，总以阴阳气血失调为本，毒热为标。

（三）非药物疗法

1. 针灸疗法

（1）毫针疗法　患者发热可以配合大椎、合谷、曲池、少商；关节疼痛可选用膝眼、鹤顶、阳关、曲泉、梁丘、血海、阳陵泉、足三里、昆仑、照海等；心脏受累者可用心俞、神门、内关、巨阙；肾脏受累者可用三焦俞、肾俞、水分、气海、复溜等。可根据患者具体情况选取穴位，食纳不佳者可用足三里；头晕、头痛者可用风池、合谷；上肢关节疼痛可用曲池、肩髃；下肢关节疼痛可用阳陵泉、绝骨、膝眼；腰痛可用肾俞、命门。每日1次或隔日1次，留针20~30分钟，15~20次为1个疗程。

（2）电针疗法　以关节疼痛为主者，可选用膝眼、鹤顶、曲池、合谷、阳陵泉、血海、足三里、三阴交、照海等穴，每次取6~8穴，隔日1次，电针用疏密波20~30分钟，刺激强度以能耐受为度。10次为1个疗程。

2. 推拿疗法

以关节疼痛症状为主要表现者可采用按摩手法治疗。患者取坐位，医师立其后，在臂部和手部做搓法，重点在肘下，以患者有热感为度；医者用双手拿上肢部，往返约10次。医师一只手拿前臂，另一只手揉三角肌、肱三头肌等，然后用多指揉前臂，做肩关节屈伸、旋前、旋后运动。然后医者再以一手握患者腕部做肘关节的屈伸运动，两侧腕部均做旋转屈伸运动3分钟。用双手做拿法，从大腿至踝关节，自下而上往返10次。用双掌搓膝、踝关节和足背部，以患者有热感为度。然后用多指揉膝关节、踝关节及足趾关节，并做髋、膝、踝关节的屈伸运动。腰部不适者，医者用手掌在背、腰、骶部上的膀胱经路线上做推法，用手掌搓患者督脉，从大椎穴至长强穴往返搓，并双手握拔筋板，在骶棘肌上面做拔法，从上至下往返 5~10 次。用双拇指或点穴器点大椎、风门、身柱、肝俞、肾俞、命门、八髎、环跳、委中。

（四）注意综合治疗

系统性红斑狼疮病情复杂，急重症多，死亡率高，目前多采用中西医结合治疗。高热不退，运用中药治疗无效，或见多脏器损害，病情较重者，为控制病情，应首选类固醇激素治疗。若用中药、激素治疗无效，或不宜采用激素治疗的病例，或肾脏损害严重者，可考虑用免疫抑制剂治疗。

在预防调护方面，应树立乐观情绪，正确对待疾病，建立战胜疾病的信心，注意劳逸结合，防止感冒，及时祛除各种诱因，避免使用刺激性药物，如磺胺类、青霉胺、肼苯嗪、普鲁卡因、异烟肼等。避免日光暴晒和紫外线照射等。避免妊娠以防止病情复发或恶化，若有肾功能损害或多系统损害者，宜争取早做治疗性流产。

三十一、艾迪生病

艾迪生病又称为慢性肾上腺皮质功能减退症，是由于自身免疫、结核等原因破坏了双侧肾上腺而致肾上腺皮质激素分泌不足所引起的疾病。近年，研究者认为本病约有 50% 以上是由肾上腺皮质萎缩引起，皮质有纤维化及淋巴细胞、浆细胞、单核细胞浸润。临床上有疲乏软弱、色素沉着、低血压、水盐代谢紊乱、胃肠功能失调等一系列表现。原发者为肾上腺皮质本身的疾患，继发者由下丘脑 – 腺垂体功能减退，促肾上腺皮质激素分泌不足而致肾上腺皮质功能减退。

（一）临床表现及诊断

本病发病年龄以 20~50 岁为多见。大多数患者色素沉着分布广泛，以面部、四肢、关节等部位多见。可有血压降低、心脏缩小、心音低钝、头昏目眩；也可有食欲不振、消化不良、恶心、腹痛等；还有乏力、头晕、心慌、汗出。肾上腺危象为本病加重的表现。可以伴自身免疫性疾病、结核病、长期应用糖皮质激素、肾上腺手术等病史。实验室检查提示：血嗜酸性粒细胞、淋巴细胞增多，轻度贫血，肾上腺抗体阳性，24 小时尿 17– 羟皮质类固醇、17– 酮类固醇含量降低，血浆皮质醇降低，昼夜节律不明显。胸、腹部 X 线片可出现结核病灶。结核菌素试验阳性。注意除外日晒性皮炎、肝硬化、糖尿病等。

（二）中医病机与辨证

本病属于中医学"黑疸""虚劳""干血劳"等病的范畴。由先天禀赋不足，体虚感受外邪，迁延失治，邪气久羁，正气耗伤，使脏腑气血阴阳亏虚日甚而成。若失治或误治，或久病大病，调理失时，日久伤气损阳，瘀血内结，正气难复。本病病位主要责之脾、肾，主要病机为脏腑气虚血亏，阳气不足，兼夹瘀血，瘀血的形成加重了气血运行障碍，气血生化更加不足，互为因果，促使病情加重。本病属于虚中夹实，而气虚瘀血贯穿于各个阶段，辨证时应加以注意分清病变以何脏为主及标本的主次，治疗以扶正为主，标本兼顾为基本治疗原则。

（三）非药物疗法

1. 针灸疗法

（1）毫针疗法　临床常取脾俞、足三里、百会、胃俞、肾俞。肾气不足者加关元、气海、三阴交；脾气虚弱者加梁门、阴陵泉；瘀血者加血海、膈俞。每日 1 次或隔日 1 次，留针 20~30 分钟，15~20 次为 1 个疗程。

（2）耳针疗法　主要取皮质下、脾、肾、肝、内分泌、神门等穴，留针 20 分钟。或者用王不留行籽压丸治疗。

（3）艾灸疗法　取大椎、华佗夹脊、膈俞、脾俞、肾俞、膏肓、关元、足三里、三阴交等穴，每次选3~4穴，用温和灸，每穴5分钟，或隔姜灸，每穴5~10分钟，隔日1次，10次为1个疗程。

（4）穴位埋线疗法　取脾俞、肾俞、肝俞、血海穴。按穴位埋线操作常规，用羊肠线埋藏，每次选取2穴，15~20日埋线1次。

2. 饮食疗法

（1）莲肉糕　莲子肉100g，粳米100g，茯苓、砂糖适量。将莲子肉、粳米炒香熟，与茯苓共磨细粉，调和砂糖作糕。空腹服用，每次20g，白汤送下。本品具有健脾补中、消除疲乏的功能。

（2）八仙糕　山药150g，薏苡仁100g，莲子肉150g，白茯苓150g，扁豆100g，砂仁60g，芡实100g，谷芽200g，炒陈米3000g，白糖600g。将诸药磨为细粉，与陈米粉、白糖混合均匀，制成糕点，空腹服用。本品具有益气补中、健胃和中的作用。

（3）银鱼粥　银鱼干30g，糯米100g，食盐、猪油、生姜适量。将银鱼干、糯米、老生姜分别淘洗净，合煮成粥，加少量猪油、食盐，趁热空腹食之，每日可服2次。

本品具有补益脾肺、健脾益气的作用。

（4）枸杞炖猪脑　猪脑1具，枸杞子20g，怀山药30g，加水适量，炖汤食用，每日1次。本品具有补肝肾、益精血、补脾肺的作用。

（5）灵芝茶　灵芝10g，切成薄片，沸水冲泡代茶饮。本品具有补中益气、益寿延年的作用。

3. 传统功法

患者两脚平行开立，与肩同宽。下颏微抬，全身放松，宁神静气，上虚下实。吸气时意念收提会阴部，呼气时全身放松，外肾降回原位。如此反复吸升呼降若干次。意念以心行之，宜徐徐行之。练功纯熟后，亦可变行气法为意守法，意守丹田或命门。肾虚患者最好早晨日出前在松柏林中练习，此为培养肾元真气简便有效的妙方。久练后可使头脑清晰，精气旺盛。

患者或以腰部命门为轴，两臂交替自前向后划圈，似风轮搅水状旋动。要精神镇定，全身放松，用意不用力，意之所至，气必随之，如是则气血流注周身。久练后似感双臂与腰成一整体，可有强腰壮肾的功效。

第二节　外科和男科

一、单纯性甲状腺肿

单纯性甲状腺肿是以缺碘、致甲状腺肿物质或酶缺陷等原因所致的代偿性甲状腺肿大。因其流行特点不同，一般分为地方性甲状腺肿和散发性甲状腺肿两类。病变初期甲状腺呈弥漫性肿大，如果治疗不及时，可形成较大的结节性甲状腺肿，压迫邻近器官而产生各种临床症状，如气管受压，可有喉部紧缩感、慢性刺激性干咳、劳动后气促；如

甲状腺肿位于胸骨后或胸腔内，可引起上腔静脉压迫综合征。由于缺碘并非本病的唯一因素，对有些单纯性甲状腺肿患者，给予碘剂治疗非但不能见效，甚至会产生不良反应。对年轻人的弥漫性单纯性甲状腺肿，手术复发率高达50%左右。由于患有心脑血管病、糖尿病等严重疾病者不适于手术治疗，因此采用综合疗法很有意义。

（一）临床表现及诊断

（1）散发性甲状腺肿常在青春期、妊娠期、哺乳期及绝经期发生。本病起病缓慢，早期常无自觉症状，或觉颈前增粗。甲状腺多两侧弥漫性肿大或以一侧为主，无压痛，质软，平滑或有结节。甲状腺肿显著者，可引起压迫症状，如咽部紧缩感、刺激性干咳、吞咽困难、声音嘶哑等。

（2）基础代谢率和血浆蛋白结合碘均正常，甲状腺摄 ^{131}I 率一般正常，地方性甲状腺肿者可增高。T_3、T_4 和 TSH 值多正常。

（3）甲状腺扫描可发现甲状腺弥漫性增大或内有多数温结节或冷结节。

（4）本病应与甲状腺腺瘤或囊肿、各种甲状腺炎、甲亢、甲状腺癌相鉴别。

（二）中医病机与辨证

单纯性甲状腺肿属于中医学"气瘿"范畴。本病的发生与水土和饮食有关，久居高原山区，长期饮用缺碘之水可引起瘿病。忧思郁虑、恼怒太过等情志损伤是引起瘿病的另一个重要因素。由于饮食水土失宜及情志内伤首先使机体气机不畅而形成气滞，气机郁滞，津液不能输布，凝聚成痰，痰气郁结，壅于颈前即形成瘿病。气滞日久，使血行亦受到障碍而发生瘀血，致使瘿肿较硬或有结节。由此可知，气、痰、瘀三者壅结颈前是本病的基本病理。部分病例由于痰气郁结化火、火热耗伤阴精而导致阴虚火旺的病理变化。病变后期可出现虚实夹杂之证。

（三）非药物疗法

1. 针灸疗法

（1）毫针疗法　阿是穴为主穴，配合天突、扶突、曲池、合谷穴。气郁痰阻加列缺、肩井；痰湿内阻加足三里、丰隆、中渚、廉泉；肝火旺盛加肝俞、行间、太冲、阴陵泉；心阴虚加神门、心俞、肝俞、太溪。针刺以阿是穴多针围刺为主，用提插泻法，针体成45°角，从甲状腺腺体周围边缘进针，向腺体中心刺 2~3cm，待患者局部有胀感时退针。根据病情，每次可刺 4~6 针。每日 1 次，10 次为 1 个疗程，疗程间隔 1 周。

（2）耳针疗法　临床多取内分泌、甲状腺。毫针中度刺激，留针 20 分钟，隔日 1 次，或用埋压耳豆治疗。

（3）梅花针疗法　取颈椎 1~7 两侧与颈椎平行旁开 1 寸的平行线，前颈及两侧的垂线。先用梅花针刺后颈两侧，再叩击前颈及颈部两侧。廉泉至天突穴为上下两界，两耳垂的垂直线为左右界。使用中度刺激，每日 1 次，10 次为 1 个疗程。

（4）芒针疗法　取阿是穴。阿是穴针法视腺体肿大情况，一般可在病侧附近穴位刺 1~2 针，或在腺体边缘进针，刺向肿块中心。针刺阿是穴时，注意勿刺伤动脉，有胀感即可。

2. 饮食疗法

（1）海带绿豆粥　海带 50g，绿豆 60g，红糖 20g。先将海带、绿豆煮烂熟，加入红糖服食。

（2）糖醋海蜇皮　海蜇皮 50g，浸泡切碎洗净，加入糖、盐、米醋，凉拌食之。海蜇皮甘咸、性平，具有清热化痰、消积软坚的作用。

（3）紫菜汤　干紫菜 20g，放入热水中煮沸，以麻油、味精、盐调味佐膳。紫菜具有清热利水、化痰软坚的效果。

二、阳痿

阳痿是指阴茎不能勃起进行性交，或虽能勃起但勃起不坚，或勃起不能维持性交完成，是临床上最常见的性功能障碍之一。随着年龄增长，性激素水平下降，血管阻塞性因素增加，触觉敏感度下降，可造成阳痿。一般可分为精神性和器质性两大类，治疗较为复杂。尽管西医学有性激素治疗法、非激素类药物治疗、负压被动吸引勃起法以及手术疗法，但疗效不尽人意。

（一）临床表现及诊断

阳痿患者表现为阴茎不能勃起，或可勃起但勃起不坚，或勃起不能维持，以致性交不满意，甚至不能完成性交。应该详细询问病史，包括发病时间和进展情况，有无其他系统疾病史，及有无使用影响性功能药物史，并进行全面体格检查，确定病因和性质。

1. 心理性阳痿

心理性阳痿多因夫妻感情不和，家庭纠纷，忧郁恐惧等，或因初次性交失败，思想负担加重，使大脑皮质对性抑制过强而致阳痿。临床表现多为性交时不能勃起，在某些条件刺激下可有勃起现象，夜间阴茎勃起试验阳性；血浆睾酮水平正常，阴茎发育正常，理化及病理检查常无阳性结果与指征。

2. 神经性阳痿

中枢或周围神经发生病变，使阴茎勃起的控制功能失调，可致勃起无力。多由脑血管意外、脑脊髓损伤、糖尿病、酒精中毒、盆腔肿瘤压迫或手术损伤神经引起。

3. 血管性阳痿

血管性阳痿在器质性阳痿中约占30%，多因动、静脉血管病变引起，常见于大动脉炎、高血压、动脉硬化、髂内动脉闭塞症、糖尿病等。

4. 内分泌性阳痿

内分泌性阳痿多继发于下丘脑垂体肿瘤、甲状腺功能亢进或甲状腺功能减退、糖尿病、原发性睾丸功能低下等。

5. 药源性阳痿

很多药物直接或间接作用于性反射中枢，导致性功能障碍。如抗精神病的酚噻嗪、氯丙嗪、氟哌啶醇、单胺氧化酶抑制剂等；镇静剂如地西泮、氯氮䓬等；降压药如甲基多巴、哌唑嗪、普萘洛尔、胍乙啶、可乐定、利血平等；强心利尿药如地高辛、呋塞米、螺内酯等；抗肿瘤药如环磷酰胺、长春新碱、阿糖胞苷、氮芥；抗菌药如异烟肼、酮康唑；钙离子拮抗剂维拉帕米以及其他药，如盐酸苯海索、西咪替丁、雷尼替丁、甲氧氯普胺等。

6. 局灶炎症性阳痿

如前列腺炎、精囊炎、附睾炎、附睾结核等也可引起阳痿。

（二）中医病机与辨证

中医学认为阳痿的根本病机在于宗筋失养，弛纵不收，主要是因为肾阳不振、心脾两虚、肝郁气滞、血瘀络阻、湿热下注等各种因素导致本病发生。

1. 命门火衰

素体阳气不足或房室不节耗损精气，迁延日久，阴损及阳，则精气虚冷，命门火衰，失其温煦之力，则功能衰败而致阳痿。

2. 肝气郁结

情志不遂，郁怒伤肝，肝气郁结，肝木不能疏达，宗筋疲而不用，而引起阳痿。

3. 心脾两虚

久病体虚，七情劳倦，思虑忧劳太过，导致心脾两虚，水谷精微不得濡润宗筋，而成阳痿。

4. 肝胆湿热

过食肥甘厚味，酿湿生热，或感受湿热之邪，内阻中焦，郁蒸肝胆，伤及宗筋，致使宗筋弛纵不收，而发生阳痿。

5. 精脉瘀阻

气郁日久，经络阻隔，气血运行不畅，痹阻精脉。阴器睾丸外伤受损，瘀血内蓄，造成精脉瘀阻。气血瘀滞，筋失所养，宗筋不得濡润，故阳事衰败。

（三）非药物疗法

1. 针灸疗法

由于阳痿可因肾虚、肝郁、脾虚、湿热等原因引起，有虚有实，有寒有热，虽然肾气虚馁，命门火衰者占其大半，但不可忽视其他证型，应针对不同病因，灵活运用各种治疗法则，使精气充盈，气机和顺，阴平阳秘，宗筋得润。

（1）毫针疗法　肾阴虚者取背俞、足少阴经穴，主穴取肾俞、太溪、三阴交，配穴取志室；肾阳虚者取背俞、督脉、任脉经穴，主穴取肾俞、关元、命门，配穴取腰阳关；脾肾虚损者取背俞、任脉、足太阴经穴，主穴取脾俞、肾俞、三阴交，配穴取气海、太溪。手法均用补法。湿热者取足太阴、足少阴、足厥阴经穴，主穴取复溜、阴陵泉、行间，配穴取三阴交，采用泻法。

（2）耳针疗法　常选用外生殖器、睾丸、内分泌、皮质下、神门穴。隔日1次，每次3~4个穴位，中度刺激，留针15分钟，10次为1个疗程。也可以用王不留行籽耳穴压豆法。

（3）头针疗法　可取生殖区进行头针治疗，以较强刺激为宜。

（4）电针疗法　临床上可取两组穴位，第一组为八髎、然谷；第二组为关元、三阴交。针刺得气后，以低频脉冲电通电3~5分钟，两组腧穴交替使用，每日或隔日1次，10次为1个疗程。

（5）三棱针疗法　主穴取肾俞、复溜，配合三阴交、命门、然谷进行点刺，以少量出血为宜。

（6）埋针疗法　患者取仰卧位，穴位常规消毒，医师用左手拇指压着患者会阴，嘱其尽力吸气收肛，注意力集中在阴部，右手持止血钳夹皮内针，从三阴交向上刺入，旋转揉动，使有针感，左右两侧均埋，用胶布固定，按压会阴约需5分钟。埋针时间为3日，取针后休息3日再埋1次。

（7）温针灸　选取关元、气海、命门、肾俞穴，按温针灸常规操作方法，轻刺重灸，留针30分钟，10次为1个疗程。

2. 推拿疗法

（1）背俞穴按摩　患者取俯卧位，医者以手掌按揉腰骶部数次。然后揉肾俞，在患者感觉微酸胀得气后，每穴持续按揉5分钟。再用一指禅推次髎、中髎，每穴持续1分钟后，改用点揉法，每穴30秒。然后擦腰阳关，以小腹透热为度。

（2）小腹部按摩　取中极、关元、气海、神阙穴。患者取仰卧位，医师先用掌根按神阙，以脐下有温热感为度，时间约3分钟，再用鱼际按揉气海、关元、中极，每穴约5分钟。然后在气海、关元处用掌摩法按摩约3分钟，以小腹部有热感为度。

3. 饮食疗法

（1）东坡羊肉　羊肉240g，土豆、胡萝卜各45g，酱油60g，料酒6g，糖4.5g，大葱9g，生姜3g，大料0.5g，花椒0.75g，植物油120g。羊肉、土豆、胡萝卜过油后，加入清水，然后放入佐料一起煨到肉烂，佐餐服食。该疗法适用于肾阳亏损所致的阳痿。

（2）羊肉粥　羊肉100g，粳米150g。将羊肉洗净，切成碎末；把粳米淘洗后加水煮，至半熟时加入羊肉末，搅匀，煮烂即可食用。本品具有温补肾阳的功用。

（3）韭菜子粥　韭菜子30g，粳米90g。先将韭菜子洗净晒干，研成粉，把粳米洗净加水煮至半熟，加入韭菜子粉，搅匀，煮熟即可。本品适用于肾阳不足所致的阳痿。

（4）羊外肾汤　鲜羊外肾（即羊睾丸）1对，猪骨头汤1碗，猪脊1副，花椒10粒，胡椒末少许，生姜末1撮，葱白2根，芫荽末1撮，食盐适量。先将羊外肾洗净切片，用佐料一起共熬成汤。随意服食，喝汤吃肉。本品性味甘温，乃血肉有情之品，对肾精不足的阳痿有较好疗效。

（5）红烧狗肉　狗肉800g，陈皮9g，炒茴香6g，生姜10g，葱白2根，胡椒少许。先把狗肉洗净，整块放入砂锅内，加食盐、葱、姜、花椒、陈皮，放入冷水，用文火煨烂。取出狗肉切块，再放入原汁锅内煨烧，烧透即成。狗肉性温，适用于脾肾阳气不足的阳痿。

三、淋巴结结核

淋巴结结核是由于结核杆菌感染所引起的淋巴结慢性炎症，故也称为结核性淋巴结炎。可发生于人体各个部位，以颈部为最多，腋下次之，腹股沟及腹腔内的淋巴结核较为少见。本病是外科较为常见的病，诊断较容易，治疗却比较困难，单纯用抗结核药治疗常需1~2年连续用药。本病常常液化成脓，破溃成瘘，经久不愈。

（一）临床表现及诊断

本病可发生于各年龄阶段，以青壮年为多，女性明显多于男性。一般没有明显的全身症状，偶伴午后低热。少数合并肺结核或其他部位结核时，可出现低热、盗汗、乏力等全身反应。患者肿大的淋巴结多无明显疼痛。本病初期受累淋巴结开始变得较坚韧，大小不等，彼此孤立而活动，可能有轻微压痛。随着病程进展，病变淋巴结的体积逐渐增大。在结节的基础上，中心部位液化而形成脓肿，随后部分脓肿自行破溃，临床称破溃型。实验室检查示红细胞沉降率及血象多在正常范围。病变淋巴结活体组织检查常为确诊本病的重要手段。根据本病缓慢的病程、淋巴结的无痛性肿大、寒性脓肿及经久不愈的溃疡和窦道，一般可以做出初步诊断。

（二）中医病机与辨证

本病属于中医学"瘰疬"范畴。主要是由于情志不舒、忧思恚怒而致肝气郁结，疏泄失职，横逆侮脾，使脾失健运，运化失司，水湿停滞而生痰，肝郁化热，痰热互搏，结于颈项之脉络而成瘰疬。或由于禀赋不足，素有肺肾阴亏，致使阴虚而火旺，肺津不能输布，灼津为痰，痰火凝结而成瘰疬。感受热毒邪气也是重要外因。

（三）非药物疗法

1. 针灸疗法

（1）毫针疗法　可直接针刺肿大的淋巴结，配以肝俞、膈俞，每日1次，中度刺激。亦可用三棱针，选膀胱经的肺俞、膈俞、肝俞、胆俞、胃俞、肾俞，局部消毒麻醉后，直刺达肌膜，纵行划动9次，每日1次，2周为1个疗程。

（2）挑治疗法　在肩胛下方、脊柱两侧寻找略高于皮肤、色微红、按之颜色不退的结核点，用三棱针挑之出血。亦可在肩井、臂臑、肺俞等穴处，局部消毒麻醉后，将针尖与皮肤平行挑起皮肤，造成0.5cm裂口，针刺入0.3cm轻轻上提，直到把纤维拉出，最后将针直立捻转，出针后用无菌敷料包扎，每周2次，每次1穴。

（3）火针疗法　患者取坐位或卧位，消毒局部皮肤，局部浸润麻醉，将针在酒精灯上灼红，然后刺入脓肿部位，留针20~30秒，每一病灶3~5针，每次刺入1~2个病灶，出针后以消毒纱布敷盖。每2~4日治疗1次，每10~15次为1个疗程。

2. 截根疗法

对于确诊为本病而用药效果不佳，并无合并肺结核及明显全身症状者，在常规消毒局部麻醉下，取患者上肢肩关节与肘关节正中线1/2处行横切口，垂直入内，上下切口皆长1.5cm，用止血钳逐层分离皮下组织肌层，以直达肱骨骨膜为度，然后用止血钳从切口插入到肱骨骨膜，横向侧面，以钳尖插至大肠经为度，再用止血钳按摩，刺激大肠经和三焦经 30 次，取出止血钳，缝合皮下组织及皮肤，消毒包扎，7 日拆线，术后忌食生冷、辛辣食物半个月，再用上法在对侧上肢行截根手术。

对于颈淋巴结结核未溃者可采用钢制粗针或三棱针在结核穴（即大椎穴与肩髃穴连线的内 1/3 与中 1/3 交界处）、肺俞（第 3 胸椎棘突下，左、右旁开各 1.5 寸）施截根疗法。患者取坐位，消毒同侧结核穴或肺俞穴皮肤，医者左手拇指、示指捏起施穴的皮肤，右手持针，快速而准确地挑断穴位处皮内的纤维，宽度 2~3mm。术后用消毒棉球或纱布包扎固定。每周 2 次，8 次为 1 个疗程。

3. 饮食疗法

（1）糖醋海蜇皮　海蜇皮 50g，浸泡切碎洗净，加糖、盐、米醋，凉拌食用。本品具有清热化痰、软坚散结的作用。

（2）夏枯草煲猪肉　夏枯草 20g，瘦猪肉 50g。将瘦肉切成薄片，加夏枯草与水，文火煲汤，每日服 2 次。本品具有清肝热、散郁结的功效，对于瘰疬患者有一定的疗效。

四、胆石症

胆石症是指胆道系统的任何部位发生结石的疾病，其临床表现取决于结石是否已引起胆道感染、胆道梗阻，以及梗阻的部位和程度。本病的病因和发病机制尚未完全明了，一般认为胆汁淤积、胆道感染以及胆红素和类脂质代谢失调为发病的主要因素。由于胆囊本身的炎症，导致胆汁排泄受阻，亦是形成结石的原因，或因胆汁成分比例失调，胆固醇过饱和和沉淀，形成以胆固醇为主的结石，多见于胆囊结石。胆管结石则多以色素性为主。据资料统计，我国本病的发

病率在急腹症中占第二位，可发生于任何年龄，但以 30~50 岁女性多见。

（一）临床表现及诊断

胆石症的临床表现在很大程度上取决于结石的大小、性质、动态、所在部位和并发症。由于胆囊或胆总管平滑肌扩张及痉挛，因此产生胆绞痛。大部分患者在饱餐或进高脂肪餐后数小时，或在腹部受到震动后发作。疼痛多位于右上腹或中上腹部，开始时呈持续性钝痛，以后逐渐加重至难以忍受的剧烈疼痛；患者常坐卧不安，疼痛常放射至右肩胛处或右肩部。疼痛时常伴大汗淋漓、面色苍白、恶心、呕吐、胸闷嗳气等症状。急性期，患者右上腹部有时触及肿大的胆囊，有压痛、反跳痛等，墨菲征阳性。缓解期一般无明显体征。胆石症的诊断常需 X 线检查或 B 超检查才能确定。本病在急性发作期需与十二指肠溃疡穿孔、急性胰腺炎、急性阑尾炎等鉴别。

（二）中医病机与辨证

本病属于中医学"胁痛""黄疸"等范畴。多因情志忧郁不畅，以致肝气疏泄失常，气机阻滞，瘀血内停，肝木失调影响胆腑的通降和升清，使胆汁郁滞，再加上湿热蕴结而煎熬胆液，可形成胆石；胆汁郁滞于皮肤则皮色发黄，下输膀胱则尿色变黄。若饮食不节，恣食油腻，则克伐脾胃，致使运化失健，湿浊内生，阻碍肝胆气机疏泄，气郁化热或气郁瘀血化热，肝胆郁热与脾胃湿热蕴蒸，也可即成本病。一般来说，人体肝胆气机紊乱和整体功能失调是发病的内因；饮食不节、情志刺激等因素是发病的外因。本病的病机发展变化多端，常是气郁、血瘀、湿热和实结四个病理环节互相兼夹，互相转化。结石形成以后，盘踞于胆道之中，又能更进一步阻碍胆气疏泄和蒸湿蕴热，使病情逐渐加重和结石逐渐增长，从而呈现急

性和慢性反复交替的迁延缠绵过程。

（三）非药物疗法

1. 针灸疗法

（1）毫针疗法　取穴常选阳陵泉、丘墟、支沟、胆囊穴、日月、期门、胆俞、足三里等。肝郁气滞者加行间、太冲，用泻法；瘀血阻滞者加膈俞、血海、地机、阿是穴，用泻法；肝胆湿热者加中脘、三阴交，用泻法；肝阴不足者加肝俞、肾俞，用补法。用毫针刺，随证补泻。

（2）耳针疗法　选择胆管、肝、三焦、脾、胃及十二指肠等穴，配合天枢、大横、内分泌、大肠。用王不留行籽贴压法，隔日1次，嘱患者每日自行按压4~5次，每次30分钟，15次为1个疗程。

（3）激光针疗法　取胆俞、日月、阿是穴，用氦-氖激光照射，输出电压为2mV，光斑直径2cm左右，激光管与皮肤距离为30~40cm，每穴照射10分钟，每日1次，10次为1个疗程。

（4）电针疗法　取双侧阳陵泉及胆囊穴或阿是穴。同时配合耳部交感、神门、胆、胰穴。用针麻仪通电30~40分钟，每日1次，10次为1个疗程。

（5）梅花针疗法　用梅花针轻轻叩击胁肋疼痛部位及日月、胆俞、期门等穴。也可在疼痛点同水平背俞穴的上、中、下三个腧穴叩击。每次叩击以皮肤潮红为度。

（6）耳背放血疗法　选耳背部较明显血管1根，并在此处揉搓充血后消毒，再用手术刀划破血管放血数滴，再贴以消毒敷料。每周1次，两耳交替放血，同时在阴陵泉、足三里、三阴交进行针刺治疗。

（7）针灸疗法　选取足三里、中脘、阳陵泉、胆囊穴，采用平补平泻的手法，得气后留针。在足三里和胆囊穴两处加灸，中脘加艾条灸，隔日针灸1次。

2. 饮食疗法

（1）玉米须茵陈汤　玉米须30g，茵陈30g，车前草30g，加水500ml，浓煎去渣，加白糖适量，每次服200ml，每日3次。本品具有清热利尿、利胆消肿的作用。

（2）竹叶茅根汤　淡竹叶15g，白茅根15g，沸水冲泡，代茶频饮。本品具有利湿清热、凉血除烦的作用。

（3）鸡胆汁黄瓜藤饮　黄瓜藤100g，洗净煎水100ml，新鲜鸡胆1个，取汁用黄瓜藤水冲服。本品具有清热利胆、杀菌消炎的功效，对胆囊炎、胆石症有很好的疗效。

（4）玉蜀黍花茶　用玉蜀黍花60g，沸水冲泡，代茶频饮。本品有利胆退黄的作用，能促进胆汁分泌，适用于伴有黄疸的胆石症。

五、泌尿系结石

泌尿系结石是泌尿系常见疾病之一，是肾结石、输尿管结石、膀胱结石和尿道结石的统称。本病病因极为复杂，不同部位和不同成分的结石，其形成机制不同。目前认为全身因素有饮食因素、易结晶成石的药物如磺胺药、尿液的氢离子浓度、长期卧床、高钙血症、代谢紊乱、生活环境等，其局部因素有尿路感染、尿流迟缓与阻塞、异物存在等。临床上最常见的为草酸盐、尿酸盐结石。泌尿系结石可引起尿路黏膜充血、水肿，甚至破溃，尿路梗阻造成肾和输尿管积水、肾功能损害、泌尿系感染等。临床多见结石部位绞痛、血尿、疼痛，伴有恶心、呕吐等。本病好发于青壮年，20~50岁者占90%，男女比例为（2~2.7）：1。

（一）临床表现及诊断

肾、输尿管结石表现为腰部或上腹部持续性钝痛或阵发性剧烈绞痛，放射至同侧下腹部或外阴，绞痛发作时可伴有出冷汗、呕吐、恶心，双侧同时有梗阻者可有尿闭。可有肉眼或镜下血尿，绞痛发作时血尿加重。膀胱结石表现为排尿困难、尿流中断、尿末剧痛和血尿，合并感染时出现尿频、尿急、疼痛加重。尿道结石表现为排尿困难，尿流滴沥或尿潴留。沿尿道或肛门指诊可触及结石，或以金属探条能探及结石。X线泌尿系平片可显示结石的大小、形状、数量和部位，为诊断最有价值的方法。B型超声检查可见结石光团，输尿管结石梗阻时肾图可发现梗阻图像。

（二）中医病机与辨证

本病属于中医学"砂淋""石淋""血淋""腰痛"等范畴。多因饮食不节，脾失健运，脏腑不和，湿热内生，流注下焦，尿液受其煎熬，日积月累，尿中杂质结聚成块，小者为砂，大者为石，或在肾，或在膀胱，或在尿道，为石淋。湿热蕴结膀胱，热甚则伤血络，热迫血而妄行，则血下溢而为血淋。砂石内阻，膀胱气化不利则见腰痛而胀。结石久停，脾肾虚弱，砂石既成，可踞于肾、膀胱及尿窍等处，致膀胱气机不利，气滞导致血瘀，血瘀加重气滞，砂石瘀阻，气滞不利，水道阻塞，甚至可成溺癃。本病辨证当分清气滞、血瘀、湿热、脾肾亏虚。气滞者见腰腹隐痛、钝痛、胀痛，脉弦；血瘀者则见腰及少腹刺痛或绞痛，牵引下腹，脉弦细；湿热者多见尿频、尿急、尿痛、尿涩而余沥不尽，尿中带血或夹砂石，脉滑数；脾肾亏虚者常有神疲体倦，饮食欠佳，脘闷腹胀，腰背酸痛，腿软无力，脉弦细。

（三）非药物疗法

1. 针灸疗法

（1）毫针疗法　主穴取膀胱俞、天枢、归来、足三里。配穴：气结不舒加中极、血海、委中；湿热下注加阳陵泉、三阴交；肾虚失荣加肾俞、气海、次髎。输尿管上段结石、肾结石针肾俞、三焦俞、志室、京门、天枢、气海、阳陵泉；输尿管中下段结石针膀胱俞、肾俞、次髎、中极、水道、三阴交；绞痛发作时针足三里、肾俞、内关、合谷。手法施提插捻转之泻法，留针 30~50 分钟，每隔 10 分钟行针 1 次，用震颤手法行针 2~3 分钟，加强针感。无结石绞痛发作，施提插捻转平补平泻法，留针 20~30 分钟，每日 1 次，10 次为 1 个疗程。

（2）耳针疗法　取神门、肾、输尿管、膀胱、皮质下、交感或耳壳探测的敏感区，用毫针中度刺激，留针 15~20 分钟，隔日 1 次，6 次为 1 个疗程，或用王不留行籽贴压，每日揉压 5 次，3 日换药粒 1 次，两耳交替使用。

（3）电针疗法　肾或输尿管中上段结石，取肾俞、京门、大肠俞、天枢、阴陵泉、三阴交等穴；输尿管下段结石，取小肠俞、次髎、膀胱俞、天枢、水道、三阴交、阴陵泉等穴。治以提插为主，捻转为辅，针感传至肾区或少腹部，接电针治疗仪，选用疏密波或断续波，电流量为中等强度刺激，以患者能耐受为度，隔日 1 次，每次 20~30 分钟，10 次为 1 个疗程。

2. 饮食疗法

（1）玉米须车前饮　玉米须 50g，车前子 20g（纱布包），生甘草 10g，加水 500ml，煎取 400ml，去渣温服，每日 3 次。本品具有清热利湿、利尿排石的功效。

（2）竹叶茅根饮　鲜竹叶、白茅根各 20g，放保温杯中，以沸水冲泡，盖 30 分钟，代茶频饮。本品具有利湿清热、凉血止血的作用。

（3）内金赤豆粥　赤豆、粳米各 50g，鸡内金 20g（研粉生用）。将赤豆、粳米加水适量煮粥，粥成拌入鸡内金粉与适量白糖，每日服 2 次。本品有清热利尿、化石排石的作用。

（4）内金玄明散　鸡内金、玄明粉各30g，共研细末，每次服 3g，生甘草 10g 煎汤送服，每日 3 次。本品适用于泌尿系结石伴有便秘的患者。

六、血栓闭塞性脉管炎

血栓闭塞性脉管炎是一种进展缓慢的动脉和静脉节段性炎症病变。由于全层血管炎症，血管内膜增生，血栓形成，导致血管腔闭塞，严重者发生肢体缺血，最后出现肢体坏疽。本病好发于壮年男性，女性少见，本病病因至今尚未明了。吸烟与本病有密切关系，并与寒冷、潮湿、感染、激素、创伤有关。病变主要累及四肢中、小动静脉，以下肢血管为主。除上述血管病变外，尚有神经、肌肉、骨骼等组织的缺血性病理改变，可出现神经周围炎和神经周围的纤维化。本病一般分为急性活动期、消退期和稳定期，但起病隐匿，病程进展缓慢，呈周期性发作，数年后渐趋严重。

（一）临床表现及诊断

疼痛是本病最突出的症状，早期患肢出现发凉、怕冷、麻木、疼痛，间歇性跛行，以后静息痛逐渐加重，严重时发生溃疡或坏疽。患肢皮肤呈苍白、潮红、紫红或青紫。约有 50% 的患者在早期或整个病程中反复出现游走性血栓性浅静脉炎，呈迁移性发作，多位于足背和小腿的浅静脉。患肢足背动脉、胫后动脉搏动减弱或消失，甚至累及腘动脉、股动脉，使其搏动减弱或消失。侵犯上肢者，尺动脉、桡动脉搏动减弱或消失。动脉造影、阻抗式血流图、多普勒超声检查对本病诊断有重要的意义。

（二）中医病机与辨证

本病属于中医学"脱疽"范畴。其病因较为复杂，多由肾阴亏损，相火旺盛；情志抑郁，忧思过度；饮食不节，脾胃失调；寒冷潮湿侵袭，邪毒蕴结等因素所致。病位主要在血脉，病理机制主要是气血凝滞，血脉阻塞，气血不行，肢端失于温养而发本病。本病辨证在于分清寒、热、虚、实和气、血、瘀、滞等。寒凝血瘀则经络阻塞，多表现为舌质淡，脉沉细；寒湿瘀滞，郁久化热，病久气血耗伤，营卫不和，故患者多表现为面容憔悴萎黄，消瘦乏力；经络瘀滞者则常有固定性疼痛，舌有瘀斑、瘀点。总之，本病为本虚标实，其本虚则有肾阴虚和气血两虚，标实有寒、热、瘀血的不同。

（三）非药物疗法

1. 针灸疗法

（1）毫针疗法　采用疏通经络、调理气血、促进血液循环的治法。下肢症状在踇趾者，取足太阴脾经、足厥阴肝经的太冲、太白穴；症状在第二趾、第三趾者，取足阳明胃经和胫前神经分支经过的解溪、陷谷穴；症状在第四趾、第五趾者，取足少阳胆经、足太阳膀胱经的昆仑、地五会等；部位广泛者，可配合足三里、三阴交、委中、血海、丰隆、昆仑、太溪等。阴寒型加阳关、太溪以温经逐寒；湿热型以湿为重者加取阳陵泉、复溜，以热为重或热毒型者加血海、委中。腓肠肌胀痛配承山、飞扬。针刺止痛取穴：上肢选曲池、外关、合谷、中渚穴，下肢取足三里、环跳、三阴交、阳陵泉、解溪、太冲、昆仑、大钟穴。

（2）耳针疗法　取趾耳、交感、皮质下、脾、肝、肾、神门等穴。用探针或耳针探测仪在选定的耳穴上探寻，定位后常规消毒。右手以 0.5~1 寸的毫针垂直进针，深度一般以刺耳郭软骨而不刺穿对面皮肤为度。每次取 3~4 穴，留针 15~20 分钟。

（3）刺血疗法　主穴取委中、委阳、足

临泣，配穴为患肢局部静脉血管较明显处的有关穴位。每次取 3~5 穴。刺入穴位处小静脉内，使其自然出血，能拔罐部位如委中穴等，待自然出血停止后再拔罐。每周 1~2 次，3~5 次为 1 个疗程。

（4）艾灸疗法

①取穴分为 3 组，第一组为气海、中脘、阳池、足三里、冲阳、太溪、肺俞、心俞、肝俞、脾俞、肾俞；第二组为魄户、神堂、膈俞、筑宾；第三组为环跳、阳陵泉、委中、承山、昆仑。第一组每穴灸 3 壮，第二组每穴灸 2 壮，第三组针刺得气后不留针。三组并施，隔日 1 次，10 次为 1 个疗程。

②瘢痕灸：令患者取坐位，在其双侧膈俞穴用瘢痕灸法，每穴 3~5 次，同时可配合针刺疗法，该法对溃疡面的修复效果较好。

2. 推拿疗法

患者取仰卧位，医者在患肢上进行常规按摩，自足跟向大腿按揉、提拿至腹股沟。再以双手拇指按压腹股沟气冲穴处 30 秒，然后迅速抬起，反复按压 3~5 次，使血流下达末端，最后自腹股沟向足跟部按揉，直推 5 次左右，并摇转踝部 1~3 分钟。

3. 饮食疗法

（1）毛披树根汤　毛披树根（又名毛冬青）150g，猪蹄 1 只，水煮 3 小时，将煎出液分 3 次，1 日内服完，1~3 个月为 1 个疗程。该品具有活血解毒的作用。

（2）赤豆粥　赤小豆 60g，红枣 5 枚，加红糖适量，煮熟常服。对于本病表现为肢冷患者，不论未溃、已溃均能服用。

（3）山楂荷叶汤　山楂 15g，荷叶 12g，加水适量煎煮，代茶饮用。本品具有活血凉血作用。

（4）菊花槐花茶　菊花 3g，槐花 3g，绿茶 3g，放入瓷杯中，以沸水冲泡，盖严浸泡 5 分钟，代茶饮用。本品具有清热凉血解毒的作用。

（5）银花茶　金银花 10g，生山楂片 10g，菊花 3g，加水适量煎煮后饮用。该品具有清热解毒、活血通络的作用。

4. 其他疗法

（1）磁石疗法　以患部及附近阿是穴为主穴。配穴：上肢取第 6 颈椎至第 3 胸椎夹脊、曲池与少海对置，下肢取第 1~3 腰椎夹脊、阳陵泉与阴陵泉、悬钟与三阴交对置。应用磁场强度为 0.15~0.3T 磁片贴穴位，每日治疗 30 分钟。

（2）埋线疗法　取血海、足三里、承山、丰隆等穴，用 2~3 号铬制羊肠线，通过穴位横缝两点间距离 3cm，深入肌层，再按原眼从皮下穿回，不切口，不结扎，剪断肠线，将线端压入皮下。每 10~15 日 1 次，每次取 3~4 穴。

（四）注意事项

（1）避免肢体受寒凉、受潮湿，戒烟。戒烟是预防和治疗脉管炎的一项重要措施。

（2）调节情绪，注意休息，防止行走或站立过劳。每晚用温水清洗足部，然后用清洁软巾拭干。患足不宜做过热的外敷或烫洗。

（3）本病应配合中医药辨证论治服用汤剂，适当配合西药抗炎、扩血管、手术等疗法。

七、不育症

男性不育是指育龄夫妇有规律性生活且未采取避孕措施，由男方因素导致女方在一年内未能自然受孕。本病的病因非常复杂，各种疾病影响精子产生、精子输送、精子和卵子的结合等各个环节，均可引起不育。依病因分析，有生殖器官的解剖异常，生殖生理功能障碍，生殖系统组织结构的病理学变化，内分泌、遗传、免疫等方面的异常，精神心理状态紊乱，外源性、机械性损伤，医源性损伤以及微生物学的因素等。近年来，据世界卫生组织估计，不孕不育夫妇占已婚育龄夫妇的15%，其中男性不育约占50%。精子质量仍是评估男性生育力的重要指标，而近年来我国男性精子浓度和精子总数呈下降趋势。

（一）临床表现及诊断

对于不育症的诊断，应该重视完整的病史、全身体格检查和必要的实验性检查。有时通过详细地询问病史就能得出不育症的原因。因此，问诊在辨证诊断中占有相当重要的地位。问诊内容主要包括性生活情况（如性交频度、阳痿、遗精和早泄、不射精、血精等）、童年时期的疾病（腮腺炎、附睾炎等）、成年时期患过何种疾患（结核、睾丸炎、肥胖病、外生殖器损伤等）以及配偶的健康状况。在体格检查时注意全身情况，生殖器官检查注意阴茎有无畸形，睾丸的位置、硬度、大小及附睾有无结节，有无精索静脉曲张等，必要时应做肛诊以了解前列腺及精囊情况。在实验室检查方面主要查精液和前列腺液，必要时对生殖系统激素进行测定，了解性腺功能状态。若睾酮素、促卵泡激素、黄体生成素都正常，基本上可排除生殖内分泌疾患。另外，睾丸活组织检查可以了解睾丸的病理变化、曲细精管精子产生情况及间质细胞的改变。临床上还可以进行输精管、精囊道造影，以了解精子的情况。

（二）中医病机与辨证

中医学认为肾藏精，主发育和生殖，肾脏精气的盛衰直接决定人体的生长、发育及衰老，直接影响性功能和生殖功能。根据历代医家论述，结合近代认识，本病的病因病机主要可概括为以下六方面。

1. 禀赋不足，精气衰弱

肾气和精是构成男子正常生育功能的两个关键因素，肾气提供精生成的内环境，维持男子正常性功能活动，精是繁衍生育的基本物质。若禀受薄弱，先天不足，必累其身，导致生殖病变。禀赋不足，气血虚弱，肾气不足，阴精亏乏而出现男子不育。

2. 命门火衰，精气虚冷

恣情纵欲，房室过度，或少年无知，频犯手淫，均可耗气伤精，导致精室亏虚。日久则肾气亏损，命门火衰，致使精气失于温养和温煦而见精气虚冷之证。

3. 痰浊瘀血，阻塞精道

若素体肥胖，嗜酒浆及膏粱厚味，每易损伤脾胃功能，水谷不能化生精微而生痰浊，痰浊下趋精窍，内蕴精室，精的生化受阻，精道不通，直接损害人的生育功能。精血同源，生理上相互为用，病理相互影响。血虚则精乏，精虚则血滞，瘀血留滞肾府，扰于精室，外阻精道，使精的生成受阻，固摄排泄失司，形成不育之症。

4. 酒食不节，湿热下注

素体阳气较盛，饮食不节，嗜食醇酒厚味，偏嗜辛辣之品，损伤脾胃，酿湿生热，或湿热痰火，流注于下，扰动精室而致不育。

5. 情志不遂，肝经郁滞

七情所伤，情志不舒，恼怒伤肝，致使肝气郁结，疏泄失常，血气不和而宗气受损。情志致病初期主要表现为气机的运化失常，以后由于脏腑功能失调，必然出现精血的病理变化，导致肾精瘀滞而不育。

6. 久病劳倦，气血亏虚

素体虚弱，脾气不足；或久病之后，气虚不复；或劳累过度，损伤脾胃之气，则气血生化无权。因精由血化，精血相关，脾虚则精血生化不足而致不育。

治疗不育症，首先要寻找发病原因，详细辨别虚实寒热、气血阴阳，然后采用辨证论治和辨病论治相结合的方法，融合"病""证"相参的治疗方法，逐步摸索出该病的治疗规律。总之，益肾补精是治疗本病的基本原则。本病病变关键在肾，治疗当注重调理肾之阴阳，补充肾之精气，疏导肾之精道。本病为本虚标实，故治本有益肾、补脾之分，而益肾又有补阴、填精、壮阳之别；治标有活血、化痰、清热、利湿、散寒之异。

（三）非药物疗法治疗

1.针灸疗法

（1）毫针疗法　因精子异常而引起的不育症针刺主穴为关元、命门、肾俞、神阙、次髎、三阴交，以补法为主。若肾阳不足，精气衰少，以任脉经穴为主，取肾俞、曲骨、神阙（灸）、足三里；肾阴不足者，常取三阴交、关元、太溪、足三里；瘀血阻滞者，常取曲骨、秩边、次髎；湿热瘀阻者，常取阴陵泉、中极、三阴交；痰浊阻滞者，常取中极、丰隆、阴陵泉。因不射精而引起的男性不育症，针刺主穴为曲骨、大敦（灸）。针刺前令患者排尽小便，用平补平泻的手法。若肝经郁热，常取太冲、行间、曲骨、大敦；肝气郁滞，常取期门、阳陵泉、曲骨、行间；湿热阻滞常取阴陵泉、三阴交、太冲、曲骨；瘀血阻滞常取肝俞、血海、中极、曲骨；阴虚火旺常取太溪、中极、太冲；久病劳倦常取肾俞、关元、气海、八髎、曲骨。

（2）耳针疗法　精子异常引起的不育症常取外生殖器、睾丸、内分泌、皮质下、神门。不射精引起的不育症者，常取内分泌、肝、睾丸、肾、外生殖器。多采用耳穴压豆法，每周1次。

（3）皮肤埋针疗法　常取关元、三阴交穴，将皮内针埋压在关元和三阴交穴位。操作时先进行穴位及针具消毒，沿皮刺入0.5~1寸深，埋针时间一般为2~3日。

（4）三棱针挑刺疗法　以骶丛神经刺激点为主挑点，在两髂嵴最高连线与脊柱交点同尾骨尖连线的中点旁开一横指处。配合点

为第1腰椎旁点（不射精者）；早泄及阳痿者选加第7颈椎旁点、枕孔点。每5~7日1次，一般治疗3~5次。

（5）艾灸疗法　以关元、神阙、肾俞、命门、三阴交为主穴，配以中极、气海、足三里、太溪、八髎等穴，每次选用2~4个穴位，每穴每次灸治15~30分钟，每日1次，10次为1个疗程。

（6）温针灸法　临床常取关元、大赫、三阴交、肾俞、气海等穴，一般留针30分钟，隔日1次，15次为1个疗程。

（7）电针疗法　取穴以关元、三阴交、中极、曲骨为一组，再以会阴、会阳、次髎、肾俞为另一组穴。针刺得气后，接通电疗仪器，两组穴交替使用，10次为1个疗程。

2.饮食疗法

（1）木耳汤　银耳30g，鹿角胶10g，冰糖15g。将银耳泡发洗净，放入砂锅内，加水温火煎熬，待木耳熟后，放入鹿角胶和冰糖。本品适用于肾精虚衰的不育症。

（2）鱼鳔糯米粥　鱼鳔胶30g，糯米50g。先用糯米煮粥，煮至半熟，放入鱼鳔胶，一同煮熟和匀。鱼鳔胶性味甘平，适用于肾阴亏损之精液不足及精子缺乏症。

（3）海参扒猪蹄　水发海参250g，猪前蹄2个。先将猪蹄洗净，煮六成熟，涂上糖色，油烧猪蹄，再放在开水中煮片刻，加上料酒、酱油、葱、姜等。再加海参及调料翻炒，调好口味，佐餐服食。本品具有壮阳益肾之功能。

八、前列腺增生

前列腺增生是一种病因不明的男性老年常见疾病。西医学认为，前列腺增生的原因与性激素平衡失调及其他内分泌器官的激素失调有关。近年研究发现，前列腺组织内双氢睾酮的增加是本病发生的主要原因，研究

资料证实，前列腺增生患者双氢睾酮的含量比正常人高 3~4 倍。临床表现为因尿道阻塞而出现的进行性排尿困难以至尿潴留。目前，在临床上治疗前列腺增生的方法很多，包括中西药物和各种手术治疗，尽管手术及其器械不断改进与完善，但疗效均不理想。又因有相当数量老年人合并心肺功能不全等疾病，使手术治疗范围受到限制。因此，非药物疗法治疗前列腺增生是临床研究的重要课题。

（一）临床表现及诊断

（1）本病多见于 55 岁以上的男性患者。早期主要是尿频，尤其是夜间排尿次数增多，继之排尿困难，表现为排尿费力、迟缓、断续，尿流细缓，尿线变细，射程缩短，尿后滴沥，或尿急、尿痛及血尿。

（2）逐渐形成慢性尿潴留，或因便秘、寒冷、劳累、饮酒等因素诱发急性尿潴留及充溢性尿失禁，晚期可并发膀胱结石，甚至出现肾积水等表现。

（3）部分患者可合并尿路感染，出现尿急、尿频、尿痛等膀胱刺激症状。

（4）长期慢性尿潴留患者，有的可出现神疲乏力，食欲不振，消瘦贫血，皮肤黏膜干燥。

（5）排尿后直肠指诊检查可触及增大的前列腺；表面光滑，中等硬度而且具有弹性，中央沟变浅或消失。膀胱镜检查能直接观察前列腺增生的部位和程度，同时测量膀胱残余量的多少。

（6）膀胱造影检查可见膀胱底部抬高至耻骨联合上缘以上，前列腺部尿道明显延长。B 型超声检查可测量前列腺大小，并可测定残余尿量。尿常规检查可有白细胞或红细胞，尿流动力学检查可提示最大尿流率及平均尿流率降低。

本病应与膀胱颈挛缩症、前列腺结石和结核、前列腺癌、膀胱癌及尿道狭窄等疾病进行鉴别。

（二）中医病机与辨证

本病属于中医"癃闭"范畴。多由于年事已高，脏腑功能失调，气血紊乱，影响膀胱和三焦气化功能而发病。其病位主要在膀胱，但小便的通畅有赖于三焦气化功能的正常。若上焦肺热气壅，热燥伤津，因肺为水之上源，肺气不宣，津液输布失常，水道通调不利；或中焦湿热不解，下注膀胱，或中焦脾胃气虚，升运无力，致使膀胱气化不利；或下焦肾气亏损，命火衰微，膀胱气化无权而溺不得出。若瘀血败精阻于尿道，也可引起小便难以排出。病变性质早期多为邪实，如热邪壅肺、湿热下注、肝郁气滞、尿道阻塞；晚期多由正虚致病，如中气下陷、膀胱虚冷、脾肾气虚、肾阴亏虚、命门火衰。本病为本虚标实之证，随着病情的演变，往往导致虚中夹实、实中夹虚、虚实错杂的局面。

（三）非药物疗法

1. 针灸疗法

（1）毫针疗法　根据中医辨证的不同而选择不同的穴位进行治疗。肺热壅滞者选膀胱俞、中极、曲池、列缺，采用泻法；湿热下注者选膀胱俞、阴陵泉、中极、三阴交，用泻法；瘀血内阻者选膀胱俞、血海、中极、三阴交，用泻法；肝气郁滞者，选太冲、支沟、阳陵泉、膀胱俞、中极，用泻法；中气虚陷者，选百会、气海、足三里、中极、膀胱俞，用补法；肾气不足者，选肾俞、膀胱俞、太溪、中极，用补法。

（2）耳针疗法　肾、膀胱、交感、外生殖器、皮质下、尿道、神门，每次取 2~4 穴，留针 20~30 分钟，中强度刺激。

（3）梅花针疗法　取曲泉、三阴交、关元、曲骨、归来、水道、腹股沟等穴位。用梅花针自上而下或者自下而上循经穴叩打，以皮肤红润为度。

（4）艾灸疗法　取三阴交、会阴、阴陵泉、足三里、气海、中极、关元、太冲等穴位，每次施灸 3~6 壮，每日 1 次。

（5）激光针疗法　应用 8W 氦-氖激发器照射会阴穴，每次 10 分钟，每日 1 次，15 次为 1 个疗程。

（6）电针疗法　取肾俞、膀胱俞、八髎、关元、中极、三阴交、太溪穴。每次治疗取 2 对穴位，有针感后再接上电极，疏波中度刺激。

（7）针挑疗法　取膀胱俞、大肠俞附近的反应点。按挑治常规操作，若无反应点，也可直接挑治膀胱俞和大肠俞，每 7~10 日挑治 1 次，4 次为 1 个疗程。

2. 推拿疗法

患者取俯卧位，医者以手掌按揉腰骶部数次，再点按命门、肾俞、次髎各 30 秒，然后以手掌运摩腰骶部 3 分钟。再让患者取仰卧位，以手掌按揉小腹部数次，再点按气海、关元、中极及阴陵泉各 30 秒，揉按涌泉 30 秒，然后再以手掌运摩小腹部 4 分钟。

3. 饮食疗法

（1）薏苡仁粥　取薏苡仁 60g，加水适量，煮烂成粥，加入白糖适量，空腹服食，每日 1 次。本品有健脾利湿消肿的作用。

（2）冬瓜粥　鲜冬瓜 60g，粳米 30~60g。先将冬瓜洗净，切成小块，同粳米煮粥，空腹食用，每日 1~2 次。本品具有清热利尿、消肿除湿的作用。

4. 贴敷疗法

急性尿潴留用艾叶 60g，石菖蒲 30g，二药同炒热以布包热敷脐部（神阙穴）。或用丁桂散外敷。若无效可采用导尿。

第三节　妇科

一、子宫内膜异位症

子宫内膜组织在子宫腔以外部位生长所引起的病变称为子宫内膜异位症。异位于子宫肌层称为内在性子宫内膜异位症；异位于子宫肌层以外部位称为外在性子宫内膜异位症。外在性较内在性者发病率更高，因而临床上一般所称子宫内膜异位症均指前者。本病多见于 30~40 岁妇女，多并发不孕。子宫内膜异位症分布范围甚广，常见于盆腔腹膜及盆腔器官的表面，如卵巢、子宫骶骨韧带、子宫下段后壁浆膜层等。本病病因尚未完全明了，目前提出的假说有子宫内膜种植学说、体腔上皮化生学说、淋巴及静脉播散学说、免疫功能障碍学说、卵巢内分泌功能失调学说。目前，多数学者认为本病的发生难以用单一的学说解释，因而很可能是多源性的。其中盆腔子宫内膜异位症以子宫内膜种植和体腔上皮化生为主，而盆腔以外者的淋巴、静脉播散可能性大。

（一）临床表现及诊断

（1）中年妇女继发性痛经渐进性加重，如伴有肛门坠痛、性交痛要考虑本病。

（2）育龄妇女不明原因的不孕，尤其伴有痛经者，或诊断为慢性盆腔炎但久治无效者要考虑本病。

（3）一般表现为周期性发作，以痛经为主要症状，特征为继发性和渐进性加重。另外，还可出现与月经周期有关的其他部位疼痛或卵巢内膜异位囊肿破裂而引起的急腹症。不孕、月经失调也是常见症状。

（4）子宫下段后壁、宫骶韧带、子宫直肠陷凹处触及痛性硬结。

（5）必要和有条件时应行腹腔镜检查，盆腔内见有紫蓝或深褐色斑点、结节，卵巢增大粘连，呈暗紫色。

（6）可疑病灶取活组织病理检查见子宫内膜腺体、间质等有组织内出血证据。

（二）中医病机与辨证

异位内膜周期性出血，这些蓄积于局部的血，中医称为蓄血或瘀血。由于瘀血凝结胞宫或凝滞于经脉、脏腑致成本病。瘀血凝滞，不通则痛，瘀久积为癥瘕，形成结节、肿块。瘀血是产生子宫内膜异位症一系列临床证候的关键。导致血液离经、瘀血积聚的原因与七情所伤、寒凝气滞及素体虚弱有关。

1.气滞血瘀

七情所伤，肝气郁结，气机不利，血行受阻，冲、任、督、带之气血当通不通，则腹痛难忍。

2.寒凝血瘀

患者禀素多阳虚，阴寒内盛或内伤寒湿之邪。阴寒之邪客于胞宫，搏结于内，阻滞脉络，冲任之气不利，以致经血凝滞不畅，不通则痛。

3.气虚血瘀

素体虚弱，气血不足，气虚则运血乏力，瘀血停滞；或原来血瘀之实证病久，积瘀不去，新血不生，气血虚弱。气虚与血瘀又互为因果。

4.热郁血瘀

邪热与血相结，阻塞络道，或积瘀化热而致本病。

（三）非药物疗法

1.针灸疗法

（1）毫针疗法　取气海、中极、关元、三阴交穴。寒凝者加血海；肝肾虚者加肝

俞、肾俞；湿热者加阴陵泉等。每日1次或隔日1次，留针30分钟，10次为1个疗程。

（2）耳针疗法　取子宫、内分泌、皮质下、神门、交感、腹区穴。每次治疗取3~4个穴位，轻度刺激，留针20分钟，每日1次。也可用皮内针在子宫、内分泌、皮质下区、腹区等处埋针，3日换1次，两耳交替。疼痛缓解后可以用丸压法巩固疗效。

（3）电针疗法　以关元、足三里、归来、三阴交为主穴，配以肾俞、中极、太冲、气海及合谷穴。每次取4~5个穴位，用连续波，中度刺激，每次通电20~30分钟，每日1次，10次为1个疗程。

（4）激光针疗法　临床上取关元、中极、足三里、三阴交、曲骨等穴。用小功率氦-氖激光治疗仪照射以上各穴位，照射时间为5分钟，每日1次，10次为1个疗程。可以根据辨证选加其他穴位。

（5）梅花针疗法　取腰、骶部及下腹部。重点叩打腰骶部、腹股沟、气海、关元、期门、三阴交。中度刺激，每日治疗1次，7次为1个疗程。

（6）艾灸疗法　取关元、足三里、三阴交、气海、中极等穴。每次选3个穴位，每穴施灸20分钟，连续治疗4日。

2.推拿疗法

患者取仰卧位，医者沉肩、垂肘、悬腕，五指并拢伸直，双手掌重叠交叉，平放于患者腹部，施力于双手，运而动之，振而颤之，相互配合，边运边移边颤。医者应集中精力，不可施用按压等暴力。

医者还可以采用补泻神阙法治疗。患者取仰卧位，医者用单手或双手在腹部充分按摩后，根据辨证论治的原则，用拇指指腹或掌心在神阙穴施用旋揉。左旋揉为补，右旋揉为泻。

3.饮食疗法

（1）三七蒸鸡　鸡胸脯肉250g，三七粉

15g，冰糖适量。将上述三物拌匀，隔水密闭蒸熟。1日内分3次食用。本品具有活血化瘀、止血定痛的作用。

（2）益母草煮鸡蛋　益母草 10~30g，鸡蛋 2 个，红糖适量。将益母草与鸡蛋放入适量水中同煮，待鸡蛋刚熟时去壳加入红糖，复煮片刻，吃蛋喝汤。本品适宜治疗瘀血内停、经脉受阻、血行不畅的子宫内膜异位症。

（3）桃仁粥　桃仁 10g，粳米 50g。将桃仁捣烂如泥，加水研汁去渣，以汁煮粳米为稀粥。空腹食用，1日内分 2 次服。本品有活血化瘀、止痛消肿的功效。

4. 其他疗法

（1）磁疗法　取关元、气海、子宫、肾俞、三阴交等穴，每次选 4~5 个穴，用表面磁通密度 0.1~0.2T 的磁片贴敷于穴位上，隔日交换 1 次，连续贴 3 个月。

（2）埋线疗法　取三阴交，将 0 号羊肠线埋于内，每次施治间隔 2 周。注意操作前常规消毒，患心脏病、炎症者不宜使用本法。

（3）贴敷疗法　肉桂、川芎、吴茱萸、延胡索、乌药、没药各等份研细末，用凡士林调膏，纱布固定，敷贴关元穴。

二、外阴白色病变

外阴白色病变是指一组因女阴皮肤及黏膜营养障碍而致的组织变性和色素改变的疾病。本病是妇科常见病，可发生于各年龄阶段的女性。目前，有些学者认为局部神经、血管功能失调，表皮局部代谢刺激物分泌过多，可使表皮的分化与生长受到抑制，引起表皮发生萎缩，雌激素缺乏也是本病发生的原因之一。1975 年，国际外阴病研究会决定取消"外阴白斑"等病名，改称为外阴白色病变。因本病出现非典型增生的病理改变，故过去认为外阴白色病变是癌前期病变。但近些年在经过大量临床实践研究，了解到外阴白色病变并不是癌前病变，只发生非典型增生的小部分患者发展为癌。近年来国内文献统计癌变率为 2%~3%，国际统计癌变率为 1%~2%。

（一）临床表现及诊断

（1）本病多发生于绝经期或绝经后期妇女。

（2）外阴奇痒、性交痛是其主要症状。外阴瘙痒尤以夜间为重。

（3）体征因病理分型不同而异。增生型者病区皮肤增厚如皮革，隆起有皱襞，或有鳞屑、湿疹样变，外阴颜色多暗红，夹杂有界限清晰的白色斑块。硬化苔藓型者除皮肤或黏膜变白、变薄、干燥易皲裂外，还有小阴唇平坦或消失症状，晚期阴道口挛缩狭窄。

（4）病变区取活组织病理检查，有利于提高诊断准确性。

本病应与白癜风、外阴干枯、原位癌、外阴角化病、外阴瘙痒等鉴别。

（二）中医病机与辨证

本病属于中医学"阴痒""阴蚀"范畴。病变部位与肝、脾、肾三脏关系密切。临证以虚证为主，实证较少，即使是实证也是本虚受邪所致。

1. 血虚化燥

脾虚化源不足，或因久病耗伤气血，或因故失血耗血，冲任血虚，不能滋养皮肤，使外阴皮肤干燥而致病。

2. 肝肾阴虚

久病或年老体弱，肝肾不足，或房劳过度，肾精受损，精血两伤，不能润肤而致外阴干枯。

3. 肾阳虚衰

素体阳虚，肾阳不足，阳虚生内寒，冲任虚寒，阴部失于温煦，阴寒凝滞阴部肌肤，气血流通受阻而致外阴皮肤变色萎缩。

4.肝经湿热

多由情志不遂或郁怒伤肝，肝气郁结，郁久化热，湿热之邪流注下焦，浸渍外阴而致。

（三）非药物疗法

1.针灸疗法

（1）毫针疗法　主穴取曲骨、横骨、阿是穴（阴阜）。会阴痒重时，加会阴、坐骨或阿是穴；瘙痒难忍、影响睡眠加三阴交、神门等；周身酸困加足三里、血海穴。曲骨、横骨采用直刺，深2~2.5寸，针感放射至会阴，一般留针20~30分钟。阴阜穴位于阴蒂上方旁开一横指左右，沿皮顺大阴唇向下刺达阴道口水平，针感为两侧大阴唇有胀感。隔日1次，10~12次为1个疗程，间歇期为7~10日。

（2）耳针疗法　主穴取神门、外生殖器、肺，配穴取肾、内分泌、皮质下、肝等，留针10~30分钟，5~10次为1个疗程。本法止痒效果较好。

（3）激光针疗法　用GZ-2型激光仪，波长6.328A，功率3~5mW，光斑直径2mm，照射距离2~5cm。取横骨、会阴、神门、血海穴。若瘙痒难忍，影响睡眠加三阴交；烦躁不安加行间或太冲。每穴照射5分钟，每日1次，12次为1个疗程，疗程间休息5~7日。

（4）电热针疗法　在病变部位从外向内针刺，根据病变范围深度决定进针深度。每针的温度依次调整维持恒定（38~41℃），电流一般调到60~90mA，最高不超过100mA，留针30分钟，隔日1次，30次为1个疗程，休息2个月后再开始下一个疗程。

（5）温针灸疗法　取曲骨、横骨穴。操作方法：直刺上穴约2寸深，提插捻转，平补平泻，使针感放射至会阴部，取1.5~2寸长艾卷插在针柄上，点燃施灸，使针体温热，针感强烈，留针20~30分钟，每日1次，7~10次为1个疗程，疗程间隔4~5天。

（6）温和灸疗法　取三阴交、血海、外阴病变局部。点燃艾卷后在穴位上施灸，以患者感到局部皮肤温热无灼痛时为宜，使艾卷固定不动，施灸10分钟左右，每日1次，10次为1个疗程。

2.饮食疗法

（1）菠菜猪肝汤　菠菜100g，猪肝100g，熟猪油、生姜、葱白、食盐、味精各适量。将菠菜洗净，于沸水中烫片刻。将鲜猪肝切成薄片，与其他佐料拌匀。将熟猪油及清汤烧开，放入猪肝片及菠菜，煮熟即可服食。本品具有养血润燥的功用。

（2）生地蒸乌鸡　乌鸡1只，生地黄250g，饴糖250g。将生地黄洗净后切成细条，与饴糖拌和均匀，纳入洗净的鸡腹内，放入盆中，在蒸笼中蒸熟，取出后食肉饮汁。本品具有补血养阴的功效。

（四）注意事项

本病病程较长，经常反复发作，要遵医嘱配合服用中药。因外阴白色病变与外阴癌的发生有一定关系，积极治疗此病对预防外阴癌有重要意义。病理检查有重度非典型增生者应手术治疗。本病禁用肥皂及热水烫洗外阴，虽烫洗后可暂时止痒，但病情会逐渐加重。

三、习惯性流产

习惯性流产是自然流产连续发生3次或3次以上，每次流产发生于同一妊娠月份且间隔时间在4周以内，临床过程与流产相同。自然流产是指胚胎或胎儿因某种原因自动脱离母体而排出。根据近年来的研究，通过对自然流产排出物的检测，有22%~70%的标本中有染色体异常。胎盘异常、胚胎发育异常也是造成流产的原因。母体黄体功能不全等内分泌功能失调、子宫畸形、子宫发育不良、盆腔肿瘤等可影响胎儿的生长发育导致流产。母儿血型不合、妊娠后免疫因素也是流产的原因。

（一）临床表现及诊断

临床上分先兆流产、难免流产、不全流产、完全流产、稽留性流产、感染性流产等。先兆流产表现为停经后或有早孕反应，阴道少量流血，轻微腹痛，无组织物排出。难免流产表现为阴道出血量多，下腹痛加剧，有时可见胚胎组织堵塞于子宫口。不全流产常发生在妊娠 8~12 周，胎儿虽排出，但部分或全部胎盘尚存留于宫内，阴道出血不止。完全流产是妊娠后阴道出血少或无，下腹痛消失，胚胎或胎儿、胎盘完全排出。稽留性流产则为胚胎或胎儿在宫内死亡达 2 个月以上未排出者。感染性流产除流产外，尚伴有发热、腹痛、阴道分泌物呈脓血性等感染症状。根据生育年龄的妇女有停经史后出现阴道出血及腹痛，结合妇科检查，一般可以作出诊断。本病需与功能失调性子宫出血、子宫肌瘤、异位妊娠等进行鉴别。

（二）中医病机与辨证

本病属于中医学"滑胎""小产"等范畴。本病有胎元和母体两方面原因。前者为夫妇之精气不足，两精虽能结合，但胎元不固，或胎元有缺陷，胎多不能成实而致流产；后者有孕妇禀赋素弱，先天不足，肾气虚弱，肾虚无力系胎而致滑胎。孕后脾胃受损，化源不足或素体血虚，气血受损，气虚无力载胎，血虚无力养胎而致滑胎。素体阳盛或阴虚生热，热扰冲任，损伤胎气则胎动不安而致流产。

（三）非药物疗法

1. 防治要点

（1）习惯性流产要针对流产的原因，提前进行治疗，如子宫有肌瘤者可提前手术摘除，孕激素缺乏的可用孕激素预防。

（2）妊娠早期要禁止性生活，在习惯性流产的月份可提前住院保胎治疗，用中药保胎效果较好。

（3）在怀孕早期不要进行过重的体力劳动，不要向高处抬举东西，避免腹部受到外力的冲击。情绪要安定，避免精神刺激。

（4）习惯性流产，孕前要查明原因，并对男女双方进行检查。针对病因治疗，如因子宫口松弛者，可在孕 4 个月左右行宫颈缝合术。

（5）有便秘习惯者可吃些蜂蜜、水果及蔬菜等，以促进排便，养成定时排便的习惯。

（6）流产后及平时均应根据身体的体质进行饮食治疗或中药调理。

2. 饮食疗法

（1）芡实粉粥　芡实粉 60g，粳米 60g。先将粳米煮稀粥，芡实粉加水调成糊，入粳米粥中搅拌煮二三沸即成。适用于脾肾两虚者。

（2）黑木耳煲红枣　黑木耳 15g，红枣 20g。煎汤服食，每日 1 次，连服数日。

（3）莲子龙眼山药粥　莲子（去心）、龙眼各 50g，文火煲汤，加山药粉 100g 煮粥。服食数日。本品有固肾益精、养血健脾的功效，有习惯性流产者，妊娠后即以此粥预防为佳。

（4）苎麻根糯米粥　鲜苎麻根 100g，红枣 10 枚，糯米 100g。先将苎麻根加水1000ml 煎汁 500ml，加红枣、糯米共煮成粥。

（5）母鸡黄米粥　老母鸡 1 只，小黄米

200g。将鸡去毛洗净，煮汤，再用鸡汤与黄米相合，煮成粥，连续服用。

（6）怀药芝麻糊 怀山药15g，黑芝麻100g，玫瑰糖6g，鲜牛奶200g，冰糖50g，粳米60g。将粳米洗净，山药切碎，黑芝麻炒香，三物加水、牛奶、冰糖、玫瑰糖煮成糊。

第四节 儿科

一、进行性肌营养不良症

进行性肌营养不良症是一种遗传性、有明显家族发病倾向的慢性肌病，表现为进行性横纹肌肌纤维变性，肌肉萎缩，收缩无力，终至不能支持身体，不能运动。对于本病的发病机制有三种学说，即神经元、血管及肌膜学说。临床特点为多有家族遗传史，病程长，进展缓慢。主要病变为肢体肌肉呈对称性、进行性萎缩和无力。临床表现为鸭步、跌跤、上楼和爬坡困难，蹲站困难等。目前，对于本病西医学尚无肯定疗效的药物。常早年致残，多数患者丧失劳动能力。

（一）临床表现及诊断

本病起病缓慢，病程长，多有家族史。根据遗传形式不同而有各种类型。假性肥大型多发于5~6岁，只限于男性，常为腓肠肌肥大，而其他部位肌肉出现萎缩，肌萎缩起始于腰部，从早期开始有步行障碍。晚期全身肌肉均见萎缩，颈部、肘关节因肌挛缩而发生屈曲畸形。颜面、肩胛、上臂型多在2岁左右发病，表现为颜面无表情，闭眼、举眉、皱额动作均有困难。青年肌萎缩型多在青年期发病，表现为肩胛肌萎缩无力，肩胛骨呈翼状，上肢不易举至头部。肌营养不良眼肌挛缩型以眼睑下垂为首发症状，晚期眼外肌全部受累而眼球固定，多数患儿双侧受累。肌营养不良强直型表现为早期面部与肢体远端肌肉在主动活动或电刺激后，肌肉不能立即松弛而呈持续收缩的肌强直。血清磷酸肌酸激酶、乳酸脱氢酶等明显增高。肌电图检查为肌原性损伤。肌肉活体组织学检查对早期诊断本病有意义。本病应与进行性神经萎缩、肌萎缩性侧索硬化、多发性肌炎等相鉴别。

（二）中医病机与辨证

本病属于中医学"痿证"范畴。其根本原因在于先天，即先天禀赋不足，肝、脾、肾三脏虚损，可因外感寒凉、涉水淋雨等因素而加重。病位多以肝、脾、肾为主，病理性质为本虚标实。本虚有脾肾气虚、肝肾阴虚。标实有痰浊、湿热、瘀血、肝风内动之证。病机多为脾气虚弱，生化无权，化源不足，气血不能充养肌肉四肢，故见肌肉萎缩。或肝肾不足，血虚不能养肝，肝血不足，不能濡养筋脉而致筋脉弛缓、痿软无力。假性肥大型者主要病机为痰浊血瘀互结，阻滞脉络，留着肌肉而致肌肉痿软。

（三）非药物疗法

1.针灸疗法

（1）毫针疗法 脾肾气虚者针刺脾俞、肾俞、三阴交、足三里、承山、委中、曲池、夹脊穴等；肝肾阴亏者取肝俞、肾俞、三阴交、太溪、足三里、阴陵泉等；肝风内动者取外关、合谷、曲池、臂臑、伏兔、足三里、三阴交、解溪、悬钟、照海、环跳等；兼有湿热者取丰隆、阳陵泉、解溪、肩髃、曲池等。

（2）电针疗法　面瘫取翳风、牵正、地仓、合谷等穴；颈软取天柱、风池、后溪等穴；上肢瘫取肩髃、大椎、曲池、肩井、手三里、合谷等穴；下肢瘫取髀关、伏兔、足三里、下巨虚等或环跳、阳陵泉、绝骨、承山、殷门、血海、箕门等穴。每次取2个穴，频率为20~30次/分，通电20分钟，电量以肌肉抽动或患儿能耐受为度。

（3）埋线疗法　采用套管针埋入法，上肢取手三里、曲池、臂臑，下肢取髀关、伏兔、足三里、阳陵泉等。用9号腰椎穿刺针，抽开针芯，从针尖部放入羊肠线，然后刺入所需深度。起针后用碘酒消毒针眼，盖上消毒纱布。每次选2~3穴，2周后可再次埋线。结核活动期、严重心脏病等患者忌用此法。

2. 推拿疗法

患儿取卧位，采用按法、揉法、推法、拿法、点法及擦法以补益肝肾、健脾益气、强壮筋骨。主要取大椎、脾俞、胃俞、肾俞、髀关、伏兔、梁丘、血海、箕门、阳陵泉、承山、足三里、三阴交、委中、肩髃、天宗、曲池、合谷等穴。先在背部两侧膀胱经自上而下做推、揉法，点按脾俞、胃俞、大椎，继而揉、拿下肢的肌肉，并点按承山、足三里、委中。患儿取仰卧位，在大腿前侧做擦揉、拿法，点按髀关、伏兔、梁丘、血海、箕门、阳陵泉。患儿取坐位，揉拿其胸大肌、三角肌、斜方肌及上肢肌肉，点按肩髃、天宗、曲池、合谷结束。脾胃虚弱者重点点按脾俞、胃俞、大杼，以健脾和胃、补益脾气；肝肾阴虚者重点点按肝俞、肾俞、三阴交，以滋补肝肾。

二、脊髓灰质炎后遗症

脊髓灰质炎是由一组嗜神经病毒引起的急性传染病。病毒造成神经细胞不同程度的损害，以致对所支配的肌肉丧失功能，造成瘫痪及畸形。患者以5岁以下的小儿居多，故有小儿麻痹症之称。由发病到出现肌肉瘫痪为急性期，持续2~4周。恢复期可延长到病后第二年末，第三年开始为后遗症期，未恢复者形成畸形。畸形是由于肌力不平衡或软组织挛缩，骨骼生长发育异常而导致。由于骨的失营养化，可引起骨萎缩，导致肢体缩短。因肌肉瘫痪而废用，将进一步加重病情。

（一）临床表现及诊断

急性期主要表现为高热、咳嗽、咽痛、全身酸痛等上呼吸道感染症状。数日后出现全身肌肉疼痛、感觉过敏。此后出现肢体不同程度的软瘫，分布不规则、不对称，以下肢麻痹最为多见，其中胫前肌瘫痪最多，其次为腓骨肌及其他肌肉。最后遗留不同程度的功能障碍及畸形。常见的畸形：髋屈曲挛缩、髋外展、髋松弛与脱位、臀肌麻痹、股四头肌麻痹、马蹄足、外翻足、跟形足等。后遗症期，实验室检查无异常。X线检查可了解后遗症期畸形情况，以便指导治疗。临床上应与多发性神经根炎、脊髓空洞症、大脑性瘫痪相鉴别。

（二）中医病机与辨证

本病属于中医学"痿证"范畴，因感受温热之邪，肺金受邪热熏灼，则津液受伤，水亏火旺，津气生化无源，以致筋脉失其濡润，故手足痿弱不用。或外感暑湿之邪，湿热内蕴阳明、浸淫经脉致筋脉弛缓不用，痿证乃成。热退而肢体瘫软出现后，仍为邪阻闭经络，致气滞血瘀，筋脉失养，气血受损而致。肢体瘫痪日久，或伤及脾胃，使气血生化之源不足，四肢不得禀水谷之气，脉道不利，筋骨肌肉不用；或损及肝肾，精血亏损，精虚则不能灌溉，血虚则不能营养筋脉，筋骨经脉失于濡养，故后期见肌肉萎缩、关节纵缓不收或拘挛等畸形。

（三）非药物疗法

1. 针灸疗法

（1）毫针疗法　该法能舒经活络、行气活血及濡养经脉，对瘫痪肌肉的恢复有一定的作用。下肢瘫为前侧肌群瘫者，主穴取髀关、伏兔、足三里，配合迈步、下巨虚穴；外侧肌群瘫者，主要取环跳、阳陵泉、绝骨、秩边、风市、丰隆、昆仑穴；内侧肌群瘫者，取箕门、血海、阴陵泉、三阴交穴；后侧肌群瘫者，主要取秩边、殷门、承山、委中、委阳、昆仑穴。上肢瘫者，主要取肩髃、大椎、曲池、肩井、肩贞、臂臑、手三里、合谷等；腹肌瘫者，主要取脾俞、胃俞、天枢、大横、足三里；颈瘫者，主要取风池、天柱、后溪等；面瘫者，取翳风、牵正、地仓、合谷穴。举肩困难取大椎、肩髃、肩髎；肘屈伸无力取曲池、曲泽、尺泽；腕下垂取四渎、阳关、外关、手三里；髋外展内收无力取居髎、阴廉、期门；膝屈伸无力取阴市、上巨虚、殷门；足下垂取足三里、下巨虚、解溪、太冲；足内翻取阳陵泉、悬钟、昆仑；足外翻取阴陵泉、照海、太溪；足趾伸屈无力取解溪、太冲。

（2）梅花针疗法　取第4~7颈椎及第1~4胸椎两侧，腰骶部有结节、压痛处，用中度或较重刺激叩打，隔日1次。

（3）电针疗法　主要取肩髃、曲池、合谷、下巨虚、足三里、阳陵泉、三阴交、太溪、昆仑等穴位，根据不同病情，随症加减。每次取2~3个穴，将负极接主穴，正极接配穴，频率20~30次/分，通电20分钟。电量大小以引起肌肉抽动或患者能耐受为

度。隔日1次，10次为1个疗程。

（4）水针疗法　上肢取肩髃、臂臑、曲池、手三里、肩井穴，下肢取环跳、髀关、伏兔、足三里、阳陵泉、绝骨穴。10mg/ml的维生素B_1、0.5mg/ml的维生素B_{12}任选一种，每次取4~6穴，每穴注入0.3~0.5ml。每日1次，10次为1个疗程。

（5）头皮针疗法　取双侧头皮运动区的上1/5，以2寸毫针刺双侧头皮运动区的上1/5，顺时针大幅度捻转。隔日1次，5~7次为1个疗程。

（6）艾灸疗法　取肩髃、曲池、手三里、髀关、足三里、阴陵泉、血海等，每日施灸2次，每穴5壮，10次为1个疗程。

2. 推拿疗法

一般在患处相关经穴部位施用拿、擦、推、揉手法，根据不同部位具体施用。头面部施用一指托天法，即中指指腹着力于施治部位和百会穴，由表及里，由浅入深，垂直持续地点按1~2分钟，以开窍醒神、补虚益气；施用干洗脸法，点按瞳子髎、颊车、地仓，以除风祛寒、温通经络、行气活血；施用推运印堂法以通经活络、调和气血。颈部及上肢施用揉拿项肌法，即用拇指与其余四指指腹合力作用于患者颈项部施揉拿，自上而下地反复操作。然后施用揉拿手三阴法、揉拿手三阳法，点按合谷、曲池、肩井等以活血化瘀，疏通手三阳、手三阴之经筋。腰背部点按背俞穴以通调五脏六腑，强壮腰脊。下肢施用提拿足三阴法、提拿足三阳法，点按阴陵泉、阳陵泉、足三里、三阴交、太溪、绝骨等，以通经活络、松弛肌筋，共助肌肉之恢复，缓解肌肉之萎缩，使筋脉得到濡养。

三、脑性瘫痪

脑性瘫痪是由多种原因引起的非进行性、中枢性运动功能障碍。严重者常伴有癫

痫、智能低下及感觉、性格及行为等异常。本病常见的原因有先兆流产、前置胎盘、脐带脱垂等导致胎儿缺氧，长期缺氧亦可引起脑部点状出血，或难产、产伤而引起的颅内出血。脑性瘫痪中1/3的患儿是早产儿。可因妊娠早期孕妇营养缺乏、放射性照射、服用药物等因素引起脑发育畸形。尽管上述原因可引起脑性瘫痪，尚有不少患儿很难肯定其确切原因。

（一）临床表现及诊断

脑性瘫痪多属于痉挛型，主要病变在锥体束。本病可引起肢体瘫痪，重型病例可出现肌肉萎缩，肌张力增高，肌力差，肌腱反射亢进，锥体束征阳性。双侧上肢内收，肘关节、手腕部及指间关节屈曲。大腿内收肌紧张，双下肢呈剪刀样姿势。婴儿期表现为动作发育延迟。

有些患儿属于运动障碍型，主要病变在基底节。表现为不自主、不规则、不能控制的动作，常于睡眠时症状消失。患儿可出现肢体的手足徐动、舞蹈样动作、肌张力障碍、震颤及强直。少数患儿表现为共济失调型，主要病变在小脑，表现为步态不稳，快变轮换的动作差，指鼻试验易错误，肌张力低下。有些患儿常见有不同程度的语言和智力障碍，时有抽搐或癫痫发作等，检查发现某月龄该消失的反射继续存在，或反射样式异常。部分脑瘫患儿可有原始反射如紧张性颈反射、紧张性迷路反射、握持反射。CT检查可见有脑萎缩、脑内空洞形成等。

（二）中医病机与辨证

本病属中医"瘫痪""五迟""五软"等范畴。父母体质素虚，精血不足，或母孕期中疾病缠绵而致胎元失养，使胎儿先天禀赋不足，出生后肝肾亏损，气血虚衰而致本病。后天因素有分娩难产、窒息缺氧、颅脑损伤出血等，治疗不当均可使气血受损而发

本病。心肾阴虚则大脑发育不良，心肾阳虚则大脑功能低下，智力障碍；肝肾阴虚，阴虚阳亢则筋脉挛缩；脾气不足则营养不良，肌肉萎缩；气虚生痰，痰浊瘀血阻络则见瘫痪。

（三）非药物疗法

1. 针灸疗法

（1）毫针疗法　根据脑瘫患儿异常姿势辨证论治循经取穴，以"治痿独取阳明"为基础，扩展到三阳经，将脏腑辨证与经络辨证相结合。

①上肢部：肩内收内旋交替取肩髃、肩贞、肩髎。肘屈曲交替取曲池、手三里。腕掌屈取阳池。拇指内收、握拳取合谷、三间或三间透后溪。

②下肢部：尖足取解溪、昆仑、太溪。足外翻交替取三阴交、太溪、照海与商丘穴。足内翻交替取悬钟、昆仑、申脉与丘墟穴。剪刀步取解剪、血海。

③脊背部：在采用传统华佗夹脊12对穴的基础上，针对脑瘫患儿的竖头不能等情况增加颈、腰夹脊穴及骶夹脊穴。头项软加天柱、大椎、华佗夹脊（颈段）；腰背软加华佗夹脊（胸腰段）。

④输合配穴针刺：根据腧穴的五行属性，将经络的输穴与合穴相结合，抑木扶土，治疗痉挛型脑瘫患儿异常姿势。

握拳及拇指内收取三间或三间透后溪针刺；肘关节屈伸不利取曲池、小海；足趾关节屈曲取太白、太冲；膝反张取足三里、委中与阳陵泉交替针刺。

小儿针刺不可过深，难以合作的患儿不留针，能合作者可留针15~30分钟。体针选用1~2寸毫针，每日1次，每周治疗6次。

⑤伴随症针刺：伴智力障碍者，加智三针、四神聪。伴语迟、语言謇涩者，加语言区、廉泉。伴流涎者，加地仓、颊车、下

关。伴视力障碍者，加睛明、攒竹、丝竹空、鱼腰、瞳子髎、阳白。伴听力障碍者，加听宫、听会、耳门、肾俞。伴癫痫者，发作时针刺人中、内关、百会、涌泉穴；间歇期针刺印堂、间使、太冲、丰隆穴。

（2）耳针疗法　选取颈、胸、腰、骶椎及脾、肝、皮质下、脑点、肾。每次取6~7穴，中度刺激，留针20~30分钟。每日1次，两耳交替针刺，10次为1个疗程。

（3）梅花针疗法　主要取颈、胸、腰、骶部及背俞穴等。隔日1次，10次为1个疗程。

（4）头皮针疗法　根据患儿瘫痪肢体受累部位，采用焦氏头针分区定位，选取脑瘫患儿头针穴区。

主穴：上肢的运动姿势异常取运动区的中2/5；下肢的运动异常取运动区的上1/5；平衡性差取平衡区、足运感区。

配穴：智力障碍加智三针、四神聪，百会；语言障碍加言语区、说话点；听力障碍加晕听区；舞蹈样动作、震颤明显加舞蹈震颤控制区；表情淡漠、注意力不集中加额五针。

头针选用1~1.5寸毫针，针体与头皮成15°~30°角快速进针，刺入帽状腱膜下，留针15~30分钟，每日1次。

（5）电针疗法　主要取肩髃、曲池、环跳、阳陵泉、足三里，同时可配合肩髎、臂臑、手三里、肩井、肾俞、脾俞、绝骨、三阴交、太冲。每次取穴位2~3个，将负极接主穴，正极接配穴，频率为20~30次/分，通电20分钟，电量强度以肌肉抽动或患者能耐受为度。隔日1次，10次为1个疗程。

（6）艾灸疗法　艾灸适用于肌力低下及颈、腰背肌无力的脑瘫患儿，通过艾灸的温热刺激作用，达到温经通络、强肌壮骨的效果，增强脑瘫患儿全身肌肉的力量。灸疗常规操作在针刺之后，多采用回旋灸。

腰背肌无力取肾俞（双）、命门、腰骶华佗夹脊穴；上肢无力取肩髃、曲池、手三里穴；下肢无力取足三里、悬钟穴。每穴2~3分钟，以穴位潮红为度。

2. 推拿疗法

（1）小儿脑瘫常规推拿法　将循经推按与辨证施穴相结合，以掌不离皮肉、指不离经穴、轻重有度、先后有序为推拿手法原则，以柔克刚、以刚制柔为手法准则。

在推拿过程中遵循经络循行部位（肌群），首先运用掌根按揉、捏拿等复合手法，然后穿插拇指点按、按揉等复合手法循经点穴。根据患儿障碍情况，配合应用放松性手法和刺激性手法，突出主次。

痉挛为主者，以推、按、揉、捏拿等放松性手法为主，配合关节摇法、拔伸法、扳法等刺激性重手法。

肌张力低下为主者，以点、按、擦等刺激性手法为主，配合应用推、捏、擦、搓法等。

通过对经络和腧穴的点、按、揉等刺激以达到激发人体正气，调节脏腑功能，疏通经络，改善气血运行，提高肌力，降低肌张力，纠正异常姿势，促进运动发育的目的。每日1次，每次25~30分钟。

（2）捏脊及脊背六法　以患儿背部督脉、膀胱经第一、第二侧线及华佗夹脊穴（颈、腰、骶）为中心，在脊背部采用推脊法、捏脊法、点脊法、叩脊法、拍脊法和收脊法，六种手法顺次施术，由龟尾穴沿脊柱至大椎，亦可直至后发际。该疗法针对脑瘫患儿的颈、腰、背肌无力，躯干支撑无力，拱背坐，角弓反张，营养状态差，免疫力低下等表现，具有刺激经络腧穴、激发经气、调整机体脏腑功能的作用。每日1次，每次3~5分钟。

（3）疏通矫正手法　包括循经推按、穴位点压、异常部位肌肉推拿、姿势矫正。

①循经推按：在经络循行部位或肌肉走行方向，使用推法和按法的复合手法，以推为主，根据部位不同可选指推法、掌推法。可以疏通全身的经络，加速全身的血液循环，从而改善皮肤、肌肉的营养，防止肌肉萎缩，促进运动，强筋壮骨，缓解肌肉痉挛，促进肢体活动。

②穴位点压：对全身各处重要穴位，使用点揉、按压复合手法，对腧穴有较强的刺激，具有开通闭塞、活血止痛、调整脏腑功能的作用。

③异常部位肌肉按摩：对患儿异常部位肌肉采用揉、按、擦等手法，对肌张力高的部位，用柔缓手法，可缓解痉挛，降低肌张力；对肌力低下部位，用重手法，以提高肌力。

④姿势矫正：采用扳法、摇法、拔伸法等手法，促进脑瘫患儿肢体、关节活动，对异常的姿势进行矫正，具有滑利关节、增强关节活动、舒筋通络等作用。

每日1~2次，每次15~45分钟。时间长短根据年龄、体质情况而定。

（4）伴随症推拿　根据脑瘫患儿的异常症状选取穴位。伴语迟、语言謇涩者，点揉通里、揉哑门、揉廉泉、揉语言区。伴流涎者，点揉地仓、颊车。伴视力障碍者，加揉睛明、揉鱼腰、揉太阳、揉四白。伴听力障碍者，加点揉耳门、揉听宫、揉听会、揉翳风。伴体弱、厌食及营养不良者，加补脾、补肺经、揉肾顶、揉板门、推四横纹、运内八卦、捏脊、揉脐、摩腹、揉足三里。伴癫痫者，加揉风池、揉百会、清肝经、运太阳、揉丰隆。每穴点按揉1~2分钟。每日1次，每周治疗6次。

四、遗尿症

遗尿症是指小儿在3岁以后白天不能控制排尿或不能从睡觉中醒来而自觉排尿的一种病症。有的小儿在2~3岁时已经能够控制排尿，至4~5岁以后又出现夜间遗尿，称为继发性遗尿。此症多见于10岁以下儿童，偶可延长到12~18岁。国内有人对学龄前及学龄儿童进行调查，发现其发病率为5%~12%，男孩较女孩为多见。绝大多数小儿遗尿是功能性的，与大脑皮质及皮质下中枢的功能失调有关。遗尿有家族性倾向，部分患儿的父母在幼年时也有遗尿病史。少数患儿可因器质性疾病如尿道梗阻、膀胱容量小、脊髓炎、大脑发育不全等所致。

（一）临床表现及诊断

临床上，患儿大多在夜间一定的时间点排尿，醒后方觉。有时一晚上遗尿数次，持续数月至数年，可自行消失。没有排尿困难及剩余尿。功能性遗尿者一般无阳性体征。因器质性病变如脊髓损伤、脊柱裂等所致者，可见其原发病变的相应体征。尿常规及尿培养正常。有人研究重症遗尿患儿夜间睡眠过程的活动，观察其脑电图、眼电位图等变化，发现遗尿的发病机制与睡眠障碍、睡眠时相有关。本病需要与上、下运动神经元损害的各种脑、脊髓、脊髓神经疾病引起的尿失禁相鉴别。

（二）中医病机与辨证

本病属于中医学"遗尿""遗溺""尿床"范畴。该病多由先天禀赋不足，病后亏损，或冷气所侵，或久病伤肾，肾阳不足，下元虚寒，致使肾水不能固摄；肾关不固，膀胱失约，小便不能自制而为遗尿。或脾虚中气不足而下陷，而为遗尿。或肺脾气虚，节制无数，不能固摄水液而为遗尿。或肝经湿热下注，或肾阴虚夹有湿热之邪，湿热邪气扰动膀胱，气化失常，可致遗尿。本病主要与膀胱、肾、脾、肺等有关，其发病机制主要为肺、脾、肾之气化功能失常，以致膀胱失约。

（三）非药物疗法

1.针灸疗法

（1）毫针疗法 取百会、神门、关元、气海、中极、三阴交、命门、三焦俞、水道、肾俞、膀胱俞穴。患儿先取仰卧位，浅刺百会、神门、关元、气海、中极、水道、三阴交，留针10分钟；次取俯卧位，针刺肾俞、命门、膀胱俞、三焦俞，方法同上。用于下元虚寒证。脾肾两虚证加足三里、脾俞，肺脾气虚证加肺俞，心肾不交证加内关、遗尿点。

（2）耳针疗法 临床常取肾、脾、膀胱区、尿道、皮质下、交感、神门、脑点，针刺不留针，每日1次，或隔日1次。也可采用王不留行籽压迫疗法。

（3）梅花针疗法 取三焦俞、肾俞、次髎、中极、气海、三阴交、关元、百会及有阳性反应物处，也可选腰背部、下腹部、腹股沟处，轻中度刺激，每日1次，叩刺顺序当由上而下，由外向里，7~10次为1个疗程。手法选用雀啄式针法。

（4）头针疗法 取双侧生殖区、足运感区，进针后用手捻转3分钟，或通电20分钟。

（5）温针灸疗法 取中极、肾俞、关元、三阴交、足三里、复溜、大敦穴，每次选3~4个穴，先用毫针刺入，得气后在针柄上插1.5cm左右的艾卷1壮，点燃使热感从针柄下传至针体，以患儿感到穴位局部温热为宜。艾卷燃尽后留针10分钟，每日或隔日1次，7次为1个疗程。

（6）皮内针疗法 取长强、关元、中极、肾俞、三阴交穴，用30号不锈钢针刺或皮内针刺入穴位。得气后沿皮平刺，用胶布固定针柄，留针半天后取下，每次选2~3穴，隔日1次，7日为1个疗程。

（7）激光针疗法 取归来、中极、关元、阴陵泉、复溜穴。也可选用耳穴如肾、膀胱区、脑点、皮质下、神门。选择医用小功率氦-氖激光器照射，激光器距穴位30~40cm，每日1次，7次为1个疗程。

（8）水针疗法 取三阴交、膀胱俞穴，选用维生素B_1或维生素B_{12}注射液，每次每穴注入0.2~0.3ml，每日或隔日1次，7次为1个疗程。

（9）艾灸疗法 取关元、中极、三阴交（双）穴。以艾灸条行雀啄灸，每个穴位10分钟，以局部皮肤发红为度。隔日1次，连续3次，休息2日。9次为1个疗程，疗程间隔2日，共治疗2个疗程。

2.饮食疗法

（1）芡实粉粥 芡实粉15g，核桃肉、红枣肉适量，如常法煮粥。本品具有补肾益精、固摄下元的作用。

（2）水陆二味粥 芡实米50g，金樱子20g。先将芡实煮粥，金樱子煮汁100ml加入芡实米粥，放白糖适量，每日服2次。本品能益肾固精、健脾缩尿，对肾虚遗尿症有较好的疗效。

（3）鸡肠内金饼 肉鸡肠1具，洗净焙干研粉，鸡内金30g研粉，面粉250g与前二味搅匀酌加盐或糖，加水适量和面烙薄饼10个，烤干做点心。每次食1~2个，每日2次，《本草纲目》曰："鸡肠主治遗溺，小便数不尽。"本品适用于小儿脾肺气虚的遗尿。

（4）猪脬散 桑螵蛸、白茯苓、益智仁各30g。猪膀胱1个，洗净，装入上三味，瓦上焙干研末。每服10g，每日3次。本品具有补肾缩尿、健脾宁心的作用。

（5）白胡椒鸡蛋清 白胡椒6粒，鸡蛋1个。将白胡椒研末，鸡蛋打一小孔，把胡椒粉装入蛋中，用湿纸封口，蒸熟，午饭时吃。每日1次，连吃7日。

（6）猪脬山药汤 取新鲜猪膀胱1个，洗净后装入山药30g，加适量食盐，扎口，加水少量，文火蒸烂。本品具有健脾益肾、缩尿止遗的功用。

3. 推拿疗法

（1）患儿取俯卧位，从第1腰椎两侧华佗夹脊穴做连续压迫法，反复施术（局部有明显痛处为施术重点）。搓摩腰法以命门、肾俞穴为主，以搓热、局部微红为佳。揉涌泉穴，用小鱼际侧面搓双足心至热。

（2）穴位按摩，取龟尾、丹田、关元、气海、脾经、肾经、华佗夹脊、命门、肾俞、血海、三阴交、气冲、少府、涌泉穴。手法用搓法、连续压迫法、掌握法、掌揉法。

（3）患儿取仰卧位，揉丹田、关元、气海各1分钟，掌揉小腹部，顺时针按揉。手指指腹叠压神阙，压到腹部有动脉跳动感为最佳，放松后局部发热，点揉中极穴，点压此穴时会阴部有胀感。掌推大腿内侧，从血海穴到气冲穴，反复施术后，在同侧揉血海和三阴交穴，两穴同时点压。点揉少府穴。肾气不足者可用上述手法治疗。脾肾气虚者则用补脾经和补肾经手法，将少腹部的皮肤向上提起做捻揉法。在颈部两侧，相当于胸锁乳突肌与斜方肌之间点颈中穴，以调节交感神经和副交感神经的功能。脾肺气虚者用补脾经和补肺经手法，点按肺俞、脾俞、中府、膻中穴各1分钟。心肾气虚者用补心经和补肾经手法，点按神门、内关、心俞各1分钟。肝肾亏虚者用补肾经、清肝经手法，点按肝俞、百会、膻中、肾俞各1分钟。

（4）捏脊疗法，从长强穴开始沿督脉两侧由下向上捏到大椎穴处为1遍，捏12遍，第7遍开始用"捏三提一"法，重点提捏膀胱俞、肾俞处。捏完后用拇指沿督脉的命门至大椎和两侧膀胱经从膀胱俞至肝俞各直推100次，然后在命门、膀胱俞、肾俞处各揉按约1分钟。每日治疗1次。

4. 磁疗法

采用磁珠耳穴压贴疗法。取耳穴膀胱区、肾、神门、脑点、皮质下、肾上腺。选用直径为1~3mm的小磁珠放置于耳穴处，以胶布固定，每次取3~4穴，5日取下。双耳交替施治，7次为1个疗程。

5. 贴敷疗法

五味子、桑螵蛸、补骨脂各40g，将药物研成粉末，用纱布覆盖制成敷贴，使用时用姜汁调匀，每次1贴，用辅料外敷脐部，晨起取下。每晚1次，连用7日，停2日，30日为1个疗程，共3个疗程。

6. 心理疗法

家长要积极配合治疗，耐心引导，鼓励患儿消除紧张心理，避免采用斥责、惩罚、羞辱等方法，以免增加患儿的精神负担。大部分小儿遗尿是功能性的，是因大脑皮质及皮质中枢的功能失调引起。引起功能性遗尿的常见病因是精神因素，如突然改变的新环境、过度疲劳、突然受惊吓等。因此，加强心理治疗是很重要的，首先消除患儿的紧张心理状态，同时勿使其白天过度劳累和精神紧张，晚饭及睡前控制饮水量，睡前提示排尿，睡中经常叫醒排尿，自幼培养按时排尿的习惯。临床综合各种疗法治疗，可取得较好的疗效。

7. 行为疗法

（1）膀胱锻炼　包括膀胱扩张和盆底肌锻炼法，即鼓励患儿白天多饮水，尽量延长2次排尿之间的时间间隔，训练增加膀胱贮尿量，同时日间鼓励患儿多做提肛运动或在排尿过程中中断1~10秒后再把尿排尽。但膀胱锻炼法不适用于尿潴留患儿。

（2）反射训练　晚上临睡前让患儿排尿，夜间掌握患儿排尿规律，在膀胱胀满时唤醒排尿，鼓励患儿醒后自主排尿，以站起后主动排尿为目的，可帮助患儿摆脱仰卧位睡眠中排尿的习惯。但不能因怕遗尿而多次叫醒患儿。接受治疗后，可以把叫醒时间后延。

第五节　皮肤科

一、银屑病

银屑病是一种在病损部位红斑上反复出现银白色干燥鳞屑的病因未明的慢性炎症性皮肤病。其皮损可泛发于全身，但多见于头皮、四肢伸侧，尤其是肘、膝伸侧。患处皮肤有不同程度瘙痒，皮损加重时瘙痒也可加重。根据病变特点，本病可分为寻常型、脓疱型、关节型、红皮病型四种常见类型。近年来发病较以往有明显增高，病情亦趋向顽固，因此银屑病是当前皮肤科领域重点研究和防治的疾病之一，对其病因有多种学说，主要有遗传、感染、代谢障碍、内分泌影响、神经精神因素及免疫紊乱等。

（一）临床表现及诊断

银屑病的患病率男性高于女性，发病以青壮年为多，冬季多发作或加重，春夏多减轻或消失。原发疹为针尖至扁豆大小的红色炎性丘疹或斑丘疹，迅速蔓延全身，呈淡红色，与正常皮肤的界限明显，皮损表面覆银白色鳞屑，皮损可呈点滴状、带状、不规则形状等多种形态。剥去鳞屑可露出半透明膜，刮去此膜可见小出血点。皮疹可发于全身各处，但以四肢伸侧，尤其是肘、膝伸侧最多见，呈对称性；其次是头皮、腰骶部，也可见于腹股沟、腋窝等部位。寻常型在进行期皮损面积扩大，鳞屑较厚，皮损周围有炎性红晕，常在受刺激部位引起新皮损；脓疱型者在原发皮损上发生密集、较浅的无菌性小脓疱；关节型者伴发类风湿关节炎样症状；红皮病型的皮损呈全身性弥漫性潮红。为进一步明确诊断，可进行病理检查。

（二）中医病机与辨证

本病与中医学"白疕""松皮癣"等病类似。其病因比较复杂，但其病机主要表现为血热、血瘀、血虚、湿热蕴毒等类型。由于七情内伤，气机壅滞，郁久化火，致心火亢盛，热伏营血，热壅血络则发红斑；风热燥盛，肌肤失养则发皮肤皮疹。若血热燥盛，或外受毒邪侵袭，熏灼皮肤，可出现红皮病型银屑病。若风热之邪结聚体内，血行不畅，或营血失调，经络阻隔，气血凝滞，可发本病。营血不足，生风生燥，肌肤失养，也是银屑病发生的重要原因。湿热内蕴，日久化毒，毒热壅郁肌肤，可致以皮肤红斑、脓疱为主的毒热证候。寻常型和红皮病型者多属于血热；静止期、退行期多属于血燥或血瘀；关节型者多属风湿；脓疱型多属于湿热蕴毒。

（三）非药物疗法

1. 针灸疗法

（1）毫针疗法　采用循经取穴、俞募配穴相结合进行治疗，选四神聪、风池、大椎、肺俞、膈俞、曲池、血海、丰隆、足三里等穴，具有活血散风、清热凉血的功效。有的医者针刺神道、灵台治疗：选 2 寸毫针，患者端坐，头下低，肩下垂，两前臂交叉于胸前，使背部皮肤拉紧。穴位常规消毒，医者持针向下与皮肤成 28°~30° 角，由神道穴快速刺入，沿皮下平刺达灵台穴，进针 1~1.5 寸，使患者局部或双臂有酸麻感。留针 30~40 分钟，每周 3 次，2 个月为 1 个疗程。

（2）耳穴疗法　主要取肺、神门、肾上腺、皮质下、内分泌等穴位。每次选穴 4

个，针刺或用王不留行籽贴压治疗。

（3）三棱针疗法　取耳根、中指。局部消毒后用三棱针点刺出血，不出血者可用两手拇指挤压局部出血，每次每穴出血1~3滴，10次为1个疗程。

（4）梅花针疗法　先在病灶周围点刺，以微出血为度，之后用酒精棉球消毒。配合点刺背部俞穴、八髎穴等，以皮肤泛红为度。

（5）火针疗法　本法有疏通经络，调和气血之效。适用于寻常型银屑病的静止期及退行期和关节病型银屑病。操作：常规皮肤消毒，点燃酒精灯，左手持酒精灯，右手持1寸毫针，用酒精灯加热针体，直至针尖烧至红白，迅速浅刺、轻刺皮疹部位，直至皮疹区布满刺点，刺后24小时不沾水，以碘伏消毒，每周1次，5次为1个疗程。

2. 拔罐疗法

（1）留罐疗法　本法可活血化瘀，行气通络。适用于寻常型银屑病的静止期及退行期。操作：利用燃烧时火焰的热力，排除罐内空气，形成负压，将罐吸附在皮肤上，留置于施术部位10~15分钟，然后将罐起下，单罐、多罐皆可应用。

（2）走罐疗法　本法可行气活血，通经活络，祛瘀生新。适用于斑块状银屑病。方法：选用口径较大的罐，最好用玻璃罐，罐口要平滑，先在罐口或欲拔罐部位涂一些中药药膏或凡士林等润滑剂，用95%乙醇棉球点燃后，将罐内空气燃尽，迅速将罐体扣在皮损部位，通过罐内的负压吸附于皮损表面，并快速向皮损远心端方向拉动罐体，每秒10~15cm，每次拉动方向一致（腰腹部可沿带脉方向），拉动至正常皮肤后借助腕力将罐体与皮肤分离，其后再次将罐内空气燃尽吸附于皮损表面拉动罐体，依此法重复作用于皮损处30次，每5~10次更换罐体，间歇时间不超过10秒，吸附力以罐内皮肤凸

起3~4mm为度，1次/日，1周为1个疗程。

（3）刺络拔罐疗法　本法可活血化瘀。适用于顽固性斑块状银屑病。操作：先用络合碘消毒棉签消毒患处（皮疹区），然后用一次性梅花针、三棱针、火针在皮疹区叩刺，手法宜轻、宜浅、宜快，以使之微见出血为度。然后用透明玻璃火罐拔吸（闪火法）叩刺部位3~5分钟，待拔吸出的血量（或渗出液量）达到5~10ml时，用无菌干棉球擦净血迹即可。

3. 割治疗法

将锋利刀片先用乙醇消毒，在耳部耳轮脚处划一道小口，稍稍出血，每隔2~3日治疗1次，左右耳交替。注意割治时以消毒棉球压迫止血。

4. 埋线疗法

用羊肠线埋藏法治疗，以循经辨证取穴为原则，主穴取肺俞、灵台、肝俞、脾俞。血热风燥者用心俞、肾俞、风门；血虚风燥者用膈俞、胆俞；局部配穴取曲池、足三里、阳陵泉、三阴交、太冲。根据病情的局限及泛发性，每次取穴3~6个，4周1次，3次为1个疗程。羊肠线埋入是以异体蛋白的良性刺激作用，起到疏通经络、抵御病邪入侵的功效，从而达到治疗目的。

5. 饮食疗法

老茶树根茶　老茶树根30~60g，切片，加水煎浓，每日2~3次，空腹服。本品具有清热凉血、止痒的作用。

二、神经性皮炎

神经性皮炎又称慢性单纯性苔藓，是以阵发性皮肤瘙痒和皮肤苔藓化为特征的慢性皮肤病。本病多见于青年和成年人，儿童一般不发病。本病的病因尚未完全明了，可能是自主神经系统功能紊乱而引起的一种病变。若情绪波动、精神过度紧张、焦虑不安、生活环境突然变化等均可使病情加重和

反复。胃肠道功能障碍、内分泌系统功能异常、局部刺激等，均可诱发本病。

（一）临床表现及诊断

本病初发时仅有瘙痒感，而无原发皮损，由于搔抓及摩擦，皮肤逐渐出现粟粒至绿豆大小的扁平丘疹，圆形或多角形，坚硬而有光泽，呈淡红色或正常皮色，散在分布。因有阵发性剧痒，患者经常搔抓，丘疹渐多，日久融合成片，呈肥厚、苔藓样变，表现为皮纹加深、皮嵴隆起，皮损变为暗褐色、干燥，有细碎脱屑。神经性皮炎好发于颈部两侧、项部、肘窝、腘窝、骶尾部、腕部、踝部，亦见于腰背部、四肢及外阴部位。若皮损分布仅限于上述部位一处或几处者，称之为局限性神经性皮炎；若皮损分布广泛，甚至泛发全身者，称之为泛发性神经性皮炎。根据典型的苔藓样变，不发生水疱，无糜烂渗出，剧烈瘙痒，好发部位及慢性病程等特点进行诊断。

（二）中医病机与辨证

本病与中医"摄领疮""牛皮癣"等病相类似。本病病因病机为情志不遂、心绪烦恼、郁闷不舒，使心火内生，火热伏于营血而致血热。血热偏盛，充斥于经脉，则皮疹色红；血热生风，风盛则燥，故见皮肤瘙痒不止，起干燥皮屑。日久耗血伤阴，营血不足，经脉失充，肌肤失养，皮疹则淡，血虚风燥，则皮损肥厚、粗糙。若风邪袭扰，郁于肌腠而化热，致使营血热盛，则皮疹色红；若风邪久羁，伏于肌肤，经脉失和，则导致久病不愈。临床常见的证型有血热生风、血虚风燥、风邪久羁等。

（三）非药物疗法

1. 针灸疗法

（1）毫针疗法　主要取神经性皮炎的皮损局部和风池、曲池、血海、风市穴。若风湿蕴阻，局部糜烂湿润加阴陵泉；血虚风燥，瘙痒脱屑加脾俞、膈俞、肾俞；肝郁化火加太冲、支沟。皮损局部采用围刺法，即根据皮损大小，在其周围取 4~6 点，针尖沿病灶基底部向中心沿皮平刺，留针 20~30 分钟，隔天治疗 1 次，直至皮损治愈。

（2）耳针疗法　取肺、神门、肝、肾上腺、皮质下、皮损相应部位的敏感点。用半寸毫针刺入上述耳穴，行中等刺激，留针 30~60 分钟，或用揿针埋藏 2~3 日，两耳交替。

（3）三棱针疗法　用三棱针刺破耳后静脉，放血 1~3 滴。每周 1 次，5 次为 1 个疗程。

（4）头针疗法　用 2 寸毫针沿皮在双侧感觉区上 2/5 或选相应部位的感觉区刺入 1~1.5 寸，以强刺激手法行针 2~3 分钟，留针 30 分钟，留针期间反复行针 2~3 次。

（5）梅花针疗法　皮损局部消毒后，用梅花针由里向外以重叩法逐圈叩打，直至局部发红，微微出血，隔日 1 次。

（6）温和灸疗法　先在皮肤上取血海、曲池、三阴交穴，然后点燃艾条，置于上述穴位皮肤上约 5 分处，每穴每次灸 5~10 分钟，以皮肤发红为度。

（7）电针疗法：主穴取曲池、血海，配以合谷、三阴交、阿是穴。每次取 3~6 穴。局部阿是穴沿病灶底部从四周向中心横刺。频率为 200 次/分，电量大小以患者能耐受为度，通电 20~30 分钟，每日 1 次，10 次为 1 个疗程。

2. 液氮冷冻疗法

用棉签蘸液氮在皮损部位涂擦，涂擦的范围根据皮损大小而定，每周 1 次，5 次为 1 个疗程。

3. 水浴疗法

采用中温水浴，温度控制在 40~42℃，水浴时间一般为 15~20 分钟，隔日 1 次，15 次为 1 个疗程。

第六节 五官科

一、视神经萎缩

视神经萎缩是指视神经发生退行性变所造成的视神经乳头苍白和浅凹陷的改变。实质上是多种原因的视神经病变最终形成的一种后果。临床上将眼底未见其他视网膜或视乳头病变的视乳头苍白性改变，称为原发性视神经萎缩；因视网膜、视乳头、脉络膜等其他病变导致的萎缩性病变，称为继发性视神经萎缩。许多眼病以及某些全身疾病都可损害视神经而使之发生不同程度的萎缩，以致暗适应下降、夜盲、视野缩小、视力减退，终致失明。在炎性病变过程中，神经纤维的渗出发生机化，随着视乳头小血管的消失和神经胶质及结缔组织的增生，视乳头最后变成苍白色。视神经纤维的轴索与髓鞘萎缩消失是视神经疾病的最终结局。

（一）临床表现及诊断

本病若属遗传者以青少年男性为多见，发病可急可缓。非遗传者则无性别和年龄差异。视功能损害可出现视力下降，甚至仅存光感，有不同程度及特征的视野损害。眼底检查可见视神经乳头颜色变淡，多为苍白或灰白色、蜡黄色，视网膜血管变细。原发性者视神经乳头边界清楚，筛板暴露，颜色苍白；继发性者视神经乳头边界不清，筛板不暴露，颜色灰白或黄，病灶距视盘很近，发生萎缩前视乳头有水肿或胶质增生等病变。眼底荧光血管造影对诊断有帮助。注意鉴别因脑病、青光眼等疾病导致的视神经萎缩，以免延误治疗时机。

（二）中医病机与辨证

本病属中医学"内障""青盲"范畴，

按五轮辨证属于水轮病证。本病多因情志所伤，肝气郁结；外感风邪，邪客于肝；久病伤肾，肝肾两虚；先天不足，肾阳虚衰等所致。其病虽发于眼部，病机仍在脏腑功能失调。病位以肝、肾为主，兼及诸脏。目之所以能视万物、辨五色与人体脏腑气血密切相关，脏腑之气血全赖目络为之上输方能滋养目系。因此，脏腑功能失调，目络阻滞，都可造成目系失养而枯萎。本病初起以实为主，后期以肝肾不足、气血不充为主。

（三）非药物疗法

1. 针灸疗法

（1）毫针疗法 根据病情，以循经取穴为主，可遵循4、2、2原则，即眼旁取4穴，头区取2穴，全身选2穴。

眼周围：睛明、上明、承泣、球后、攒竹、丝竹空、鱼腰、四白、瞳子髎。

头区：阳白、太阳、百会、四神聪、头维、风池、翳明、头临泣。

全身：足三里、三阴交、光明、行间、太冲、合谷、肝俞、肾俞。

（2）眼三针联合眼周透穴疗法

①眼三针：上明、睛明、承泣。

上明：位于眉弓正中与瞳孔直对处直下，眶上缘下凹陷处，针刺时紧沿眶上缘与眼球上方之间空隙进针，针尖略向上斜刺，进针无阻力时可缓慢深刺达1寸。该穴不可提插行针，但可适当于原位捻转或轻弹针柄以加强针感。留针30分钟。

睛明：足太阳膀胱经穴，是手太阳小肠经、足太阳膀胱经、足阳明胃经、阳跷脉和阴跷脉的交会穴。位于目内眦向鼻侧旁开0.1寸处，相当于眶内缘，睑内侧韧带中，深部为眼内直肌，有内眦动、静脉和滑车上、下动、静脉，深层上方为眼动、静脉，滑车上、下神经。操作时患者闭眼，医师左手轻推眼球向外侧固定，右手缓慢进针，靠近眶缘直刺0.5~1寸，不可提插捻转。留针30分钟。

承泣：足阳明胃经穴，是阳跷脉、任脉与足阳明胃经的会穴。位于目正视，瞳孔直下，眶下缘与眼球之间。穴位在眼轮匝肌中，深层为下直肌和下斜肌，有眶下动、静脉分支，眼动、静脉分支，以及上颌神经的眶下神经支、动眼神经下支的肌支、面神经的颧支。以左手拇指向上轻推眼球，紧靠眶缘缓慢直刺0.5~1.5寸，不可提插捻转。留针30分钟。

②眼周透穴

太阳透瞳子髎：太阳为奇穴，位于侧头部，在眉梢与目外眦连线中点外开1寸的凹陷中，穴位在颞筋膜及颞肌中。瞳子髎为足少阳胆经穴，是手太阳小肠经、手少阳三焦经与足少阳胆经的交会穴，位于目外眦外侧0.5寸，局部有眼轮匝肌，深层为颞肌，有颧眶动、静脉，还有颧面神经、颧颞神经和面神经的额颞支。针刺时从太阳穴进针，斜透或横透瞳子髎。留针30分钟。

丝竹空透鱼腰：丝竹空为手少阳三焦经穴，位于眉外侧端凹陷中，局部有眼轮匝肌，颞浅动、静脉分支，以及耳颞神经的分支和面神经的分支。鱼腰为奇穴，位于眉弓中点，正视时，下与瞳孔成一直线。穴位在眼轮匝肌中，有额动、静脉外侧支，以及额神经外侧支。针刺时从丝竹空进针，斜透鱼腰。留针30分钟。

阳白透攒竹：阳白为足少阳胆经穴，是足少阳胆经与阳维脉的交会穴，位于额部，目正视时，在瞳孔直上，眉上1寸。局部有额肌，额动、静脉外侧支，以及额神经外侧支。攒竹为足太阳膀胱经穴，位于眉毛内侧

端凹陷处，下与睛明穴成一直线。局部有额肌及皱眉肌，当额动、静脉处，有额神经内侧支。针刺时从阳白穴进针，斜透攒竹。留针30分钟。

四白透下睛明：四白为足阳明胃经穴，位于瞳孔直下，正当上颌骨的眶下孔处。穴位在眼轮匝肌与上唇方肌之间，有面动、静脉，眶下动、静脉，以及眶下神经及面神经颧支。下睛明位于睛明穴下0.2寸。针刺时从四白穴进针，针尖向上，斜透至睛明下2分许，留针30分钟。

注意事项：眼球四周进针要达到一定的深度，通常用平补平泻法。眼周穴位不可提插捻转。起针后应注意按压，避免出血。根据病症还可遵循循经取穴原则，配合全身取穴。

（3）头针疗法　用头皮针针刺双侧视区穴，即枕骨粗隆向上4cm、旁开1cm处的部位。由上向下平刺3~4cm快速捻转，使患者产生较强的胀、痛、麻等感觉。每日1次或隔日1次，留针30分钟，10次为1个疗程。

（4）电针疗法　主穴取睛明、球后、承泣、上睛明，配以肝俞、胆俞、肾俞、风池、光明、三阴交、曲池、合谷、足三里、太溪。每次选主穴与配穴共4~5穴，接以脉冲电针仪，用断续波，治疗10~20分钟，每日1次，10次为1个疗程。

（5）梅花针疗法　取太阳、鱼腰、球后、新明1、新明2、风池、天柱、肝俞、肾俞穴。用中度刺激手法，每日1次，15次为1个疗程。

2. 饮食疗法

（1）猪肝散　蛤粉、谷精草、夜明砂各5g，共为细末，猪肝60g，切片，掺药于内，加水煎煮，将猪肝同药细嚼服食，汤缓缓咽下。本品具有益肝明目的功效。

（2）谷精草炖鸭肝　谷精草30~60g，鸭肝2具，加水炖煮1小时。食肝喝汤。本品

具有清泄肝火、明目消障的功效。

（3）青葙子炖鸡肝　青葙子15g，鸡肝1~2具。将青葙子捣碎，纱布包裹，加水与鸡肝共煮30分钟，酌加调味品食用。本品适用于肝火上炎之目翳内障之症。

（4）枸杞子炖猪肝　枸杞子20g，猪肝100g，共煮汤，调味后食用。本品适用于肝肾不足的视神经萎缩。

二、慢性鼻炎

慢性鼻炎是一种常见的鼻腔黏膜及黏膜下层的慢性炎症，通常包括慢性单纯性鼻炎和慢性肥厚性鼻炎。造成本病的局部因素：急性鼻炎反复发作或治疗不彻底可转化为慢性鼻炎；鼻中隔偏曲或鼻腔狭窄影响鼻腔的通气引流；邻近病灶长期刺激及影响；鼻腔用药不当或用药过久；吸烟过度。慢性单纯性鼻炎以交替性、间歇性鼻塞为主，表现为鼻黏膜慢性单纯充血，表面光滑，对血管收缩剂反应比较敏感；慢性肥厚性鼻炎则以持续性鼻塞为主，表现为鼻黏膜肥厚，鼻甲增生肥大，表面不光滑，如桑椹状，对血管收缩剂反应不敏感。前者疗效尚佳，鼻腔生理功能较易恢复；后者对一般治疗疗效差，鼻腔生理功能较难恢复。

（一）临床表现及诊断

慢性单纯性鼻炎患者多为间歇性和交替性鼻塞，活动时鼻塞减轻，夜间、静坐或寒冷时鼻塞加重，平卧位时加重，伴有嗅觉减退，说话时多常带闭塞性鼻音，常感头痛、头昏等。鼻涕较多，常为黏液性，较黏稠，脓性分泌物多于感染后出现。鼻涕长期刺激鼻前庭和上唇皮肤，可发生湿疹，以小儿为多见。慢性肥厚性鼻炎患者的鼻塞较重，多呈持续性，闭塞性鼻音较重，嗅觉可减退，鼻涕通常不多，呈黏液性。若肥大的下鼻甲后端压迫咽鼓管咽口，可出现耳鸣、听力减退，头痛、头昏、失眠等症状较前者为重。单纯性鼻炎在检查时，鼻黏膜肿胀以下鼻甲最为突出，鼻甲黏膜表面光滑、湿润，呈暗红色，鼻甲黏膜柔软而有弹性，对血管收缩剂很敏感。肥厚性鼻炎可见鼻黏膜肥厚、增生、黏膜苍白，表面不平，呈结节状，鼻甲表面有硬实感，对血管收缩剂不敏感。

（二）中医病机与辨证

本病属于中医学"鼻窒"范畴。病因病机为邪毒久留不去，使鼻部气血不畅，气血壅滞鼻窍而为病。因劳倦伤脾，脾失健运，或脾气虚弱，气血不足，鼻失所养，湿浊上泛鼻窍而为病。本病与脏腑虚弱、经络失畅、气血不和有关，并有偏实与偏虚之别。

（三）非药物疗法

1.针灸疗法

（1）毫针疗法　主穴取迎香、印堂、列缺、合谷、风池。若伴有上颌窦炎加巨髎、四白；伴额窦炎加上星、攒竹；伴筛窦炎加颧髎。虚证者加足三里、肺俞、中脘；气血瘀滞者加尺泽、膈俞；脾肾不足者加脾俞、太溪、肾俞。操作方法：迎香穴向上斜刺达内迎香；印堂夹持进针，深达鼻根处，使感应扩散到鼻尖部；合谷沿掌骨骨膜刺入，进针1~1.5寸。隔日1次，10次为1个疗程。

（2）耳针疗法　选取内鼻、肾上腺、内分泌、神门。中等强度刺激，留针30分钟。也可用王不留行籽贴压治疗，每3~5日换1次，6次为1个疗程。

（3）芒针疗法　选取迎香透下睛明、太阳透下关、迎香透内迎香，中等强度刺激为宜。

（4）梅花针疗法　选取鼻部、印堂、太渊、后颈部、第3~10胸椎两侧，用中等强度叩刺，重点叩刺颈椎或胸椎两侧和鼻部、太渊。

（5）皮内针疗法　取风池、攒竹、迎

香、上星、百会、印堂、风门、大椎、肺俞等穴。常规消毒，皮内针在所用穴位进针，沿皮刺入，胶布固定，根据辨证行补泻手法，埋针3~5日为1个疗程。

（6）艾灸疗法　取迎香、人中、印堂、百会、肺俞、脾俞、足三里等穴，温灸。适用于肺脾气虚者。

2. 推拿疗法

以右手拇指和示指从鼻梁两侧自上而下按摩30遍，每日3次。或以右手拇指和示指按住两侧鼻翼旋转揉动，指感有"咯啦、咯啦"声，每次10分钟，每日2次。或取迎香、鼻梁两侧、印堂、鼻根等处，手法以推揉为主，以左手或右手拇指、示指跨按鼻根两侧，先向下按，然后向上挤，一按一挤，重复进行，并以示指揉按迎香及面颊中间，至鼻通为止，以达疏通经络、运行气血、舒畅肺气、导邪外出的作用。

3. 饮食疗法

（1）辛夷茶　辛夷2g，苏叶6g，制成粗末，纱布包好，用沸水冲泡代茶饮。本品具有散风寒、通鼻窍的作用，有收缩鼻黏膜血管的作用。

（2）苍耳子茶　苍耳子3g，绿茶3g，将苍耳子制成粗末，与绿茶粗混，用沸水冲泡代茶饮。本品有疏风邪、通鼻窍的作用。

三、梅尼埃病

梅尼埃病是一种以阵发性眩晕伴波动性听力下降，以及耳鸣、耳聋及耳部胀感为主要临床表现的非炎性疾病。一般为突然发作，发作期久暂不等，眩晕发作持续10分钟或数小时，发作次数越多间歇越短，听力下降发作时加重，间歇期有缓解、呈波动性听力下降。多数一侧患病，以中年患者为多。本病病理表现是膜迷路积水膨胀，压迫内耳终器，即膜迷路积水，膜蜗管和球囊膨大较明显，前庭膜伸展并膨突入前庭阶中，

而且可致前庭阶的空隙闭合。本病发生的原因迄今尚未明确，感染、变态反应、维生素缺乏可使组胺敏感性增强，毛细血管壁的通透性增加，内淋巴产生过多而引起积液。

（一）临床表现及诊断

本病的症状特点是阵发性眩晕，伴有耳鸣、耳聋及耳闷持续数分钟或数天，2~3小时可缓解，可一日发作数次或数日发作一次，间歇期听力减退可有缓解。耳鸣常为先兆，随之听力减退，发病时耳聋加重，听力呈波动性改变。眩晕多为旋转性，伴恶心、呕吐、面色苍白、出冷汗或血压降低，但神志清醒。有时有自发性眼震，呈水平旋转型。听力检查呈一侧感音性聋或混合性聋。重振试验阳性，甘油试验阳性，前庭功能检查对诊断有意义。

（二）中医病机与辨证

本病属于中医学"眩晕"范畴。病机主要是正气亏虚，清窍失养或痰火上扰，清浊相干所致。病变部位在肝、脾、肾。因肾为先天之本，藏精生髓，若先天不足，肾阳不足，或劳欲过度，致肾精亏耗，而脑为髓海，髓海不足，故发眩晕。肝为风木之脏，体阴而用阳，主升主动，若谋虑太过，或忧郁恼怒，每使肝阴暗耗，肝阳偏亢，或由于肾水素亏，水不涵木，肝体不足，肝阳上亢，风阳上扰清空，则发为眩晕。若脾胃虚弱，健运失司，则气血生化无源而致气血亏虚，气虚则清阳不展，血虚则脑失滋养，皆可发生眩晕；脾虚生湿，聚湿成痰，痰浊阻滞，清阳不升，浊阴不降，也致眩晕发生。

（三）非药物疗法

1. 针灸疗法

（1）毫针疗法　采用中强度刺激针法，持续运针10分钟。取风池、太冲、翳风、内关、听宫穴。肝阳上亢者加支沟、阳陵

泉；痰湿阻滞者加足三里、丰隆；肾亏髓海不足者，加太溪、肾俞；寒水上泛者，加中脘、水分。每日1次，10次为1个疗程。

（2）耳针疗法 选额、心、交感、神门、胃、内分泌、肾上腺、皮质下、枕等穴，每次4穴，中等强度刺激，留针20~30分钟。每日1次，5~7次为1个疗程。

（3）耳穴压豆疗法 取神门、肾上腺、皮质下、内分泌、三焦、枕、额、肾、内耳、耳迷根等穴，每次选4~5穴，用王不留行籽贴压法3日换对侧耳，10次为1个疗程。

（4）电针疗法 取穴分为两组，一组取耳门、听宫、风池、合谷、足三里、翳风；一组取头针晕听区或平衡区、耳门透听会、翳风。每次取其中一组，用密波或疏密波，由中度到较强刺激。每日1次，每次5~10分钟，10次为1个疗程，疗程间隔3~6日。

（5）头皮针疗法 取双侧晕听区。用长毫针依晕听区水平方向沿皮下缓慢捻转进针，达到应有的深度后，快速捻转，出现针感后，再持续捻转2~3分钟，留针10~15分钟。每日1次，10次为1个疗程。

（6）温针灸疗法 主穴取百会、内关、行间、太溪、足三里、三阴交，配穴取脾俞、肝俞、肾俞、神庭、翳风、丰隆、中脘、关元穴。每次选用4个穴位，每穴每次施灸10~15分钟，每日1次，5次为1个疗程。

2. 推拿疗法

（1）气血不足者 用补血益气法，先用前额分推法，再施以按百会法、枕后分推法、点胁补气法、脊背拿捏法，最后用揉足三里法。

（2）肝肾亏损者 先采用前额分推法，再施以按百会法、枕后分推法、肾俞穴推拿法、腰横按摩法，最后用按水泉法。

（3）肝阳上亢者 先在小腿内侧施按法，再在背部施挤推法、揉太阳穴法、推正

顶法，最后施拍四神聪法和揉风池法。

（4）痰浊阻滞者 先用掐四白法，再施以按胸骨法、腹部斜摩法、推下腹法，最后施以揉丰隆、足三里法。

3. 饮食疗法

（1）菊花绿茶饮 菊花6g，槐花6g，绿茶3g。将以上三物放入瓷杯中，以沸水浸泡，密闭浸泡5分钟，频频饮用，每日数次。本品具有平肝、清肝作用，适用于肝阳上亢或肝经有热的梅尼埃病。

（2）泽泻汤 泽泻30g，白术30g。上药共煎30分钟，每日1剂。本品适用于痰湿阻滞的眩晕。

（3）菊楂决明饮 菊花6g，生山楂片10g，决明子10g（捣破）。放入保温杯中，以沸水冲泡，盖紧浸泡30分钟，频频饮用，每日数次。本品具有清肝平肝、清利头目的作用。

（4）荠菜汤 荠菜30g，淡菜10g，先加水适量，文火煮淡菜30分钟，再放入荠菜，水沸即成。喝汤吃菜，每日1次。本品具有滋阴清热、平肝潜阳的作用。其中淡菜为海生动物厚壳贝等的贝肉，气味甘美，药性清凉，有滋阴作用；荠菜性味甘平，具有清热平肝的疗效。

（5）海蜇荸荠汤 海蜇皮50g，荸荠100g（去皮），切片煮汤，每日服2次。本品具有清热生津的作用，适用于肝热阴伤的眩晕。

四、慢性咽炎

慢性咽炎为咽部黏膜、黏膜下及淋巴组织的弥漫性炎症。本病为常见病，多发于成年人。在城镇居民中，其发病率占咽科疾病的10%~20%，农村发病率较低，为3%~5%。其病程较长，症状顽固，病因复杂，短期治疗难以显效，不易治愈。多为急性咽炎屡发从而转为慢性。外来因素的刺激如烟酒过

度，经常刺激咽部，常食辛辣食物以及粉尘、化学气体的刺激，或上呼吸道慢性炎症以致咽部经常受到刺激，都可引起本病。本病按其病理可分为三类：慢性单纯性咽炎、慢性肥厚性咽炎和萎缩性咽炎。

（一）临床表现及诊断

咽部可有各种不适感觉，如灼热、干燥、微痛、发痒、异物感、痰黏感。常在晨起用力清除分泌物时，有作呕不适感。通过咳嗽，清除出稠厚分泌物后症状缓解。慢性单纯性咽炎在检查时，咽部反射亢进，咽黏膜弥漫性充血，咽后壁有散在的淋巴滤泡增生；慢性肥厚性咽炎则可见咽黏膜增厚，弥漫充血，咽后壁淋巴滤泡增生、充血肿胀隆起；萎缩性咽炎则表现为咽部反射减退，可见咽黏膜菲薄、干燥，咽部吞咽运动时黏膜出现皱纹。本病需注意与咽部梅毒、肿瘤、咽神经官能症、食管癌等进行鉴别。

（二）中医病机与辨证

本病属于中医学"喉痹""嗌干"范围。由于肺肾阴虚，燥热虚火上灼或炼津成痰，血脉瘀阻，咽喉失润，故咽部干燥不适；由于火热熏灼喉则咽壁红肿甚则肥厚，因此患者做吞咽动作时常有异物感。其病位多在肺、肾，属虚者多，亦可夹实；属阴虚者多，亦可见阳虚。初期多为阴虚肺燥，灼伤咽喉，进一步发展则可伤及肾阴，造成虚火上炎，日久阴虚及阳，又可造成脾肾阳虚。或由于燥热灼津，脉络被伤，瘀血阻滞，痰凝瘀阻咽部而致本病。

（三）非药物疗法

1. 针灸疗法

（1）毫针疗法　主穴取廉泉、天突、合谷、少商、利咽（耳垂与下颌角的中点凹陷处）。肺阴不足者加太渊、鱼际、肺俞；肾虚火旺者加阴谷、太溪、照海；脾虚湿重者加中脘、丰隆；痰瘀阻滞者加足三里、血海、中脘。隔日1次，每次留针30分钟，10次为1个疗程。

（2）耳针疗法　选取咽喉、肺、气管、颈、大肠、轮$_1$至轮$_6$。每次选用3~4个穴，用轻刺激，留针30分钟，每日1次，10次为1个疗程。也可用王不留行籽贴压治疗，每次3~5日，6次为1个疗程。

（3）激光针疗法　取廉泉、耳垂与下颌角的中心凹陷处，应用氦-氖激光机，功率为1.5mW，输出电流为5mA左右，每穴照射1分钟，15次为1个疗程，疗程间隔7日。

（4）鼻针疗法　选取咽喉点、敏感反应点，向下横刺，得气后留针20~30分钟，每隔10分钟用慢手法运针1次。隔日1次，10次为1个疗程。

（5）梅花针疗法　翳风、颌下、后颈部、大椎、合谷。患者在第4~7颈椎两侧可有压痛点，用梅花针重叩后颈部、翳风处。每2日1次，10次为1个疗程。

（6）三棱针疗法　若慢性咽炎急性发作时，可用三棱针点刺少商、商阳，出血2~3滴，出血不畅时可稍加挤压。每周2次，4次为1个疗程。

（7）手针疗法　取咽喉点、后头点，采用局部取穴法，每日1次，10次为1个疗程。

（8）皮内针疗法　取尺泽、少商、合谷、关冲、太溪、鱼际、照海、廉泉、曲池、中脘、膻中等穴。常规消毒，皮内针在所用穴位进针，沿皮刺入，胶布固定，根据辨证行补泻手法，埋针3~5日为1个疗程。

（9）艾灸疗法　可选合谷、足三里、肺俞等穴，用悬灸、隔姜灸或热敏灸。

2. 推拿疗法

（1）在喉结两旁及天突处推拿或用拇指推揉，上下往返数次，继而按揉风池、风府、肩井等穴，配合拿风池、肩井、曲池、合谷，每日行1次。

（2）患者端坐，上肢自然下垂，露出双侧肩峰，医者用双手拇指分别在双肩峰上轻轻按摩，做划圈动作，嘱患者同时做吞咽动作，每次 15 分钟，每日 2~3 次，患者也可自身按摩。

3. 饮食疗法

（1）清咽饮　胖大海 3 个，菊花 10g，麦冬 10g。将上物放入保温杯中，用沸水冲泡，每日频饮，连服 2 周。该品具有清咽、利咽、润咽的作用。

（2）木蝴蝶茶　木蝴蝶 5~10g，剪碎后，加冰糖适量，放入杯中，用沸水冲泡代茶饮。本品具有清热、润肺、利咽的作用，适用于肺热型慢性咽炎。

（3）橄榄茶　橄榄 6 枚，加冰糖适量，用沸水冲泡，代茶频饮。本品具有清肺、利咽、生津、解毒的作用。

（4）西青果茶　西青果 4 枚，洗净捣碎，用沸水冲泡，代茶频饮。本品具有清热生津、利咽开音的作用。

（5）玄麦桔甘茶　玄参 15g，麦冬 12g，甘草 6g，桔梗 6g，共制粗末，煎水代茶频饮。本品有滋阴清肺、利咽解毒的作用。

（6）百两金茶　百两金根制成粗末，每用 10g，水煎或沸水冲泡，代茶频饮。本品有清热化痰、利湿消肿的作用。

（7）灯笼草茶　灯笼草制成粗末，每用 6g，加冰糖适量，用沸水冲泡，代茶频饮。本品有清热利咽、解毒利尿的作用。

（8）参叶青果茶　人参叶 6g，青果 6 枚，洗净，用沸水冲泡，代茶频饮。本品具有清热生津、润燥利咽的作用。

五、牙周病

牙周病是发生在牙齿周围组织的一种慢性进行性疾病。任何年龄都可发生，尤以中老年人较多见。本病早期无明显症状，仅见龈缘有轻度红肿，随着炎症发展，可见牙周溢脓、牙龈萎缩，牙周袋形成，牙根暴露，牙齿松动等，是一种使牙齿丧失的主要原因之一。牙周病是牙周支持组织呈慢性进行性破坏的一种疾病，主要分为牙龈病、牙周炎两大类。本病是口腔科三大常见病、多发病之一，世界总发病率占总人口的 80%~90%，随着年龄的增长，发病率不断升高。

（一）临床表现及诊断

本病主要表现为牙龈红肿，牙周袋溢脓，牙齿松动或移位，咀嚼无力，疼痛，也可以出现冷热不适。当牙周炎症急性发作时，牙龈组织红肿、出血、疼痛。如牙周袋口被封闭，脓引流不畅则发生牙周脓肿而出现胀痛或剧痛，口臭，伴全身发热等症状。在体征上，牙周病部位可见到牙龈水肿或充血，点彩消失，色泽暗红，牙齿松动、移位，间隙增宽，牙龈退缩，牙根外露。X 线片显示牙槽嵴骨皮质失去完整性便可做出诊断。

（二）中医病机与辨证

本病属于中医学"牙宣"范畴。本病病因病机为脾胃积热，循经上行，熏蒸牙龈，发为本病；气血壅滞，津液受阻，湿热互结，龈肉腐化为脓血，脓血溢出而龈肿齿松，发为本病；肝肾阴虚，虚火内生，循经上越，炎于口齿，灼伤脉络，龈肉受腐，出血化脓，发为本病；脾肾阳气不足，气化失司，温运无力，水饮停聚，泛溢齿龈而致龈肿齿松。本病的辨证在火热与虚证，火有实火与虚火之分。

（三）非药物疗法

1. 针灸疗法

（1）毫针疗法　齿龈红肿者选取合谷、下关、颊车、内庭、曲池穴。风火偏盛者加外关、三间；阳虚者加太溪、行间穴；气血不足者加气海、足三里；肾虚者加太溪、大杼。实痛者针刺用泻法，循经选穴，可左右交叉刺，以手、足阳明经或足厥阴经穴为主。实火者予以强刺激，止痛效果较快，止痛后仍需针刺；虚者用中度刺激手法。留针30分钟，每日1次，10次为1个疗程。

（2）耳针疗法　先取屏尖、神门、牙痛点、上颌、下颌穴，用0.5寸毫针速刺入上穴，行中度刺激，留针20~30分钟。也可采用王不留行籽贴压疗法，取上述穴位4~5个，3日后轮换对侧耳，15日为1个疗程。

（3）三棱针疗法　牙龈红肿及齿槽脓肿者，早期可用三棱针在红肿牙龈处点刺放血，症状减轻后可以隔日治疗1次。

（4）头皮针疗法　在感觉区中2/5部位，用2.5寸毫针，沿皮下缓慢捻转进针，到达应有深度后快速捻转4分钟，留针20~30分钟。

（5）超声针疗法　选牙痛局部阿是穴，超声剂量一般为0.5~1W/cm²，用皮肤区移动法，每次5~10分钟，每日1次，10次为1个疗程。

（6）手针疗法　在手部牙痛点用毫针直刺0.5~1寸，行中度刺激，留针30分钟，每10分钟运针1次。

（7）艾灸疗法　用艾灸在太溪、阴谷、照海等足少阴肾经穴位上悬灸15~20分钟，以局部焮热为度，此法适用于虚证。每日1次，7日为1个疗程。

2. 推拿疗法

（1）揩齿　本法可以促进牙周组织的血液循环，加强气血在牙齿部位的疏通。每日早、晚用手指按摩牙槽4~5分钟，叩齿对合30~50次。古人用青盐、食盐、川椒浓煎汁，去椒用汁，其方法是洗净手指，蘸上药揉按牙龈内外，每次5分钟，早、晚各1次。

（2）揉按足心　用手掌擦揉脚心，左手擦右脚，右手擦左脚，每侧50下，操作时动作要缓慢，以涌泉穴为中心按揉。

3. 饮食疗法

（1）青刺尖茶　选用青刺尖嫩尖15g，以沸水冲泡代茶饮。本品为蔷薇科植物扁核木的叶，具有清热消肿、活血通络的作用。

（2）法制黑豆　黑豆500g，以水泡发备用。熟地、补骨脂、山茱萸、墨旱莲、黑芝麻、当归、五味子、地骨皮各10g，放锅内，加水适量煎煮，每30分钟取煎液1次，加水再煮，共取煎液4次。合并煎液，放入黑豆和食盐50g，以小火煨炖至药液涸干。将黑豆曝晒至干，装瓶罐中贮藏备用，每日随量嚼食。本品具有补肾益精、强筋壮骨固齿的作用。

（3）猪肾羹　猪腰1对，去筋膜臊腺，切块划割成花，加水适量煎煮1小时，稍加食盐调料，分顿食用，连吃数日。本品适用于脾肾两虚的牙齿松动患者。

第七节　颈肩腰腿痛

颈肩腰腿痛为常见、多发病症，临床上可见于各个年龄组，特别是中老年人罹患率尤高。由于颈肩腰腿部解剖学的特点，决定了其高发病率。一些内外病理因素的影响，如寒冷、潮湿、不良体位及姿势、疲劳紧张以及外伤、劳损等，均可导致颈肩腰腿部的骨骼、关节、肌肉、韧带等组织发生各种病理改变，造成这些部位的各种疼痛性疾患。由于颈肩腰腿部疼痛性疾患的发病部位多在中医学所讲的"经络""经筋"，一般内服药物的治疗作用不易直达病所，故疗效多不理想，且很多药物，特别是化学药物，均有不同程度的毒副作用，临床上易引起各种药源性反应，给患者增添新的痛苦。非药物疗法治疗颈肩腰腿痛有着独特的优势，其可以根据不同的病变部位及性质，选择适当的治疗方法，并可以酌情选择多种疗法综合运用，不但使治疗作用直达病所，而且还可以通过各疗法之间的协同、互补作用，大大地提高疗效，缩短病程。

随着人们对药物疗法的毒副作用及药源性疾病逐步深入的认识，越来越多的中外医务界学者把目光转向传统的"自然疗法"。从国内外"自然疗法"的研究文献来看，其中大多数为非药物疗法。中华民族是一个有着悠久历史文化的文明古国，中国医学是中国传统文化中的瑰宝，其中的非药物疗法内容十分丰富，方法独具特色，且临床疗效显著，长久以来，为人们防病治病、益寿延年，为中华民族的繁衍生息，做出了卓越的贡献。中医非药物疗法具有扶正祛邪、调理气机、疏通经络、调和气血、平衡阴阳的作用。所包含的内容相当广泛，常用的有针灸疗法、推拿疗法、传统功法、火罐疗法等，其具有适应证广、疗法多样、疗效显著、无毒副作用、简便廉验等特点，是颈肩腰腿疼痛性疾患较为理想的治疗方法。

本节结合颈肩腰腿痛的病因病理及临床特点，着重论述了颈肩腰腿疼痛性疾病的临床常用且疗效可靠的非药物疗法。全节以理论紧密联系实际，内容力求精练、系统、实用，旨在较全面地总结、论述临床常见、多发的颈肩腰腿疼痛性疾患非药物疗法之精要，不但为临床医师提供良好的治疗参考，也为广大患者自身的防病治病提供较为实用的参考资料。

一、颈部软组织疾患

（一）颈部软组织急性损伤

多种暴力作用于颈项部，引起颈项部肌肉、筋腱损伤、撕裂、瘀血、神经根损伤，颈椎小关节面磨损、错位，出现颈项疼痛、功能障碍者，称为颈项部软组织急性损伤。

1. 病因病理

来自外界的各种暴力是造成本病的主要原因。这些暴力分为机体处于静止状态和运动状态下的不同暴力。静止状态下的暴力主要是指由钝器直接撞击颈项部。运动状态下的暴力分以下几种情况：①运动员由于准备不足或运动方法不当，在做倒立、前后滚翻时引起颈项部软组织急性损伤。②人体在高速运动状态下，由于动作不协调而发生颈项部软组织急性损伤，如：球类运动员在快速奔跑过程中，头部突然后仰；高速前进的车辆因突然刹车，在惯性冲力下，乘车人在瞬间发生屈曲性颈部损伤，使颈项部肌腱、韧带等组织突然失去平衡，引起急性损伤。③在相互扭斗、嬉闹、跌仆过程中，由于颈项部过度扭转，使一侧肌肉的附着点损伤而致本病。

这些暴力引起的病理表现首先是颈项部的肌腱、韧带、筋膜撕裂，毛细血管破裂，继而引起颈项部软组织出现肿块、条索状硬结。由于强力的扭挫，使颈椎小关节面出现磨损和错位，进而压迫颈神经根，引起颈项部功能障碍及上肢的神经根压迫症状。

2. 临床表现及诊断

有明显的外伤史和明确的外伤过程。轻者颈项部疼痛，无明显的肿胀和瘀斑；重者除肿胀、疼痛和瘀斑外，多伴有发热恶寒、头痛等症。

颈项部多呈僵直样并偏向一侧，有的处于强直低头位或后仰位；在胸锁乳突肌、斜方肌等部位，可触及肿块或条索状硬结；颈项部功能活动明显受限；神经根受压者又出现上肢麻木、疼痛、感觉异常、肌力减弱等症状。

X线诊断：无骨折、脱位及其他骨质疾患。

3.非药物疗法

（1）推拿疗法

治则：理筋止痛，消肿散瘀。

取穴：阿是穴、风池、天柱、大椎。

手法：患者取正坐位，医者站立于患者背后。①先点按以上诸穴，每穴约1分钟。②点按后，用拇指在颈项部的疼痛处，自下而上反复揉数次。③以拇指、示指、中指拿捏疼痛的肌肉、肌腱。④用掌背搓法，在疼痛处搓2~3分钟。⑤令患者仰卧，充分放松颈项部肌肉，医者立于患者头顶方向，一手托住下颏，另一手握住枕部，向患者头顶方向徐徐用力拔伸，持续2~3分钟，结束手法。

（2）毫针疗法

治则：活血化瘀，通经止痛。

取穴：风池、天柱、大杼、大椎、后溪。

方法：先针后溪穴，后溪穴一般进针1~1.2寸，得气后大幅度提插捻转1~2分钟，同时令患者活动颈部，留针10~15分钟，其间捻转2次；继之，针颈项局部穴位，针用泻法，留针20~30分钟，间歇运针，每日1次。

（3）耳针疗法

取穴：患部相应点、神门、脑。

方法：中等刺激，捻针时令患者同时活动颈部，留针10~30分钟，每日1次。

（4）灸治疗法

治则：温经通络，活血化瘀，理气止痛。

取穴：阿是穴、风池、天柱。

方法：①温针灸：在上述穴位上用毫针刺入后，运针得气，在留针过程中，取约2cm长艾卷1节套在针柄上，艾卷距皮肤2~3cm，从艾卷下端点燃灸之。每穴施灸10~15分钟，或2~3壮，每日或隔日灸治1次。②艾卷温和灸：将艾卷燃着一端，靠近穴位熏烤（一般约距皮肤3cm），以患者有局部温热舒适感为度，灸至皮肤微红即可，每穴施灸10~15分钟，每日1~2次。③艾炷隔姜灸：选取阿是穴，取新鲜生姜片，厚约0.3cm，用细针在中间穿刺数孔，置于穴位，上面放置小艾炷一壮，点燃施灸，如患者感到局部热痛，即更换另一壮续灸，每穴施灸4~6壮，以灸至局部潮红为度，每日灸治1~2次。

（5）拔罐疗法

治则：行气活血，温经通络。

取穴：阿是、大杼、天宗、肩外俞。

方法：患者取坐位，先用三棱针点刺阿是穴、大杼穴，然后取口径3cm的玻璃罐，用闪火法拔罐，留罐5~10分钟，隔日1次。

（6）物理疗法　超短波或特定电磁波治疗仪（TDP）治疗，每次于病变局部照射20~30分钟，每日1次。治疗时注意保护眼睛，避免辐射伤害。

（二）落枕

落枕，又称"失枕""失项"，是指无明显外伤史而出现颈部疼痛、转动不利的病症。因本症常发生于晨起，与用枕不适有关，故以"落枕"称之。轻者数日自愈，重者迁延数周，影响正常工作与生活。

1.病因病理

睡眠时枕头高低不适，躺卧姿势不良，或加之当风受寒，致使颈项部胸锁乳突肌、斜方肌、肩胛提肌等肌肉痉挛，局部血运不畅，代谢产物滞留而发生疼痛；也有的是由于肌肉痉挛牵掣颈椎环枢关节或小关节，发生轻度移位所致。

中医学认为，本病多因气血偏虚，睡眠姿势不良，加之外邪乘袭，致局部气血运行不畅，经络闭阻所致。如《诸病源候论·失枕候》说："头项有风，在于筋脉间，因卧而气血虚者，值风发动，故失枕。"

2. 临床表现及诊断

本病多起于睡眠后，表现为颈项强痛，头部转动不利，动则疼痛加剧，尤其是转向患侧时疼痛更为明显。严重者疼痛可牵引并放射至肩背、头及上臂部。

检查可见胸锁乳突肌、斜方肌或肩胛骨内上角肩胛提肌处压痛明显，肌肉张力增高。

3. 非药物疗法

（1）推拿疗法

治则：舒筋活血，温经通络。

手法：患者取坐位。①放松手法：医者先用轻柔的四指推法在患侧颈项以及肩背部操作，配合轻缓的头部前屈、后伸及左右旋转活动（以患者能忍受为度）。然后用弹拨舒顺手法，在胸锁乳突肌、斜方肌或肩胛提肌等处治疗，以松解痉挛。②旋颈屈颈法：令患者放松颈项部肌肉，术者一手托其一侧下颌，另一手按在对侧头部，使头颈稍前屈，双手慢慢向两侧做旋颈动作各1次至最大幅度，然后回松少许，紧接着用巧力加快旋颈动作，常可听到"咔咯"的弹响声，可两侧各做1次。该手法可纠正颈椎错位，使小关节滑膜嵌顿解除，患者顿感颈部活动自如。③点穴按揉法：点患侧风池、肩中俞、肩外俞、天宗、肩井等穴，然后用掌根或大鱼际在肩、颈、背揉按至局部透热为度。

（2）毫针疗法

治则：舒筋散寒，调气活血。

取穴：后溪、悬钟、阿是穴。

方法：轻握拳取后溪，毫针直刺约0.5寸深，强刺激。同时令患者做颈部左右旋转及前后活动；然后取侧卧位，患侧向上，先针刺患侧悬钟，针尖向上斜刺，用泻法，针感最好向上传导，一般疼痛当即可明显缓解。然后再于阿是穴上用毫针施以泻法，留针15~30分钟。第2次针灸时，可仅取阿是穴。

（3）耳针疗法

取穴：颈、颈椎、肩。

方法：以短毫针强刺激，同时令患者徐徐转动颈项2~3分钟，留针15~30分钟，间歇运针，留针期间再令患者做颈部活动。

（4）火罐疗法

治则：活血散风，舒筋通络。

取穴：阿是穴、第2~4颈椎夹脊穴、大椎、大杼、肩中俞、肩外俞、风门。

方法：①刺络拔罐法：局部皮肤常规消毒后，以梅花针叩打局部皮肤，使皮肤发红并有少量出血，或用三棱针迅速刺入穴位约1分，迅速出针，以出血为度，然后拔火罐，拔出少量瘀血；去罐后头部做旋转运动，动作宜缓慢。每3~5日治疗1次。②普通拔罐法：于阿是穴周围及附近经穴处，以闪罐法治疗，闪罐至局部皮肤潮红，再留罐5~10分钟，每日1次。

（5）灸治疗法

治则：祛风散寒，温通经络。

取穴：阿是穴、风池、天柱、肩中俞、天宗、曲垣。

方法：①温和灸：取艾条1根，点燃一端，在上述穴位上施灸，以患者局部有温热舒适感为度，灸至皮肤潮红，每次施灸30分钟，每日灸治1次。②雀啄灸：取艾条1根，点燃一端，每次选用2~4穴施灸，将艾卷燃着的一端对准穴位，类似小雀啄米样一起一落、忽近忽远施灸，每穴约灸5分钟，每日灸治1次，3次为1个疗程。③回旋灸：又称熨热灸。将点燃的艾卷接近病变局部，平行往复回旋熏灸（距皮肤约3cm）。每次20~30分钟，每日1次。④隔姜灸：每次选用2~3个穴位，多选用病变局部穴。取新鲜生姜1块，切成厚约0.3cm的薄片，用细针于中间穿刺数孔，放在施灸穴位上，上置小艾炷点燃施灸，如患者局部有热痛感，即可更换艾炷再灸，每穴施灸5~10壮，每日1

次，3 次为 1 个疗程。

（6）电针疗法

治则：疏风活络，荣筋止痛。

取穴：风池、新识（第 3 颈椎棘突下旁开 1.5 寸）、合谷、落枕。

方法：用连续波皮肤电针法，中等强度电量刺激并以使颈项肌肉颤动为度。每次 30 分钟，每日 1 次。一般经 2~3 日治疗后，症状可消失。

（7）皮内针疗法

取穴：肩井、风池、大椎、合谷、曲池、天宗、肩井等。

方法：常规消毒，皮内针在所用穴位进针，沿皮刺入，胶布固定，行泻法，强刺激。埋针 3~5 日为 1 个疗程。

（8）物理疗法 颈肩部用红外线或超短波治疗仪治疗，有镇痛和解除肌肉痉挛的作用。

（9）医疗练功 ①环绕颈项：取站位或坐位，头颈放松，自然呼吸，缓慢地做大幅度转动。依顺时针方向与逆时针方向交替进行，共做 6~8 次。②擦颈按摩：取站位或坐位，双手轮流擦颈各 20~30 次。

（三）前斜角肌综合征

前斜角肌综合征是指前、中斜角肌因发生痉挛肥厚或解剖变异等，使通过其间的臂丛神经和锁骨下动脉神经血管束受挤压所引起的症候群。本病好发于 30 岁以上的成年人，女性多于男性。

1. 病因病理

前斜角肌起自第 3~6 颈椎横突的前结节，肌纤维斜向前下方，止于第一肋骨上面的斜角肌结节；中斜角肌起自第 2~6 颈椎横突后侧结节，斜向下行，止于第一肋骨上缘和锁骨下动脉沟之后。臂丛神经和锁骨下动脉从前、中斜角肌间隙中穿出，前斜角肌抵止部位于神经血管束的前侧，可防止神经血

管束向前滑脱。前、中斜角肌抵止部附近组织比较坚韧而缺少弹性，故该肌肉异常时，常易造成对上述神经血管束的压迫。

颈部后伸侧屈位时，如头颈突然向对侧旋转，可使对侧前斜角肌受到牵拉、扭转而致损伤痉挛。若前斜角肌本身过度发育肥大，则易发生神经压迫症状。由于神经根受压，又使前斜角肌更加痉挛，形成恶性循环。

另外，由于前、中斜角肌的肌腹解剖变异而相互并合，或者由于第 7 颈椎横突肥大，神经血管束穿过肌腹可受痉挛斜角肌的约束，出现神经血管束的压迫症状。

中医学认为，本病多因外伤、劳损或风寒湿邪侵袭，致手三阳经经气闭阻，气滞血瘀，不通则痛。久之，经筋失养，则可发生麻木胀痛、肌肉萎缩等症。

2. 临床表现及诊断

多数患者有患手搬抬重物或牵拉性外伤史。颈部前斜角肌局部疼痛。压迫臂丛神经时，患肢有放射性疼痛和麻胀触电感，以前臂尺侧小指及环指最为明显，或可有蚁行、刺痒等感觉。上述症状可在高举患肢时减轻，向下牵拉患肢时加重。交感神经受刺激时，可见面部出汗，瞳孔扩大，患肢发凉。若交感神经星状神经节受到锁骨下动脉周围的粘连牵拉时，可显示霍纳征，面部潮红无汗，眼球凹陷，上睑下垂，眼裂变窄，瞳孔缩小，患肢温度增高等交感神经瘫痪症状；神经受压日久，所支配的肌肉发生萎缩，握力明显减弱。前斜角肌压迫锁骨下动脉时，产生血管痉挛，以致动脉血流不足，患肢冰冷、苍白，以致手指发生溃疡或坏死。

检查：①颈前部可摸到紧张、肥大而硬韧的前斜角肌肌腹。局部明显压痛，并向患侧上肢放射。②深呼吸试验阳性。③臂丛牵拉试验阳性。④高举患肢症状减轻，用力向下牵拉患肢症状加重。患者多以健侧手上托

患肢。

3. 非药物疗法

（1）推拿疗法

治则：舒筋通络，解痉止痛。

手法：患者端坐，暴露颈部。①推揉法：先在颈部用四指推法，颈前及锁骨上窝部用指揉法治疗，重点在前斜角肌起止点，使其周围的肌肉放松。②点穴法：点按天鼎、缺盆、极泉穴各1分钟，使麻胀感到达手指。③弹拨法：手扶头部微屈，一手用拇指沿前斜角肌走行方向垂直弹拨，同法施于胸锁乳突肌。再用拇指揉法，由乳突部沿前斜角肌、胸锁乳突肌走向治疗至胸锁关节第一肋骨处。此手法可重复多次。④推拿肩臂法：用四指推法，推拿患肩及上肢，并同时点揉肩外俞、曲池、合谷等穴。⑤患臂高举法：一手握肘部，另一手握腕部将患肢向上高举拔伸3~5次，随后，由腕至肩，做一紧一松的捏拿推抹手法数遍。

治疗期间可用三角巾悬吊患肢，并注意颈部保暖。

（2）毫针疗法

治则：通经止痛。

取穴：天窗、天鼎、颈臂、极泉、曲池、后溪透劳营、阿是穴。

方法：毫针泻法或平补平泻，留针20~30分钟，每日1次，10次为1个疗程。

（3）艾灸疗法

治则：温经活血，通络止痛。

方法：温和灸法。取艾条1根燃着一端后于颈部疼痛处灸治，每次15~20分钟，每日1次，10~14次为1个疗程。

（4）电针疗法

取穴：天窗、天鼎、阿是穴。

方法：局部皮肤常规消毒后，先将毫针刺入穴位，运针得气后，再将电针仪的两根输出线分别接在针体上，用脉冲电流刺激20分钟，隔日1次，10次为1个疗程。

二、颈椎病

颈椎病又称颈椎综合征。其是在颈椎间盘退行性改变的基础上，受应力（包括急性损伤、慢性劳损的压力与张力）的作用，发生椎体及其附件的骨质增生和肌腱、韧带、关节囊等软组织的病理改变，引起颈神经根、颈段脊髓、椎动脉、颈交感神经等受刺激或（和）受压，以致发生损伤及继发性改变，出现一系列复杂的临床症候群。

颈椎病是临床常见病，亦是长期从事低头或低头伏案工作者的多发病。颈椎及其附件长期丧失最优应力、应变状态，致使骨质发生非特异性增生改变。急性损伤和慢性劳损是本病发生的重要原因。本病高发于40~50岁人群，其发病率在成人占10%~15%，40岁以上发病率为80%，我国青少年的颈椎病发病率在10%以上。

对颈椎病的认识有一个相当长的历史过程。我国早在2000多年前的《内经》及其以后的医书论著中均有散在记载。但真正开始研究颈椎病始于近1个世纪前。从19世纪末叶到20世纪初期，逐渐认识了颈椎间盘的改变、脊椎关节炎、骨刺形成和所谓"外生骨疣"对颈神经根与脊髓的影响。

1. 病因病理

颈椎位于较固定的胸椎与重量较大的头颅之间，其活动度大，又须保持头部平衡，所以成年以后颈椎容易发生劳损，尤以第5~6颈椎、第6~7颈椎活动度较大，尤易发生病变。由于长期劳损，颈部的椎间盘及骨、关节、韧带逐渐发生退行性改变，引起各种不同的症状。

颈椎病常见的病因如下。①慢性劳损：长期低头或低头伏案工作是颈椎劳损的主要原因；头颈的其他不良姿势，特别是长期持一定头颈位者，亦是颈椎慢性劳损的原因。另外，高枕与不良的睡姿，可破坏颈椎自然生理形态和平衡，造成颈椎的病理改变。②急性外伤：最常见高处坠下、交通肇事、跌倒撞伤、重物击打等原因，造成颅脑损伤的同时，发生颈部不同程度的伤害；挥鞭损伤亦是颈部常见的损伤，当快速运行中突然减速，因颅脑重量较大，产生惯性运动，颈椎不能与之协调一致而发生损伤。③咽喉炎及上呼吸道感染：临床上有一部分颈椎病是因咽喉部炎症、上呼吸道感染反复发生所致。颈部有丰富的淋巴系统，咽喉部炎症易向后部扩散，发生颈肌炎性浸润、肌肉痉挛，随之张力降低，其余软组织亦发炎、水肿，内部张力升高，压迫神经根、脊髓。当咽喉部炎症消失，颈椎病亦得以缓解。④颈椎先天性畸形：颈椎椎管狭窄是颈椎病发病的主要先天因素之一。另外，一些失稳性畸形，如齿突先天缺如、椎体发育不全、侧半椎畸形；先天性骨性斜颈及颈肋，亦是颈椎病发生的先天性因素。临床证明，有颈椎先天畸形者罹患颈椎病早于常人10~20岁，同时其发病率约为正常人的2倍。

颈椎病病理变化始于椎间盘组织，由于颈椎的解剖部位及生理功能的关系，颈椎间盘退化发生较早；随之，颈部诸韧带、椎间关节、椎体及其附件骨质亦发生改变。最后，导致神经根、脊髓、椎动脉等继发性病理变化，出现一系列临床表现。颈椎病主要的病理变化如下。①颈椎间盘变性：椎间盘发育成熟后即开始退化，其退行改变程度与年龄的增长、慢性劳损、急性创伤都有直接关系。首先是软骨板逐渐骨化，通透性逐渐降低，造成髓核逐渐脱水，以致纤维化和钙化。随之，椎间盘变薄，椎间隙变窄，脊柱稳定性下降，后关节囊松弛，关节腔减小，关节面易磨损而导致骨质增生。②小关节改变：随着椎间盘退变而发生椎间隙狭窄，上位椎的下关节突滑向后下方，关节囊变松弛，小关节不稳，出现半脱位、脱位；关节

骨质增生，上关节突插入椎间孔，甚至抵压椎弓根。以上改变直接影响神经根、椎动脉，也会因椎管的移位而刺激或压迫脊髓。③韧带改变：中年以后，黄韧带多发生肥厚改变，显著肥厚时可使椎管变小；前纵韧带、后纵韧带、项韧带因急性外伤或慢性劳损而有微小的撕裂，继发纤维化或钙化，也易压迫神经和血管。

中医学认为，本病为中老年患者肝肾不足，气血渐亏，经筋失养，加之长期伏案低头工作，如写字、缝纫等久劳伤筋；或颈部外伤，血瘀气滞；或感受风寒湿邪，邪入经络，经气受阻所致。

2. 临床表现及诊断

颈椎病的临床表现颇为复杂，初起为间歇性的颈项肩部不适，症状较轻，随着病程演变，症状逐渐加重。临床可分为以下七型：

（1）颈型　颈部疼痛，多在夜间或晨起时发作，活动则症状加重；颈项僵硬，倾斜患侧或呈头颈前屈的被动体态。持续数日至十数日可自行缓解，往往反复发作。本型无明确的神经根性症状及体征。

急性发作时，颈椎活动明显受限，椎旁有压痛，可有胸锁乳突肌痉挛，于乳突及锁骨上缘有压痛；斜方肌颈肩转折处及肩胛提肌止点（肩胛骨内上角）有压痛。X线片可无明显异常。

（2）神经根型　主要表现为神经根性疼痛。高位病变者（第5颈椎以上）可见颈肩痛或肩枕痛；低位病变者（第5颈椎以下）见颈部发僵，活动受限，一侧颈肩臂放射痛，常伴有患侧上肢沉重无力，肢冷麻木，持物滑落等症状。

检查可见颈强，活动受限，在颈椎棘突与棘突旁、横突及横突尖前侧可找到明显压痛点；臂丛牵拉试验与压顶叩顶试验常为阳性。X线片检查可见颈椎生理弧度变浅或消

失，椎间隙变窄，钩椎关节骨刺形成，上关节突突入椎间孔，椎间孔缩小，偶见椎体滑脱等改变。

（3）脊髓型　椎体后缘骨赘或变性的椎间盘突向椎管内压迫脊髓可出现上、下肢感觉和运动障碍。如双下肢无力，走路不稳，严重者卧床不起，大小便障碍，腱反射亢进，呈现痉挛性瘫痪状态。

本型病程较长，可呈缓慢进行性发展，其特点是病程中间常有一段症状缓解期。本型颈项疼痛及活动受限不明显，甚至没有颈项不适感，其X线表现除大多具有颈椎病的特征性改变外，尤其常见椎体后缘骨赘及椎管前后径缩小，可在12~14mm以下，必要时可做脊髓碘油造影检查，以鉴别与定位诊断。

（4）椎动脉型　骨刺在侧方刺激或压迫横突孔中的椎动脉，使之发生痉挛、扭曲，出现颈肩痛或颈枕痛，头晕、恶心、呕吐、头颈位置性眩晕，甚至猝倒，以及耳鸣、耳聋、视物不清等临床症状，当头部旋转或侧弯活动度过大时，常能诱发或加重症状。大部分患者X片有颈椎典型骨质增生改变。

（5）交感神经型　颈椎发生退变，直接或反射性刺激颈部交感神经时，可出现枕部痛，头晕或偏头痛，一侧瞳孔扩大或缩小，皮肤温度降低，局部或一侧肢体多汗或少汗，以及心前区不适、心慌、胸闷等假性心绞痛症状。

（6）食管型　本型发病率很低。由于下位颈椎椎体前缘骨质增生过长，刺激或压迫食管后壁，发生食管感觉和功能异常，严重者出现食管炎，甚至穿孔。表现为咽与胸骨后异物感、疼痛不适、吞咽困难等症状。颈椎X线侧位片见颈椎前缘骨刺过长，可明确诊断。

（7）混合型　临床上最为常见的是上述某两型或多型颈椎病症状同时存在，不能以某一类型命名者，称为混合型颈椎病。

3. 非药物疗法

（1）推拿疗法

治则：舒筋整复，活血通络。

手法：合理的推拿手法能使椎间隙增宽，椎间孔扩大，使移位的椎体复位，减轻或解除神经血管的受压症状，并能缓解肌肉痉挛，松解粘连，消肿止痛，恢复颈部的内外平衡。多采用按揉、拔伸、擦推、捏拿等手法。可分以下3步进行。①按揉：患者正坐，术者立于其后，左手托住其下颌部，右手在颈项部风池穴向下至肩井穴处按揉并揉拿胸锁乳突肌后缘与颈椎棘突之间的软组织，上下反复4~5遍，再依次在颈部、上背部及肩胛内上角等处做按揉手法3~5遍，手法应轻柔和缓，力度由小到中等。②拔伸：患者正坐低凳，术者两手托其两侧下颌及耳后部，对称用力向上拔伸，动作轻缓持续，逐渐加大力量，然后在保持拔伸的同时，缓缓做颈部前屈、后伸与左右旋转的动作。亦可屈曲肘关节托住下颌，手抵颞枕部，向上拔伸，并同时做屈伸旋转动作，另一手除配合做上述动作外，拇指、示指可在颈部棘突旁做捏拿或点按手法。拔伸手法后，以一手扶住头部一侧，另一手按于对侧颈部作为支点，协同做颈侧屈活动，两侧各1次，动作要求轻巧迅速。③点按擦推：依次在脑户、风池、天鼎、缺盆、肩外俞、肩井、极泉、曲池、合谷等穴及其邻近部位做点按手法，按压锁骨上窝外1/3与中1/3交界处（缺盆穴外上方）时，需将头颈稍侧屈，使一侧上肢产生麻胀感，然后再重拿肩井3~5次，并在颈部、上背、肩胛内侧至上肢用擦法或一指禅推法治疗，反复数次。以上手法需灵活运用，临床应根据不同病情针对性地进行治疗。

（2）毫针疗法

治则：舒筋活络，利气止痛。

取穴：风池、天柱、颈夹脊、肩中俞、肩外俞、肩井、曲池、外关、阿是穴。

刺法：毫针泻法或平补平泻，留针30分钟，隔日1次，10次为1个疗程；颈夹脊穴用1寸毫针垂直刺入或稍向脊柱倾斜，使针感放射至颈肩。

（3）水针疗法

取穴：主穴取颈夹脊、阿是穴。配穴为肩中俞、肩外俞、天宗。

方法：每次选2穴，局部常规消毒后，用快速进针法，进针后缓缓刺入，待得气后，抽无回血，便可推入药液（1%普鲁卡因2ml，或维生素B_1 100mg，维生素B_{12} 0.25~0.5mg；也可用复方当归注射液、复方丹参注射液、骨宁注射液），每穴注入0.5~1ml；每日或隔日1次，10次为1个疗程，疗程间隔3~5日。

（4）电针疗法

取穴：大椎、风池、颈夹脊、肩中俞、肩外俞、大杼、天宗。

方法：每次选用2~4穴，常规消毒后，先将毫针刺入穴位，运针得气后，再把电针器的两根输出线分别接在已刺入的两根针体上，以连续脉冲电刺激，电流频率为200~250次/分，电流大小以患者舒适为宜。每日1次，每次30分钟，15次为1个疗程，疗程间隔4~5日。

（5）灸治疗法 ①温针灸：病变颈椎相应的颈夹脊穴、肩髃、天宗、曲池、阳池。毫针平补平泻法，运针得气后，留针不动，将1.5~2cm长艾卷套在针柄上，约距皮肤20mm，从其下端点燃，待其自灭，每穴2~3壮，每日1次，7次为1个疗程，疗程间隔3日。②温灸盒疗法：取颈夹脊、阿是穴。把温灸盒置于所选部位的中央，点燃一根4cm长的艾卷，对准穴位放在铁纱上，盖好即可。每次施灸10~20分钟，每日或隔日灸治1次，10次为1个疗程，疗程间隔3~5日。

（6）刺血拔罐疗法

取穴：阿是穴、病变颈椎棘突。

方法：取三棱针直刺深至骨膜，出针后有少量血液溢出（不超过5ml），然后针处加拔火罐，留罐约5分钟，去罐后做局部按摩，头部做缓慢旋转运动，每3~5日1次，3次为1个疗程，疗程间隔数日。

（7）皮内针疗法

取穴：项点、肩井、天宗、臑俞、肩髃、肩中俞、曲池、小肠俞、大椎、次髎、风池、风府、肩贞、合谷等。

方法：常规消毒，皮内针在所取穴位内进针，沿皮刺入，胶布固定，根据辨证行补泻手法，埋针3~5日为1个疗程。

（8）颌枕牵引疗法 通常采用颌枕吊带坐姿牵引。以头颈前屈15°~20°体位为适当，牵引重量一般为4~10kg，可根据病情与体质而定。每日1~2次，每次30分钟。

（9）垫枕疗法 用自制的长圆枕，长35~40cm，直径15cm，可用富有弹性的聚酯纤维、海绵等制作；睡眠时垫置于颈部，可保持颈部良好的姿势，具有调整颈椎生理曲度与固定作用，此法在国外应用比较普遍，为简便易行、值得推广的方法。

（10）颈部医疗操

①头顶旋转：两手叉腰，做头的旋转动作，先从左至右旋转3圈，然后沿相反方向转3圈。如此反复数次，体强者可增加次数。

②项臂争力：有两式。一是取站立位或坐位，双手交叉紧抵枕后，头颈尽力后伸，双手则用劲阻之，项臂持续用劲相抗片刻后，放松还原，共做6~8次。二是取站位或坐位，两手于头后枕部相握，两前臂紧夹两侧颞部，头颈用力左转，放松还原，然后反方向操作，各做6~8次。

③转身回首：取站位，右前弓步，身体向上旋转，同时右掌向上托天，左掌向下用

劲拔伸，并回头看左手；还原后改为左前弓步，做相反方向的活动。左右交替进行，共做 6~8 次。

④左顾右盼：取站位或坐位。头颈轮流向左、右转动。动作要缓，幅度要大，每当转到最大限度时，稍稍转回少许后，紧接着使劲超过原来的幅度，两眼亦随之尽量朝后方或后上方看，两侧各转 8~12 次。

⑤仰首观天：取站位或坐位，两手叉腰，头颈向上看天，并逐次加大幅度，使头尽量后仰看天，共做 8~12 次。

本操的方法很简单，取得效果的关键在于持之以恒。每日练习 1~2 次，每次 15 分钟左右即可。

4. 注意事项

（1）应加强颈部、肩背部的锻炼。长期从事低头工作的人，更应注意体育锻炼，及时消除肌肉的疲劳及痉挛。

（2）仰卧位休息时，枕头不高于 10cm，使头略向后伸，颈部稍垫起；侧位卧床时，枕头最好高 10cm，使颈部处于放松状态。

（3）避免颈部受寒做剧烈转动。

三、肩部疼痛性疾患

肩部是上肢关节中主要重力点，包括由肩胛骨、锁骨和肱骨，被韧带、关节囊和肌肉相互连接而形成的 4 个关节，即肩肱关节、肩锁关节、胸锁关节和肩胛胸壁关节。肩关节是肱骨头和肩胛关节盂相互连接的球窝关节，头大盂小而浅，肱骨头关节面要比关节盂大 3 倍多，骨与骨之间的稳定性几乎不存在。另外，由于韧带薄弱，故关节囊松弛。正因为如此，使得肩关节成为全身活动最广泛的关节。它主要依赖韧带、关节囊、肌腱袖、肱二头肌长头和三角肌等维持稳定。由于肩关节解剖上的特点，故在临床上除容易发生脱位外，也容易因积累性损伤而出现有关的软组织疼痛、粘连等病变，发生

肩部症候群。

（一）肩关节周围炎

肩关节周围炎简称肩周炎，中医学称之为漏肩风、冻结肩、肩凝症。因其发病年龄以 50 岁左右为多，故又称"五十肩"。该病多为肩关节周围软组织发生无菌性炎症，以肩部疼痛、肩关节功能障碍为主要表现。起病往往无明显诱因，常为单侧发病，亦偶有双侧同病者。其肩部疼痛范围比较广泛，常波及三角肌、肱二头肌、冈上肌、冈下肌、肩胛下肌、小圆肌乃至胸小肌、胸大肌等肩关节周围的肌肉、肌腱和韧带。

1. 病因病理

肩关节活动范围大，是全身最为灵活的关节。其关节盂小而浅，肱骨头大，关节囊松弛，往往易因运动幅度或力度过大而导致关节囊、肌腱或韧带损伤，或露肩着凉而发生无菌性炎症。急性期表现为关节滑膜水肿，炎性浸润，组织液渗出，肩部软组织痉挛，局部血液、淋巴液循环不畅，组织代谢障碍。因赖以维持关节稳定性的肩部肌肉、韧带较多，肌腱细而长，自身血供较差，随着年龄增长，常发生退行性改变，故易发生本病。如病程迁延日久，关节囊可纤维化并增厚，关节周围的其他软组织也受到波及，呈现普遍的胶原纤维的退行性变，受累的组织都呈进行性的纤维化，软组织失去弹性，最后关节囊及其周围的肌腱、韧带均发生粘连，关节腔滑膜增厚，肩盂下滑膜峰襞间隙闭锁，滑膜与关节软骨粘连，关节容积明显减小。

中医学认为，本病主要为筋骨关节、经络气血的病变，属"肩痹"范畴。其病因病机：①营卫失调，腠理空虚，风寒湿热诸邪乘虚侵入，凝滞关节，筋脉不利，气血不畅而致肌肉、筋骨、关节发生疼痛，筋肉挛缩，屈伸不利。②由于劳逸失度，或积劳成

伤，致筋骨受损，气滞血瘀，经脉闭阻而产生关节痹痛。③由于跌打损伤，筋脉受损，瘀血不散，脉络不通，久之，筋脉失养，拘急不用而致瘀血痹的发生。④五旬之人，肝肾不足，气血渐亏，血不荣筋，筋失所养，致筋脉拘急挛缩而不用；骨失濡养，则骨质疏松，活动不利；皮肉失养，肌肉瘦削，举动不能。

2. 临床表现及诊断

本病病程较长，根据病理过程，可分为急性期、粘连期和缓解期。

（1）急性期　病程 1~2 个月。初起为肩部酸楚疼痛，多突然发生，夜间加重，肩臂活动因疼痛而受限，局部喜温怕冷，疼痛可向上肢及背部扩散，关节自主活动受限，梳头、穿衣伸袖均感困难，偶因碰撞或突然活动而剧痛难忍。此时肩关节被动活动尚可。

（2）粘连期　病程 2~3 个月。急性疼痛期过后，疼痛可有所减轻，但由于软组织变性、挛缩，发生纤维性粘连性"冻结"，关节活动明显受限，若做被动外展与前屈运动时，同侧肩胛骨随之牵动，出现耸肩现象。

（3）缓解期　有两种趋向：①通过治疗，肩部疼痛消减，肩关节的挛缩与粘连逐渐解除，功能恢复。②部分患者未经有效治疗，或由于怕痛不敢进行功能锻炼，致使肩关节周围肌肉萎缩，韧带挛缩、钙化，软组织广泛粘连，关节部分或完全"冻结"，肩关节活动范围进一步减小，甚至造成关节僵化，此时疼痛反不明显。

3. 非药物疗法

（1）推拿疗法

治则：急性期舒筋活血、通络止痛；粘连期松解粘连、滑利关节；缓解期舒筋活络。

手法：肩周炎的推拿手法种类和门派较多，下面仅介绍几种临床疗效显著、便于操作的手法。

1）从点穴开始，以理筋、抖摇为主的一种综合手法。①点穴开筋：患者取正坐位，医者站在患者背侧，按顺序点以下穴位：肩井、肩髃、肩髎、极泉、曲池、合谷、手三里、外关、内关、列缺。②捋筋：医者站于患者患侧，一手握患者腕，另一手从患者肩部开始自内侧向下捋至患者拇指端，并依次捋虎口及其余四指，每指捋 2 次，共 10 次。③摇拔屈转：医者站于患者患肩后外方，用一手拿住患肩，拇指在后，其余四指在前；另一手握住腕部，轻轻牵引，摇晃患肢 6~7 次。然后拿肩之手改放至腋下，向健侧用力撑之；握腕之手移至前臂远端，两手相对用力拔伸，以患肢外展至最高位为度；在保持拔伸力量的情况下，使上肢下垂，并屈肘，使患侧手指触及健肩。医者腕下之手改按肩部，握前臂之手的肘部托住患者的肘部，根据患者的耐受力尽量使之绕过头部至患肩，绕过头部时，令患者的肘部尽量竖起，手尽量向后，绕头 6~7 次，然后将患侧上肢向前上方拉直。医者按于肩部的手拇指揉捻患者，令患者的手向内旋转并向下向后背伸去。医者转身面向后，呈弓箭步，塌腰，用自己的肩抵住患肩前方，然后将患肢的肘部贴于患者后背，屈肘，上下颤动 3~5 次。医者平身，将患肢由后背转为外展 90°，令助手托住患侧上肢，医者从患者患肩上下抖散到腕部，前后亦抖散到腕部。④顿筋：医者改换体位，立于患肢斜前方，用与患者相反方向的手，握住患肢的四指，另一手用虎口按住患肩前方，握住的手将患手向患者肩部搭去，将患肘抬高，然后用力将患肢向斜前方拔伸，按肩的手向上戳按肩前部。⑤抖筋：医者立于患侧，用握住患肢四指的手将患肢向斜前下方拉直，嘱患者肌肉放松，用力抖动数次。⑥颤筋：医者双手握住患肢腕部，上下轻轻抖动数次。

2）此手法分为 10 个步骤，以点穴开

始，综合运用摆、揉、摇、牵、搓。患者正坐位，医者立于患者背侧，先点按缺盆、肩髃、肩贞、天宗等穴，待肩臂热胀后，做如下手法。①捏肩：医者用拇指、示指、中指揉、捏、拿患侧的斜方肌直至肩关节，3~5遍。②揉臂：医者立于患肢的外侧，双手扣揉患肩的肩关节，然后向下揉至腕部3~5遍，力度由轻到重，再由重到轻。③大旋：医者立于患肢的外侧，将患肢向前后大幅度旋转3~5次。④运肘：医者反手握住患肢的四指（医者反掌将掌心与患肢的掌心相对，拇指与其余四指握住患者的示指、中指、环指、小指），将患肢的腕部掌屈，带动前臂向患者肩前方屈肘，抵于肩前方后向内旋并带动前臂向外略向下牵抖3~5次。⑤下牵：接上动作，将患肢沿腋中线向下牵抖3~5次。⑥反牵：接上动作，再将患肢向患者背部下后方30°~45°方向牵抖3~5次。⑦双牵：在完成上述手法后，将患肢与健肢在胸前交叉，医者握住交叉后的腕部，做反方向的牵拉3~5次，然后将两上肢的位置交换，再做牵拉3~5次。⑧治肘：医者站于患侧的前方，面向患者后背，将患肢屈肘、前臂向上，医者一手托住患肘，另一手握住患者腕部，握腕的手向外，托肘的手向内，做方向相反的用力（以患者能耐受为度）。⑨运肩：医者将患肢搭于自己的肘部，两手交叉扣于患肩，其中一手扣住肩峰，医者用自己的肘部带动患肢的上臂做环形转动，扣于肩峰的手随着转动揉捻患肩，左右方向转动数次。⑩搓肱：医者立于患肩的外侧，用双手搓动患肢，搓动时自上臂经肘部、前臂直至腕部。反复数次后，结束手法。

3）此手法分为准备手法和治疗手法两个方面。准备手法以点穴为主，治疗手法是以弹拨为核心的综合手法。①准备手法：按压合谷、阳溪、阳谷、曲池、小海、天鼎、缺盆、中府、肩井、附分、魄户、膏肓、神堂、譩譆等穴。②治疗手法：患者取正坐位，医者立于患侧，面向前，医者近患者侧肘屈曲90°，自后插入患者腋下，另一手握住患肢腕上部，使其前臂呈中立位，外屈90°。医者插于腋下的手向上用力端提患肩，而握腕上部的手向下按前臂，持续约1分钟。插于腋下的手不动，握腕的手将患侧手夹于医者两膝之间，将空出之手的四指搭于患肩上部而拇指放于肱二头肌长头腱的内侧缘，与肌腱呈平行位，然后拇指用力弹拨肱二头肌长头腱和短头腱，弹拨数次后，医者双手持患侧腕部，将患肢高举，并向上牵引。在牵引的力量下，空出一手放于患肩的上部，拇指放于腋窝部的肱骨头颈部之极泉穴，逐渐用力按压该处的腋动脉、静脉和腋下神经，使患者感到拇指、示指、中指三指完全麻木后，将患肢放于旋后位，掌心向上，徐徐下落至30°的外展位，继续按压1分钟，随之轻轻放松按压极泉穴的拇指，患者立即感到有热通过患肢，并有舒畅麻木无力之感。再将患肢抬平，一手在腋窝顶部揉动数次。医者立于患者后外侧，一手握腕，另一手的四指搭于肩上部，拇指顶于肱骨颈后侧，握腕之手将患肢向前外侧呈45°方向拔伸，再向后背伸肩关节至最大限度，同时屈曲肘关节，反复数次。继而医者持患腕向前伸，以肩关节为中心，将上肢先做顺时针方向旋转，再做逆时针方向旋转。放下患肢后，医者用双手掌心相对按揉肩关节。

4）以痛定痛法：患者取坐位，医者立于患者背侧，于肩前拨筋后（以右肩为例），立于左侧贴靠左肩。左手在胸前托握患者右肘，右手自患者身后放于其右肩上。操作时，左手将患者右肘向左提拉，右手掌根有节律地下按肩关节，叩击右肩，或用拇指弹拨该肩前痛筋，在左手加大内收用力时，可引起一定的缓痛并转移注意力，待内收达到最大限度时，保持不动2分钟，其痛感即可缓解，然后放松，再重复一次，可收到较前次更为理想的疗效，此为镇定手法。多个疗程后，争取最后达到让患侧的手摸到对侧的肩、颈、项和同侧的颈项部。上述手法完成后，医者立于患肩的背侧，左手扶患侧肩，右手握腕，做肩后伸，并向上向脊柱两个方向缓缓摇动。出现松解感后，医者立于患肩的外侧，左手握腕，右手托于肘下，稳住肩及上臂，并使之贴身，减少不必要活动带来的痛苦，任其自然地左手扶住右腕，腕与腰背相贴，令其中指触摸棘突确定高度，然后令其左手一收一放，拉动右腕，收时前臂旋后，放时前臂回到中立位，此法称为后伸摸棘，又称吐纳手法。重复十数遍后，中指触于某个棘突上时，疼痛尚能忍受，再用镇定手法，重复一次吐纳手法。一般情况下，每重复一次即能增加 1~3 个棘突高度。医者立于患者背后，右手虎口背托其右腕上，屈肘内收带动患者屈臂，由下内胸前上举，再外旋外展后伸放下，重复数遍，幅度由小变大。患者肘关节的活动随医者肘关节的屈伸而屈伸。

患者取仰卧位，医者坐于患侧，左手托肘在床面上固定，右手握患腕屈肘旋转，向内旋转时向上，向外旋转时向下。要领在于：向外时要求达到外旋 60°，根据杠杆原理，其动在肘，其用在肩，适量即可。医者转身面向患者头部，仿划船动作，一手握患腕，另一手托患肘，将上肢外展 90° 以上，然后起立，换左手握腕，扶上肢继续外展，右手按肘擦额而过，握腕的左手掌心向上，右手握肘，由下内向上外方摇动，要领在于向上时加压。然后用镇定手法，变手心向内，肢体贴耳侧，此法称为顺筋顺脉。其作用是防止放下时肩关节出现前脱位，尤其是靠床边做镇定手法时更应注意这一点。力要稳，尤其将肘部置靠医者腹部更佳。还可突出压肘的手，用拇指按压腋窝动脉以缓解疼痛；压至肢体远端发凉后，感觉即可迟钝，应避免太过与不及。换右手握腕，左手扶压肘部，做梳头动作，要领在于：手领腕部去发际，进入发内，要求逐步做到手能放置枕后及摸到对侧耳尖，右手必须向下对肘施加适当压力 10 余次。患者屈肘高举，医者右手扶腕背，左手扶压肘关节，以左手推肘接近额部，右手限制腕手不使之达于头上。最后，拍打肩部和上肩的四面，拍打时用力要轻，以腕力有节奏地反复拍打 3~5 次。

（2）毫针疗法

治则：祛邪通络，活血行气。

取穴：肩髃、肩髎、肩内陵、天宗、秉风、臑俞、臂臑、臑会、曲池、条口。

刺法：根据病变部位，每次选用 4~8 穴。虚实夹杂者，用平补平泻法；实证者，针用泻法，留针 20~30 分钟。每日 1 次，10 次为 1 个疗程，休息 5 日，再做第二疗程治疗。病程如在初中期，属实证者，可采用透刺法，如条口透承山，强刺激后活动患肩；也可采用局部穴位透刺，如肩髎透极泉或肩髃透极泉。

（3）火针疗法

取穴：条口、膏肓俞、阿是穴。

方法：将中号火针（直径 0.8mm）针尖及针身烧红，迅速刺入穴位内，并即刻敏捷地将针拔出，一般进出针时间只需 0.5~1 秒。针刺深浅根据肌肉厚薄而定，背部肌肉较薄，一般只刺 2~3 分深，肩部可刺入 5 分，臂肘处约刺 1 寸。出针后用干棉球轻轻按压针眼，可减轻不适之后遗症状。疼痛较甚者，可每日针 1 次，疼痛不甚之慢性患者，可隔日治疗 1 次，6 次为 1 个疗程，休息 1~2 周后可进行下一个疗程治疗。

（4）水针疗法

取穴：阿是穴。

方法：患者取坐位，术者立于患侧，用拇指按压配合被动活动手臂，以寻找压痛明显部位。找到压痛点后，常规消毒，将药物（1%普鲁卡因10ml加泼尼松龙25mg）注入穴位。可于注射后加以手法推拿。隔5日治疗1次，3次为1个疗程。如压痛点广泛，可选2~3个压痛明显处注射。对肩周炎的初期患者，如治疗注射正确，肩痛及功能障碍能立即消失。

（5）电针疗法

取穴：肩髃、肩髎、肩贞、肩内陵、曲池。

方法：通常可选2~4寸毫针，每次选2个穴位，通电10~20分钟，每日1次，10次为1个疗程。

（6）耳针疗法

取穴：肩关节、肩、肾上腺。

方法：用30~32号半寸毫针作为针具，用左手示指和中指托住耳背相应部位，以左手拇指把耳轮向外推开，然后用右手持针对准所选穴位直刺、斜刺或横刺，留针20~30分钟，其间令患者活动患肢，如前举、外展、后伸等，先从小幅度开始，逐渐加大。隔日治疗1次，3次为1个疗程。此疗法对肩周炎受寒后急性发作者疗效较好，对慢性酸痛或陈旧性者疗效欠佳，疗程应适当延长。

（7）头针疗法

取穴：顶颞前斜线（前顶穴至悬厘穴的连线中1/3节段）。单肩痛取对侧，双肩痛取双侧。

方法：用28~30号1.5寸毫针，在顶颞前斜线进针约1寸，快速捻转运针，以肩痛消失或减轻为得气，留针1小时以上，每15~30分钟运针1次，同时令患者活动患肩。隔日治疗1次，10次为1个疗程。

（8）针挑疗法

取穴：阿是点（即皮下结节点）。

方法：用碘酒、酒精消毒皮肤，将医用缝针横刺刺入穴点的皮肤，待针尖进入皮肤后，医者用左手示指将皮肤向针尖方向推压，持针的右手同时用力，使针穿过皮肤，然后提高针尖，微微捻转几下，使皮下纤维组织缠在针尾上，拔出针身如缝衣状。每1~3日挑治1次，10次为1个疗程。挑治完毕后，盖上消毒纱布，用胶布固定。

（9）皮内针疗法

取穴：项点、肩井、天宗、肩髃、臑俞、曲池、阳池、肩贞、风门、大椎、寒府等。

方法：常规消毒，皮内针在所取穴位进针后，沿皮刺入，胶布固定，根据辨证行补泻手法，埋针3~5日为1个疗程。

（10）拔罐疗法

取穴：肩髃、肩髎、肩前、臂臑、臑俞、阿是穴。

方法：①刺络拔罐：每次治疗选1~2个穴位，常规消毒后，用梅花针以重叩法刺所选穴位及其四周，然后在局部拔火罐，留罐10分钟，必须拔出血液2ml左右，方能见效，隔日治疗1次。②普通拔罐法：用闪火法将罐拔吸于局部，然后立即起下，再快速拔吸，如此反复多次，至皮肤潮红，即谓闪罐法。然后可再将罐留置于局部5~10分钟，每日或隔日治疗1次，10次为1个疗程。

（11）灸治疗法

取穴：肩髃、肩髎、臂臑、臑会、臑俞、曲池、天宗。

方法：①温针灸：每次选用2~4个穴位，毫针刺入运针得气后，取艾段约2cm长，置于针柄上施灸，每穴每次1~2壮，每日或隔日治疗1次，10次为1个疗程，疗程间隔3~5日。②隔姜灸：每次选2~4穴，将鲜生姜洗净后切成1~2mm的薄片，放置在穴位上，将艾炷制成如枣核大，点燃上端置于姜片上施灸，待燃至下端，换置下一艾炷，每次施灸5~10壮，每日或隔日灸治1次，10次为1个疗程。③温灸器灸：取艾绒适量装入温灸器内，点燃后置肩部压痛点上施灸，每次灸治 20~30 分钟，每日或隔日 1 次，10 次为 1 个疗程。

（12）医疗练功

1）急性期：急性期由于疼痛剧烈，医疗练功以主动活动为主，强行被动活动往往使肩部疼痛加剧。可徒手，也可借助体操棒、滑轮等，主要目的是改善全身状况，提高防御机制，改善局部血液循环，促进炎症吸收，防止软组织粘连与肌肉萎缩、关节挛缩，防止关节活动障碍。体操的动作开始可简易些，幅度由小到大，避免剧烈的反应，主要方法如下。

①熊步晃肩：站位，上体前倾，双手轻握拳，两上肢自然下垂，双膝微屈，踏左步，两上肢向左晃肩，再踏右步，两上肢右晃肩。如此交替连续晃动，幅度由小到大，重复 10 次后稍休息，共做 2~3 遍。②原地云手：站位，原地做太极拳云手的动作。幅度由小到大，连续 10 次稍休息，可重复 2~3 遍。③耸肩环绕：站位，双手搭于肩部，向前再向后连续环绕 10 圈，还原休息，再做向后再向前连续环绕 10 圈，环绕动作要慢，幅度由小到大，可重复 2~3 遍。④双手托天：站位，两手各指相交，自腹前徐徐抬起，举平后翻掌向外，并继续上抬达最大限度，保持片刻后，两手分开，沿两侧划弧落于体侧，重复 8~10 次。⑤转体松肩：自然站位，腰向左右转动时，带动两上肢向前后摆动。⑥前后摆动：站位，两臂同时前后自然摆动，重复 10~20 次。⑦整理运动：站位，两臂左右自然摆动，交替抬起左右下肢，重复 10~20 次。

2）粘连期：粘连期疼痛已有缓解，但关节活动受限明显，医疗练功的主要目的是松解粘连，发展肩部肌肉群的力量，增强肩关节周围肌腱与韧带的弹性，从而逐步改进和增加肩关节的活动度。其方法除主动活动外，尚需有主动被动性活动，包括肩关节各个轴位的活动，前屈、后伸、内收、外展、内旋、外旋及一些联合运动，促进关节功能的全面恢复。所有活动均应以不引起剧烈疼痛为原则，应与健肢活动与放松运动交替进行。也可利用体操棒、火棒、肋木、滑轮等，使健肢带动患肢活动。运动量由小到大，使肩关节活动幅度逐日增加，活动时间也可逐渐延长，每次可达 30~40 分钟。除急性期的练功动作外，尚需增加以下内容。

①徒手练习

A. 墙上划圆：面向墙站立，距离约 70cm，患侧手紧贴于墙面，沿墙面做顺时针方向与逆时针方向的划圆动作，各重复 3~5 次。然后侧立于墙，同样方法做顺时针与逆时针方向划圆 3~5 次。

B. 手指爬墙：面向墙站立，距离约 70cm，患肢前屈上举，整个手掌与手指贴于墙面上，随手指逐渐向上爬行并缓慢伸直手臂，当手不能再往上爬时，用手掌扶住墙面，两腿弯曲向墙做正面压肩动作。然后转体，变为侧立于墙，做侧压肩动作。

C. 蛙泳划水：弓箭步站立，做蛙泳划水动作。

②棍棒练习

A. 前上举：两脚分开与肩同宽，两手正握棒，做前屈与上举动作。

B. 侧上举：两脚分开大于肩，两手握棒，虎口相对，用健肢带动患肢，使健肢成侧上举。

C. 后上提：两脚分开与肩同宽，两手在体后反握棒，屈肘尽力将棒上提。

D. 颈后屈：两脚分开与肩同宽。体前正握棒，两臂经体前上举，然后屈臂，使棒至颈后，同时稍挺胸，然后再伸直上举，经体前还原，重复 10 次左右。

E. 大四环：两脚分开略宽于肩，两手分别握棒的两端，由前经体侧至后，再还原到前，先顺时针方向，后逆时针方向，重复10次左右。

③火棒练习

A.前后摆动：两脚前后分开，身体略前倾，两手持火棒，前后摆动，幅度由小到大，亦可一小一大，重复20~30次。

B.左右摆动：两脚左右分开与肩同宽，两手持大棒，上体前倾，左右摆动，随着摆动，上体也随之前倾与后仰。重复20~30次。

C.单臂环绕：两脚分开略宽于肩，上体前屈略偏于患侧，以患肩为轴，手持一支或两支火棒，做顺时针与逆时针方向环绕动作各5~10次。若动作完成得较好，上体可直起，以同样方法做5~10次。

④肋木练习

A.扶肋木下蹲：面向肋木站立，两臂前屈与肩同宽，两手正握肋木，两腿屈膝下蹲，尽力牵拉患侧肩关节。或者两脚站立在最低一格的肋木上，同样方法下蹲，下蹲时重心稍向后，尽力牵拉患侧肩关节。

B.侧立肋木下蹲：患肩侧向肋木站立，患肢侧平举握肋木，健侧手叉腰，上体保持直立，两脚屈膝下蹲，尽力牵拉患侧肩关节。

C.背向肋木下蹲：背向肋木站立，两臂在体后伸直握肋木，先上体前倾，使身体重心逐渐前移，使肩关节向后牵拉。然后再屈膝下蹲，增加肩关节的牵拉幅度。

⑤滑轮练习

A.前拉：两脚分开与肩同宽，两臂伸直前平举，两手握环，轮流上下拉动，以健肢下压帮助患肢外展与上举，直至有一定的酸痛感。

B.侧拉：两脚分开略宽于肩，两臂伸直侧平举，两手握环，轮流上下拉动，以健肢下压帮助患肢上举，直至有一定的酸痛感，并可维持一定的时间再放下。

C.前后拉：两脚开立，健肢于体前握环，略高于肩，患肢于体后屈曲握环，两臂上下轮流拉动，以健肢下压带动患肢上提。待拉到最高位时，停留片刻，并稍加抖动。

肩周炎的医疗练功方法较多，具体采用哪些内容、运动量的大小、重复次数的多少、活动的幅度，以及每次活动的时间等，均因人而异，应根据患者的不同病期、病情，以能胜任及不引起过分疼痛、劳累为原则。肩周炎患者在治疗过程中，特别是在医疗练功中，肩部会有轻度的疼痛反应，这是正常的，切勿因此而停止治疗和锻炼，只要持之以恒，即可奏效。但也不能操之过急，切忌粗暴地被动牵拉，以避免剧烈的疼痛反应。

（二）冈上肌肌腱炎

冈上肌肌腱炎又称为"疼痛弧综合征""冈上肌肌腱综合征"，是肩部常见疼痛性疾患；多由肩部外伤、劳损以及风寒湿邪侵袭所致；表现为肩部外展时疼痛，活动受限，好发于中年以上的体力劳动者和运动员。

1.病因病理

冈上肌起于肩胛骨的冈上窝，经过肩峰下滑囊的下缘，抵止于肱骨大结节。冈上肌收缩，肩部外展到15°，将肱骨头稳定于肩盂上，使三角肌充分发挥外展肌的力量。冈上肌与冈下肌、小圆肌和肩胛下肌的腱膜组成腱袖，附着在肱骨解剖颈部，冈上肌是上述肩袖肌的力量集中处，因此最容易发生劳损、断裂。冈上肌介于肩峰与肱骨大结节之间，当肱骨外展时，冈上肌腱必须穿过肩峰下面和肱骨大结节间的狭小间隙，所以容易受到挤压摩擦而损伤，产生创伤性炎症。长期缺血性冈上肌肌腱炎所致的退行性变，能导致炎症组织上钙盐沉积，发生肌腱钙化，这更加重了肌腱与肩峰的摩擦，从而加重炎症反应，临床上表现出比单纯的冈上肌肌腱炎更为剧烈的疼痛。慢性冈上肌肌腱炎腱纤维组织摩擦出血，甚至发生坏死，此时组织脆弱，若遭轻微外力，肌腱即可断裂。同时，与其相邻部位的肩袖亦可发生不同程度的损伤，严重地影响肩关节的外展功能。

2.临床表现及诊断

本病的主要症状是肩部疼痛、压痛与活动受限。疼痛多在肩峰、肱骨大结节及三角肌止点处，有时疼痛可向上放射到颈部，向下放射到肘部、前臂以及手指，外展活动时疼痛甚。

检查：上臂外展到60°时开始疼痛，至120°以后疼痛消失，此为肿胀的冈上肌肌腱与已有炎症的肩峰下滑囊发生摩擦引起的疼痛，称为"疼痛弧"。压痛点多局限于冈上肌肌腱抵止部的大结节顶部，并可随肱骨头的旋转而移动，病久者可见肌肉萎缩。

发生冈上肌肌腱钙化者，疼痛更为剧烈，肩关节的外展活动亦严重受限。患肩局部肌肉痉挛，温度升高，有红肿压痛，压痛点于肱骨大结节处最明显，X线片可见肱骨大结节上面有不规则的钙化影。但冈上肌肌腱钙化者国内少见。

3.非药物疗法

（1）推拿疗法

治则：舒筋通络，活血止痛。

手法：患者端坐，医者立于其后外侧。以右侧为例。先在患肩周围以揉法、四指推法治疗数遍，然后患肢屈肘90°，肩被动外展50°，此时医者左下肢屈膝，足置于患者坐的凳边，置患侧肘部与上臂于医者的左侧大腿处，使肩部肌肉充分放松；此时医者左下肢屈膝，足置于患者坐的凳边，一手扶患肩，另一手拇指在肩峰下肱骨大结节顶部，先用弹拨、舒顺、擦法治疗，再用擦法使局部透热，最后放下患肢，在肩峰前后做

相对搓揉手法治疗数遍。

（2）毫针疗法

治则：通经活络止痛。

取穴：阿是穴、巨骨、肩髃、肩髎、臑俞、曲池。

方法：急性期宜用毫针泻法，慢性期用平补平泻法，留针20分钟，每日1次，慢性者可隔日1次，10次为1个疗程。

（3）芒针疗法

取穴：肩髃、极泉、肩贞、条口、曲池、手三里。

方法：令患者取坐位，肩平举，深刺肩髃穴，若患者肩不能抬举，可局部多向透刺，使肩平举，然后刺极泉透肩贞及其他穴位，条口透承山，留针20分钟。隔日治疗1次，连续治疗5次为1个疗程，疗程间隔2~3日。芒针疗法一般不作为治疗本病的首选疗法。

（4）水针疗法

取穴：阿是穴。

方法：患者取坐位，术者立于患侧，以拇指按压配合被动活动手臂，以寻找压痛点，通常压痛点在肱骨大结节附近。找到压痛点后，皮肤常规消毒，然后将药物（1%普鲁卡因10ml加泼尼松龙25mg）注入，注射后可用消毒纱布敷盖，或加用手法按摩。隔5日注射1次，3次为1个疗程。如压痛点广泛，可同时选2~3处压痛明显处注射。

（5）灸治疗法

治则：温经活血，通络止痛。

取穴：巨骨、曲垣、肩髃、臂臑、曲池。

方法：①温针疗法：以毫针刺入穴位运针得气后，取长1.5~2cm长艾段，置于针柄上施灸，每次选用1~2穴施灸，每穴灸治1~2壮。每日或隔日治疗1次，10次为1个疗程，疗程间隔3~5日。②隔姜灸：同肩周炎。③温灸器灸：亦同肩周炎。

（6）拔罐疗法

取穴：肩髃、肩前、阿是穴。

方法：①刺络拔罐：每次选用1~2个穴位，常规消毒后，用梅花针重叩，然后以火罐拔吸10分钟，吸出少量血液，隔日治疗1次。②普通拔罐法：用闪火法，留罐10~15分钟；或用闪罐法，即用上法将罐子拔上后，立即起下，反复拔吸多次，至皮肤潮红为止。

（7）物理疗法　以特定电磁波治疗仪照射压痛局部30分钟左右，以局部有温热舒适感为宜，每日1次。

4. 附注

（1）针灸是治疗本病最有效的方法之一。在疾病初期，可行拔罐或刺络拔罐，若病情发展到以疼痛为主要症状时，以针灸止痛的效果为最佳，必要时可行水针疗法，即压痛点封闭，近期疗效较为显著。

（2）冈上肌肌腱炎在急性期必须使患肩休息，以利炎症消散和减轻疼痛。在缓解期须防止受寒、过劳等诱发因素，以免复发。

（三）肩峰下滑囊炎

肩峰下滑囊炎又称三角肌下滑囊炎，是由肩部劳损或冈上肌肌腱炎所引起。

肩峰下滑囊是全身最大的滑囊之一，位于肩峰和喙肩韧带的下方，肩袖和肱骨大结节的上方。肩关节外展并内旋时，此滑囊随肱骨大结节滑入肩峰的下方而不能被触到。其主要功能是使肱骨上端在肩峰下活动时减轻摩擦，如果该滑囊损伤发炎，就会发生疼痛和上臂功能障碍，因而肩峰下滑囊对肩关节运动十分重要，被称为第二肩关节。

1. 病因病理

外力直接打击三角肌处，使其深部的滑囊损伤发生急性损伤性滑囊炎；慢性滑囊炎多因肩部活动过多、过重劳损或急性损伤迁延日久导致滑囊退变发生慢性损伤炎症；冈上肌肌腱炎促使该炎症的发生。其病理变化为滑囊充血、积液，日久则积液混浊黏稠，纤维素沉着而粘连，滑囊壁增厚，表面粗糙或有绒毛增生。冈上肌肌腱同时有退行性改变。

2. 临床表现及诊断

急性外伤性肩峰下滑囊炎，表现为肩部疼痛范围较广泛，肩关节活动受限，活动时疼痛加重。慢性者，疼痛往往不在肩关节而在三角肌的止点部，疼痛程度较轻，当肩关节外展内旋时疼痛加重，常因夜间疼痛影响睡眠。压痛以肩峰外方相当于肱骨大结节部为明显，当肩关节外展肱骨大结节进入肩峰下时，压痛点却不能查出。病程较长者，可见冈上肌、冈下肌、三角肌出现轻度萎缩。

3. 非药物疗法

（1）推拿疗法

治则：急性期予活血化瘀法，慢性期予舒筋通络法。

手法：患者取坐位。先在患肩周围包括三角肌粗隆部分用揉法、四指推法治疗数遍，然后置上肢于内收外旋位，术者一手扶定肩关节，另一手拇指在肩峰下痛点做手法治疗。急性期局部疼痛较甚者，予缓慢的揉按舒筋手法；对慢性病者则施以轻柔的弹拨手法，再用手法从肩峰至三角肌止点处进行治疗。最后，一只手握住患肩，另一只手持患侧腕部，被动内收上臂做牵伸、旋转、抖动等手法。

（2）毫针疗法

治则：疏通经络，消炎止痛。

取穴：阿是穴、肩髃、肩髎、臑俞、臂臑。

刺法：急性期施以泻法，慢性期施以平补平泻法，留针20~30分钟，每日或隔日1次。

（3）灸治疗法

治则：温经活血，调气止痛。

取穴：同毫针疗法。

方法：①温针灸：以毫针刺入穴位，运针得气，在留针期间，针上加灸。取艾段约 2cm 长，插入针柄上，艾段距皮肤 2~3cm 高，从其下端点燃后施灸，每次选用 2~3 穴，每穴施灸 1~2 壮，每日 1 次或隔日 1 次。②温和灸：取艾条 1 根，燃着一端，对准所选穴位施灸，以患者局部有温热舒适感为宜，每穴灸治 5~10 分钟，每次选用 2~4 穴，每日或隔日 1 次。疗程可视病情而定，一般 7~10 次为 1 个疗程。

（4）拔罐疗法

取穴：阿是穴。

方法：取中号玻璃罐，在肩部压痛明显处拔罐。用闪火法，留罐 10~15 分钟；或用闪罐法，即用闪火法将罐拔上后，立即起下，反复拔吸多次，至皮肤潮红为度；亦可闪罐和留罐法相结合，每日或隔日治疗 1 次。

（5）物理疗法　特定电磁波治疗仪照射疼痛局部，灯距皮肤高度因人而异，以患者感到局部温热而不灼痛为度，每次 30 分钟左右，每日或隔日 1 次，7 次为 1 个疗程，疗程间隔 5 日。

（6）医疗练功　可改进肩关节的活动功能，促进血液循环，防止肌肉萎缩，但需在急性期过后。开始只做肩关节的前后、左右摆动，然后可逐渐做回环与旋转的动作，重点是锻炼外展功能和加强三角肌力量的练习。具体动作与方法可参考肩关节周围炎的医疗练功。

（四）肱二头肌长头肌腱腱鞘炎

肱二头肌长头肌腱腱鞘炎多见于中年人，主要表现为肩痛。年龄较大者常伴有肩部其他疾患，如肩周炎、滑囊炎等。

1. 病因病理

肱二头肌长头肌腱起自肩胛骨的盂上结节，穿过肱横韧带和肱二头肌腱鞘的伸展部，藏于肱骨结节间沟的骨纤维性管内，与短头肌腱同向下移行为肌腹，其肌腱止于桡骨粗隆。肌腱的滑液鞘位于结节间沟段。此沟前方的横韧带有保持肌腱正常位置、避免肌腱滑脱的作用。胸大肌从前方越过结节间沟，增强了对肱二头肌长头肌腱的保护作用。盂肱关节的关节囊突入结节间沟中，包裹着肱二头肌长头肌腱形成长约 5cm 的腱鞘，肩关节活动时，可减轻肌腱在结节间沟中的摩擦，有保护肌腱的作用。

人到中年后，肱骨结节间沟和肌腱均发生退变。由于骨质增生，结节间沟变得浅而不光整，经常用力做外展外旋活动，会加剧肌腱与腱鞘以及结节间沟之间的摩擦，造成腱鞘滑膜层慢性创伤性炎症，表现为腱鞘充血、水肿、增厚，鞘内积液，使腱鞘变窄，从而影响肌腱在腱鞘内的滑动。日久，肌腱发生退变，失去光泽，粗糙变黄，鞘内积液不能迅速吸收，纤维蛋白分离，使腱鞘的脏层、壁层分离，形成狭窄性腱鞘炎。此外，肩袖的损伤、钙盐沉着、肩关节内的病变、习惯性肱二头肌长头肌腱滑脱等，均可累及此腱鞘而造成腱鞘炎。

中医学认为，本病为常见的肩部筋伤疾病之一，其发生与肩部的劳伤过度及风、寒、湿邪侵袭有关，致使局部发生筋挛、筋粗等病变。

2. 临床表现及诊断

主要表现为肩痛，夜间疼痛更为明显。肩部活动后加重，休息后好转。疼痛多局限在肱二头肌肌腱附近，亦可牵涉至三角肌止端或上臂及前臂的前外侧。外展、外旋肩部或屈肘伸肩位时，疼痛更甚，此系腋神经与肌皮神经的皮支受到牵涉所致。

检查时，在结节间沟肌腱上有锐利压痛。肱二头肌长头肌腱试验阳性。急性期，因肩痛而致肩关节主动、被动活动均受限，三角肌有保护性痉挛；病程较久或合并肩周炎者，可见肩部僵硬及肌萎缩。

3. 非药物疗法

（1）推拿疗法

治则：舒筋通络，活血化瘀。

手法：患者取坐位。先在患肩周围施以揉法、四指推法数遍；然后一只手握住患肩，另一只手持腕，在轻拔伸牵引力下，做屈肘搭肩动作2次。继之患侧上臂外旋，术者一只手扶定患肢，另一只手拇指沿结节间沟弹拨肱二头肌长头肌腱数次。急性起病者手法宜轻，慢性起病者手法可稍重，以患者能忍受为度。再以㨰法、揉法、擦法治疗数遍。最后双手在肩关节前后做搓揉手法数遍。

（2）毫针疗法

治则：疏通经络，利气止痛。

取穴：阿是穴、肩髃、臂臑、侠白、曲池。

刺法：毫针酌情施以泻法或平补平泻，使针感放射至整个肩部及肘臂部。留针30分钟，每日或隔日1次，10次为1个疗程。本病病程较长，往往需数个疗程。

（3）灸治疗法

治则：温通经络，缓急止痛。

取穴：阿是穴、肩髃。

方法：①温针灸：将毫针刺入穴位，得气后留针，取1.5~2cm长艾段，插于针柄上，约距皮肤2cm，然后从艾段下端点燃，待其自灭，每次30~40分钟，每日或隔日1次，10次为1个疗程。②温和灸：取艾条1根，对准阿是穴及肩髃穴，距皮肤2~3cm处施灸，以局部皮肤微充血、患者能耐受为度，每次20~30分钟，每日1次。③温灸器灸：取艾绒适量，装入温灸器内，点燃后置于肩部压痛点上施灸，每次施灸15~30分钟，每日或隔日灸治1次，10次为1个疗程，疗程间隔3~5日。

（4）水针疗法

取穴：阿是穴。

方法：选取1~2个阿是穴，局部皮肤常规消毒后，用复方当归注射液4ml做穴位注射，注射时可避开肌腱，注入肌腱周围，隔日1次，10次为1个疗程，疗程间隔5日。

（5）物理疗法

用25mW氦-氖激光散焦做阿是穴照射10~15分钟，每日1次。或用特定电磁波治疗仪照射疼痛部位，每次30分钟左右，每日1次，10~15次为1个疗程。

（五）肱二头肌短头肌腱损伤

肱二头肌短头肌腱损伤是肩部常见的急、慢性损伤疾病之一，既可单独发病，也可并发于肩周炎。

1. 病因病理

肱二头肌短头起自肩胛骨喙突，与长头并行向下移行为肌腹。短头肌腱粗而短，长头肌腱细而长。长头肌腱有结节间沟、腱鞘、韧带保护，而短头肌腱缺少保护。当上臂旋转时，肱骨小结节与短头肌腱有滚滑摩擦。在尸体解剖中，将二头肌短头自喙突处离断后，使肩关节外展90°时短头被拉伸2cm，肩关节后伸40°时短头被拉伸3cm，而肱二头肌长头肌腱此时并无张力变化。肱二头肌长头肌腱附着于盂上粗隆，短头肌腱附着于喙突，这两点与肱二头肌两个头在肌腹上的交点构成一个三角形，上臂后伸、外展时，短头成为三角形的长边，受牵伸力最大。临床中也可观察到，长头断裂的患者，肩关节活动似可接近正常，因为其部分功能可由短头代替；反之，若短头断裂的患者，患臂不能上举，肩关节活动明显受影响。这说明在肱二头肌功能中，短头更为重要。人到40岁以后，短头肌腱在退变的基础上，更易受损伤而发生无菌性炎症，特别是在肩部外展后伸活动中，短头肌腱受到牵拉撕裂，局部渗血，组织肿胀、粘连，肌腱挛缩。由于其病变可波及肩部其他组织，因此短头肌腱损伤亦是造成肩关节"冻结"的原因之一。

2. 临床表现及诊断

有急、慢性外伤史。肩前喙突部疼痛。肩外展、后伸活动时，疼痛加重，肩关节处于内收、内旋位时疼痛减轻。检查可见肩胛骨喙突处明显压痛。

3. 非药物疗法

（1）推拿疗法

治则：舒筋通络，活血止痛。

手法：患者取坐位，先在患肩周围用揉法、四指推法治疗；然后一手握住患臂，另一手持腕做屈肘搭肩动作2次。患臂外展90°，术者一手扶定患肢，另一手拇指在肩胛骨喙突处用弹拨舒筋手法、擦法、揉法治疗。在胸小肌处用揉法治疗。急性损伤者手法宜轻，在痛点以舒筋手法为主；慢性损伤者手法可稍重，并应多在患处做弹拨手法。最后，两手相对在喙突前后做搓揉手法，使局部温热。

（2）毫针疗法

治则：通络止痛。

取穴：阿是穴、肩髃、臂臑、侠白。

方法：急性者施以泻法，慢性者施以平补平泻法，得气后留针30~40分钟，每日或隔日1次，可不拘疗程。

（3）艾灸疗法

治则：温通经络，利气止痛。

取穴：阿是穴、肩髃。

方法：①温针灸：毫针刺入穴位后，得气留针，取艾段1.5~2cm长置于针柄上，距皮肤约2cm，自下端点燃，待其自灭后可更换另一段，每次30~40分钟，每日或隔日1次。②温和灸：取艾条1支，在穴位上方距皮肤2~3cm处施灸，以患者能耐受为度，每次20~30分钟，每日或隔日1次。

（4）微波针灸

取穴：阿是穴。

方法：在毫针疗法基础上，于阿是穴毫针上接通微波针灸仪，留针30分钟，每日或隔日1次。

（5）物理疗法　用25mW氦-氖激光做阿是穴适当散焦照射，每次10~15分钟，每日1次。或以特定电磁波治疗仪于阿是穴及其周围照射，以患者局部温热而不感灼痛为度，每次30分钟左右，每日1次，10次为1个疗程。

四、背部软组织损伤

背部软组织损伤是指肩胛骨附近肌肉挫伤和背肌劳损，其主要为背阔肌、肩胛提肌、菱形肌、斜方肌和棘间韧带、棘上韧带的损伤。

1. 病因病理

引起背部软组织挫伤及背肌劳损的原因有直接或间接暴力两种。经常的肩臂部牵拉、突然闪挫、抻戳等以及长期慢性劳损均可使肩胛骨上部附着的肌肉遭到损伤，轻者肌肉附着部肌纤维撕裂，重者出现撕脱性骨折，以及背阔肌在肩胛骨下角处撕裂，斜方肌在肩胛冈缘处撕裂，大菱形肌在肩胛骨脊柱缘处断裂，亦可出现附着于颈、胸椎棘上韧带的大小菱形肌和斜方肌撕裂或棘间韧带断裂等。

2. 临床表现及诊断

急性损伤：肩背部疼痛难忍，肩胛骨内缘有明显压痛，肌肉僵硬，疼痛牵掣颈部及肩部，甚者肩胛内缘肿胀，咳嗽呼吸时作痛；伤侧上肢前屈、后伸及横向外展受限，不能持物。

慢性损伤：肩胛骨附近肌肉无明显疼痛，当肩胛骨活动时出现酸痛、无力，如肩部剧烈活动，则肩胛骨内缘出现明显疼痛，以致引起肌肉痉挛和活动受限。

3. 非药物疗法

（1）推拿疗法

治则：理筋舒络，活血止痛。

手法：按摩手法适于单纯的肌纤维损伤，如有撕脱性骨折则禁用。本病的治疗手法有以下两种。

1）患者取正坐位，医者位于患者背后。①嘱患者放松肌肉，点按风池、天柱、大椎、肩井、秉风、天宗等穴，以点穴开筋。②一助手站在患者健侧，一手扶肩，另一手掌心扶患者胸前部；医者站于患者患侧的后外方，一手拇指在后，其余四指在前拿住肩关节，另一手拿住患侧上肢的腕部，稍加牵引。③在牵引下将患侧上肢环转摇晃6~7次，双手同时用力做横向相对拔伸。④医者用膝部顶住患者的腋窝，使患侧上肢横伸后再上举，然后屈肘向胸部内收，使患侧手部触及健肩。⑤在保持屈肘位的状态下，使患侧上肢后伸，同时拿肩关节的手部小鱼际按住肩胛骨的内缘，用力向前推按，助手用手掌向后推之。⑥拿腕的手将上肢向斜上方（外上方）拔伸，此时拿肩的手虎口张开，用食指、拇指指腹沿肩胛骨内缘由上向下按摩，反复操作2~4次。⑦将患侧上肢屈肘抬高，撤掉助手，医者立于健侧，一手扶其肘，另一手用大、小鱼际及掌根揉捻肩胛骨内缘的肌肉。反复数次后，结束手法。本手法可以缓解肌肉痉挛，减轻疼痛。

2）患者取正坐位，医者立于患者患侧的后外方。①医者先用拇指点按合谷、阳溪、阳谷、曲池、小海、天鼎、缺盆、附分、魄户、膏肓、神堂、天宗、肩外俞、极泉等穴。如肩胛骨内侧缘疼痛则令患者俯卧，将两臂置于躯干两侧，头偏向一侧；医者立于患者的左侧，两手分别搭于患者两肩上部，两手拇指与脊柱中线呈垂直位，放于第1胸椎两侧旁开2cm处，相当于背伸肌的外缘，然后向中线挤压，挤压时拇指向前推

捺，并向上、向外旋转揉动至第12胸椎水平，反复2~3次。②令患者背部肌肉放松，医者以两手掌根放于第1、第2胸椎棘突旁开2cm处的肌肉部位，沿脊柱一侧将皮肤向中线耸起，然后以屈曲的四指指间关节将对侧皮肤向中线耸起。③用掌根和四指的指间关节将两侧耸起的指间关节抓住，并用掌根向对侧轻轻推揉，同时提起耸起的皮肤，用力挤按，顺延直下至第12胸椎水平。医者用两手大鱼际自第1胸椎水平开始，沿两侧背伸肌向外分开推按至第12胸椎水平为止，反复2~3次。如胸椎棘突间疼痛，患者取俯卧位，医者两手拇指沿脊柱棘突两侧向中线挤压，向前按捺并向上、向外旋转，自第1胸椎水平开始至第11胸椎水平为止，反复2~3次。再以右手拇指抵住压痛点棘突的左侧，左手将右肩突然斜扳。斜扳时，右手拇指用力向右侧推按棘突或棘间韧带，然后将两手重叠在压痛点处揉揉。此手法自第4~9胸椎用之，也同样用于对侧。如只有一个压痛点，则只在有压痛点处做推按斜扳法。然后，令两个助手做相对牵引，医者用掌心自第1胸椎至第11胸椎自上而下旋转揉揉背伸肌，反复2~3次，结束手法。

（2）毫针疗法

治则：行气活血，通经止痛。

取穴：天柱、百劳、曲垣、秉风、天宗、肩外俞、阿是穴。

方法：毫针泻法，留针20~30分钟，间歇运针，出针时摇大针孔，令针孔微出血。每日或隔日治疗1次，10次为1个疗程。

（3）灸治疗法

治则：温经通络，活血散瘀。

取穴：天柱、百劳、曲垣、秉风、天宗、肩外俞、阿是穴。

方法：①温针灸：将毫针刺入所选穴位运针得气后，在留针期间，取艾段约2cm，插入针柄，将艾段从下端点燃灸之，当艾段

燃烧完毕，取去残灰，稍停片刻再将针拔出。每穴每次可施灸 2~3 壮，穴位可交替使用，每日或隔日治疗 1 次。②回旋灸：取艾条 1 根，点燃一端，在阿是穴及其周围平行往复回旋熏灸（距皮肤约 3cm），以灸至局部皮肤潮红为度。每次 20~30 分钟，每日 1 次。

（4）火罐疗法

治则：祛风散寒，活血通络。

取穴：阿是穴。

方法：①刺络拔罐法：用三棱针、粗毫针点刺阿是穴，或用皮肤针在阿是穴及其周围叩打，使局部皮肤微出血，再用闪火法将火罐拔置于局部，留罐 5~10 分钟，可吸出适量的血液、组织液，每 1~2 日施术 1 次。②留针罐法：于所选穴位上针刺得气后，不需持续捻针即可拔罐，用罐将针罩住，留罐 10~20 分钟，起罐后将针起出，每日或隔日 1 次。③单纯罐法：可采用单罐法、多罐法、闪罐法及走罐法，亦可将其结合使用。单罐法即将火罐直接吸拔于病变局部；多罐法即使用 2 个以上罐子在病变局部施术；闪罐法是使罐子吸附皮肤后，又立即用腕力提拉将罐子取下，如此反复吸拉多次，直至皮肤潮红发热为止；如病变为肌肉丰厚处且面积较大，可用走罐法治疗，即用玻璃罐于罐口边缘涂上润滑剂，以闪火法上罐，术者握住罐底在皮肤表面来回推拉移动数次，至皮肤潮红、起丹痧点为止。每 3~4 日施术 1 次。

（5）物理疗法　以特定电磁波治疗仪于疼痛明显部位照射治疗，以患者局部有温热舒适感而不灼痛为度，每次照射 20~30 分钟，每日 1 次，10 次为 1 个疗程。

五、上肢疼痛性疾患

（一）肱骨外上髁炎

肱骨外上髁炎是肘关节肱骨外上髁部疼痛，伴有伸腕和前臂旋转功能障碍的慢性、劳损性疾病，又称肱桡滑囊炎或"网球肘"。

1.病因病理

肘关节由肱骨下端、桡骨小头和尺骨半月切迹构成。肱骨外上髁为前臂伸肌附着处。桡骨小头上端的凹陷关节面与肱骨小头相连接，形成肱桡关节，以肱桡韧带相连。桡侧伸腕短肌位于伸肌的最深层，与肱桡关节环状韧带等组织有密切关系。在前臂旋前或反复做腕关节主动背伸、掌屈等活动时，由于用力不当，可使附着在肱骨外上髁部的前臂伸肌发生损伤。这种损伤可一次发生，也可由慢性劳损所致。一般常见以下 4 种病理变化。

（1）桡侧伸腕肌起点骨膜撕裂，骨膜下出血，形成血肿，局部组织粘连、机化，引起肱骨外上髁部骨质增生，形成锐边或小结节，刺激伸腕肌腱而发生疼痛。

（2）前臂在旋前位时，腕关节经常做背伸掌屈活动，使前臂伸肌长时间处于紧张状态，并牵扯其附着部的软组织发生慢性损伤，引起前臂伸腕肌痉挛，从而挤压通过其间的血管神经束，发生本病。

（3）桡侧腕短伸肌起始部与桡侧副韧带交织在一起，而桡侧副韧带与环状韧带的外侧又紧紧附着。环状韧带和桡侧副韧带均有防止肱骨头外脱位的作用。因此，当桡侧腕短伸肌的肌腱慢性劳损时，可引起桡侧副韧带损伤，从而继发环状韧带损伤，减弱维持桡骨小头正常位置的力量。桡骨小头位置不稳，即会出现沿桡侧伸腕肌的疼痛。

（4）在屈肘位，突然用力做前臂旋前、伸腕、伸肘活动时，关节囊的滑膜可能嵌入肱桡关节间隙而发生本病。

2.临床表现及诊断

本病多发于一侧，但亦有双侧同时发病者。主要表现为肱骨外上髁及肱桡关节附近局限性疼痛，呈持续性酸痛，肘关节活动时疼痛加重，有时可放射至前臂、腕部及上臂。患臂握物无力，只能伸臂提物，不能负重平举。

检查时，常可见肱骨外上髁处增厚肿胀，压痛明显。如肱骨外上髁上方压痛，为桡侧腕长伸肌起点损伤；肱骨外上髁上压痛，为桡侧腕短伸肌起点损伤；桡骨小头附近压痛，可能为环状韧带损伤；桡侧腕伸肌上部广泛而明显的压痛，则有血管神经束受挤压的可能。网球肘试验阳性。

3. 非药物疗法

（1）推拿疗法

治则：理筋通络，解痉止痛。

手法：常用手法有揉法、按揉法、弹拨法、擦法、关节运动法等。以右侧为例。患者取坐位，患臂外展前屈置于治疗台上，肘关节微屈，肘下垫枕，操作者立于患者右侧，在前臂桡侧肌群用揉法，同时配合前臂旋前、旋后的被动运动。然后一手托住患侧肘部，另一手握住患侧腕部，做肘关节屈伸的被动运动。接着按揉阿是穴、曲池、手三里等穴位。最后弹拨、捏拿、搓擦桡侧伸腕肌及肱骨外上髁部位。

（2）毫针疗法

取穴：尺泽、阳溪、曲池、手三里、阿是穴等。

方法：强刺激，隔日1次，10次为1个疗程。

（3）电针疗法

取穴：阿是穴、曲池、手三里、肘髎。

方法：皮肤常规消毒后，以毫针针刺，运针得气后，将电极导线接于阿是穴或其邻近经穴上，以脉冲电流刺激20分钟，每日或隔日1次。

（4）梅花针疗法

取穴：阿是穴、肘髎。

方法：皮肤常规消毒后，先叩刺肘部阿是穴，然后再叩阿是穴周围或邻近经穴，均用重叩法，以皮肤微出血为度，揩净出血后，再悬灸压痛处，以皮肤发红为度，每日或隔日治疗1次，6次为1个疗程。

（5）灸治疗法

治则：温经通络，活血止痛。

取穴：阿是穴、手三里、曲池。

方法：①温针灸：毫针刺入穴位，行针得气后，取1.5cm长艾段，置于针柄上施灸，选用压痛明显处灸治，每次1~2壮，每日或隔日1次。②毫针加灸：选准压痛点后，皮肤常规消毒，用1寸毫针于压痛点周围围刺，针与针间隔1寸左右，然后用艾卷熏烤压痛点，以患者能耐受为限，至局部皮肤潮红为度，隔日治疗1次。③隔姜灸：取鲜生姜1片，厚0.2~0.3cm，用针在其上穿刺数孔，置于穴位上，取小艾炷放于其上施灸，每次5~10壮，每日或隔日1次，10次为1个疗程，疗程间隔3~5日。此疗法治疗本病效果较显著，可首选。

（6）水针疗法

取穴：阿是穴。

方法：选当归注射液2ml或红花注射液2ml做痛点注射，隔日1次，10次为1个疗程。

（7）耳针疗法

取穴：肘关节、肾上腺、神门。

方法：用0.5寸毫针对准穴位快速刺入1分多深至软骨，以不穿透对侧皮肤为度，捻针数秒，留针20~30分钟，隔日治疗1次；或用王不留行籽贴压耳穴，嘱患者每日自行按压药丸3~4次，每次2分钟左右，每5日换药1次，5次为1个疗程。

（8）针刀疗法　患处局部麻醉后伸直患肘，操作者左手拇指在桡骨粗隆处将肱桡肌拨开，将小针刀沿肱桡肌内侧缘刺入，直达肱桡关节滑囊和骨面，做切开剥离2~3次后出针，用无菌纱布覆盖针孔后屈伸患肘数次。

（9）物理疗法　以特定电磁波治疗仪照

射阿是穴，以患者感觉局部温热而不灼痛为度，每次照射 20~30 分钟，每日 1 次，10 次为 1 个疗程，疗程间隔 5 天。

（10）医疗练功　患者坐在椅子上，肘置于两侧，前臂放于桌角或床沿，手自然下垂，做伸腕、偏向桡侧伸腕、偏向尺侧伸腕、背伸与屈腕、旋前与旋后、轻微的腕部环绕等动作，以及肘、肩关节的活动。在疼痛明显减轻后，每做完上述练习，还可做一个等张收缩运动（控制在 5 秒内），每个等张收缩运动之间应休息 3 秒，以使新陈代谢的产物得以清除。

4. 注意事项

（1）针灸是治疗本病最有效的方法之一，水针疗法若阿是穴取穴准确，可即刻止痛。该病要早发现、早治疗，则疗效显著。

（2）该病患者在治疗期间宜减少患部的活动，以利于炎症早日吸收；同时，治愈后仍需注意保护，避免再度劳伤，否则极易复发。

（二）桡骨茎突部狭窄性腱鞘炎

桡骨茎突部狭窄性腱鞘炎属中医学"筋瘤""筋挛""筋结"范畴，为局部无菌性炎症所致。本病多发生于 30~60 岁人群，女性多于男性，长期从事腕与掌指活动工作者易患此疾。

1. 病因病理

桡骨茎突处为拇短伸肌腱与拇长展肌腱，两肌腱一起通过该处腱沟而进入拇指背侧。腱沟窄而浅，底面凹凸不平，沟面覆盖腕背韧带，所以两腱均被约束在一个狭窄而且比较坚硬的鞘内。当拇指及腕部活动过多时，该部可致摩擦损伤，腱鞘发生慢性损伤性炎症，初期为水肿，日久增厚呈纤维性变化，致肥厚狭窄，甚至发生软骨性变，在该部形成结节，可于皮下触知，此时，拇指活动可以完全受到限制。

中医学认为，本病为拇指屈伸活动过多，劳伤经筋，或加之气血虚弱，血不荣筋，或为寒邪侵袭，以致气机阻滞，筋脉不利而发病。

2. 临床表现及诊断

一般起病缓慢，初起仅在晨间或休息后再干活时，即觉拇指活动不灵活，桡骨茎突部酸痛，疼痛为慢性进行性钝痛，日渐加重，可连及拇指、腕部，甚至上臂，严重时拇指活动受限，以致端物困难。病久拇指肌肉则有轻度萎缩，可于病部皮下触及肌腱有豌豆大小的软骨样结节。

3. 非药物疗法

（1）毫针疗法

治则：活血通络，散结止痛。

取穴：阿是穴、阳溪、列缺。

方法：针刺阿是穴时，可从痛点中心向四周透刺 2~4 针，而后顺腱鞘方向倾斜留针，留针 30 分钟，每日 1 次，10 次为 1 个疗程，休息 5 日，再进行下一疗程治疗。

（2）灸治疗法

治则：温通经络，散寒止痛。

取穴：阿是穴。

方法：①温和灸：用灸条在阿是穴上方约距皮肤 3cm 处施灸，每次 30~60 分钟，每日 1 次，10 次为 1 个疗程。②隔姜灸：取鲜姜片约 1 分厚，中间以针刺数孔，置于阿是穴上，其上放艾炷灸之，每次 5~10 壮，每日 1 次。

（3）推拿疗法

治则：舒筋通络，散结止痛。

手法：①医者一手握住患手，另一手在患部先沿腱鞘用轻柔手法上下按揉 5~10 分钟，而后再将腱鞘向左右推拨 2 分钟。②医者一手握住患者手，另一手用拇指压于患部腱鞘之上，使患肢做腕屈伸动作，并拔伸拇指，反复 2~3 次。③按压曲池、阳溪、合谷等穴。④在患部做一指禅和按、揉、擦法

5~10分钟，而后从第1掌骨背侧到前臂用擦法治疗，以透热为度。

（4）水针疗法

取穴：阿是穴。

方法：皮肤常规消毒后，找准阿是穴，用醋酸氢化可的松0.5ml加1%普鲁卡因1ml注入穴位，每5~7日注射1次。

（5）梅花针疗法

取穴：阿是穴。

方法：皮肤常规消毒后，用梅花针局部叩刺，使微出血，有消炎止痛的作用。每日或隔日治疗1次，5次为1个疗程。

（6）耳针疗法

取穴：相应部位、神门、皮质下。

方法：常规消毒后，用0.5寸毫针对准穴位快速刺入1分多深至软骨，以不穿透对侧皮肤为度，捻针得气，留针20~30分钟，每日或隔日1次，10次为1个疗程，疗程间歇5~7日，或以王不留行籽耳穴贴压，嘱患者自行按压药丸每日3~4次，每次5分钟左右，每3~5更换药丸1次，5次为1个疗程。

（7）物理疗法　用7~25mW氦－氖激光针，做阿是穴照射5~10分钟，每日1次。或用特定电磁波治疗仪照射局部，每次15~20分钟，每日1次。

4. 注意事项

（1）针灸治疗本病疗效满意，多数患者经治疗可痊愈。但治愈后如患肢过度劳累或感受风寒，常易复发，再次治疗仍然有效。

（2）治疗期间患肢应减少活动，适当休息，注意保暖，避免受寒湿。为防止复发，除上述注意事项外，应在临床症状消失后，继续每周灸治2~3次，连续2~3周，以巩固疗效。

（3）个别症状严重患者，腱鞘的纤维性变明显，致腱鞘严重狭窄，经以上治疗效果不显著者，可行手术治疗，以松解过度狭窄之腱鞘。

（三）桡侧腕伸肌腱周围炎

桡侧腕伸肌腱周围炎属中医学"伤筋"范畴。本病好发于中年以上男性，多见于农民，大部分在农忙期发病；其次是工人，如木工、瓦工以及家务劳动过多的妇女。

1. 病因病理

桡侧腕长、短伸肌腱位于前臂背侧下1/3，正处在拇长展肌及拇短伸肌的深部，二者交叉重叠，但二者并无腱鞘保护而仅有腱旁组织，当腕及拇指过度活动时，致桡侧腕长、短肌持续收缩拉紧发生疲劳，使上述肌腱互相摩擦，腱旁组织发生水肿、浆液性渗出等炎性反应，继之可有纤维变性而致粘连。

2. 临床表现及诊断

起病突然，表现为前臂中下段背桡侧肿胀、疼痛、灼热、压痛明显、腕部活动受限，可见斜条状隆起。检查时，用拇指按于肿痛处，做被动腕关节屈伸活动时，可有嘶嘶样捻发响声。

3. 非药物疗法

（1）毫针疗法

治则：舒筋行气，祛瘀消肿。

取穴：列缺、偏历、合谷。

刺法：毫针刺施以泻法，每日1次，留针20~30分钟。

（2）激光针疗法　用3~25mW的氦－氖激光针做阿是穴照射，可照数点，每点5~10分钟，每日1次。

（3）推拿疗法

治则：舒筋活络，消肿止痛。

手法：术者一手握住患手，另一手在患侧偏历穴部位轻柔地按揉5~10分钟，能改善局部血液循环，促进炎症吸收。每日或隔日1次，约1周即可治愈。治疗期间应限制腕部活动。

（4）刺络拔罐疗法

治则：活血行瘀，消肿止痛。

取穴：阿是穴。

方法：局部皮肤常规消毒后，用梅花针叩刺局部，以局部皮肤微出血为度，每次10~15分钟，然后取小号玻璃罐用闪火法将罐拔吸于局部，留置5~10分钟，隔日治疗1次。

（5）水针疗法

取穴：偏历。

方法：皮肤常规消毒后，用泼尼松龙12.5mg加2%普鲁卡因1ml注射于穴位。如疼痛未愈，隔5~7日可再注射1次。

（四）腕管综合征

腕管综合征又称腕正中神经挤压征，属中医学"痹证""麻木"范畴，是由于腕管内正中神经受到压迫所引起的手指麻木、疼痛无力等神经症状。临床上并不少见，但诊断上易被忽视，或被误诊为风湿病、末梢神经炎、正中神经炎，甚至癔症，而得不到及时正确的治疗。

1. 病因病理

腕关节掌侧横韧带与腕骨连接形成一腕管，它的背面由腕骨构成，掌面由坚韧的腕横韧带构成，腕管中除有正中神经通过外，还有四根浅屈肌腱、四根深屈肌腱及一根拇长屈肌腱。在正常情况下，因腕管有一定的容积，屈指肌腱在管内滑动不会妨碍正中神经，但因腕部外伤（包括骨折、脱位、扭挫伤等），腕横韧带增厚，腕管内各肌腱周围组织水肿、脂肪瘤、腱鞘囊肿等引起腕管内容物增多，均可导致腕管的相对狭窄，使正中神经受压而发生本病。部分患者无外伤史，可为慢性劳损等因素引起。

中医学认为，本病的发生主要是因寒湿淫筋，风邪侵袭，或不慎跌仆，以致腕部气血瘀阻，经脉不利而发病。

2. 临床表现及诊断

患者桡侧三个半手指（拇指、示指、中指、1/2环指）感觉过敏、麻木、刺痛或烧灼样疼痛，一般在夜间或劳动后、温度增高时症状加剧，冬天患侧手指往往发冷、发绀，活动不利，拇指握力差，重者可有大鱼际肌萎缩、皮肤发亮、指甲增厚、患指溃疡等神经营养障碍的表现。

3. 非药物疗法

（1）毫针疗法

治则：舒筋通络止痛。

取穴：内关、大陵、八邪、合谷、三间。

刺法：针刺大陵穴时，针尖向腕管内刺入，施以平补平泻法，得气后留针15~30分钟，每日或隔日1次，10次为1个疗程。

（2）灸治疗法

治则：祛风散寒，温经通络。

取穴：大陵、阿是穴。

方法：①温针灸：毫针刺入穴位后，运针得气，取1~1.5cm长艾段插在针柄上，约距皮肤2cm，从艾段下端点燃，待其自灭后取下，每次30~40分钟，每日或隔日1次。②温和灸：取艾条1支，在疼痛部位上方距皮肤2~3cm处施灸，灸至皮肤微红，每次20~30分钟，每日1次。③隔姜灸：取鲜生姜1片，用针刺数孔，置于患处，上面放置小艾炷施灸，每次5~7壮，每日1次。

（3）皮肤针疗法　在患侧腕部做环腕叩刺，叩刺宽度1~2cm，以局部充血为宜。

（4）推拿疗法

治则：舒筋活络，消肿止痛。

推揉疏通法：术者在患者前臂屈侧面用多指或鱼际由上向下推揉，将经络疏通；再用双手拇指沿患者前臂上端即正中神经走向区由腕部从上向下进行叠揉。

按揉舒筋法：术者用拇指按摩患者的内关、曲泽、大陵、合谷、阳池等穴数次，再从上至下按摩前臂内侧，并在痛点处重点按摩 3~5 次。

拇指提拔法：术者用拇指在患者腕部主要痛点进行反复提拔，即摇晃和拔离 3 分钟以上。此法对正中神经具有通达作用，可促使腕管深部的修复。

温经活血、快速多指松散法：术者用擦法或热敷局部达到温经活血目的；然后拔伸捻动指间关节；再于患者前臂上端向腕部进行多指松散拿捏，以达到理筋活血、通利关节的功效。

（5）水针疗法

取穴：阿是穴。

方法：皮肤常规消毒后，用醋酸氢化可的松 0.5ml 加 2% 普鲁卡因 1ml 做穴位注射，每 3~7 日治疗 1 次。

（6）耳针疗法

取穴：腕、肾上腺。

方法：用 0.5 寸毫针对准所选穴位直刺，以不穿透对侧皮肤为度，然后捻转运针，留针 20~30 分钟，每日或隔日 1 次，10 次为 1 个疗程；或用王不留行籽做穴位贴压，嘱患者每日自行按压药丸 3~4 次，每次 3~5 分钟，每 3~5 日更换药丸，可两耳交替治疗。

（7）物理疗法　①磁疗法：用胶布将一块磁片直接贴敷于阿是穴上，可连续贴 5~7 日更换磁片，中间应休息 1~2 日再贴，6~10 次为 1 个疗程。②微波针灸：在用毫针刺大陵、内关等穴的基础上，接上微波针灸仪通电 15~30 分钟。每日或隔日 1 次，10 次为 1 个疗程。

（五）屈指肌腱腱鞘炎

屈指肌腱腱鞘炎属中医学"伤筋"范畴，为拇长屈肌、指深、指浅屈肌狭窄性腱鞘炎，又称"弹响指""扳机指"，好发于拇指、示指、中指，其他各指亦有发生。以掌指关节内侧疼痛、手指活动不利为主要表现，严重者手指不能持物，手指屈则难伸，伸则难屈，出现交锁及弹响。本病常发生于持握用力较多的运动员与劳动者，尤其多见于女性。

1. 病因病理

本病由于手指过多地屈伸，使屈指肌腱与腱鞘反复摩擦，或捏、掐、持、握硬物，使腱鞘被挤压损伤，局部发生水肿，进而纤维性变而增厚，甚至发生钙化，局部形成环形狭窄，屈指肌腱受压变细，两端相对膨大而呈葫芦状。手指活动时，膨大部分的肌腱不能顺利通过腱鞘的狭窄部分而出现交锁或弹响。

中医学认为，本病多因久劳伤筋，掌指长期积劳致损，或加之气血不足，经筋失荣而更易劳伤所致。

2. 临床表现及诊断

一般为逐渐起病，开始仅感手指不灵活，掌指关节处掌侧酸痛，每于晨起或工作劳累后疼痛加重，屈伸活动受限，屈伸时有弹响及"扳机"现象，甚至手指不能主动伸屈。

检查时可见掌骨头局部触及硬结，压痛明显，屈伸活动时，患指常停留在弯曲角度，若再用力时，感到患指如扳机般突然跳过，发出弹响。

3. 非药物疗法

（1）推拿疗法

治则：舒筋活血，通络止痛。

手法：多以理筋、拔伸、捻、揉、摇法等手法施于局部。先在患指的掌指关节处轻轻捻揉 3~5 分钟，可同时做掌指关节的背伸、掌屈，幅度由小到大，再于患处做左右弹拨、上下按摩的理筋手法 3~5 分钟，然后握持患指远端，拇指按于患处进行拔伸，拔伸的同时拇指于患处做按摩及指尖揉法，最后轻摇患指结束治疗。以上手法每日 1 次，刺激量不宜过大，10 次为 1 个疗程。

（2）毫针疗法

治则：通络止痛。

取穴：阿是穴。

刺法：用短毫针于手指掌面阿是穴上斜刺，运针得气后留针30分钟，每日或隔日1次。

（3）灸治疗法

治则：温经通络，缓急止痛。

取穴：阿是穴。

方法：取艾条1根，燃着一端后于疼痛点上方重灸，以局部有温热感而不灼痛为度。每次15~20分钟，每日1次，10~15次为1个疗程。

（4）针刀疗法　局部麻醉后，用小针刀平行于肌腱方向刺入结节部，沿肌腱走行方向做上下挑刺，不要向两侧偏斜，否则可损伤肌腱、神经和血管。如弹响已消失，手指活动恢复正常，则表示已切开腱鞘。若创口小者可不缝合，以无菌纱布加压包扎即可，3日内不能洗手。

（5）物理疗法　用25mW氦－氖激光做阿是穴照射5分钟，每日1次，10~15次为1个疗程。或用特定电磁波治疗仪照射局部，以局部温热舒适感为度，每次15~20分钟，每日1次，10次为1个疗程。

六、腰腿部疼痛性疾患

腰腿痛是临床上极其常见的病症，可以由很多种因素造成，其机制也较为复杂。由于腰段脊柱是上半身的支点，为整个脊柱负重最大的部位，在腰部除腰椎外，并无其他骨骼支持，腰部的运动主要依靠肌肉的伸展收缩和韧带筋膜的牵拉，因此腰部软组织的损伤机会最多。由于这些软组织的急、慢性损伤造成的腰腿部疼痛，在临床上发病率很高；同时，由于腰椎是脊柱负重最大且活动较多的部位，故易发生劳损及退行性变。

中医学认为，腰痛为肾虚、损伤以及风寒湿诸邪气侵袭所致。《诸病源候论》指出："凡腰痛有五：一曰少阴，少阴肾也，十月万物阳气皆衰，是以腰痛。二曰风痹，风寒着腰，是以痛。三曰肾虚，役用伤肾，是以痛。四曰暨腰，坠堕伤腰，是以痛。五曰寝卧湿地，是以痛。"

（一）腰椎退行性脊柱炎

退行性脊柱炎，又称为老年性脊椎炎、肥大性脊椎炎、增生性脊椎炎。其特征是脊椎关节软骨发生原发性或继发性退行性改变，并由此而引起的脊柱关节的炎症。常常首先累及负重和活动范围较大的关节，引起颈、背、腰部疼痛，甚至牵及上下肢疼痛。临床上以颈椎和腰椎发病较多，好发于40岁以上的体力劳动者。现仅论及腰椎退行性脊柱炎。

1.病因病理

骨质增生是指椎骨边缘或关节边缘、关节面及骨突处骨小梁增多和骨密度增高。骨质增生是骨对应力的一种代偿性反应。增生的骨是正常的骨组织，无病理改变。脊柱的关节软骨（包括关节突及椎间盘）在应力的作用下逐渐退化（变薄直至消失），在关节边缘及软骨下区形成新骨，即所谓骨刺、骨赘、骨唇等。一般认为，骨质增生的发生与下列因素有关。

（1）年龄越大发病率越高。

（2）与脊柱承受重力大小有关，故脊柱骨质增生多发生在第3~4腰椎。

（3）关节软骨完整性受到破坏，软骨下骨质失去保护，负重及活动时受到刺激即产生骨质增生。如关节内骨折、关节挫伤、骨软骨病、关节结核、化脓性关节炎及类风湿关节炎的晚期等均可发生应激性骨质增生。

（4）姿势不良及畸形，如脊柱侧弯等。

（5）动脉硬化症患者骨关节血液供应差，关节软骨因营养不良，易发生骨质增生。

（6）内分泌紊乱，如肥胖病患者。

骨质增生的程度不与其产生的病理反应和临床症状成正比，故临床上有些人X线片见到骨质增生，甚至明显骨赘，却没有引起临床症状。

发生骨质增生以后，脊柱关节的灵活性变差，活动度减小，关节面不平滑，活动时摩擦力增大。当活动过多或活动不协调时，极易发生自体损伤，导致损伤性炎症。若骨赘较大且位于脊神经根旁时，即可产生神经根压迫症状。

此外，脊柱发生退行性变时，不仅仅是骨质增生，而且椎间正常关系亦发生紊乱。椎间盘的退变，导致椎体失稳，椎间隙改变。过度活动时，因摩擦和牵拉，使韧带肥厚，骨赘增大，造成局部血流不畅，骨内压力增高，在腰部猛烈活动或劳累过久后，再次发生损伤性炎症而产生临床症状。

中医学认为，骨为肾所主，人过中年以后，肾气渐衰，元气渐亏，因寒湿邪乘袭，阻滞经络，气血不通则发为痹痛；或因劳损、外伤致气血瘀阻，经脉不利，骨失濡养，久之则发为痹痛。正如《素问·痹论》记载"故骨痹不已，复感于邪，内舍于肾"。

2. 临床表现及诊断

患者年龄多在40岁以上，男性多于女性。早期主要表现为腰部僵硬和酸痛；腰痛的特点为"休息痛"，晨起时症状重，起床适当活动后反而减轻；劳累后或久坐、久立及体位不当时症状加重。有些患者夜间睡觉翻身困难，腰部有断裂感，或伴有臀部、大腿扩散痛，但无定位性神经根放射痛。个别患者因腰椎后缘骨刺可引起坐骨神经痛，多不典型，放射部位亦不恒定，多无明显的分节性，并常为双侧。

在体检中，患者多缺乏特殊体征，腰部活动可有程度不等的限制。急性发作时，腰部可见广泛压痛和肌肉痉挛，屈伸运动中可

突然发生交锁或在某种体位时疼痛特别明显，触诊时常在第4~5腰椎或第5腰椎至第1骶椎中线及脊旁有压痛。病程日久，腰部压痛多不明显，腰椎生理曲度失常。直腿抬高试验多为正常，腱反射无改变。

X线片检查可见脊椎正常生理曲度改变，椎体边缘骨质增生，尤多见于腰部下位两个椎体，也可发生在第5腰椎、第1骶椎。轻者椎体呈磨角状改变，重者可有骨桥形成，一个或几个椎间隙变窄，椎体上下面可发生硬化。

3. 非药物疗法

（1）推拿疗法

治则：舒筋活血，宣痹通络。

手法：推拿对本病的治疗，南北各派的手法有刚柔的不同，并分别由许多不同的手法组成。下面介绍几种临床有效的手法。

1）刚猛手法一：①腰椎推法：患者取俯卧位，医者立于一侧，医者先沿脊柱两旁的膀胱经自上而下反复推3~5遍。对经常腰背隐痛者，用指叩击法在膀胱经叩击。②四点扳法：患者体位同上，医者立于一侧，医者一手向上扳提患者一侧的下肢，另一手以掌根依次沿胸腰椎各节用力推按。然后，按此方法一手扳提对侧的下肢，另一手顺压患者脊柱，按压与扳动同时进行。下肢完成后，再依次扳患者的双肩、按压脊柱，因此法为扳双下肢、双肩，故称四点扳法。③牵抖法：患者取俯卧位，医者站于患者脚前，双手握住患者踝上部，牵引2~3分钟，然后用力做上下抖动5~10次。④点按法：患者取俯卧位，医者双手拇指点按患者的脾俞、肾俞、委中、承山、阳陵泉。⑤按压法：医者双手重叠置于患者腰背部的痛点，用力向下按压。⑥功能活动法：患者取侧卧位、仰卧位或站立位，使之弯腰、摇晃、过伸等。

2）刚猛手法二：①蹬腿牵引法：患者取仰卧位，医者立于患者的患侧。以右下肢

为例，医者一手托住患肢膝关节的后部，另一手握住小腿的下端，使髋关节呈屈曲位，双手配合使髋关节做被动的双向旋转活动，每侧8~12圈。然后，嘱患者配合用力，迅速向上做蹬腿活动，医者顺着蹬腿方向用力向上牵引患肢，反复6~8次。②小腿牵引法：将患者踝部夹于右腋下，右肘关节屈曲，以前臂背侧托住患者小腿的后侧，左手置于患者右侧膝关节前外侧，并以右手握住左手的前臂，此时，用力夹持患肢向上、向下、向内做牵引运动，如此操作8~12次。③直腿屈腰法：患者取仰卧位，或将双腿伸直端坐于床上，医者面对患者站立于床头一端，尽量用两大腿抵住患者两足底部，然后以双手拉住患者的双手或前臂，用力拉患者向前屈，再放松回原位，如此一拉一松，反复操作8~12次。④坐骨神经干弹拨法：医者用双手拇指沿坐骨神经干进行深透性弹拨，以分离粘连，促进血液循环，促进患肢功能恢复。⑤指压穴位法：指压肾俞、大肠俞、秩边、环跳、殷门、风市等穴位。⑥腰椎牵引法：患者取俯卧位，双手握住床沿，医者站于其足底部，双手握住患者双踝部，做相对牵引。

3）柔和手法：患者取俯卧位，医者站于患者一侧，先用㨰法在腰部及腰椎两侧施术，配合指按命门、阳关、气海俞、大肠俞、关元俞，或用掌根按法按压脊椎两旁的夹脊穴，接着用㨰法从腰部到臀部治疗。有下肢牵涉痛者，自股后侧下至小腿后侧，配合下肢后伸活动，施以㨰法。患者侧卧，医者立于前方用斜扳法活动腰椎，左右各1次。患者仰卧，医者立于患者的一侧，沿大腿前侧和外侧至小腿外侧，上下往返施以㨰法；随后用拿法拿委中、承山，按阳陵泉；最后，患者取坐姿，上身略向前倾，两手撑在大腿上，医者立于一侧，用擦法在腰椎及两侧反复擦之。

（2）毫针疗法

治则：行气活血，通经止痛。

取穴：命门、腰阳关、十七椎、肾俞、大肠俞。伴下肢放射痛者加环跳、阳陵泉、委中、昆仑。

手法：用毫针施以平补平泻法，留针20~40分钟，隔日1次，15次为1个疗程。

（3）水针疗法

取穴：肾俞、大肠俞。

方法：用复方当归注射液、骨宁注射液各2ml，或维生素B₁ 100mg，维生素B₁₂ 0.1mg混合后做穴位注射，每穴注入1~2ml，每日或隔日1次，10次为1个疗程。

（4）灸治疗法

治则：温经散寒，活血通络。

取穴：命门、腰阳关、肾俞、大肠俞。

方法：①温针灸：以毫针刺入穴位运针得气后，取约2cm长艾段，插入针柄，从其下端点燃后施灸，待其自灭后取下灰烬更换另一壮，每次每穴2~3壮，每日或隔日1次，10次为1个疗程。②艾条灸：取艾条1根，将一端点燃后对准穴位施温和灸，每穴灸3~5分钟，以灸至皮肤稍起红晕为度；亦可用点燃的艾条在施灸的部位像鸟雀啄食样一上一下移动施雀啄灸，或反复施回旋灸，每次20~30分钟，每日或隔日1次，10次为1个疗程。③温盒灸：将艾绒放在温灸盒内点燃后置于所选穴位上施灸，每穴每次灸10~15分钟，每日灸治1~2次，10~20次为1个疗程，疗程间隔5日。④隔姜灸：取鲜生姜切片，厚0.2~0.3cm，用针在其上穿刺数孔后置于所选穴位上，取大艾炷置于姜片上点燃施灸，每穴每次5~7壮，每日或隔日治疗1次，7~10次为1个疗程，疗程间隔3~5日。

（5）拔罐疗法

取穴：阿是穴，相应华佗夹脊。

方法：①刺络拔罐：皮肤常规消毒后，

在所选穴位及其周围叩刺，至皮肤微出血为度，然后拔火罐，留置 5~10 分钟，拔吸出少量血液为宜，隔日 1 次。②单纯罐法：用闪火法将罐拔吸于所选穴位上，留置 10~15 分钟；或用闪罐法，反复拔吸多次，至皮肤潮红为度；亦可于闪罐后留罐 5~10 分钟。隔日治疗 1 次，10 次为 1 个疗程。

（6）电针疗法

取穴：相应华佗夹脊穴、环跳。

方法：用毫针刺入穴位运针得气后，接电针治疗仪，用密波治疗 5 分钟后改为疏密波，每日或隔日 1 次，每次 15~20 分钟。

（7）耳穴疗法

取穴：压痛敏感点（相应部位）、交感、神门。

方法：以 0.5 寸短毫针对准所选穴位迅速刺入，以针尖不穿透对侧皮肤为度，用中等强度刺激捻转数秒后，留针 20~30 分钟。视病情轻重，可每日或隔日治疗 1 次，10 次为 1 个疗程。亦可用王不留行籽贴压耳穴，以手指按压 1 分钟左右，手法由轻到重，按至局部有热感胀痛为度，其后嘱患者自行按压，每日 3~4 次，每次 3~5 分钟，每 5 日更换耳穴 1 次，可双侧耳穴交替应用。

（8）物理疗法　用特定电磁波治疗仪照射疼痛部位，以局部有温热感而不灼痛为宜，每次 30~40 分钟，每日或隔日 1 次。亦可与毫针疗法结合应用，效果更佳。

（二）腰椎后关节紊乱症

腰椎后关节紊乱症又称"腰椎后关节半脱位""腰椎骨错缝"，是临床的常见病、多发病，为引起腰痛的常见原因之一，多由于腰部的不协调动作而引起腰椎后小关节解剖位置的细微改变。

腰椎后关节是微动关节，周围覆盖着薄而紧的关节囊。它不仅能稳定脊柱，而且能维持和协调腰椎的生理活动，但一般情况下并不负重。除第 5 腰椎和第 1 骶椎之间的后关节为冠状位外，其余椎体的后关节均为矢状位。后关节的关节囊由外纤维层和内滑膜层组成，滑膜层有丰富的感觉和运动神经纤维，对压迫、刺激、水肿、炎性浸润、组织液渗出等炎性反应极为敏感。后关节囊受脊神经后支的内侧支发出的关节支支配，因而，腰椎后关节受到损伤后，不但出现腰痛，还可以发生臀部、骶尾部的牵涉痛。

1. 病因病理

在正常情况下，脊柱保持内外平衡，能做多功能活动。发生退变后，稳定性降低，尤其是在没有精神准备的情况下，突然发生脊柱活动，如踩空、滑倒、闪扭，或仅由于一些不随意动作，如弯腰、转身、起立等，即可发生腰椎后关节错缝，突然产生腰痛。一般认为，在脊柱过度前屈时，后关节的上下关节突相对位置移动最大，下关节突可滑至上关节突的上方，此时如受力不均匀，最易发生后关节错缝或半脱位。本病从病理上可分为后关节单纯性半脱位、滑膜嵌顿性半脱位、后关节炎 3 类。

（1）后关节单纯性半脱位　临床上习惯称之为"小关节交锁"。它是在腰肌松弛的情况下，一个偶然的腰部不适动作，如咳嗽、喷嚏、刷牙、倒水等，使腰部突然旋转，造成腰部肌肉不协调地收缩，致使后关节的关节突发移位，形成单纯性后关节半脱位。同时，后关节囊也因过度牵拉而发生疼痛，后关节的牵拉疼痛，使腰部肌肉出现反射性痉挛，同时刺激后关节的关节囊，发生腰部持续性剧痛。

（2）滑膜嵌顿性半脱位　当腰椎过度前屈时，后关节后缘前隙被拉开，关节囊后侧的滑膜层紧贴于关节，同时关节间隙拉大，关节腔内形成负压，致使滑膜进入关节间隙，如在突然恢复原位时，就可将滑膜夹入，形成后关节滑膜嵌顿性半脱位，可发生剧烈疼痛和反射性肌痉挛疼痛，持续不已。滑膜嵌顿性半脱位比单纯性半脱位多见，好发于腰骶部，因为该部负重与活动范围大，加之第5腰椎、第1骶椎间的后关节为冠状位，此处先天性变异较多。

（3）后关节炎　后关节炎可由多种因素引起，主要是由于急性半脱位之后未能及时整复，产生损伤性炎症。如滑膜嵌顿性半脱位未及时整复，可致创伤性滑膜炎，日久滑膜增厚，形成继发性后关节炎。另外，第5腰椎、第1骶椎的先天性缺陷及慢性劳损均可导致后关节炎的发生。

中医学认为，肝肾不足，筋骨失养，或因跌仆闪扭，则发生机枢错位，不能步履。《医宗金鉴》记载："跌打损伤，瘀聚凝结，身必俯卧，若欲仰卧，皆不能也。疼痛难忍，腰筋僵硬。"指出本病多由外伤因素所引起。

2. 临床表现及诊断

本病起病较突然。由于小关节病变刺激周围神经，引起一侧腰痛，并可发生骶尾、臀部的牵涉性疼痛。疼痛的特点是晨起翻身时较重，脊柱僵便、活动不利。单纯性半脱位者，适当活动后，能不同程度地改变挺直不能弯曲、弯曲不能直立的强迫体位；滑膜嵌顿性半脱位者，动则痛如锥刺，症状明显加重。临床检查示肌肉症状不明显，可触及腰椎棘突稍偏斜，痛点多局限于腰椎关节处，压之疼痛更为明显。后关节炎起病缓慢，棘突旁压痛轻微，活动一般正常，亦可触及腰椎棘突偏歪。个别患者由于小关节周围组织炎症水肿较严重，可以影响前方的神经根，患者做腰后伸动作时，可能出现放射性坐骨神经痛。

3. 非药物疗法

（1）推拿疗法

治则：整复理筋，活血通络。

治疗前，应对病变部位的损伤程度做出准确的判断，并视患者的体质情况，采用不同的手法。

①斜扳法：患者取侧卧位，面向医者，紧靠床边，上腿屈曲，下腿伸直，医者一手按其髂骨后外缘，另一手扳其肩前，两手交错用力斜扳；然后，一手扳其肩后，另一手按其髂骨前缘，再次用力交错斜扳。如一侧斜扳后见效不大，再做另一侧。整复过程中，常可听到复位声。斜扳法用力要稳健有力，要求患者尽量放松。

②脊椎回旋复位法：如患者疼痛难忍，不能上台治疗，可采用本法。患者取坐位，腰部放松，术者用腿夹住患者下肢偏立于患者一侧，一手抵住近术者一侧的患者肩后部，另一手从患者另一肩后侧腋下伸入，抵住肩前部，双手同时用力做相反方向的扳动。

③背伸复位法：对体质强壮的患者，在采用上述手法后，症状无明显好转，可采用此法。医者和患者背靠背站立，用两肘弯挽住患者肘弯部，然后弯腰屈膝挺臀，将患者反背起，使其双脚离地，以臀部着力做颤动和左右摆动，以达到整复错位的目的。要注意动作的协调，并要求患者尽量放松。

④蹲压法：患者慢慢蹲下，术者站立其后勿使其后仰，用双手分按两肩，令患者低头突背，待其肌肉放松后，两手同时用力下压，并向痛侧旋转其身，反复操作3次，手法即告结束。此手法适用于弯腰受限者。

⑤对抗复位法：患者取坐位，双手交叉扣拢于颈项后部，肘关节略朝前方，术者立于背后，双手由患者的腋部伸入，握住其腕部，再用膝关节顶住患侧腰椎棘突，然后做腰部屈伸旋转和突然拔伸牵引，往往听到患部有弹响声。

⑥按压复位法：患者取俯卧位，术者站于一侧，用手掌在患部用力做向上、向下的瞬间按压。此时可听及弹响声，即告手法

完毕。

（2）毫针疗法

治则：行气活血，通经活络。

取穴：命门、腰阳关、十七椎、肾俞、大肠俞、委中、承山、昆仑。

刺法：毫针施以平补平泻法，留针30分钟，间歇运针，每日或隔日1次，10次为1个疗程。

（3）灸治疗法

治则：温经活血，通经止痛。

取穴：命门、腰阳关、肾俞、大肠俞。

方法：①温针灸：同腰椎退行性脊柱炎。②温灸器灸：将艾绒置于温灸器内点燃后，放置于所选穴位上施灸，每次20~30分钟，每日或隔日1次。

（4）拔罐疗法。

取穴：阿是穴。

方法：可用多罐法治疗，即闪火法，将大号玻璃罐拔吸于腰部压痛处及其周围，留置10~15分钟；亦可用闪罐法，在局部反复拔吸数次，再留罐5~10分钟，每日或隔日治疗1次。可与毫针疗法配合应用，效果更好。

（5）物理疗法　用特定电磁波治疗仪照射疼痛局部，以患者感到温热而不灼痛为宜，每次30~40分钟，每日1次。本法能改善局部血供，对后关节炎症和肌腱韧带劳损有较好的效果。

（三）第3腰椎横突综合征

第3腰椎横突综合征又称第3腰椎横突炎，是腰腿痛的常见病因之一。本病好发于从事体力劳动的青壮年。

1. 病因病理

第3腰椎位于腰椎生理前凸的顶点，是腰椎活动的中心。第3腰椎后伸弯度最大，其横突又最长，故在脊柱屈曲以及后伸时，第3腰椎成为腰椎杠杆之支点。腰椎横突上附着有腰大肌、腰方肌、腰背筋膜、骶棘肌等，两侧横突所对应的肌肉相互拮抗或有协同作用，维持着人体重心的相对稳定。当脊柱遭受外力时，横突上附着的肌肉筋膜受到的牵拉力最大，损伤机会也最多。轻则产生横突上肌肉附着处撕裂出血，肌肉痉挛，重者肌肉、筋膜、腱膜广泛撕裂出血和浆液渗出，刺激或压迫脊神经后支的外侧支，亦可将神经束压在肌肉、筋膜之间，影响神经的血液供应，久之，造成神经水肿变性，引起腰痛与下肢痛。

从中医学的角度来看，引起本病的原因有三方面：①起居不慎，在俯仰旋转时闪扭筋脉而致气滞血瘀。②外感风寒湿邪，袭于肌腠，着于腰部，致经络气血运行失畅。③腰为肾之外府，肾虚则外府不荣，筋骨失濡，加之久坐久立，局部气血既失之充沛，又失之畅达所造成。大致上，前两者起病最急，后者则呈缓慢发病过程。有的患者可由以上多种病因共同造成。

2. 临床表现及诊断

本病患者多有轻重不等的腰部外伤或劳损史。主要表现为腰臀部疼痛，多为一侧，并沿大腿后侧向下放射至膝，甚至可至小腿外侧。弯腰时可使腰部疼痛加重，疲劳与受凉亦可加重症状，休息后可得暂时缓解。检查时，第3腰椎横突尖端有明显压痛，有些病例可摸到肌肉痉挛性的结节块状物，同时出现患侧的腰部骶棘肌痉挛、板紧状，直腿抬高试验大多正常。

3. 非药物疗法

（1）推拿疗法　患者取俯卧位，术者站在患者健侧，先在健侧软组织的远端近肩胛骨处，自上而下用擦法往返滚动10次，后改为掌根揉约5分钟，顺序同上。再在患侧软组织的远端近肩胛骨处，自上而下用擦法往返滚动20次，后改为掌根揉10分钟左右，顺序同上。继而在阿是穴处用弹拨的手法，力度由轻而重弹拨 3~5 分钟；再以阿是穴为中心点向四周做理筋手法，约 5 分钟；并沿膀胱经，自肩、背、腰、臀、股后、大腿到委中穴，用按揉法或掔法往返 5 次；继而在肾俞、秩边、环跳、委中、承山、昆仑等穴，各点按 1 分钟，力度由轻而重。待上述手法完成后，再回到阿是穴处施用弹拨手法、理筋手法或者两种手法交替使用 3 分钟。最后，用擦法由上而下和左右擦 2 分钟作为结束。

（2）毫针疗法

治则：舒筋活络，健肾强腰。

取穴：阿是穴、腰痛点、肾俞、环跳、秩边、委中、承山等穴。

刺法：可在痛点（阿是穴）用强刺激手法。深刺达病区，捻针柄以提高针感，已有酸、麻、胀、窜等"得气"征时，可留针 10~15 分钟。10 次为 1 个疗程，一般需 1~2 个疗程。

（3）灸治疗法

治则：温经活血，通络止痛。

取穴：肾俞、气海俞、阿是穴、腰眼。

方法：①温针灸：以毫针刺入所选穴位，运针得气后，取艾段 2cm，置于针柄上点燃后施灸，每穴每次 1~2 壮，每日或隔日 1 次。②温灸器灸：将艾绒放入温灸器内，点燃后置于穴位上施灸，每次 20~30 分钟，每日或隔日 1 次，10 次为 1 个疗程。

（4）拔罐疗法

取穴：阿是穴、肾俞、志室、大肠俞。

方法：用多罐法或排罐法治疗。即取多个大号玻璃罐，用闪火法将罐拔吸于所选穴位上，留置 10~15 分钟；或用闪罐法，反复拔吸于患部，以局部皮肤潮红为度；闪罐后亦可将罐留置 5~10 分钟，每日或隔日 1 次，10 次为 1 个疗程。

（5）水针疗法

取穴：阿是穴。

方法：用复方当归注射液 4ml 做阿是穴注射，每日 1 次，10 次为 1 个疗程，疗程间隔 5~7 日。如疼痛明显向下肢放散者，还可加维生素 B_1 100mg，维生素 B_{12} 0.1mg 行穴位注射。

（6）皮内针疗法

取穴：肩井、志室、腰三横突压痛点、八臀点、委中、行间、承山等。

方法：常规消毒，皮内针在所用穴位进针，沿皮刺入，胶布固定，根据辨证行补泻手法，埋针 3~5 日为 1 个疗程，行间穴可用毫针刺法。皮内针治疗 1 个疗程后换针时，应注意腰三横突压痛点、硬结是否消失，如消失则疼痛好转或解除，如存在并有压痛说明病仍未愈，需继续治疗，手法以腰部为重点，但要酌情施用。

（7）物理疗法　用 25mW 氦－氖激光做阿是穴照射，每次 10~15 分钟；或用 10W 的二氧化碳激光散焦做腰部照射；或用特定电磁波治疗仪做腰部痛点照射，每次 20~30 分钟，每日或隔日 1 次，10 次为 1 个疗程。

（8）传统功法

强腰六步功：

预备：松静站立。心安神静之后做 3~6 次深长呼吸。吸气时提肛，舌抵上腭，稍停片刻，呼气时放松。

游龙戏珠：两手外劳宫轻贴肾俞穴，头部做最大限度地左右上下运动 3 次，头部顺时针及逆时针方向各回旋 3 次。

白鹤展翅：两臂屈肘上提，经体后侧向前划弧绕环（即两肩关节由后向前回旋动作），3 次后再向反方向做 3 次，上下耸肩 3 次。

雄师回首（拗身回望）：马步桩，左手外劳宫贴命门穴，右手由体侧向上划弧置于额前，上体向左扭转，足跟不动，眼看右足跟，同时吸气、提肛（提会阴），稍停一下，呼气还原，反复 3 次，相反方向再做 3 次。

风摆荷叶（松腰旋转）：松静站立，两手外劳宫轻贴肾俞穴，髋关节在水平面上做顺（逆）时针方向绕环各6次。动作要领为脚趾抓地，膝关节伸直，上体正直，头部晃动宜小。

双手攀足：手指在腹前交叉，掌心向上，两臂上提，翻掌上托（抬头，掌心向上，眼看手背），两臂带动上体分别向左右侧屈曲1次，上体前屈，膝部伸直，手掌尽量触脚背（不宜埋头），还原成松静站立，重复3次。

白鹤转膝：两脚分开一脚距离，膝部微屈，双手伏按膝部，两膝顺（逆）时针旋转各3次，双膝由内向外回旋3次，由外向内再回旋3次。

收式：松静站立，两臂于腹前交叉后向两侧划弧至头顶时，两掌心向下，中指相接，经胸前缓慢向下导引，至小腹时，手心向内，轻贴小腹（同时稍下蹲微屈膝），重复3次。

注意事项：①整个练功过程，可守内（意守涌泉或神阙等），亦可守外（意守花草树木美景，不宜意念他人）。②在练功过程中，高血压、冠心病患者不宜闭气用力，也不宜低头过度，头颈旋转幅度不宜过大，动作宜和缓。③可全练，也可选练，但都应认真收功。动作次数可多可少，因时制宜。除注明外，皆取自然呼吸。

（四）腰椎间盘突出症

腰椎间盘突出症，又称"腰椎间盘纤维环破裂症""腰椎间盘髓核突出症"，是临床引起腰腿痛的常见疾病之一，好发于青壮年，儿童罕见，老年人极少发生。

椎间盘位于两椎体之间，除第1、第2颈椎和骶尾椎之间无椎间盘外，成年人共有椎间盘23个。椎间盘由软骨盘、髓核和纤维环三部分构成。软骨盘位于椎间盘的上下两面，构成两壁，为一层厚而坚韧的半透明玻璃样软骨，与椎体的松质骨紧密相连。它有保护椎体、防止髓核突入的作用，还具有通透性，在软骨盘中有许多微孔，髓核通过软骨板与椎体进行液体交换，保证髓核的营养供应。髓核位于纤维环和软骨盘之间，由疏松的纤维软骨和大量的胶原物质构成，呈灰白色浆状液体，在承受正常压力下，髓核可使脊柱的负荷均匀，能缓冲人体跑、跳等运动造成的震荡，在运动时，成为运动的支柱，起着类似轴承的作用。据测定，髓核的含水量婴儿时为88%，18岁时为80%，77岁时仅为69%。青少年时期，髓核含水量多，呈流质状态，纤维环尚未退变，不易破裂。成年后的髓核水分逐渐减少，变为半固体状态，此时，纤维环如发生破裂，髓核可从裂隙中突出，可造成神经根的压迫。因此本病的好发年龄为20~45岁。老年时期，髓核内水分更为减少，由纤维组织及软骨组织代替，很难被挤出。纤维环是一个环绕髓核的纤维弹性环，构成椎间盘的外围部分，其纤维紧密地排列成环状、斜形和纵形，内外层纤维相互交叉。纤维环的后侧部分较薄弱，前、外侧部分较坚强。由于腰部长期的负重活动，使内外层纤维交叉处发生磨损，其后侧薄弱处出现小裂隙，髓核多从该处膨出。

1. 病因病理

西医学证实，椎间盘仅有少量的血液供应，在运动和劳动中，腰椎负荷大，活动多，椎间盘经常受到多方面的挤压、牵拉与扭转，容易发生劳损、弹性减弱等退行性变化，这是椎间盘突出的病理基础。20岁左右椎间盘即开始发生退行性改变，20~30岁可有明显的磨损而出现裂隙，尤其在第4~5腰椎及第5腰椎与第1骶椎之间，由于负重大、活动多，最易发生髓核突出。

外伤是最常见的病因，可因一次急性

腰部扭伤或慢性积累性劳损，造成纤维环后外侧薄弱处的破裂，髓核可从破裂处膨出或突出，压迫神经根、马尾或脊髓，引起腰腿病。甚至在纤维环将破裂、尚未破裂时，仅由于长时间的震动、颠簸乃至咳嗽、打喷嚏或大便用力等腹压骤增时，均可诱发本病。

另外，本病常与受凉有关。有些患者发病前仅有受寒史，如在寒冷天室外作业，可使腰部肌肉痉挛，小血管收缩，造成局部血液循环不良，椎间盘营养障碍，同时可导致椎间盘的内压升高，特别是已变性的椎间盘，更可促使其进一步的损伤，发生髓核突出。

髓核多向后外侧或后方突向椎管，并可刺激或压迫后纵韧带、硬膜前层、神经根及马尾神经，产生一系列以腰腿痛为主的症状与相应体征。其主要病理：受刺激的神经根被过度牵伸，呈紧张状态，继而发生神经根的炎症和水肿，导致神经内张力增高，进一步加重局部缺血，液体交换减少，发生电解质紊乱，纤维环与突出物变性、坏死，神经功能障碍，产生根性神经痛。

中医学认为，本病的内因为肾气虚弱，不能荣于外府；外因多由起居不慎，负重闪挫，伤及筋络骨节，致机关不利，或由于风寒湿邪客于经络，经气阻滞，气血不畅，迁延日久，瘀血阻络，筋脉失养而成。

2. 临床分型

髓核多为向后方突出，其可压迫神经根，产生明显症状。向前突出一般不引起特殊症状，临床意义不大。向椎体内突出为髓核突入软骨板内，X线检查可见突出物压入椎体的松质骨，可见杯状缺口，日久缺口边缘硬化形成休默结节，临床症状轻微。

（1）向后突出，根据突出部位，分为3型。

①单侧型：指髓核突出和神经根受压只限于一侧。

②双侧型：髓核向后纵韧带两侧突出，两下肢皆发生坐骨神经痛，但往往是一先一后，或一轻一重，交替出现。此型临床上较少见。

③中央型：椎间盘自后中部突出，除产生两侧下肢症状外，常因压迫马尾神经而致马尾神经麻痹，出现鞍区麻痹和大小便功能障碍。

（2）根据髓核突出的程度，分为3型。

①幼弱型（隐匿型）：纤维环未完全破裂，外层尚完整，髓核可以从较小的裂隙向外膨出，膨出的程度常因椎间隙的压力与外阻力的大小而变化，因此，临床表现具有时好时坏、时轻时重的特点。

②成熟型（破裂型）：纤维环完全破裂，髓核从破裂处向外突出，突出的断端可能与附近组织发生粘连。

③移行型（突出型）：介于上两型之间，纤维环接近完全破裂，髓核膨出亦较大，可转变为成熟型突出或缩回椎间隙而消失。

3. 临床表现及诊断

（1）腰部疼痛　多数患者有腰部扭闪或慢性损伤史，有的在伤后立即出现腰痛，以后逐渐发生下肢痛；有的在第一次发生腰部剧痛之后，经一般治疗与休息，症状消失，但不久又可复发；如此反复发作的患者，可能因一次轻度腰部损伤或受寒之后诱发本病。多出现腰骶部疼痛，病变局部棘突旁有明显压痛、活动受限，严重者行走及坐卧均困难，咳嗽、喷嚏或大便用力时，疼痛加剧，一般休息后症状可减轻。

（2）坐骨神经痛　椎间盘突出多发生于第4、第5腰椎及第5腰椎、第1骶椎间隙，故多发生坐骨神经分布区的放射性疼痛，放射痛常从患侧臀部开始，向下至大腿后侧、腘窝部、小腿外侧，有的可至足背外侧、足跟或足掌。患者为了减轻疼痛，在行走时呈前倾屈髋姿势，卧位时蜷腿侧卧；症状较轻的患者可以骑自行车，但不能走路，行走则小腿部痛甚。如果突出位于中部或突出物在椎管内能够移动时，则放射痛可能为双侧性或交替性。有的患者还可以出现腹股沟压痛或大腿内侧的股神经和闭孔神经放射性疼痛。

（3）脊柱侧弯和活动障碍　为了减轻突出物对脊神经根压迫而引起的疼痛，多数患者常有不同程度的腰椎保护性侧弯；侧弯形态因突出物的位置而异，当突出物在神经根的外上方，则上身倒向健侧，局部凸向患侧；突出物在神经根的内下方（或称"腋下"突出），则上身倒向患侧，局部凸向健侧；腰椎生理前凸往往减小或消失。同时，腰部活动障碍，尤以后伸障碍为明显，少数患者前屈亦可受限。

（4）主观麻木感　久病患者或神经受压严重者，常有主观肢体麻木感，多局限于小腿后外侧、足背或足掌。中央型突出有鞍区麻痹。部分患者可出现患肢发冷，患侧皮温低于健侧，尤以足趾远端为明显，而检查足背动脉仍正常。少数患者可有患侧小腿水肿。

（5）马尾综合征　少数病情严重者，如中央型突出出现突然巨大突出时，常可压迫突出平面以下的马尾神经，发生双侧严重坐骨神经痛，会出现阴部麻木，排便排尿无力。坐骨神经痛可左右侧交替出现。后期可出现双下肢不完全瘫痪，伸趾困难或足下垂，下肢后外侧与会阴部痛觉消失，大小便功能障碍，可出现急性尿潴留和排便不能控制。

检查时，常在第3~5腰椎、第1骶椎某一棘突旁2cm处寻找到明显压痛点，疼痛向下肢放射，该处往往是腰椎间盘的突出部位；直腿抬高试验及加强试验阳性；膝反射和跟腱反射可减弱或消失；皮肤感觉异常，可出现胫骨前皮肤感觉过敏、迟钝或痛觉丧

失，胫骨后皮肤感觉障碍；下肢肌肉可见萎缩，患侧踇伸肌力常明显减弱。腰椎X线检查：正位片常见脊柱侧弯和患侧椎间隙变窄；侧位片显示腰椎生理曲度改变、椎体前缘骨刺。

4. 非药物疗法

多数腰椎间盘突出症能经非手术疗法治愈，常用方法有推拿、牵引、针灸等。骨盆牵引对本病有较好的疗效。

（1）推拿疗法　是治疗腰椎间盘突出症的有效方法之一。常用的手法有㨰、按、揉、压、揉摩、斜扳、旋转等。具有舒筋通络、宣痹止痛、松解粘连、通利关节等功效。

方法：①俯卧位：先用㨰法或揉按法在下腰部治疗，以放松肌肉，然后重点揉按腰部痛点及居髎、环跳、承扶、殷门等穴，反复数次，约数分钟。接着，先后进行斜扳拔伸法与单腿后伸压腰法。②侧卧位：做腰部斜扳法。先做患侧，健腿在下自然伸直，患腿在上屈曲放松，术者一手按住髂骨后外缘，另一手置肩部前侧，两手交错用力，压臀部向前，推肩部向后，使腰部旋转，此时可闻及弹响声。然后再伸直下肢，做腰髋过伸动作。换体位以同法施于对侧。③坐位：施旋转复位法。患者腰前屈到一定的角度后，一助手帮助固定患者下肢及骨盆，医者以一手拇指按住病变的腰椎棘突（向左旋时用右手），另一手勾住患者项背部，使腰部前屈位向患侧旋转，旋转至最大幅度时，将其腰部向健侧侧方扳动。本法操作时要注意果断快速。

（2）牵引疗法　牵引可使椎间隙增宽，盘内压力降低，甚至能引起椎间盘中央的负压，有利于突出髓核的还纳或改变其与神经根的位置，同时可使椎间孔恢复正常外形，从而解除对神经根的压迫。

方法：①手法牵引：患者取俯卧位，术

者和助手分别握住患者两足踝部及两侧腋下，做对抗拔伸，并可在牵引中做脊柱过伸和有节律的按压动作。②骨盆牵引：在患者髋部围上牵引带后，将足一侧床脚垫高8~10cm，牵引带通过滑轮向下牵引，每日牵引2次，每次2~3小时。牵引重量一般为10~15kg，2周为1个疗程。③机械牵引：用特制牵引床牵引，操作方便，弹簧秤可调节牵引重量，更适用于推拿麻醉。一般牵引持续1小时，每10分钟松弛1次，牵引重量以达患者的体重或超过体重10kg为宜。

（3）毫针疗法

治则：通经活络，解痉止痛。

取穴：相应病变段华佗夹脊、大肠俞、次髎、秩边、环跳、承扶、殷门、委中、阳陵泉、悬钟、昆仑。

手法：上穴酌情选用，用毫针施以泻法或平补平泻法，留针30~40分钟，每日1次，10次为1个疗程。

（4）水针疗法

取穴：阿是穴、相应病变段华佗夹脊穴、环跳、秩边、殷门。

方法：每次选用1~2穴，用10%葡萄糖溶液10~20ml，或加入复方当归注射液4ml，每穴注入1~2ml，隔日1次，10次为1个疗程。

（5）灸治疗法

治则：温经通络，化瘀止痛。

取穴：阿是穴、大肠俞、肾俞、次髎、腰阳关。

方法：①温针灸：毫针刺入穴位运针得气后，取艾段约长2cm置于针柄上，距皮肤2~3cm，然后从其下端点燃施灸，每穴每次1~2壮，每次选用2~3穴，每日或隔日治疗1次。②温和灸：取艾条1根，在所选穴位上施灸，每次选用3~5个穴位，连续熏灸5~7壮，每日灸治1次。③温盒灸：每次选用3~5穴，把温灸盒置于所选部位的中央，

点燃一长约4cm的艾卷，对准穴位放在铁纱网上，盖好即可施灸。每次20~30分钟，每日灸治1次，7~10次为1个疗程，疗程间隔3~5日。

（6）电针疗法

取穴：腰4~5夹脊、阳陵泉或委中。

方法：毫针刺入穴位，运针得气后，接通电针治疗仪，用密波5分钟后改为疏密波，每日或隔日1次，每次20~30分钟，10次为1个疗程，疗程间隔3~5日。

（7）耳穴疗法

取穴：坐骨、肾上腺、臀、神门、腰椎、骶椎。

方法：以0.5寸毫针对准所选穴位迅速刺入，以不穿透对侧皮肤为度，用中强刺激捻转数秒后，留针20~30分钟，留针期间每隔5分钟运针1次，每日或隔日治疗1次。或用王不留行籽做穴位贴压，每次选用2~3穴，将药籽贴于耳穴后按压1分钟左右，手法由轻到重，至局部有热胀感为度，并嘱患者同时活动腰部。留置3~5日，其间令患者每日按压药丸3~4次，每次3~5分钟。可两耳交替治疗。

（8）皮内针疗法

取穴：腰部压痛点、肾俞、腰阳关、次髎、志室、委中、阳陵泉、三阴交、太溪等。

方法：常规消毒，皮内针在所取穴位进针后，沿皮刺入，胶布固定，根据辨证行补泻手法，埋针3~5日为1个疗程。

（9）医疗练功　一般在应用非药物疗法治疗后，症状、体征有所好转时，开始医疗练功，其方法如下。

①动髋：取仰卧位，两腿伸直，先以左腿向前猛然一伸，同时右腿向上一缩以助劲，此时骨盆呈左低右高位，然后再做右侧，两侧交替，各做20~30次。

②蹬足：取仰卧位，尽量屈髋屈膝，足

背勾紧。然后足跟用力向斜上方蹬出。蹬出后将大小腿肌肉收缩紧张一下，再放下还原。先做健侧后做患侧，两侧交替各做20~50次。

③昂胸：取俯卧位，用双手支撑床上，先将头抬起，同时用手支撑渐渐撑起上半身，并将头尽量后伸使胸昂起，昂胸的力一直要达到腰部为止。然后平卧休息一会再做，重复5~10次。

④燕势：取俯卧位，两手后伸，将上身及两腿同时后伸抬起，使成反弓状。注意膝部不能弯曲。尽量维持一段时间，能维持90秒左右为好，平卧休息一会儿再做，重复3~5次。

⑤伸腰：取站位，两脚分开如肩宽，两手上举或扶腰，同时身体做后伸动作，逐渐加大幅度，并使活动主要在腰部而不在髋部。还原休息后再做，重复10~20次。动作要缓慢，自然呼吸，不要闭气。

⑥悬攀：两手攀于门框、肋木或横杠上，高度以足尖刚能触地为宜，使身体呈半垂悬状。然后身体用力，臀部左右绕环，先顺时针后逆时针转动。手攀累后下来休息，重复3~5次。

（五）骶髂关节半脱位

骶髂关节半脱位是由于负重扭伤而致关节错位，以一侧臀部疼痛和下肢不能站立为临床特征。

骶髂关节是由第1~3骶骨外侧的膨大部与髂骨内后部的耳状关节面所构成的微动关节，是脊柱与下肢联系的枢纽，躯干重力经过骶髂传至两侧下肢，对稳定调整脊柱的重心有一定的作用。骶骨的耳状关节面指向后外侧，髂骨的关节面指向前内侧，关节面上被覆关节软骨，关节面粗糙不平，相互呈裂隙状嵌合，赖以稳定关节。由于骶髂关节的前、后侧有长短不等的韧带保护，在骶骨粗隆与髂骨粗隆之间有诸多韧带来加强，因此骶髂关节具有很好的稳定性，运动范围极小，如有超过生理功能以外的扭转，即可发生骶髂关节错位。

1. 病因病理

骶髂关节半脱位是下腰部疼痛的常见原因之一。本病的发生多由于弯腰下蹲或搬抬重物时姿势不当，使骶骨与髂骨发生扭错，致关节面嵌合排列发生紊乱，关节间隙相应变宽，甚至关节滑膜在关节腔负压的作用下被吸入关节间隙，发生嵌顿，引起疼痛。另外，由于骶髂关节面相对较为垂直，骶骨呈楔形，形成类似物理学上的"劈力"，易使髂骨向上、向外移动；韧带不同程度的退行性变化或关节积累性劳损，均可成为该关节损伤的发生基础，也是许多无明显外伤致病的原因之一。

骶髂关节半脱位有向前和向后半脱位之别。向前半脱位是在髋关节伸直、膝关节屈曲的位置下，大腿前部附着于髂前下棘的股直肌紧张，向前下方牵拉髂骨，引起骶骨向前移位，造成骶髂关节向前半脱位。

反之，后半脱位的发生是在髋关节屈曲、膝关节伸直的位置下，大腿后部附着于坐骨结节的腘绳肌（半腱肌、半膜肌和股二头肌）紧张，向后下方牵拉髂骨，同时骶骨向对侧前旋，两者是相反方向的扭转，使髂骨向后移位，造成骶髂关节后半脱位。

2. 临床表现及诊断

患者伤后即感到下腰部一侧及患侧臀部疼痛，特别是弯腰、站立负重或走路时疼痛加剧。部分屡发的病例，其疼痛可向足跟和腹股沟处放射。患侧下肢不敢着地，须在别人搀扶下方能走路，坐时用健侧坐骨负重。严重者面色苍白，甚至出现休克。患者不能平卧，常取健侧卧位，患侧髋、膝两关节保持屈曲位，甚至咳嗽、打喷嚏时，为减轻疼痛，被迫取坐位。

检查时可见患侧髂后上棘内缘压痛明显,骶骨有深叩痛;两侧髂后上棘不等高;患侧髂后上棘在健侧水平线上方者,为骶髂关节向前半脱位,反之为向后半脱位。同时"4"字试验为阳性,且做髋膝屈曲试验及下肢后伸试验时,患侧骶髂部疼痛明显。X线斜位片示患侧骶髂关节面排列紊乱,关节间隙稍宽于健侧。

3. 非药物疗法

（1）推拿疗法

1）整复手法:按顺序做以下操作。

①准备手法:患者取俯卧位,腰部及患侧髋部垫软枕,使患者卧实,在腰部及大腿用摩、揉、按、擦等手法,手法宜徐缓轻柔,然后再取居髎、上髎、中髎、环跳、委中诸穴,用指按、指捏法推拿,达到松解痉挛、缓解疼痛的目的。

②患肢拔伸法:患者取仰卧位,术者弓步位于患侧,将患肢小腿紧紧夹于术者腋下,一手扶于患肢小腿后面,另一手置于患肢膝关节的髌骨上方,向足的方向持续牵引1分钟后,稍稍放松,再用力拔伸患肢,此时感到患侧下肢有一弹响震动感。

③屈髋屈膝法:适用于骶髂关节前错位。以右侧为例。患者取仰卧位,两手置于枕部,术者立于患者右侧,助手可按压患者健侧大腿,术者右腋下夹住患者右踝部,以右侧前臂抱住小腿后侧,右掌心朝下,虎口顶住腘窝,左手按压膝关节的前侧,以强力过屈髋、膝关节,连续按压2~5次,注意患侧下肢稍外展,以免引起季肋部挫伤。

④髋关节过伸法:适用于骶髂关节后错位。以左侧为例,患者取俯卧位,术者站于其左侧,右手托住患肢股骨下端,左手按压患侧髂后上棘,先缓缓逆时针旋转患腿3~5次,趁其不备,右手上提患肢大腿,使髋部过伸,左手同时用力下压,两手向相反方向施力,此时可听到关节响声,或手下有关节

复位感,然后术者双手握住患肢踝部施以抖法,使局部进一步舒展。

2）自行复位法:患者扶墙,健腿负重站立,患肢屈曲,令其咳嗽,在咳嗽的同时,患肢用力向下蹬腿、伸直,反复数次,即可自行回位。此法适于早期及症状较轻者。

手法整复是治疗本病的主要方法,为防止活动后的再次复发,使关节附近的软组织得到充分修复,手法后应当卧床休息2周,体位宜屈髋屈膝位。

（2）毫针疗法

治则:疏通经络,利气止痛。

取穴:人中、关元俞、秩边、殷门、委中、后溪。

手法:急性损伤者,可选人中及后溪穴,强刺激后,将针留置于穴位上,嘱患者做自行复位法配合,以增强疗效;慢性期可选局部与下肢穴位,用平补平泻法,每日1次,留针20~30分钟,10次为1个疗程,休息5日,再做第二个疗程。

（3）灸治疗法

治则:温经活血,通络止痛。

取穴:关元俞、次髎、阿是穴。

方法:①温针灸:毫针刺入,留针期间针柄上置艾段施灸,每穴1~2壮,每日或隔日1次。②温灸器灸:将艾绒置于温灸器内,点燃后放置于阿是穴部位施灸,每次20~30分钟,每日或隔日1次,10次为1个疗程,适于慢性期患者。

（4）拔罐疗法

取穴:阿是穴、关元俞。

方法:取大号玻璃罐,用闪火法将其拔吸于穴位上,留置10~15分钟;或用闪罐法,将罐反复拔吸于患部,至皮肤潮红为度,之后亦可留罐5~10分钟,每日或隔日1次。

（5）耳穴疗法

取穴:腰骶椎、臀、耳神门。

方法：用短毫针强刺激，留针 15~60 分钟，每日 1 次；也可用王不留行籽做耳穴压丸，每日患者自行按压 3~4 次，每次 3~5 分钟，每 5 日更换药丸 1 次，可两耳交替治疗。

（6）牵引疗法　用牵引床或悬重架牵引，使牵引力作用于骨盆，有助于错位关节的整复。每日 1 次，每次 30 分钟左右。

（7）物理疗法　伤后 24~48 小时，骶髂关节局部用红外线治疗，也可用坎离砂或热水袋在局部热敷。

（8）医疗练功　本病早期以卧床休息为主。3~5 日后，急性损伤反应引起的症状已基本消除，可先在卧位下进行医疗练功，待能起立活动，则再加站位下的医疗练功。

①抱膝压腹：仰卧位，屈一侧膝、髋关节，并用双手环抱于膝前，尽量使大腿与腹部靠紧。在此体位下，抱膝的双手用力下压，以加大膝、髋关节的屈曲幅度，如此 5~6 次后还原。两下肢交替进行，重复 4~8 次。

②蹬足：见腰椎间盘突出症的医疗练功。

③"4"字功：仰卧位，将左侧足跟置于右侧下肢的膝上，并用劲将悬空的左大腿尽量向床面靠拢，犹如术者做"4"字试验动作。如此出劲弹动 4~5 下，两下肢交替进行，重复 4~8 次。

④旋腰：站位，两足分开如肩宽。向左旋腰时，右手屈肘上举过头，以助发力。腰旋至最大幅度时，稍稍弹回后再用力一旋，如此弹动旋腰 4~5 下，左右交替 4~8 次。

（六）急性腰扭伤

腰扭伤亦称为"闪腰岔气"，是日常生活中常见的一种外伤性疾病。尤以青壮年男性多见。

腰部的脊柱为人体躯干运动的枢纽，在腰部肌肉、韧带等组织的协调与配合下，从事着较大幅度的复杂性运动，因此，临床上受伤的机会较多。扭伤后多有严重的腰背疼痛、腰肌紧张、活动受限，甚至日常生活不能自理。急性期应采取积极有效的治疗，否则可因治疗不当而转为慢性腰痛，不仅患者痛苦，也会给治疗带来困难。

1. 病因病理

腰部正常活动为一种复合运动，由腰部诸肌协调完成，参加腰部活动的肌肉主要有骶棘肌、横突棘肌、横突间肌、腰方肌、腰大肌等。当人体负重过大或受外力冲击，以及前屈小于 90° 体位时，为维持躯干的位置平衡，脊柱两旁的骶棘肌发生强力收缩，容易造成肌纤维的撕裂伤；在前屈大于 90° 的体位时，主要靠韧带（尤其是棘上、棘间韧带）支持躯干的平衡，容易造成韧带的损伤；在人体的肌力不足，过度后伸与前屈，扭转弯曲超过腰部正常活动范围，或姿势不当、动作不协调时，亦可因咳嗽、打喷嚏、转身等动作不慎，致使肌肉、筋膜、韧带、关节囊等组织产生撕裂伤，引起卒然腰痛。此外，先天性棘突缺如、腰椎骶化或骶椎腰化等腰部脊柱失稳因素的存在，亦容易发生腰部急性扭伤。

中医学认为，卒然损伤，瘀血停滞，脉络壅阻不通是产生本病的病因病机。

2. 临床表现及诊断

腰部扭伤可分为急性扭伤（重症）和一般扭伤（轻症）两种类型。急性扭伤者，腰部不能挺直，勉强直立则两膝屈曲，行动困难，腰痛剧烈似折断感，尤其是咳嗽时，或被别人触碰以及腰部稍有活动则疼痛加剧，疼痛多出现于一侧，为持续性，一般止痛药物无效；有的患者在损伤后短时间内腰部疼痛不甚，仍能坚持一般工作，待一段时间后方出现腰部剧烈疼痛。一般损伤者，腰部疼痛尚能忍受，大多能坚持正常的活动。

疼痛有明显的局限性，患者多能明确指

出受伤和腰部疼痛的具体部位。20%~60%的患者可出现牵涉性疼痛，牵涉部位多为臀部和大腿后侧。

3. 辅助检查

站立检查患者腰部的各方向活动均有不同程度的受限，多以前屈活动受限为甚；一侧或两侧的骶棘肌或臀大肌痉挛。俯卧位检查患者腰背部，令患者肌肉放松，绝大多数患者可有明显的压痛点。根据压痛点位置的不同可判定其不同的损伤部位，一般说来，压痛点出现在棘突两侧的骶棘肌、第3腰椎横突处或髂骨嵴后部者，多为该处的肌肉或筋膜损伤；压痛点在棘突间出现时，多为棘间韧带或棘上韧带损伤；骶髂关节部位出现压痛点，多为骶髂关节的损伤。少数患者由于损伤严重，可引起局部组织出血、水肿，刺激神经根后支，呈反射性下肢疼痛。疼痛部位外表一般无明显异常脊柱生理曲度改变，脊柱多向患侧倾斜，此点与典型的腰椎间盘突出症的侧弯姿势正好相反，要注意鉴别。X线片检查一般无异常改变。

4. 非药物疗法

（1）推拿疗法

治则：通经络，理气血，舒筋肉。

手法：①俯卧舒筋法：令患者俯卧，双下肢伸直，胸部置一软垫，以防手法治疗时损伤胸肋。两个助手分别拉住患者的两腋下和两踝部，做对抗牵引；术者立于患者左侧，用擦法和按揉法自肩背部循脊柱两旁自上而下直至踝部进行治疗，也可在臀部以下改用揉按、平推法直至踝部止，反复2~3次，以达到舒筋止痛的目的。②点按法：用掌按命门、阳关穴处，用指点肾俞、志室、大肠俞、承扶、殷门、委中、承山等穴位，用肘按环跳，捏拿昆仑、太溪穴以舒通经络，调和气血。③斜扳法：患者取侧卧位，下面的腿自然伸直，上面的腿屈曲，医者面对患者站立，两手分别扶按患者的肩部

及臀部，做相反方向的缓缓扳动，当腰部扭转至最大幅度时，再两手协同用力扳推，此时常可听到"咔嗒"的响声，然后更换另一侧，做同样的手法。医者两手用力的大小由病变腰椎水平而定，病变在上腰椎者，则在肩部用力大些，以增加上半身的旋转幅度；病变在下腰椎者，则在臀部用力大些，以增加下半身的旋转幅度。④搬按法：患者取俯卧位，术者左手按住腰部患处，右前臂托扶大腿下段前侧向上方搬提，两手同时用力，摇晃搬提，有的可听到响声，再做左右运腰法，施行以上手法后，继用按揉法从脊背至小腿治疗，反复3次，手法即告结束。一般通过以上手法后，经络得以疏通，气血运行得畅，腰痛往往可随之缓解。

（2）毫针疗法

治则：通调经气，行气化瘀。

取穴：人中、后溪、委中、腰痛点、阿是穴。

刺法：人中、后溪或腰痛点，选择其中一穴，进针得气后，行提插捻转法，同时令患者缓慢活动腰部，留针10~15分钟，间歇运针。委中穴可用三棱针点刺放血，腰部阿是穴亦行提插捻转泻法，每日1次。

（3）芒针疗法

取穴：志室、命门、大肠俞、气海俞、环跳、秩边。

方法：患者取卧位，刺志室时，针尖过皮后指向命门方向，缓缓按压推进，并可捻转，使局部产生酸胀感，若能向臀和下肢放射最好。大肠俞要斜刺向棘突，令感应放射至足跟。环跳针3寸，令感应放射到足外侧，其余穴位亦均用强刺激手法。隔日1次，5次为1个疗程，疗程间隔2~3日。

（4）三棱针疗法

取穴：委中、攒竹。

方法：皮肤常规消毒后，委中用三棱针快速刺入并迅速拔出，放血2~3ml；攒竹可

用 26 号粗毫针刺入，不留针，出针后用手捏挤出血 1~2 滴。

（5）水针疗法

取穴：肾俞、大肠俞、命门、腰阳关、阿是穴。

方法：皮肤常规消毒后，选用 2~3 个穴位常规操作注入药液（1% 普鲁卡因 2ml 或维生素 B_1 100mg，维生素 B_{12} 1mg），如有放射痛者，针感要与其疼痛部位相一致。每日或隔日注射 1 次。

（6）刺络拔罐疗法

取穴：肾俞、志室、大肠俞、华佗夹脊、腰阳关、阿是穴。

方法：每次选用 2~3 穴，局部常规消毒后，用梅花针重叩局部，使皮肤发红并微出血，或用三棱针或粗毫针点刺至出血，然后拔火罐，留置 5~10 分钟，以拔出适量瘀血为佳。隔日治疗 1 次。

（7）灸治疗法

取穴：肾俞、大肠俞、腰阳关、阿是穴。

方法：①温和灸：每次选用 2~4 穴，取艾条燃着一端后连续施灸 10~15 分钟，至皮肤潮红为度，每日灸治 1~2 次，3~5 次为 1 个疗程。②温针灸：每次选用 2~3 穴，毫针刺入运针得气后，取艾段 2cm 置于针柄上，从其下端点燃后施灸，每次每穴 1~2 壮，每日或隔日 1 次。③隔姜灸：每次选用 2~4 穴，多选用病变局部明显压痛点，每穴每次施灸 4~6 壮，每日灸治 1~2 次，3 次为 1 个疗程。

（8）耳针疗法

取穴：相应敏感点、脑、神门。

方法：取半寸毫针迅速刺入穴位，用中强刺激捻转数分钟后，留针 20~30 分钟，其间令患者活动腰部，幅度由小到大，动作宜缓慢，每日治疗 1 次；或以王不留行籽贴压耳穴，贴好后按压 1 分钟左右，手法由轻到重，以按至局部有热胀感为度，并嘱患者转动腰部，其后嘱患者自行按压药丸，每日

3~4 次，每次 2 分钟左右。

（9）头皮针疗法

取穴：下肢感觉区、足运感区双侧。

方法：患者取坐位或卧位，用 75% 乙醇消毒皮肤后，取 25 号 3 寸毫针沿皮下缓慢捻转进针，使之达到应有的深度，不提插，捻转时频率要快，达到 200 次 / 分以上，且幅度要大，留针 5~10 分钟后，再捻转 1 次，再留针 5~10 分钟后出针。出针时用干棉球压迫 1~2 分钟，以防出血。

（10）皮内针疗法

取穴：腰部压痛点、殷门、昆仑、委中、阳陵泉、气海、手背腰痛点、行间、血海。

方法：常规消毒，根据不同部位腧穴选用针具。皮内针在所用穴位进针后，沿皮刺入，胶布固定，用泻法，强刺激，留针 3~5 日为 1 个疗程。行间穴可用毫针同时进行。

（11）物理疗法　选用特定电磁波治疗仪或红外线、微波、超短波治疗仪等，于腰部疼痛点处照射，每次 15~30 分钟，每日治疗 1 次。

（12）腰椎牵引疗法　此法对小关节滑膜嵌顿或交锁有显效。往往一经牵引，症状大减，几次牵引即可痊愈。如非小关节滑膜嵌顿或交锁亦有效，只要运用合适的牵引力量，也有使痉挛的肌肉松弛的作用。

（13）医疗练功　急性腰扭伤经卧床休息 1~2 日，在剧烈疼痛缓解以后，即可进行腰背肌练功。及时进行腰部肌肉的医疗练功，可加强肌力，恢复腰椎的稳定性，为损伤组织的修复、愈合创造条件。具体方法如下：

①收腿：手扶肋木或床架，一侧下肢站立，另一侧下肢的膝部伸直，踝部背伸、脚尖勾紧，做髋部屈曲内收的抬腿动作。要求尽可能地将腿逐渐抬高，当抬到最高限度时，最好坚持一段时间，同时躯干也尽量前

屈，至大腿后侧及臀部酸胀感较重时放下。再做另一侧下肢，交替进行 5~10 次。

②压腿：一侧下肢支撑，另一侧下肢膝伸直抬起，足部放到一张相当高度的桌子上，约使髋屈 90°，然后两上肢伸直，用手触足尖，躯干前屈，维持一段时间，待腘窝、大腿后等处酸胀剧烈时放下；再做另一侧，交替进行，每侧 5~10 次。

③抬臀：仰卧位，屈双膝，以足底和肩肘支撑，抬起臀部，腰背肌肉持续用劲做半桥；或用双足跟和头部支撑，抬起臀部，腰、臀、腿部肌肉持续用劲做全桥。每次要维持一段时间后放下休息，反复 3~10 次。

④攀伸：两手攀悬于肋木或单杠上，髋膝伸直，踝跖屈，腰腿慢慢用力后伸到最大幅度，维持一段时间，反复 3~10 次，如攀杠不能坚持时，下杠休息后再接着进行。

5. 注意事项

（1）在治疗期间，患者应卧硬板床休息，症状较重者应制动 3~4 日。

（2）如治疗 3~5 日疼痛渐减而似未止者，应继续治疗 5 日，以免后遗慢性腰肌劳损；如各种方法治疗一段时间后，疗效不甚明显，应除外其他器质性病变，如腰椎间盘突出症、骶髂关节半脱位等，因为急性损伤期临床症状极为相似，医者应注意这一点。

（七）慢性腰肌劳损

慢性腰肌劳损是由于腰部或腰骶部肌肉、筋膜的慢性损伤或积累性劳损所致。慢性反复发作性腰痛，休息后痛减是其主要特征。本病在临床上极为多见，在腰痛中占有很大的比重。

1. 病因病理

本病的发病原因多种多样，有些患者的发病往往受多种因素影响，甚至在发病过程中，又受到其他因素的损害而使病情加重，以至迁延不愈。常见的病因病理有以下几方面。

（1）疲劳性损伤　多见于长期从事弯腰劳作、姿势不良或长时间单一姿势以及肥胖者。在正常情况下，脊柱在各方向运动中，肌肉、韧带对维持脊柱的稳定起着重要的作用。长期的俯腰劳作或不良姿势，使肌肉、韧带受到过度的牵拉，同时脊柱长期处于失稳状态中，增加了肌肉、韧带的负荷，日久肌肉内代谢产物堆积的刺激，可使局部组织痉挛，久则发生变性形成劳损。体型肥胖者，由于肥胖，腹部的脂肪较厚，上半身重心前移而使脊椎周围的肌肉、韧带张力随之增大，此时身体就要增加腰椎的前弯以保持平衡，长期张力增高，负荷增大，即造成腰部软组织的损伤。

（2）创伤性损伤　多继发于腰骶部的急性扭闪伤之后，未经及时治疗或治疗措施不当。腰骶部创伤后，局部的肌肉、筋膜、韧带等软组织均可出现不同程度的纤维撕裂、充血、水肿。撕裂组织的修复和血肿、渗液的机化，可在局部形成瘢痕组织，使组织弹性降低，同时周围小关节可产生粘连，因此在脊柱活动时受到牵拉而产生疼痛。

（3）脊柱结构异常性因素　此类因素影响发生的腰肌劳损在临床上亦较多见。如隐性脊椎裂、特发性脊柱侧弯、腰椎骶化及骶椎腰化、退行性脊柱病变等，均可使脊柱的稳定性改变而造成脊柱运动力学方面的紊乱，腰肌代偿，日久引起劳损。

中医学认为，腰为肾之外府，肾虚则外府不荣，或劳伤气血，或瘀血阻络，日久不去，气血耗伤，以致经络失于濡养而成。

2. 临床表现及诊断

劳损腰痛常见的特点：长期腰骶部疼痛病史，呈反复发作性；腰部酸痛不适，时轻时重，缠绵不愈；疼痛因气候变化或劳累而加重，休息、保暖后减轻；压痛范围较广泛，多数患者在腰骶关节、第 3 腰椎横突尖部可出现压痛，部分患者可出现骶棘肌痉挛，按之较硬，疼痛明显；腰腿部被动活动无明显障碍。

X线片检查，除中老年人有腰椎椎体骨质增生外，无其他异常。

3. 非药物疗法

（1）推拿疗法

治则：舒筋活血，益肾强腰。

手法：

1）点、揉、挤、推、按结合的手法：患者俯卧，医者立于一侧，先点按双侧委中穴，以患者双下肢有酸胀感为度；然后以左手掌根沿患者右侧背伸肌自上而下旋转揉按至骶髂关节上缘，反复2~3次，再按同法以右手掌根揉按左侧背伸肌。再以两手拇指放于两侧背伸肌上端的外缘，沿肌纤维垂直方向向中线挤压，挤压时拇指向前推捻并向上向外旋转，沿背伸肌下至骶髂关节上缘为止，反复2~3次。医者改为立于患者的另一侧（如左侧），右手掌心按于脊柱上，指尖指向头部，掌根位于第7颈椎平面以下，左手掌横向放于第5胸椎棘突平面以上，两手呈交叉位，右手以掌根向上推按，左手以小鱼际向下推按，做相反方向的推按性牵引，然后以一定的间距逐渐向下推按至腰骶部，反复2~3次。医者以两手的示指、中指放在髂腰三角处的髂骨嵴上缘、骶棘肌外缘，拇指置于骶棘肌外缘，其余四指环抱两侧髂骨。拇指同时向中线横向挤压，待拇指推到骶棘肌肌腹的中部相当于大肠俞穴位置时，改为向内向下用力按压，然后变用力方向，向上挤压，按压1分钟后，将拇指向外分开，逐渐放松，并在原处轻轻揉按。移动拇指改按于两侧髂骨后上嵴的内缘，用力按压30秒，再以两手大鱼际自患者第1胸椎平面沿两侧背伸肌向两侧推按，直至骶髂关节平面，反复3~4次。医者右手放于第4、第5腰椎关节的背侧，左手叠加于右手背上，在

腰部做左右摇摆推按，反复4~5次。令患者双手抓住床的上沿，医者双手握住双足踝，向下牵引1分钟，然后放松，结束手法。

2）揉、弹拨、擦、挤、压、摇晃等综合手法。①揉法：患者俯卧，医者立于患者的一侧。先以拇指的指腹在腰部两侧自外向内广泛地揉动；揉至脊柱后，改用掌根揉法由腰外侧向脊柱正中揉动。指揉和掌揉的重点是酸痛最集中的部位。反复3~5次。②夹脊弹拨法：医者双手拇指与其余四指在脊柱两侧离正中线旁开5分的肌肉处，从背部直至腰骶部依次弹拨3~5次。③腰背擦法：沿脊柱两侧、肩背部、腰骶部做大范围的擦法治疗。④卷腰挤压法：患者改为仰卧位。医者将其双膝并拢，并屈膝屈髋，一手固定其双踝，另一手固定其双膝，借助自身重量有节奏地向下按压患者的下肢，连续10次左右。此手法使腰部肌腱受到牵拉，但需注意应使受牵拉的力点放在最疼痛的部位上，例如，腰骶部痛则屈按腰骶关节；第3、第4腰椎周围痛则可用一手托住臀部，使腰再继续向上卷屈，以使其痛处的关节及软组织得到屈按。⑤腰骶摇晃法：保持患者的上述体位，医者一手托住臀部，另一手扶膝，使患者向左右旋转摇动，以使腰骶两侧的软组织广泛得到牵拉、放松。

（2）毫针疗法

治则：补肾强腰，疏通经络。

取穴：阿是穴、肾俞、气海俞、大肠俞、腰阳关、次髎、殷门、委中。

手法：毫针，用补法或平补平泻法，留针30~40分钟，隔日1次，10次为1个疗程，休息5天，再做第二个疗程。

（3）灸治疗法

治则：温经散寒，通络止痛。

取穴：阿是穴、肾俞、大肠俞、腰阳关。

方法：①温针灸：毫针刺入运针得气

后，取 2cm 长艾段置于针柄上，然后从其下端点燃后施灸，每次选用 2~3 穴，每穴施灸 1~2 壮，每日或隔日灸治 1 次。②温和灸：每次选用 2~4 个穴位，取艾卷一根，燃着一端后，先靠近皮肤，然后慢慢提高，直到患者感到温热舒适时就固定在这一高度（一般距皮肤约 3cm），连续熏灸，每穴 5~10 分钟，至局部皮肤潮红为度，每日灸治 1~2 次，10 次为 1 个疗程。③隔姜灸：取鲜生姜切成薄片，厚约 0.3cm，用针在其上穿刺数孔，置于所选穴位上，然后取小艾炷放于其上，点燃后施灸。每次选用 2~4 个穴位，每穴施灸 4~6 壮，每日灸治 1 次，10 次为 1 个疗程。

（4）拔罐疗法

取穴：第一组：阿是穴，委中；第二组：肾俞、腰阳关、次髎；第三组：患侧足太阳经腰背部俞穴。

方法：①刺络拔罐法：取第一组穴局部皮肤常规消毒后，用梅花针重叩局部，使皮肤发红并微出血，或以三棱针或粗毫针点刺穴位，然后拔火罐，可拔出少量瘀血，留罐 5~10 分钟，每隔 2~3 日治疗 1 次，10 次为 1 个疗程。②单纯罐法：第一组穴位可用闪火法，留罐 10~15 分钟；或用闪罐法，反复拔吸多次，至皮肤潮红为度，再留置 5~10 分钟；第二组穴位可用走罐法或排罐法，走罐法即先将局部皮肤涂以少量清水或按摩乳等药液，将罐拔吸于下背部俞穴，然后沿足太阳经走行用力向下拉动罐子，至腰骶部后再向上推动罐体，根据患者耐受情况，可反复进行 2~4 次，至皮肤潮红为度；排罐法即沿足太阳经走行同时拔吸数个火罐，留置 10~15 分钟，每日或隔日治疗 1 次，10 次为 1 个疗程。

（5）水针疗法

取穴：阿是穴。

方法：取 10% 葡萄糖 10~20ml 或加维生素 B_1 100mg，按一针多向透刺原则，分别从几个方向注入药液。每日或隔日治疗 1 次，3 次为 1 个疗程。

（6）物理疗法　用特定电磁波治疗仪做阿是穴位照射，每次 30~40 分钟，隔日 1 次，10~15 次为 1 个疗程。或用氦-氖激光在阿是穴、肾俞穴等穴照射，每穴 5 分钟；也可用 10W 二氧化碳激光散焦照射，每日 1 次，20 次为 1 个疗程。

（7）运动疗法

①转胯运腰

准备姿势：两腿开立，稍宽于肩，全身肌肉放松，双手叉腰，调匀呼吸。

方法：胯先向左，再向前、向右、向后，围绕腰的中轴做水平转圈运动；转胯 1 周为 1 次，可酌情做 15~30 次，然后反方向做同样动作。其转圈的幅度可逐渐加大。动作中，上身要基本保持直立状态，腰随胯的转动而动，身体不要过分地前倾后仰。

②转腰捶背

准备姿势：两腿开立，与肩同宽，全身放松，两腿微弯曲，两臂自然下垂，双手半握拳。

方法：先向左转腰，再向右转，两臂随腰部的左右转动而前后自然摆动。借摆动之力，双手一前一后，交替叩击腰部和小腹，力量大小可酌情而定。左右转动为 1 次，可连续做 30~50 次。

③双手攀足

准备姿势：全身直立放松，两腿可微微分开。

方法：先将两臂上举，身体随之后仰，尽可能达到最大程度，稍停片刻，身体前屈，双手下移，手尽可能触及双脚，稍停，恢复直立体位，可连续做 10~15 次。此动作身体前屈时，两腿不可弯曲，否则效果不好。老年人或高血压患者弯腰时动作宜缓慢。

4. 注意事项

慢性腰肌劳损发病原因比较复杂，多和患者从事某种过度使腰背肌用力的工作有关。患者在接受治疗的同时，须纠正工作中的不良姿势，以祛除诱因，并提倡做工间操，以利于新陈代谢，增强肌力，增加关节运动，从而有利于本病的治疗。

（八）梨状肌损伤综合征

梨状肌损伤综合征又称梨状肌综合征，是由于负重闪扭或受寒等原因，致使梨状肌撕裂、充血、水肿、痉挛、肥厚而刺激或压迫坐骨神经，引起臀腿痛，在临床腰腿痛中占有一定的比例。

梨状肌位于臀部深层，起始于第2~4骶椎的前面，穿过坐骨大孔进入臀部，形成狭窄的肌腱抵止于股骨大粗隆顶部，受第1、第2骶神经支配，有使大腿外旋的功能。梨状肌把坐骨大孔分成梨状肌上孔与梨状肌下孔两部分，并把通过坐骨大孔的血管和神经分为两部分。上孔有臀上动静脉、臀上神经；下孔有臀下动静脉、臀下神经、阴部内动静脉和阴部神经、股后皮神经、坐骨神经等。

1. 病因病机

一般而言，本病的发生有内在因素和外在因素两个方面。梨状肌自身的退变和解剖上的变异是本病的内在因素；扛抬重物或下蹲起立时突然"闪扭"，以及感受风寒湿邪是本病的外在因素。

（1）梨状肌变异　正常结构是坐骨神经从梨状肌下缘出坐骨大孔，这种情况约占61.6%，变异约占38.4%。在正常情况下，坐骨神经不会受到压迫和刺激，下肢运动时不会产生症状；而梨状肌变异者，当外旋下肢或臀部受寒时，由于梨状肌收缩幅度改变，肌束间间隙缩小，使坐骨神经受到刺激和压迫，因而产生临床症状。

（2）梨状肌损伤　当蹲位起立时，突然过度外旋下肢，可使梨状肌发生扭曲损伤；或扛物负重过度外展外旋下肢时，可致梨状肌肌腱裂伤，肌肉发生保护性痉挛，突然收缩，可压迫和刺激梨状肌上、下孔的神经、血管，尤其以坐骨神经痛的表现为突出。

（3）风寒湿邪浸淫　中医学认为，由于腠理空虚，加之感受风寒、久居湿地等原因，致使经气痹阻，经筋失于濡养而致疼痛。西医学则认为，梨状肌发生慢性炎症，刺激坐骨神经，甚至发生肌纤维变性，使病情缠绵难愈，因而有"顽痹"之称。

2. 临床表现及诊断

臀部疼痛，可为"紧缩样刺痛"或酸痛发胀，且有神经压迫症状，以坐骨神经压迫症状为主，有的患者主要表现为腓神经症状。严重者痛如刀割，坐立不安，不能伸腿平卧，行走困难或跛行。咳嗽、喷嚏、大便等腹压增高时，因压力经小骨盆腔波及梨状肌，致臀部疼痛加重，且可出现坐骨神经的放射性疼痛。个别患者疼痛可向小腹、会阴部放射，并伴有性欲减退或阳痿。临床一般仅发生于一侧。

检查可见：梨状肌体表投影区有明显压痛，且有下肢的放射痛。梨状肌紧张试验阳性，即术者将患者屈髋屈膝，并尽量使大腿内旋内收，牵拉梨状肌而发生臀部疼痛；直腿抬高在60°以内时，臀腿疼痛剧烈，当超过60°时，疼痛减轻。有的患者可触及梨状肌呈条索状隆起或呈弥漫性钝厚，日久臀部肌肉变得松软，弹性和韧性减低或出现肌肉萎缩。

3. 非药物疗法

（1）推拿疗法　首先在臀部及下肢施以推抚、按揉法，以行气活血，放松肌肉，消除紧张与痉挛，为进一步的治疗做好准备。对明显压痛及其周围组织施以轻快的弹拨手法，可以减少渗出，促进吸收，改善血液循环，从而消炎、镇痛解痉。消除粘连的手法中配以拨理、顺压可以将肌肉强直于正常范围内，以减少压迫和再粘连。用掌或掌根沿梨状肌走行及下肢后侧肌施以推抚手法；单掌或掌根、拇指分别由上至下揉梨状肌 5~7 遍；用掌根由上至下揉大腿后侧，至腘窝改为多指拿揉小腿后侧三头肌，反复 3~5 遍；拇指拨揉坐骨神经路线 3~5 遍；肘尖拨压梨状肌 2~3 遍；双拇指按梨状肌走行拨理顺压 3~5 遍；双手掌掌根交替按压下肢后侧 2~3 遍；双拇指交替按压下肢后侧坐骨神经路线 3~5 遍；掌指关节擦梨状肌及下肢后侧肌群 3~5 分钟；按压环跳、承扶、殷门、委中、承山、昆仑、臀池（髂前上棘与坐骨结节连线中点）以及局部压痛点（阿是穴），每穴 1~2 分钟；拿揉梨状肌 1~2 分钟，多指拿揉下肢后侧 2~3 遍；轻叩或以拍打结束。

（2）毫针疗法

治则：疏调经气，活血通络。

取穴：阿是穴、秩边、环跳、大肠俞、居髎、承扶、委中、阳陵泉、飞扬、悬钟、丘墟。

手法：以上穴位酌情选用，每次 5~7 穴。局部腧穴选用长针深刺 2~3 寸，可视患者胖瘦而定，肥胖者可深刺 4~5 寸。实证者用泻法，虚证者用补法或平补平泻法，虚实夹杂者，则用平补平泻或补泻兼施法。留针 30 分钟，每日 1 次，10 次为 1 个疗程，休息 5 日后，再做第二个疗程。

（3）灸治疗法

治则：温经散寒，活血通络。

取穴：阿是穴、秩边、环跳、阳陵泉、悬钟。

方法：①温针灸：上述穴位酌情选用，进针得气后，取艾段约 2cm 长，插入针柄，下端点燃后施灸，每次每穴 1~2 壮，每日 1 次，10 次为 1 个疗程。②温和灸：取艾条 1 根，点燃一端，于上述穴位施灸，艾条距皮肤约 3cm，

以患者感觉温热舒适为度，每穴约灸 5 分钟，以局部皮肤潮红为宜，每日 1 次。

（4）水针疗法

取穴：阿是穴、秩边。

方法：常用醋酸泼尼松龙 25mg 加 2% 普鲁卡因 6ml 左右，用 22 号长针做穴位注射，每周 1 次，3~4 次为 1 个疗程。也可用野木瓜注射液或复方当归注射液 4ml、维生素 B_1 100mg 和维生素 B_{12} 0.1mg，混合后注入穴位，每日 1 次，10 次为 1 个疗程。

（5）电针疗法

取穴：梨状肌体表投影部位。

方法：找出患侧梨状肌的体表投影部位（髂后上棘和股骨大粗隆顶点作一连线，向下 2~3cm 作一平行线即为梨状肌走行），用 26 号 3 寸毫针在该部位最明显的压痛点上快速进针，使之得气，然后在该针左右两旁的梨状肌走行上分别再刺 2 针，亦使之得气，接上电针治疗仪，用疏密波或高频率连续波，通电 15~20 分钟，隔日 1 次，10 次为 1 个疗程，疗程间隔 5 日。

（6）耳穴疗法

取穴：坐骨神经、肾上腺、臀、神门。

方法：取半寸毫针对准所选穴位快速进针，用中强刺激捻转数秒钟后，留针 20~30 分钟，留针期间，隔 5~10 分钟捻转 1 次，隔日治疗 1 次，10 次为 1 个疗程。或用王不留行籽做耳穴贴压，每穴按压 1 分钟左右，手法由轻到重至局部热胀感为度，其后嘱患者自行按压，每日 3~4 次，每次 2~5 分钟，每 5~7 日更换耳穴 1 次，可双耳交替进行治疗。

（7）皮内针疗法

取穴：次髎、压痛点、八臀点、委中、阳陵泉、丘墟、昆仑、殷门、风市等。

方法：常规消毒，皮内针在所取穴位处进针，沿皮刺入，胶布固定，根据辨证行补泻手法，埋针 3~5 天为 1 个疗程。

（8）拔罐疗法　用大、中号竹火罐闪火法自上往下，从患侧臀部、下肢后外侧拔闪罐至皮肤红晕。再涂活络油，按循经走罐法，重复5~7遍。

（9）物理疗法　用特定电磁波治疗仪做阿是穴局部照射，每次30分钟左右，每日或隔日1次，10次为1个疗程。

（10）运动疗法　适用于慢性病例。可分以下几个动作：

①两侧压腿：站位。两腿尽量平行分开，双手叉腰。屈左膝，臀部靠左侧下坐，使上体稍向前右侧屈，压右腿伸直，弹动2~3次后还原，改侧压左腿。左右交替重复6~8次。

②空踢毽子：站位，双手叉腰，患侧下肢做向内踢毽子动作，使患髋做主动外旋、外展动作。连踢20次左右，要求空踢发力逐步增加，重复3~4次。

③悬垂摆髋：双手攀于肋木或单杠上，足离地，悬垂片刻后，使髋部向两侧摆动10次左右，重复3~4次。

④转腰：两脚分开站立如肩宽，两手扶肋木，使腰髋部做旋转运动，先顺时针转再逆时针转。两方向各做20~30次，并逐渐增多。

4. 注意事项

梨状肌损伤综合征患者，在急性期最好能卧床休息，减少活动，以利于病变处水肿、炎症的吸收，缩短病程。同时，应注意臀部、下肢的保暖，避免风寒湿邪的侵袭。

（九）坐骨神经痛

坐骨神经痛是指沿坐骨神经通路及其分布区的疼痛，可由多种原因所致。近年来研究表明，几乎有80%的坐骨神经痛与腰椎间盘突出症有关，而原发性坐骨神经炎、神经根炎或称为风湿性坐骨神经炎，临床极为少见。

坐骨神经是全身最粗大的神经，直径可达1.3cm。由第4腰椎~第3骶椎神经根组成，它从梨状肌下孔出骨盆，至臀大肌深面，在坐骨结节和股骨大转子之间下行至大腿后面，沿途分支到大腿后肌群，此神经到达腘窝附近分为腓总神经和胫神经，腓总神经又分为深、浅两支，沿小腿前外侧面起至足背，胫神经则沿小腿后面直行至足底。

1. 病因病理

坐骨神经痛可分为原发性和继发性两大类。原发性坐骨神经痛即坐骨神经炎，临床上少见，主要是坐骨神经的间质炎，多和肌炎及纤维组织炎同时发生，常因感受寒湿而诱发，其发病的根本原因目前尚不清楚。继发性坐骨神经痛是因坐骨神经通路遭受邻近组织病变影响引起，按照病理变化发生的部位又可分为根性和干性坐骨神经痛两种。根性坐骨神经痛的病变主要为腰椎间盘突出，而脊椎本身的疾病，如脊椎骨关节病、骨肿瘤、骨结核、椎管内肿瘤、损伤以及蛛网膜炎等压迫神经根，亦可引起根性坐骨神经痛。干性坐骨神经痛的病变主要在椎管外，常见的为腰骶神经丛及神经干邻近的病变，如梨状肌损伤、骶髂关节炎、骶髂关节半脱位、骶髂关节结核、髂内淋巴结的转移癌、腰大肌脓肿、髋关节炎、盆腔内子宫附件炎、肿瘤、妊娠子宫的压迫、各种损伤、臀部肌内注射位置不当和药物的刺激及神经本身发生肿瘤等。某些代谢疾病，如糖尿病和下肢的动脉内膜炎，亦可有坐骨神经痛的表现。

中医学认为，本病的起因一般为感受风寒湿热之邪，邪气痹阻经络，气血运行不畅；或因跌仆闪挫，以致经络受损，气血阻滞而成。

2. 临床表现及诊断

坐骨神经痛以单侧为多，常先有下背部酸痛及腰部僵直感，数日后即出现沿坐骨神经通路的剧烈疼痛。疼痛可由臀部或髋部向下扩散，以大腿部大转子内侧、髂后坐骨孔、大腿后面中部、腘窝、小腿后面与外侧及足背部为明显。疼痛呈持续性钝痛并有发作性加剧，发作性疼痛可为烧灼和针刺样，常在夜间加剧，为了减轻疼痛，患者常采取各种特殊的减痛姿势。

根性坐骨神经痛在咳嗽、喷嚏和屏气用力时，疼痛加剧并呈放射状。腰椎棘突和横突的压痛最为明显，而沿坐骨神经通路各点的压痛较轻微或无疼痛，直腿抬高试验呈阳性，以下两种试验阳性常为根性坐骨神经痛的特点：①颏胸试验：患者仰卧，检查者将其头颈被动前屈，使下颏触到胸壁，如激发或加剧下肢疼痛为阳性。②压迫两侧颈静脉至头部出现发胀时为止，如激发或加剧下肢疼痛，亦提示为根性神经痛。

干性坐骨神经痛时，可在下列各点测出明显压痛：①坐骨切迹。②臀线中点（相当于承扶穴）。③腘窝点（相当于委中穴）。④腓点（腓骨头下凹）。⑤踝点（外踝后相当于昆仑穴）。⑥跖点（在足底中央）。直腿抬高试验阳性，坐骨神经所支配的肌肉松弛和轻微萎缩，常见的为腘内肌和腓肠肌等。

坐骨神经痛的病程依病因而异。疼痛的严重程度和时间的长短亦各不相同。坐骨神经炎在最初 5~10 日疼痛最为剧烈，此后逐渐减轻，如治疗及时恰当，则 6~8 周可得到恢复。

3. 非药物疗法

（1）推拿疗法

治则：舒筋通络，活血止痛。

手法：①推抚法：多采用离心性推抚法。患者取俯卧位，医者以两手全掌着力，在患侧下肢后侧和外侧自上而下地做推抚法操作，反复施术 15~20 次。②掌揉法：医者以右手掌根部着力，在患者患肢后侧和外侧做环形揉按，反复操作多次。此法有松弛肌肉、缓解疼痛的作用。③肘压法：医者以肘关节着力，沿患者患侧坐骨神经分布区自上而下施以压法，对环跳、承扶、委中、足三里、悬钟等穴位须停留压迫片刻，此法为治疗本病的主要手法。④叩打法：以拳叩和切击二法为主，用力叩打患者腰骶部、臀部、小腿后外侧等部位。⑤弹拨法：以拇指弹拨与肘拨两法灵活运用，分别在环跳、承扶、殷门、委中、承山、悬钟、昆仑等穴位进行弹拨，可明显减轻疼痛。⑥运动类手法：上述方法施术后，可选用几种运动类手法，如摇髋法、下肢顿拉法及抖法进行治疗，反复 2~3 遍，以助疗效。

（2）毫针疗法

治则：疏调经络，行瘀止痛。

取穴：肾俞、大肠俞、第 3~5 腰椎夹脊、环跳、秩边、承扶、殷门、风市、委中、阳陵泉、承山、悬钟、昆仑。

手法：上述诸穴酌情选用，每次取 6~8 穴，用毫针施以泻法或平补平泻法。针刺环跳、秩边穴使针感由臀部向下放散至足背足尖，针刺阳陵泉针感可放散到足背。留针 30 分钟，每隔 10 分钟捻针 1 次，每日或隔日 1 次，10 次为 1 个疗程。

（3）水针疗法

取穴：大肠俞、腰部阿是穴、承扶、殷门、委中、承山。

方法：用当归注射液 2ml、维生素 B_1 100mg，再以 10% 葡萄糖注射液加至 20ml，每穴注入 2~3ml，每次选用 2~3 穴，每日或隔日 1 次，7 次为 1 个疗程。

（4）电针疗法

取穴：肾俞、环跳、承扶、殷门、委中、阳陵泉、昆仑、悬钟。

方法：患侧用直流或脉冲电流，前面或对侧配穴时，可用感应电流。疼痛剧烈时，每日电针 1~2 次，症状减轻后，可隔日 1 次，每次 2~6 针，通电 30~50 分钟。

（5）针挑疗法

取穴：肾俞、大肠俞、腰俞、腰阳关、秩边、环跳、殷门、委中、承山、阳陵泉、绝骨。

方法：用挑提法、挑拉法和挑摆法。劳伤积瘀者，挑后加拔罐；虚寒久痹者，加挑药法或挑灸法。针挑顺序：从上向下痛者，先挑其下，从下向上痛者先挑其上。疗程：初挑每日1次，挑完全部神经通路后，隔3~5日挑1次，6~10次为1个疗程。

（6）小宽针疗法

主穴：腰阳关、肾俞、第3~5腰椎夹脊穴（或取腰部痛点）；配穴：环跳、委中、承山。

方法：患者取正坐位，针刺腰部痛点，然后令患者俯卧，患肢在里，健肢在外，术者进针环跳穴时，采用两步进针法。第一步，选准穴位，迅速进针；第二步，进针后左手捏住穴位做收放动作，右手继续进针，自觉有阻力时停顿，待组织松弛后再进针。根据患者体形胖瘦，针刺深度以将要至股骨颈处为度，然后迅速拔针。针刺委中时，手法操作步骤和环跳同。助手在术者进针的同时，将患者小腿屈曲（以防针刺时损伤腘动脉和神经），直至屈曲成90°为宜。针刺承山穴应用速刺手法。穴位针刺完毕后，均应拔火罐、按摩。

（7）皮内针疗法

取穴：肾俞、次髎、八髎点、委中、阳陵泉、承山、跗阳、寒府、足三里、气海、中极、昆仑、丘墟等。

方法：常规消毒，以上穴位交叉使用，主配结合，皮内针在所取穴位进针后，沿皮刺入，胶布固定，根据辨证行不同补泻手法，埋针3~5日为1个疗程。

（8）灸治疗法

治则：温经散寒，通络止痛。

取穴：大肠俞、秩边、环跳、风市、委中、阴陵泉、承山、绝骨。

方法：①温针灸：取2~4个穴位，毫针刺入，得气后留针，将带孔硬纸板（底面积为4cm×4cm）套在每根针上，取大约2cm长艾段，将其插在每根针柄上，距穴2~3cm，每穴灸1~2壮，每日或隔日1次，10次为1个疗程。②发疱灸：将斑蝥研为极细末，密贮备用，敷灸前先把1寸左右见方的胶布中央剪一小孔如黄豆大，贴于风市穴，然后取斑蝥粉适量放于孔上，上盖胶布固定，以局部发红为度，敷灸0.5~2.5小时。若出现水疱，须抽出液体，外用消毒纱布包扎，以防感染。

（9）拔罐疗法

取穴：腰俞、中膂俞、白环俞、环跳、承扶、殷门、委中、悬钟。

方法：以16号三棱针点刺出血加拔火罐，每次选用2~3穴。第1次出血量宜大，方能缓解疼痛，数穴总出血量50~60ml；第2、第3次略少，数穴总出血量20~30ml。第1次治疗后疼痛缓解，可隔7~10日再行第2次，若疼痛未解，间隔2~3日再行治疗。

（10）五禽戏

方法：①虎式：轻身稳步细留神，舞爪低头把食寻，扭腰扑食练脊背，前进强视舒展筋。要领：虎视眈眈，威严凶猛，目光炯炯，左顾右盼，扭腰提肩，寻食扑按。动作：自然站立，左腿向右跨步；右手向左上方划弧横于前额，呈虎爪形，掌心向下，距一拳远；左手横于后腰，掌心向上，距腰一拳；身向左扭动，眼看右足跟，同时抬头，强视片刻，形似寻食；此为左功。接着右动，从相反方向按上述动作操练。②熊式：步伐稳重多深厚，双手下按如推山，撼运扛靠力在膀，甩胯气息入丹田。要领：体笨力大，性情刚直，浑厚，攀援撼运，善于推按扛靠。动作：自然站立，左腿迈出，脚尖里扣，起动收小股甩胯，成斜马步，两大臂夹紧，小腿伸平，双手浮于左膝上，手掌向下平按，呈熊掌式，眼平视，此为左动。接着右动，从相反方向按上述动作操练。

注意掌握呼吸与意念，虎式守命门，熊式守中脘。

4. 注意事项

本病急性期宜卧床休息，待病情缓解后则需进行适当的活动。本病病因较多，须找出致病原因，积极治疗原发病，方能取得好的临床疗效。

（十）臀上皮神经损伤

臀上皮神经损伤又称腰臀部筋膜炎、臀上皮神经炎等，是由于腰臀部突然扭闪后，造成腰臀部筋膜损伤，影响臀上皮神经所致，是臀腿痛的常见发病原因之一。

1. 病因病理

臀上皮神经起于第1~3腰神经后支的外侧支，第1~3腰神经后支外侧支穿过骶棘肌，行至其外侧缘，再穿过背阔肌的筋膜，向下越髂嵴，穿出臀筋膜，分布于臀上外侧以及股骨大转子区，管理该区的皮肤感觉。第2腰神经后支外侧支在越过髂嵴时，常与血管同行于一个纤维鞘内。其鞘位于第4腰椎棘突与髂嵴最高点连线外1/3处的下方髂嵴，长约1cm。髂嵴部是腰背筋膜与臀筋膜相连的交界处，但腰背筋膜与臀筋膜的纤维方向并不一致。因此，当身体突然做左右旋转时，该部纤维极易损伤，髂嵴发育缺陷者更易损伤。损伤后局部软组织张力增高，造成纤维鞘内静脉回流障碍，鞘内压力增大，臀上皮神经充血、水肿以至出血。慢性损伤、局部静脉淤血，导致神经轴突和髓鞘变性反应，神经束呈梭状增粗。

此外，由于第1~3腰神经后支外侧支是从骶棘肌中穿出的，因此，第2腰椎水平以下骶棘肌痉挛紧张，也可引起臀上皮神经痛。

2. 临床表现及诊断

绝大多数患者有腰臀部闪扭史，主要表现为腰臀部弥散性疼痛，尤其是髂骨嵴中点附近较明显，可呈刺痛、酸痛或撕裂样疼痛。有下肢牵涉痛，但多不过膝。弯腰受限，起坐困难，由端坐位改直立位时（或由直立位坐下时），感到腰部不吃力，多不能直接站起或坐下，痛甚者需他人搀扶或支撑他物方可起坐。

检查在髂嵴中点直下3~4cm皮下可触及一滚动高起的条索样物，触压时患者痛、麻、胀难忍，臀上部即臀上皮神经分布区触痛明显。直腿抬高试验检查时，有时对侧下肢直腿抬高受限，但无神经根性体征。

3. 非药物疗法

（1）推拿疗法

治则：活血化瘀，舒筋通络。

手法：①术者立于俯卧位患者的患侧。先用揉法、四指推法从第2腰椎棘突水平以下至患肢膝部做放松手法。②用拇指在髂嵴纤维鞘处、臀上皮神经区做与之垂直方向的轻柔的弹拨手法；然后用两拇指沿臀上皮神经走行方向，一手拇指在上按压，另一手拇指向下顺压，以手指感到平复为度。③在腰臀部以及大腿后侧用揉法、擦法治疗数遍。

（2）毫针疗法

法则：通调经气，行瘀止痛。

取穴：肾俞、气海俞、腰眼、阿是穴、环跳、风市。

手法：毫针酌情施泻法或平补平泻法，留针20~30分钟，每日或隔日1次。

（3）灸治疗法

法则：温经通络，活血行瘀。

取穴：阿是穴、肾俞、环跳。

方法：①温针灸：毫针刺入穴位运针得气后，取约2cm长艾段，插入针柄，距皮肤约3cm施灸，从艾段下端点燃，待其自灭后取下灰烬，可更换另一段继续施灸，每次灸 1~2 壮，每日 1 次。②温灸器灸：可用温筒灸，即取一种特制的金属筒状灸具，内装艾绒，点燃后置于施灸穴位来回温熨，以局部发热潮红、患者感到舒适为度。一般灸 20~30 分钟，每日 1 次。

（4）电针疗法

取穴：阿是穴。

方法：以毫针刺入运针得气后，通以脉冲电流的连续波，每次 30 分钟，隔日 1 次。

（5）拔罐疗法

取穴：阿是穴。

方法：取大号玻璃罐，用闪火法将罐吸拔于阿是穴处，可用多罐法或排罐法，留罐 10~15 分钟。或用闪罐法于压痛明显处反复拔吸至皮肤潮红，再留罐 5~10 分钟，每日或隔日治疗 1 次。

（6）物理疗法　用 25mW 氦－氖激光做肾俞、腰眼、阿是穴等穴位照射，每穴 5 分钟，每日或隔日 1 次。或用特定电磁波治疗仪照射阿是穴处，每次 30 分钟，每日或隔日治疗 1 次，10 次为 1 个疗程。

（7）医疗练功　①甩臂：两脚分开如肩宽，上肢自然下垂，左右转动躯干，使上肢随躯干转动而左右甩动，幅度可由小而大，反复进行 30 次左右。②摆腿：手扶肋木或床架，侧向站立，下肢自然伸直，先做一侧下肢的摆动，即使髋部前屈后伸的自然摆动动作，每侧各做 20~30 次，逐渐增多。③转腰：两脚分开站立如肩宽，两手扶肋木或床架，使腰髋部做旋转运动，先顺时针再逆时针，各做 20~30 次，之后逐渐增多。

七、下肢疼痛性疾患

（一）股外侧皮神经损伤

股外侧皮神经损伤，又称为股外侧皮神经炎、感觉异常性股痛症。其临床主要表现为大腿外侧部出现感觉异常，为临床常见病

症，多发于中年以上的男性，常因为外伤及受压引起。

1. 病因病理

西医学证实，股外侧皮神经系第 2~3 腰神经的后支组成，为感觉神经。此神经通过腹股沟韧带的下方，在离髂前上棘以下约 10cm 处，穿出大腿的阔筋膜。由于该神经的走行与体表靠近且行程较长，故常易遭受外伤，且腰椎病、盆腔疾患、肥胖、糖尿病或妊娠时等亦可发生本病。

中医学认为，本病常见的病因有局部受压，经气不利，气血运行不畅，或跌仆闪挫，气血瘀滞而成。其主要病位在足少阳经皮部。

2. 临床表现及诊断

本病常慢性起病，临床主要特征为大腿的外侧部出现感觉异常，如针刺感、烧灼感、麻木感、蚁行感，或有疼痛，局部可出现痛触觉减退，甚至消失。病变多为一侧性，偶有两侧性。每遇久站或行路较长后症状加重，而肥胖患者则于坐位时最感不适。

3. 非药物疗法

（1）皮肤针疗法

治则：疏通经络，调和气血。

方法：首先找出皮肤病变的范围，常规消毒后，使用皮肤针局部叩刺，手法宜由轻到重，待局部呈现潮红或稍见出血点即可，隔日 1 次。此法常能收到较好的疗效。

（2）毫针疗法

治则：同上。

取穴：阿是穴。

刺法：找出股外侧病变的边缘区域，常规消毒后，取 1.5 寸毫针，从病变区边缘进针围刺，针体和皮肤成 45° 角平刺，针尖指向病灶中心，刺 6~8 针；中心区域亦可齐刺 2~3 针，留针 30 分钟，隔日 1 次。

（3）刺络拔罐法

治则：活血行瘀，祛邪通络。

方法：在股外侧病灶部位常规消毒后，以皮肤针叩打病变处，以局部潮红微出血为度，或用三棱针及粗毫针点刺病变处，然后加拔火罐5~10分钟，隔日1次。

（4）电针疗法　采用毫针围刺法，即选取病变处穴位在感觉障碍区周围施针，然后通以脉冲电流，中等刺激，每次20~30分钟，隔日1次。

（5）水针疗法

取穴：风市、血海、伏兔、阿是穴。

方法：以维生素 B_1 100mg，维生素 B_{12} 0.1mg，当归注射液2mg，混合使用或单独使用亦可，每次选2~3穴，每穴注入约2ml，每日或隔日1次，10次为1个疗程。或取阿是穴，约当髂前上棘下10cm之缝匠肌处，用12号针头垂直刺入3~4cm后，徐徐注入维生素 B_1 100mg，维生素 B_{12} 0.1mg 混合液，每日注射1次，5~10次为1个疗程，疗程间隔3~5日。

（6）皮内针疗法

取穴：环跳、风市、伏兔、居髎、阳陵泉、血海、三阴交、足三里等。

方法：常规消毒，皮内针在所取穴位进针后沿皮刺入，胶布固定，根据辨证行补泻手法，埋针3~5日为1个疗程。

（7）推拿疗法

治则：舒筋通络，活血散寒。

手法：患者取仰卧位，医者在患侧髂前上棘至整个大腿前外侧施以㨰法、揉法、按法，以利局部血液循环；找准髂前上棘内侧及下方的压痛点，使用推法、摩法及点法，消除压痛点，祛瘀通络；然后用平推法于压痛点及周围、整个大腿前外侧皮肤感觉异常区域，进行透热散寒治疗。

（8）灸治疗法

取穴：患侧股外侧局部。

方法：①温和灸：取艾条1根，燃着一端后于患处上方距皮肤2~3cm处施灸，以局部有温热舒适感为度，可在患处上方旋转移动施灸，每次20~30分钟，每日1次。②温灸器灸：取艾绒适量放入温灸器内点燃后，将灸器置于病变局部施灸，每次20分钟，每日1次。

（9）物理疗法　用特定电磁波治疗仪照射病变局部，以患者局部有温热舒适感而无灼痛感为度，可随时调节神灯与皮肤的距离，每次20分钟，每日1次。

（二）髋关节骨关节炎

髋关节是全身最深的杵臼关节，由股骨头和髋臼构成，它的主要功能是负重和保证关节多方向大范围的运动。在正常情况下，既能于静态时承受体重，又能在动态时确保关节的稳定。人过中年以后，由于体重增加，关节负重加大而局部血运减少，加之损伤与积累性劳损等因素，引起关节面变形，软组织变性，则可发生髋关节骨关节炎。

1. 病因病理

西医学研究证实，髋关节骨关节炎病变，开始并不发生于股骨头的负重区，而发生于覆盖在股骨头面上的关节软骨。因软骨缺少血液供应，需要间歇性压迫以吸收营养来维持其完整，否则将妨碍软骨的液体交换与代谢而发生退化。中年以后，关节局部血液循环变差，致使关节软骨发生退变。一次严重的或反复多次的外伤，也可致软骨损伤而变性。日久关节软骨逐渐钙化，并发生代偿性增生，形成大量的赘生物。

关节软骨损坏增生以后，关节的负重受压区呈现凹陷性畸形，结果使关节端变得粗短扁平；关节面扁平又进一步影响血运，表现为骨质致密影增高，骨赘形成，并可发生骨碎裂。软骨损坏后的绒毛样增生，引起关节粘连，关节腔消失，骨膜充血，关节囊变厚，最后关节囊因高度纤维化而短缩，关节活动时，刺激囊内神经而引起疼痛。

中医学认为，肝主筋，肾主骨，中年以后，肝肾渐不足，气血渐亏损，致使筋骨失养；加之过度负重用力，更兼风寒湿邪内侵，以致气血不足，经脉受阻，关节机枢不利而发生本病。

2. 临床表现及诊断

本病大多数发生于40岁以上的中老年人，起病缓慢，且呈慢性进行性加重，多无全身症状。患者初起表现为关节活动不利，间歇性酸痛不适，活动时疼痛明显，休息后可减轻，日久则表现为持续性疼痛，但很少有关节肿胀和关节僵直现象。但可由于关节过度活动或外伤、寒冷刺激等因素，加重骨刺对周围组织的刺激，造成创伤性炎症，从而加重关节疼痛、活动障碍等症状。

X线检查可见股骨头处有骨刺形成，关节端粗短扁平，骨质致密影增高。有时在关节腔内可见到骨性游离体，或称"关节鼠"。严重者可见关节粘连，关节腔消失。

3. 非药物疗法

（1）推拿疗法

治则：滑利关节，活血通络。

手法：①患者取俯卧位，用深沉有力的㨰法或揉法在臀部、股骨颈部治疗。重点在髋关节的部位，同时配合做大腿的后伸和外展被动活动。②患者取仰卧位，微屈髋、屈膝，用柔和而深沉的㨰法或揉法从患侧腹股沟部沿大腿内侧至膝部治疗，并可配合做髋关节外展外旋的被动活动和摇髋手法。最后在髋关节外侧用擦法治疗，以透热为度。

（2）毫针疗法

治则：疏通经络，调和气血。

取穴：环跳、居髎、秩边。

手法：毫针深刺，施以平补平泻法或适当施以泻法，留针20~40分钟，隔日1次。

（3）灸治疗法

取穴：同毫针疗法。

方法：①温针疗法：将针刺入穴位，运针得气后，取约2cm长艾段，插入针柄，从下端点燃施灸，艾段距皮肤约3cm，每穴每次2~3壮，隔日1次。②温筒灸法：用特制的金属筒状灸具，内装艾绒，点燃后置于穴位来回温熨，以局部皮肤发热红晕、患者感到舒适为度。每次灸15~30分钟，每日或隔日1次。

（4）拔罐疗法

取穴：阿是穴。

方法：在阿是穴上施闪罐6~8次，然后留罐10~15分钟，亦可采用单纯排罐法，留罐10~15分钟，每1~2日施术1次。

（5）物理疗法　常用红外线、超短波治疗仪或特定电磁波治疗仪治疗，每次30~40分钟，隔日1次。

4. 注意事项

嘱患者进行适当的体育锻炼，并长期坚持。平时注意局部保暖。

（三）股内收肌综合征

股内收肌在大腿的内侧，包括耻骨肌、股薄肌、长收肌、短收肌和大收肌五块，其功能是使大腿内收，稍内旋。受闭孔神经支配，其中耻骨肌受闭孔神经和股神经双重支配，大收肌受闭孔神经和坐骨神经双重支配。临床上，股内收肌由于牵拉或局部挫伤，会引起肌肉纤维断裂、出血、机化、粘连，刺激闭孔神经，导致肌肉痉挛、疼痛、局部压痛、下肢功能障碍等症状，称为股内收肌综合征。

1. 病因病理

本病多发生于急性损伤之后，亦可由慢性劳损所致。可发生于任何年龄，但多见于中老年人。

急性损伤者，每因大腿突然过度外展，内收肌突然剧烈收缩或受过度牵拉，超过肌纤维的弹性限度，发生部分断裂或内收肌附着点拉伤渗血或出血，形成血肿。如治疗不及时或治疗不当，日久血肿机化，产生粘连，刺激闭孔神经，则引起内收肌反射性痉挛，甚至形成骨化性肌炎，导致大腿外展、前屈等功能活动受限。

慢性劳损者，多因长期用力内收大腿而引起内收肌群劳损。内收肌群劳损而出现痉挛，刺激闭孔神经，致使内收肌更加痉挛，肌肉营养不良，代谢产物积聚，形成恶性循环。

2. 临床表现及诊断

大腿内侧疼痛，尤以耻骨部疼痛为甚，足不敢着地，患肢髋、膝关节呈半屈曲姿势，站立行走或下蹲时疼痛加剧。大腿主动内收及外展时，患部感觉僵硬疼痛。

检查时可见患处肌肉肿胀、僵硬，肌张力明显增大，内收肌起点处压痛敏感，急性期测量患肢大腿周径可见明显增大，后期大腿内侧可触及条索状硬节。屈髋屈膝分腿试验，如有股内收肌痉挛，则大腿不易完全分开，被动分开即产生疼痛；患侧"4"字试验阳性。X线检查有时可见到股内收肌部有不规则的密度增高阴影。

3. 非药物疗法

（1）推拿疗法

治则：剥离粘连，解痉止痛。

手法：本病治疗手法较多，现介绍2种。①弹拨揉揉法：先点按腧穴，取太溪、解溪、足三里、风市、冲门，每穴点按约1分钟；患者取仰卧位，术者用一手的拇指找出内收肌的内缘，以及内收肌压痛最明显处，将拇指放于内收肌压痛点的后方，向前顶住内收肌内缘，沿其边缘用力向前弹拨揉1次，或用拇指及其他四指提拉内收肌边缘弹拨1次。②顺筋归位法：患者取仰卧位，医者立于患者的患侧，使患侧髋关节适度地被动外展、外旋3~5次，再做屈膝、屈髋。同时，医者用拇指顺有压痛或较硬的内收肌群做由远而近的顺筋手法，然后再做屈髋活

动1~2次。术后令患者站立，两足跟落地，两脚分开，与肩同宽，助手稍加搀扶，医者蹲下，双手拇指按压疼痛的肌肉，用分筋法左右分拨，然后顺肌肉走行方向上下疏通2次，顺筋归位，使血流畅通，筋络舒展。手法治疗后疼痛多即刻消失，跑跳如常。但治疗初期应避免下肢外展、内收活动。

（2）毫针疗法

治则：舒筋通络，活血祛瘀。

取穴：曲骨、横骨、五里、阴廉、箕门、阿是穴。

刺法：以上腧穴均为近取，其中阿是穴可选数个，以毫针施以平补平泻法或酌情用泻法，留针30分钟，每日或隔日1次。

（3）灸治疗法

治则：温通经脉，解痉止痛。

方法：①温针灸：在毫针疗法的留针过程中，取2cm左右艾段，将其插于针柄上，距皮肤2~3cm，然后从其下端点燃施灸，待其自灭后取下灰烬，更换下一壮，每穴每次1~2壮，每日或隔日1次。②温灸器灸：用一种特制的金属筒状灸具，内装艾绒，点燃后置于大腿内侧疼痛部位，来回温熨，以局部发热红晕、患者感到舒适为度。每次20~30分钟，每日或隔日1次。

（4）物理疗法　宜于伤后3~5日治疗。可用红外线及超声波治疗仪，或用特定电磁波治疗仪照射患部，每次20分钟左右，每日1次，10次为1个疗程。

（5）医疗练功　伤后3~5日（早期）即可在卧位下做屈腿、松腿、抬腿活动；后期则可在坐位、站位下练习折膝、原地起跳等动作。

①屈腿：患者取仰卧位，患肢足跟贴床面做屈伸腿动作10次左右。动作要缓慢，幅度限制在可动范围内。②松腿：患者取仰卧位，患肢基本伸直，大腿贴床面做内外旋动，使髋关节做旋内、旋外动作，旋动时肌

肉不需用劲，要尽量放松。③抬腿：患者取半卧位，患肢基本伸直，患者双手抱住大腿，在双手扶托下，做抬腿活动，10次左右。④折膝：患者取坐位，双手抱住患侧大腿，使患肢小腿慢慢下垂至最大幅度。如患肢无牵拉性疼痛，则可将健侧小腿搭于患肢小腿上，以助患肢增加屈膝幅度。⑤原地起跳：患者站立，双足尖抵地，原地起跳10次左右。患肢功能逐渐恢复时，可改为患肢单足原地起跳。

4. 注意事项

Ⅲ度股内收肌损伤，常有小血管破裂，伤后宜将患肢用棉垫加压包扎固定，以达压迫止血的目的。固定3~5日后，再行推拿及其他治疗。对并发骨化性肌炎者，暂不做推拿及医疗练功，可先用小剂量深度X线照射治疗，待骨化性肌炎稳定后，再做其他治疗。

（四）半月板损伤

因膝关节旋转或屈伸动作过猛而致膝关节内的半月板撕裂损伤，称为半月板损伤。

膝关节半月板由纤维软骨构成，有一定弹性，装嵌于胫骨平台和股骨内外髁之间，分别称为内侧半月板和外侧半月板。周缘较厚，中心较薄，横截面呈楔形，内缘稍游离于关节腔内。半月板的上面凹陷，下面平坦，使股骨和胫骨的关节面更适应。两个半月板的前方由膝横韧带连结，以保持膝关节的稳定，防止滑落。半月板还有避免摩擦、减少震荡、散布滑液、润滑关节及吸收热量等功能。

1. 病因病理

内侧半月板呈C形，前窄后宽，内薄外厚，外侧缘的后半部与内侧副韧带紧密相连，前半部比较松弛，因此在两部分的交界处易受外力扭转而发生横形撕裂。外侧半月板近似O形，活动范围相对较大，正常膝关节呈轻度外翻，胫骨外侧髁部分负重较大，因而易在股骨外侧髁做前后滑动及旋转活动时，发生外侧半月板破裂。

在足部固定的情况下，当膝关节在半屈曲位时，大腿在做内收外展或旋转的同时，突然伸直或屈曲膝关节，半月板受到股骨和胫骨的夹挤、研磨，可发生损伤。其外力因素常分为撕裂性和研磨性外力。

2. 临床表现及诊断

患者多有急性损伤史。受伤时，患侧膝关节有响声与撕裂感，随即发生疼痛，关节因积血和积液而出现肿胀。行走时，自觉关节稳定性差，膝关节有滑落感，尤其在上下楼梯时最明显。破裂移位的半月板游离于关节腔隙中，妨碍关节活动谓之交锁。慢性损伤患者在膝关节屈伸时有弹响声，股四头肌出现肌萎缩。

检查时可见关节间隙有固定压痛点。半月板弹响试验（麦氏试验）是检查半月板是否损伤与定位的方法，患者取仰卧位，极度屈曲膝关节，检查者一手放于患膝前侧，另一手持其足跟，外旋足部，内收小腿做伸屈膝关节活动，如膝内侧有弹响与疼痛者，则为内半月板破裂。反之，内旋其足部，外展小腿，做伸屈膝关节活动，如膝外侧有弹响与疼痛，则为外半月板破裂。膝关节伸直角度越大，说明损伤部位越接近半月板前缘。研磨试验可鉴别侧副韧带损伤与半月板破裂。患者取俯卧位，髋关节伸直，患膝弯曲成90°，医者将患肢的股骨固定（一般是以医者的胫骨部压住患肢的股骨），双手握住患肢的足部，向下挤压膝关节的同时旋转小腿，如引起膝关节疼痛则为阳性，提示半月板损伤。

3. 非药物疗法

（1）推拿疗法

治则：初期行气活血，消肿止痛；后期舒筋通络，滑利关节。

手法：分为解除交锁和舒筋活血两种。

①解除交锁法：患者取正坐位，患肢膝关节自然屈曲，医者面对患者取坐位。以左下肢内侧半月板为例。医者右手握住患者踝部，左手拇指按于左膝关节半月板前角的压痛点处，其余四指按于膝关节外侧。握患肢踝部的右手将小腿外展并使之内旋，然后缓慢将膝关节伸直，与此同时，左手的拇指迅速将半月板向关节内下后方按压，使之复位。在拇指按压下可感觉到复位时的弹响声。最后，两手拇指置于两侧膝眼处，用力均匀地沿关节间隙向后推按至腘窝处，反复数次。如外侧半月板损伤，其复位手法的方向相反。复位后，膝关节处于微屈位，包扎固定5~7日。

②舒筋活血法：采用揉、推、搓、摩等手法。患者取坐位，患肢自然放松，医者一手托住患膝的腘窝，另一手用掌揉法或大小鱼际揉法广泛地揉患膝关节及大腿的四周，重点在股四头肌的内侧。用弹拨法弹拨腘窝、股二头肌、半腱肌、半膜肌。令患者半屈膝位于150°~160°，医者两手拇指分别置于患者的内外膝眼，两手的其余四指拿定患者的腘窝，两拇指由内外膝眼分别沿两侧关节间隙向两侧反复分推3~5分钟，以使局部深层发热为宜。再以虎口对置于膝关节的两侧相合用力搓动3~5分钟。最后以摩法在膝关节至小腿处广泛摩动，手法结束。

（2）毫针疗法

主穴：阳陵泉、曲泉、犊鼻、内膝眼。

配穴：悬钟、侠溪、行间、膝关、梁丘、足三里等。

方法：直刺2寸，令患者局部有酸麻胀感，每日2次。

（3）电针疗法

取穴：阿是穴、膝阳关、曲泉。

方法：毫针刺入运针得气后，加用电针仪治疗，可用密波5分钟后改为疏密波，每日1次，每次15~20分钟，10次为1个疗程。

（4）灸治疗法

取穴：阿是穴。

方法：初期损伤，明显肿胀者，暂不宜用灸法。①温针灸：毫针刺入后，于留针期间加艾段于针柄上。取2cm长艾段，插于针柄上，距皮肤2~3cm，从其下端点燃后施灸，每穴每次1~2壮，每日1次，10次为1个疗程。②回旋灸：选准穴位后，将燃着的艾条在皮肤上往复回旋熏灸，每穴每次施灸10~15分钟，每日灸治1~2次，10次为1个疗程，疗程间隔5日。

（5）医疗练功　保守治疗4~6个月无效者，可考虑做半月板切除术。无论是手术前后还是保守治疗，配合积极的医疗练功都是必要的。一般需行手术的患者，患肢股四头肌往往有不同程度的萎缩，术前如不积极进行股四头肌练功，术后由于手术创伤和制动过程，使肌肉萎缩更加严重，术后膝关节的稳定性减弱。因此，必须着重加强股四头肌肌力的锻炼。同样，非手术治疗患者，更应配合医疗练功，才能获得好的疗效。

非手术治疗的患者，在推拿、针灸等治疗的同时，可做半蹲位的静力性肌紧张和渐进抗阻练习。

术前的医疗练功：主要内容是半蹲位的静力性肌紧张和渐进抗阻练习。

术后的医疗练功：手术后2~3日，手术反应已消减，膝关节肿胀开始消退，患肢仍置于勃朗架上时即可进行。主要方法：患肢的直腿抬举和静力性肌紧张的练习。每次练习5分钟左右，每日3次。

术后10~14日，切口愈合，缝线已拆除，膝关节肿胀明显消退，但尚未下地，除练习以上动作外，可加少量负重的直腿抬举及膝关节可动范围的屈伸活动。如医师给予阻力性的活动，患者坐在床边做下肢自然的各种摆动，以及患肢逐步负重的练习。以后可过渡到站位，先扶床沿练习站立，再逐步做手扶床边下蹲活动。

术后2~3周，在患肢已有足够肌力的基础时，练下地行走，可先扶拐，再逐步过渡。但此时膝关节的屈伸功能多受影响，尤其是屈曲，一般只能屈90°左右。因此，除继续增强股四头肌肌力为主外，可练习膝关节的活动与支持功能，可做床边行走，上、下楼梯，骑固定自行车，以及手扶肋木或床边扶持下蹲等动作。

半月板切除术后，大约需要有3个月才能长出纤维性组织代替半月板功能，逐步恢复膝关节的稳定性，所以对膝关节稳定性要求较高的动作不宜过早进行。当股四头肌练得强而有力时，可以提早进行少量的练习，3个月以后才可逐步做跳跃、跑步等练习。

（五）膝关节创伤性滑膜炎

创伤性滑膜炎是指各种损伤因素所造成的滑膜充血、水肿、滑液分泌增加，从而引起关节肿胀、疼痛、活动受限、局部发热等临床症状的一种常见创伤。创伤性滑膜炎分为急性创伤性和慢性劳损性炎症两种，临床上慢性劳损性滑膜炎女性多于男性，尤其是肥胖患者多见。

1. 病因病理

膝关节是全身关节中滑膜最丰富的关节，在膝关节前方形成一个很大的滑膜囊，称为髌上囊。在正常情况下，滑膜分泌滑液并不断新陈代谢，在关节腔内仅保持5~10ml滑液，以维持其生理功能。一旦滑膜受创伤则滑液分泌增多，代谢障碍，最多时可积聚60~80ml滑液。膝关节负重大，活动频繁，因而容易发生外伤或劳损。膝关节不同性质和程度的创伤，均可引起创伤性滑膜炎，可有单纯性滑膜炎，也可合并其他损伤。早期多为急性滑膜炎，如处理不当可转为慢性；也有因膝部慢性损伤而引起慢性滑膜炎者；

有的因关节内损伤或关节内游离体而引起慢性滑膜炎，但又可见反复急性发作。无论何种情况，滑膜均有充血、水肿、滑液分泌增多。急性期，滑膜本身受创伤而撕裂，引起出血，可为血性积液。而滑膜在长期慢性炎性过程中，则可逐渐增厚，影响滑液的正常代谢，故为浆液性积液，且可发生纤维化而引起关节粘连，影响正常的关节功能活动。

2. 临床表现及诊断

（1）肿胀　两膝眼及髌上囊部分隆起，其轻重可视关节内积液多少而定。一般急性期积液多，肿胀明显；而慢性滑膜炎在活动后肿胀明显，休息后好转。

（2）疼痛　膝关节胀痛，做全蹲位或活动过多后疼痛更加明显。其疼痛特点是膝关节主动极度伸直时，特别是抗阻力时髌下部疼痛；被动极度屈曲时疼痛加重。

（3）关节功能障碍　患者感觉膝关节活动不灵活，屈曲受限，或不能伸直。病程稍长即感膝软无力。

（4）浮髌试验阳性　患者膝关节伸直，股四头肌放松，医师一手掌放在髌骨上方的髌上囊处，并施压将髌上囊液挤入关节腔内，使髌骨浮起，再以另一手示指急按髌骨尖部，如感到髌骨有漂浮感，即为阳性。

3. 非药物疗法

（1）推拿疗法

1）急性期：伤后1~2日即可进行推拿治疗。此期当以静为主，适当运动，因此患者需卧床休息，膝部固定于微屈位，伤肢抬高；如疼痛较重，积液甚多，可在无菌条件下穿刺抽液，加压包扎，1~2日后再行推拿治疗。

手法：①开窍：取血海、阴陵泉、阳陵泉穴，用指掐、指振等法推拿，每穴约1分钟。②活血：轻揉大小腿部，由小腿到大腿（膝部不揉），反复数次。③消肿：用掌平推法，由小腿经膝到大腿，一直推至腹股沟部，可两手交替操作，推 5~10 分钟，使胀痛消减。④强筋：用三指或五指揉捏大小腿部肌肉，先揉捏小腿前外侧群，再依次揉捏大腿股四头肌和内收肌群；然后嘱患者翻身俯卧，揉捏小腿后肌群和股后肌群。

2）慢性期：病程稍长，肿胀消而未尽。该期以动为主，静为辅，可以行走，但要有适当休息，推拿强度可加大。

手法：①消肿：用掌平推大小腿部，由远端到近端，直推至腹股沟部，两手交替进行，推 3~5 分钟。②推膝：用拇指尖或侧面推膝周围，先推两侧膝眼处，然后多推髌上囊处，再推髌周围和内外关节间隙处。这是此期的主要手法，有活血、消炎、促进吸收、防止和消除粘连等作用。③强筋：患者先仰卧，医师揉捏其小腿肌肉，然后捏、搓大腿肌肉；患者再改俯卧位，医师捏搓其大小腿后部肌肉，上下数遍。

（2）毫针疗法

治则：活血通脉，消肿止痛。

取穴：阿是穴、梁丘、血海。

手法：用毫针施以平补平泻法，留针 20~30 分钟，间歇运针，每日 1 次，7~10 次为 1 个疗程。疗程长短可根据病情而定。

（3）灸治疗法

治则：温经通络，消肿散瘀。

方法：①温针灸：取阿是穴及其邻近经穴，留针期间，取一段长约 2cm 艾段，插在针柄上，距皮肤 2~3cm，然后从其下端点燃施灸，每次每穴 1~2 壮，每日 1 次。②温和灸：取艾条 1 根，燃着一端置于阿是穴上方约 3cm 处施灸，以局部皮肤潮红、患者感觉温热舒适为度，每日 1~2 次，每次 20~30 分钟。

（4）医疗练功　①急性期：此期不做膝关节屈伸活动，只做大小腿肌肉的静力性肌紧张练习。要求紧张和放松有节律地进行。先做踝背屈时的大小腿肌紧张及放松活动，

再做踝跖屈的大小腿肌紧张、放松活动，交替进行，重复 5~20 次。②慢性期：此期医疗练功的目的主要是发展大小腿的肌力，特别是练股四头肌的肌力，同时逐渐练习膝关节的屈伸活动。腿部肌力的练习：先练直腿抬举，以后在抬举时逐渐给予抗阻，在此基础上做直腿抬举的渐进抗阻练习。当膝伸屈练习有一定的基础后，可做膝屈曲到伸直位的负重练习。该病只要早期注意动静结合的治疗，一般不会发生膝关节活动功能障碍，因此只要肿胀渐退，即可逐渐增加伸屈膝的主动性活动，不需要被动或强迫的伸屈膝活动，一般都能较好地恢复膝关节的正常伸屈活动范围。

单纯性创伤性滑膜炎，用上法练习后一般都可收效，肿胀消退较快，疗程短，疗效较好。对有复合损伤者，也可用上法锻炼，但还需进一步检查伤情，根据不同并发症，辅以不同的治疗。

（六）髌骨软骨软化症

髌骨软骨软化症简称"髌骨软化症"，又称"髌骨关节病""髌骨劳损"，是一种常见的慢性劳损性疾病，其主要病理变化是软骨的退行性变。运动员、舞蹈人员、武打演员易患，一些半蹲位工作或经常弯腰负重的工人也常易患此症。

1. 病因病理

引起本病的主要原因是长期的微细的磨损性损伤。特别是当膝关节处于半屈位时，由于韧带松弛，稳定作用完全靠股四头肌，常易发生髌骨关节面的错动、拧扭、摩擦、撞击等损伤。其结果是引起软骨细胞的浅层坏死，破坏了软骨摄取营养的正常机制，影响了软骨细胞制造硫酸软骨素的功能，使软骨失去弹性，发生变性。同时，创伤能改变滑液的成分、渗透压以及酶的活性，亦可加速软骨的变性。

2. 临床表现及诊断

临床症状和体征的变化取决于关节软骨变性发展的程度，患者主诉为膝内疼痛，关节发软，不能单腿支撑，但往往不能确切地描述疼痛的性质，也不易定位。本病发病缓慢，常无明显的急性损伤。早期患者仅觉膝关节不适，酸胀无力，时发时止，与劳累、天气变化有一定的关系；随着关节软骨变性的发展，症状逐渐加重，活动时和活动后疼痛加剧，尤以上下楼梯或上下坡时明显，并有关节的弹响声，半蹲位时疼痛显著，有些人由于股四头肌萎缩而出现膝关节不稳。

检查时可见膝关节外观正常或轻度肿胀，髌骨周围有压痛，尤其是外侧缘明显，膝关节活动时可有髌骨摩擦音；当屈曲到130°~150°时出现疼痛，超过150°时疼痛消失或减轻；用拇指、示指将髌骨向远侧推压，同时令患者屈曲膝关节，此时可发生疼痛或剧痛。X线片检查：早期无异常，晚期在侧位片和髌骨轴位片上可见关节间隙狭窄，髌骨软骨面呈波纹状，或在髌骨关节面上下缘形成骨赘。

3. 非药物疗法

（1）推拿疗法

点揉法：患者取仰卧位，术者用掌根在髌骨周围自上而下顺时针方向按揉5分钟，再点压双侧膝眼、委中、足三里、血海等穴各2分钟。

推拉法：用双手指抓握髌骨横向或纵向推拉5次，用力要轻缓。

叩击法：术者用掌心轻度叩击患膝髌骨前缘50次，速度要慢，有反弹感。

过屈法：患者取俯卧位，屈膝关节，压小腿反复4~6次。

（2）毫针疗法

治则：疏调气血，通经活络。

取穴：鹤顶、内膝眼、外膝眼、梁丘、足三里、阴陵泉、阳陵泉。

手法：毫针，平补平泻法，留针20~30分钟，每日或隔日1次，10次为1个疗程。其中，内、外膝眼穴向膝关节中心方向刺入1.5~2寸，局部出现胀感，有时可向下扩散；阳陵泉可向胫骨后缘斜下刺入，深1~3寸，使局部产生酸胀感并向下扩散，亦可透刺阴陵泉。

（3）灸治疗法

治则：温经通络，消肿止痛。

取穴：内膝眼、外膝眼、阿是穴。

方法：①回旋灸：选准穴位后，将燃着的艾条在皮肤上往复回旋熏灸，每穴每次施灸10~15分钟，每日灸治1~2次，10次为1个疗程，疗程间隔5日。②温针灸：毫针刺入穴位后，取长约2cm艾条置于针柄上，距皮肤约3cm，从其下端点燃施灸，每穴施灸1~2壮，每日或隔日施治1次，10次为1个疗程，疗程间隔5日。③隔姜灸：取鲜生姜一块，切成约0.3cm厚的姜片，用针于中间穿刺数孔，放在施灸穴位上，上置艾炷点燃施灸，当患者局部感觉热痛时，更换下一壮再灸，每次每穴灸2~4壮，每日1次。

（4）水针疗法

取穴：压痛点及肌肉起止点处。

方法：局部皮肤常规消毒，取0.5%普鲁卡因1~5ml，注入穴位，每穴注入1~2ml，每隔1~3日注射1次，10次为1个疗程。

（5）电针疗法

取穴：鹤顶、内膝眼、外膝眼、梁丘、阴陵泉、阳陵泉。

方法：每次选用2个穴位，用密波5分钟后改为疏密波，每日1次，每次15~20分钟，10次为1个疗程。

（6）功能锻炼 ①站桩：在静力状态下，锻炼股四头肌。②直抬腿：进行累进负重的练习，以增强股四头肌肌力。股四头肌肌力增强后，有利于膝关节的稳定，对控制髌骨软化症的发展及预防其复发有积极的作用。

（七）膝关节侧副韧带损伤

膝关节处于微屈位时，突然受到内翻或外翻应力的冲击，使膝关节内、外侧副韧带撕裂、断裂等损伤者，称之为内外侧副韧带损伤。

1.病因病理

内侧副韧带呈三角形，位于股骨内髁和胫骨内髁之间，它的内侧与内侧半月板的中后部外缘相连接；外侧副韧带起于股骨外侧髁，止于腓骨小头，不与外侧半月板相连。内侧副韧带紧张时可使膝关节处于伸直位或屈曲位，松弛时则膝关节处于半屈曲位；外侧副韧带在膝关节伸展至150°时开始紧张，而屈曲时则弛缓，正因为这两条侧副韧带在半屈曲位时都处于弛缓状态，所以膝关节在半屈曲位时最不稳定，并有小范围的侧向、旋转的余地。

内、外侧副韧带的损伤以内侧最为多见，常发生在膝关节轻度屈曲，股骨内旋，足部固定位置及胫骨突然向外旋转或外翻时，其损伤分为扭伤、撕裂伤、不完全断裂伤、完全断裂伤、合并半月板损伤或十字韧带损伤等几种类型。扭伤为韧带遭受牵拉性损伤；不完全断裂伤为浅层或深层的上附着部或下附着部断裂，局部出血粘连，甚至血肿骨化，影响关节屈伸活动；完全断裂有时为横断、斜面断或纵形断等，使关节内侧失去联系而丧失稳定性。

2.临床表现及诊断

（1）疼痛　内侧副韧带扭伤或不完全断裂者，患者仍可坚持走路，其疼痛限于关节内侧；如完全断裂者，则膝关节丧失稳定性，反射性地引起腘绳肌紧张，致使关节活动受限，强力外展膝关节可引起剧烈疼痛。

（2）肿胀　副韧带扭伤时，局部多不显肿胀；侧副韧带不完全断裂者肿胀多为局限

性；完全性断裂者，关节内积血、积液而肿胀明显，甚至断裂部位出现皮下瘀血青紫，关节内缘可触到凹陷。

（3）功能活动障碍　无论不完全断裂还是完全性断裂，均可引起反射性肌痉挛，影响关节活动。关节内积血引起的疼痛，是影响关节活动的主要原因。

检查时，膝关节侧向试验阳性，即在膝关节轻度屈曲位时，轻轻用力外展小腿，若关节内侧疼痛加剧，表示内侧副韧带损伤；如关节内侧有分离现象，则为内侧副韧带断裂。在外展应力下，即轻度外展位X线片，双膝对比可显示内侧关节间隙明显加宽。若将关节内收，则可检查外侧副韧带损伤情况。若十字韧带断裂者，抽屉试验阳性。

3.非药物疗法

（1）推拿疗法

治则：活血祛瘀，舒筋通络。

手法：治疗本病的推拿手法较多，现介绍以下几种常用手法。

①按揉散瘀法：患者取坐位。医者立于身前，一手握足踝部，一手托膝部，并用拇指轻轻按压伤部。然后将膝关节向内上方缓缓提起，患者用双手支持自己的上身，医者两手反向，并将患膝向内推，使痉挛的肌肉得以舒缓，顺势将膝关节伸直，以达到疏筋理气的目的。然后，用单手揉膝部。医者半蹲位，一手扶患膝，一手握踝部，沿逆时针方向摇动膝关节，将膝关节拉直。医者倒手，一手握踝，另一手扶膝关节内侧，扶踝的手前推上提，使之屈膝，扶膝的手按压膝关节，顺势将膝关节拔直，然后揉膝部。结束手法。

②牵拉理筋法：患者坐于床边，两腿自然下垂。一助手坐于患侧，两手扶伤侧股骨，第二助手在患者的背后扶其两肩；医者半蹲位于患者的前方（以右膝内侧副韧带损伤为例）。医者左手握于膝部，示指卡住髌

骨并固定之；另一手握住患者小腿的下端，使小腿下垂牵引之。将膝关节由内向外摇晃6~7次，然后医者站起，身体向外，拿握患者小腿的手倒换变为向外牵拉，扶膝之手变为握住膝关节内侧，使膝关节屈曲并旋转于90°位置上，扶膝之手沿关节间隙推顺其筋。反复2次后，将患肢伸直，医者双手掌在患者膝关节两侧捋顺、捻散之。

③提拉推按法：患者取仰卧位，以右侧为例。医者先用指按法，按压太溪、解溪、足三里、风市、冲门等穴。推拿患者踝关节，提拉股四头肌的联合腱。将患肢踝部夹持于医者的右腋下，右手掌托住右小腿后上部，拇指放于膝关节内侧的下端相当于内侧副韧带的下附着部；左手拇指及示指捏住髌骨上端联合腱的两侧，先伸直膝关节，再屈曲膝关节。屈曲时左手拇指及示指向后推按股四头肌联合腱的前部并向上提拉；右手拇指沿内侧副韧带向上挤压推按，反复2~3次，将膝关节放于伸直位；医者用右手大鱼际沿内侧副韧带做纵行推挤，由下而上，自后而前挤按，继而揉揉。对于不完全断裂者禁用弹拨法，以免造成完全性断裂。

（2）毫针疗法

治则：活血理气，通经止痛。

取穴：阿是穴、四海、曲泉、阳陵泉、膝阳关。

刺法：膝部侧副韧带损伤，针灸治疗主要是以痛为腧。上穴酌情选用，毫针刺，施以平补平泻法，留针20~30分钟，每日或隔日1次。

（3）灸治疗法

治则：温通经络，消肿止痛。

方法：①温针灸：毫针刺入穴位运针得气后，于留针期间取约2cm长艾段，插入针柄上，从其下端点燃后施灸，每穴每次1~2壮，每日或隔日1次。②温和灸：取艾条1根，燃着后于阿是穴及其周围熏灸，艾条约距皮肤3cm，以局部潮红、患者感觉舒适为度，每穴施灸15分钟左右，每日或隔日1次。

（4）刺络拔罐法

取穴：阿是穴。

方法：用梅花针在局部叩打，需在局部皮肤常规消毒后施术。梅花针叩至局部微出血后再拔火罐，用闪火法将罐拔于患处，留罐5~10分钟，可拔出少量瘀血。隔2~3日施术1次，可祛瘀消肿，通经活络。

（5）水针疗法

取穴：阿是穴。

方法：局部皮肤常规消毒后，用醋酸泼尼松龙25mg加2%普鲁卡因3~4ml做痛点注射，每周1次，3~4次为1个疗程。

（6）物理疗法　用7~25mW氦氖激光照射，每穴15分钟，或用特定电磁波治疗仪照射患处，每次20~40分钟，每日1次，10次为1个疗程。

（八）踝关节扭伤

踝关节是由胫、腓骨下端和距骨组成的屈戍关节。胫骨下端内侧向下的骨突称为内踝；胫骨下端后缘也稍向下突出，称为后踝；腓骨下端的突出部分称为外踝。内、外、后三踝构成踝穴，距骨体位于踝穴内，并与胫骨形成类似滑车形的关节。

踝关节的关节囊前后松弛，两侧较紧。外侧副韧带由跟腓韧带及距腓前、后韧带三束组成。内侧为三角韧带，由浅部的跟胫韧带与深层的三角形韧带构成，较外侧副韧带更坚强。这样的解剖结构有利于踝关节的伸屈活动。

临床上，踝关节扭伤最为常见，占全身关节扭伤的80%以上，可发生于任何年龄，青壮年活动多，运动量大，所以发病也最多。

1.病因病理

踝关节扭伤以足内翻跖屈位损伤为多，

如从高处坠落，或在不平的路面上行走、跳跃，或因下楼梯时踩空，足突然翻转，侧副韧带受到强大的张力作用而发生踝关节扭伤。呈内翻姿势扭伤时，常引起外踝的前下方距腓前韧带和跟腓韧带的撕裂；呈外翻姿势扭伤时，由于三角韧带比较坚强，较少发生撕裂，但可引起下胫腓韧带撕裂。由于解剖的关系，临床以内翻损伤较为常见。踝关节扭伤较重者，常可合并踝部的骨折脱位。

2. 临床表现及诊断

有急性扭伤史。踝关节骤然疼痛，明显肿胀，勉强走路或活动关节时，疼痛更为明显，局部可见皮下瘀斑。伤后 2~3 日内，皮下瘀血青紫尤为明显。内翻扭伤时，外踝前下方和足背部肿胀，若将足部内翻则疼痛明显加剧。外翻扭伤时，内踝部肿痛明显。临床上内踝扭伤多合并外踝损伤，内外踝均可肿胀疼痛。

在屈膝位足底向上做纵轴叩击试验时，如踝部疼痛剧烈则可能有踝部骨折的存在。X 线检查时，应做与受伤时姿势相同的内翻或外翻位的 X 片检查，不仅有助于排除骨折、脱位，而且能借以诊断韧带有无断裂。

3. 非药物疗法

（1）推拿疗法

1）急性期

治则：疏通气血，祛瘀生新。

手法：①开窍移痛：取悬钟穴，用拇指按、掐法持续 1 分钟左右，使其得气而感酸胀沉重。患者经此手法治疗后，顿感伤处舒展、疼痛减轻，达到开窍移痛的目的。②活血祛瘀：用轻摩、轻推、轻揉的手法，由踝的远端向近端推拿，以达到活血祛瘀的作用。③指切消肿：在肿胀、瘀血的部位用连续密集的指切挤推手法，自肿胀瘀血的远端挤向近端，并挤过踝部的小腿十字韧带和小腿横韧带。指切从肿胀瘀血的中线开始，经过第一次指切，沿着中线形成一条凹陷的浅沟，把肿胀瘀血分割为左右两半；然后再从浅沟两侧逐次指切，切到整个肿胀的边缘为止。经过一次指切，肿胀瘀血则明显消退，如消退不理想可重复指切 1 次。指切时患者有痛感，应嘱其配合。④理筋疏络：用指揉、指推及小幅度摇动踝关节的手法疏理筋络，使损伤的软组织得以复位。⑤压迫固定：用中药活血祛瘀散等，以温水调成厚糊状，涂在纱布垫上敷于患处，用 4 寸绷带由足背向上包扎固定。包扎时使损伤部位处于稍稍松弛的体位，如为距腓前韧带损伤，足应处于轻度背屈外翻位。急性踝关节扭伤经以上治疗后，次日或间隔 1 日后复诊，再按上法处理，以后每日治疗 1 次，一般经过治疗 3~4 次，肿胀便可基本消退，不必再敷药包扎，同时推拿手法也应做相应改变。

2）恢复期

治则：散瘀解痉，滑利关节。

手法：①松筋：用拇指推法及擦法，对小腿各肌群进行推拿 2~3 分钟。推拿过程中，术者应检查其肌肉痉挛的部位和情况，以便在治疗过程中有所侧重。②散瘀：在压痛点及有瘀结的疙瘩处，用拇指指尖推、揉及拨络法以消散之。若患者有痛感，需嘱其配合。③摇动关节：术者一手压伤处揉、擦，另一手握住患足前部，摇动关节，两手同时操作，边揉擦、边摇动，然后用揉擦的手握住小腿下端的后面，以固定踝穴，另一握足前部的手摇动踝关节。摇动幅度由小渐大，根据病情达到最大可能范围。

推拿治疗踝关节扭伤疗效显著。在急性期，推拿的关键是要达到消肿彻底，固定妥帖，两者缺一不可。肿不消、瘀不除则气血不畅，不通则痛。而且瘀血及组织液滞留局部，不利于损伤组织的修复，更可残留形成瘀结、粘连。推拿手法虽能消肿，但由于损伤组织继续出血及组织液渗出，故其消肿的效果只是一时性的，必须予以加压包扎固定，以免复现肿胀。待急性损伤反应已过，肿胀消退时，推拿的关键则侧重于恢复关节的功能，改变推拿手法，即可取得满意的疗效。

（2）毫针疗法

治则：疏通气血，消肿定痛。

取穴：申脉、金门、丘墟、商丘、照海、阿是穴。

手法：毫针泻法或平补平泻法，留针20~30分钟，每日1次。根据扭伤部位，上穴酌情选用，原则是取损伤部位邻近腧穴。

（3）灸治疗法

治则：温经通络，活血止痛。

取穴：同毫针疗法。

方法：扭伤后前3日不宜灸，以推拿和毫针疗法为宜。①温针灸：于扭伤后第3日开始，可针上加灸。取2cm左右长艾条置于针柄上施灸，每穴每次1~2壮，每日1次。②温和灸：适于扭伤恢复期。取1根艾条，燃着一端后于穴位上灸治，以局部皮肤潮红、患者感觉温热舒适为度。每穴5~10分钟，每日1~2次。

（4）物理疗法　用25mW氦-氖激光做阿是穴照射15~20分钟，或用特定电磁波治疗仪照射患部20~30分钟，每日1次。适用于扭伤恢复期及陈旧性损伤。

（5）医疗练功　中医学治疗损伤善用动静结合之法。踝关节扭伤在急性期，局部虽予固定，但其他关节仍需活动。可在卧位下屈伸足趾、膝、髋关节，各10~20次，每日2~3遍。待固定解除后，先在卧位下活动足踝关节，然后逐步过渡到站位下练功。练功方法如下。

①踏步：原地高抬腿，踏步1~2分钟。②弓步压腿：前弓步患足在前，全脚掌着地，双手搭在髌骨上方，向下压腿使踝背屈3~5次。然后改成后弓步压腿，使膝伸直，踝跖屈3~5次。交替进行6~8遍。③下蹲起立：两足分开如肩宽，两手扶木架或叉腰，下蹲、起立交替进行8~16次。④弓步辗转：前弓步，患足在前，全脚掌着地，双手按患侧大腿，以踝为轴心做顺时针方向辗转3~5圈，然后改为逆时针方向辗转3~5圈。交替进行6~8遍。

（6）熏洗疗法　一般在伤后2~3日即可用活血化瘀类中草药煎汤熏洗，或用温水熏洗也可，以利组织修复，每日1~2次，每次15分钟左右。熏洗完毕后，患足应擦干，穿袜保暖。

（九）足跟痛

足跟痛是临床较为常见的病症，以足跟部站立或行走时疼痛为主要表现，可见于多种与足跟部有关的疾病。临床多见于中老年妇女。

1. 病因病理

西医学认为，由于体质肥胖、长期病卧，足跟部皮肤变软，跟底皮下脂肪纤维垫部分萎缩，或经常在硬地上行走，跟下滑囊受外力刺激而引起炎症；或跖筋膜和足短肌在其附着处受牵拉，引起炎症而产生骨刺；或长期负重行走，长途跋涉，各种急、慢性外伤，寒湿侵袭，均可引起跖筋膜劳损及其退行性变，跖筋膜弹力减弱而发生炎症。

中医学认为，本病多因肝肾亏虚，气血不和，筋脉失养，或加之风寒湿邪侵袭，或因外伤、劳损等，致使经络气血运行受阻而成。

2. 临床表现及诊断

一般起病缓慢，可有数月或几年的病史，多为一侧发病。早晨起床后站立时疼痛较重，行走片刻后疼痛减轻，但行走过久疼痛又加重。局部检查常无红肿等异常。

足跟痛为临床症状，引起足跟痛的常见病有以下几种。

（1）足跟脂肪纤维垫炎　患者足跟下疼

痛、肿胀，有浅在压痛。

（2）滑囊炎或骨膜炎　出现足跟下深在压痛，其中滑囊炎发病可以较急，疼痛颇剧。

（3）跟骨骨刺　发病年龄较大，足跟部局部压痛，有时可触及骨性隆起，患者自感开始行走时疼痛加剧，活动片刻后疼痛稍减，休息后疼痛更加减轻。X线片可确诊。

（4）跖腱膜炎　患者足跟下或足心疼痛，足底有紧张感，检查见跟骨结节前缘压痛，牵扯跖腱膜可使疼痛加重。

（5）跟骨骨骺炎　见于儿童，为跟骨骨骺创伤性炎症，表现为跟骨结节处疼痛。扣诊时跟骨结节处压痛明显。

3. 非药物疗法

（1）毫针疗法

治则：疏通经络，活血止痛。

取穴：阿是穴、昆仑、仆参、太溪、水泉、然谷。

刺法：根据疼痛部位酌情选用以上穴位。如足跟下疼痛时，因跟下皮肤太厚，毫针不能刺入，但粗针太痛，故不选用阿是穴，而以仆参、然谷等穴部刺入跟下1.5~2寸深，使针感放射到跟部。毫针施以平补平泻法，留针20~30分钟，每日或隔日治疗1次，10次为1个疗程。

（2）皮内针疗法

取穴：昆仑、太冲、肾俞、足三里、百会、解溪等。

方法：常规消毒，皮内针在所用穴位进针后，沿皮刺入，胶布固定后，根据辨证行补泻手法，埋针3~5日为1个疗程。

（3）灸治疗法

治则：温经通络止痛。

取穴：阿是穴。

方法：①温和灸：取1根艾条，燃着一端后于疼痛局部施灸，连续熏灸10~20分钟，至局部皮肤潮红为度，每日灸治1~2次，10次为1个疗程，疗程间隔3~5日。②隔姜灸：取新鲜生姜切片，厚约0.3cm，大小可视施灸部位及所用艾炷大小而定，然后用针于其上穿刺数孔，放于阿是穴上，上置艾炷点燃施灸，灸至局部有热痛感，更换下一壮，每次每穴2~3壮，每日1次，10次为1个疗程。

（4）推拿疗法

治则：舒筋活血。

手法：患者仰卧位。从足跟部沿跖筋膜、跟骨结节按揉数遍；然后弹拨跖筋膜，重点在跟腱附着点周围及然谷穴；再顺跖筋膜方向用擦法，以透热为度。

（5）物理疗法　用特定电磁波治疗仪在足跟疼痛明显处照射治疗，每次20~30分钟，每日或隔日1次，10次为1个疗程。

（6）熏洗疗法　用温水或活血化瘀类中药煎后熏洗患足，每次15~20分钟，每日1~2次。熏洗后擦干患足，注意保暖。

第十五章 非药物美容法

第一节 非药物美容史概况

中医学具有悠久的历史和丰富的内容，不仅防病治病疗效卓著，在美容保健方面也独树一帜，积累了丰富的经验，尤其是非药物美容法，以其顺应自然、安全有效而流传至今，成为中医美容学中重要的疗法之一。

殷商是我国第一个有文字可考的历史朝代，出土的商代甲骨文中就有"沐""浴"等字，"沐"字形容洗面，"浴"字形像人在盆里用水洗澡。从而说明我国劳动人民在很早以前就建立了洗脸、洗澡等良好的卫生保健习惯。"头梳、掏搓"的使用不仅有洁身美发的作用，同时也是自我按摩的用具，由此形成的"栉头""摩面""干沐浴"的自我按摩方法不但可以治病，还具有保健强身的作用。

秦汉时期，许多医书已涉及美容的内容，美容方法逐渐增多，中医经典著作《内经》的问世，为中医美容学奠定了理论基础。书中不但对经络、气血与美容的关系作了精辟的论述，如"女子……五七阳明脉衰，面始焦；六七三阳脉衰于上，面皆焦，发始白……丈夫……六八阳气衰竭于上，面焦，发鬓颁白"。此外，还对有关损容性皮肤病如痤、酒渣、毛拔、毛枯、唇揭、发落等的病因、病机及治疗方法进行了论述。书中还准确地概括了按摩所具有的行气活血、舒筋通络、镇静止痛、退热等作用。记载了用按摩治疗多种疾病，其中按摩治疗口眼㖞斜可以说是开了古代按摩美容的先河。《内经》中关于"怒伤肝，悲胜怒；喜伤心，恐胜喜；思伤脾，怒胜思；忧伤肺，喜胜忧；恐伤肾，思胜恐"的论述，创立了以情胜情的心理疗法，通过有意识地采用另一种情志活动去战胜、调节由某种情志刺激而引起的面部、肌肤疾患，从而达到美容的目的。从马王堆汉墓出土的《导引图》和竹简书《十问》中有各种不同导引图示，还有"以志治气，目明耳聪，皮革有光，百脉充盈，阴乃口（滋）生"等记载，这是我国自我保健与美容具有悠久历史的佐证。其中《导引图》以调身为主，《却谷食气》篇以调气为主，《内经》强调调神的方法，加之道家的创立及佛教的传入，均对传统功法的发展做出了贡献。

三国时期，名医华佗通晓养生保健之术，由此而创立了防病治病、健身美容的五禽戏。当时养生之道盛行，魏伯阳的《周易参同契》、刘安的《淮南子》等书，虽多论及养生之道，但其中也有一些美容的内容。

晋代的葛洪在《抱朴子·内篇·遐览》中载有《按摩导引经》十卷。《晋书》记载魏咏之其人，生而缺唇，18岁时，医生给他做了兔唇修补手术，后来成为晋朝的宰相，可以看出当时的整形美容术已具有一定的水平。

隋代巢元方等编《诸病源候论》，每卷病候之末多附有健身美容的锻炼方法，其中许多是关于功法和推拿美容的内容。

唐代，由于国泰民安，经济繁荣，美容手段也日趋全面，并出现专职美容师。从《簪花仕女图》中可以看出，唐代贵妇人对四季服装、发式、美容、首饰已十分讲究，美容化妆非常盛行。除此之外，一些非药物美容法也相继得到整理和发展，孙思邈在《备急千金要方》《千金翼方》中，除继承了面药、面脂、手膏、澡豆、美发、除臭诸方和各种美容方法外，还搜集了针灸美容法、冷冻美容法、磨削美容法，融美容保健和美容治疗于一书，对传统医学美容法起到了承上启下的作用。孙思邈十分重视日常的保健按摩，认为保健按摩不仅能保持身体健康，预防疾病，尤其具有抗衰老作用。这一时期灸疗、食疗的专著也相继增多，使中医非药物美容的治疗手段及理论更加充实。

宋代，我国经济又有较大的发展，特别是造纸业的发达及活版印刷术的发明，更加促进了医学的著述和传播。宋太宗登基后，首次以政府的力量广征天下各方，历时10年编成《太平圣惠方》，书中亦载有有关美容的方剂，同时还列有食疗专篇。《圣济总录》中不仅记载了有关治疗面黑和面皱的方剂，同时对按摩手法也进行了分析。这一时期，对针灸疗法也作了全面总结和整理，王惟一创制针灸铜人并著《铜人腧穴针灸图经》。

金元时期，中医美容学仍在不断丰富和发展。其中非药物疗法的内容也十分丰富，如元代邹铉续续增的《寿亲养老新书》对饮食疗法，推拿疗法，棋、诗、书、画疗法，音乐疗法，环境疗法及水疗法等均有记述。

元代饮膳太医忽思慧的《饮膳正要》是一部比较完善的食疗营养学专著，对养生营养疗法等均有论述，其中载有药膳方14种，抗衰老药膳方21种。元代推拿疗法也为临床广泛使用，如危亦林的《世医得效方》中许多常见病均采用推拿疗法。

明代，上至宫廷王府，下至庶民百姓都很重视美容术。著名医药学家李时珍所著《本草纲目》收集了不少民间实用简便的美容方，并记载了各种日常食物的制作和治疗作用。龚廷贤的《寿世保元》、龚居中的《红炉点雪》、高濂的《遵生八笺》、周履靖的《夷门广牍》等，在宣传延年益寿的按摩、气功、导引的同时，对明目聪耳、润颜、乌发等美容功亦多论及，使非药物美容法的内容更加丰富。

至清代，美容术更加发达，其美容方法不仅先进，而且规范化，尤其是非药物美容法的理论和内容更加丰富，有关饮食疗法、音乐疗法、针灸推拿疗法的专著大量涌现，其中关于美容、强身、保健、益寿的方法也更加完善。

近代，随着人民生活水平的提高，对美容的要求也越来越高，特别是在全球性"回归自然"的强烈呼声中，非药物美容法以其顺应自然、无毒副作用的独特疗效而引起了人们的关注，针灸、推拿、食疗、心理疗法等被广泛用于美容、保健、康复等医疗实践中，并取得了可喜的成绩。我们相信，非药物美容疗法经过更加深入的研究开发和应用，必将为人类的健康做出更大的贡献。

第二节　非药物美容法应用基本技法

非药物美容法是指除药物以外美容方法的总称，包括的范围很广。目前常用的非药物美容方法有针灸美容、推拿美容、食物美容、心理美容、面膜美容等。

一、针灸美容法

本法是在中医基础理论指导下，运用经络学说，通过针刺、灸治人体的某些穴位，或刺激某些经络，以协调阴阳、补益脏腑、疏通经络、调理气血、消肿散结，从而达到驻颜悦色、强身健体、祛病疗疾、延缓衰老的一种治疗方法。常用的有体针法、耳针法、皮肤针法、火针法、刺血法、灸法、拔罐法等。针灸美容法的特点是操作简便、实用、易于掌握。

二、推拿美容法

本法是以中医的脏腑、经络为理论依据，采用各种手法作用于人体的特定部位，刺激皮肤和深层肌肉组织，使其达到舒筋活血、解痉止痛、除皱抗衰、强身健体等美容作用的一种治疗保健方法。它分为自我按摩和被动按摩两种形式。其特点是简便实用，仅凭人的两只手就可取得显著的美容效果。

三、食物美容法

本法是通过恰当地选择食物或食物种类的巧妙调配，摄入量的适当控制，烹调方法的合理运用，以达到防病治病、美颜悦色、强身健体等目的的一种疗法。食物美容法的特点是可以长期使用，无毒副作用。

四、心理美容法

心理疗法，中医称为"意疗"。心理美容法是运用心理学的理论和技术，通过调节情志、心理暗示等，以达到美容健肤目的的一种疗法，主要有静志安神法、开导劝说法、以情胜情法、顺情从欲法、移情易性法等。本疗法的特点是可改变患者不良的心理状态，使其恢复活力，故具有持久的美容效果。

五、面膜美容法

本法是充分利用天然食品（如蔬菜、水果、蛋、乳、油、酵母等）中所含的丰富的维生素、微量元素、糖、有机酸和水分等营养物质，经加用淀粉等赋形剂，或以精石膏为成膜剂，直接贴敷于面部，以促进面部的血液循环，改善面部皮肤的新陈代谢和营养状况，从而达到祛斑增白、抗皱防衰、滋养保健、养颜悦色目的的一种疗法。面膜美容法的特点是原料丰富、配制简便、安全有效。

非药物美容法的技法很多，除以上常用法外，还有蒸面美容法、饮水美容法、泥浴美容法等。

第三节　针灸美容法

一、概述

针灸医学起源于我国，针灸美容是在针灸医学数千年的发展过程中，经过历代医家的不断实践和总结，使其在理论及临床上逐渐得到丰富和完善。早在 2000 多年以前，中医经典著作《内经》就为针灸美容奠定了理论基础，书中对经络与面部的关系作了精辟的论述。如《灵枢·邪气脏腑病形》篇中曰："十二经脉、三百六十五络，其血气皆上于面而走空窍……其气之津液皆上熏于面。"指出了气血津液、水谷精微只有通过经络上循于面，才能使面部红润光泽、细腻柔嫩、富有弹性。后经历代医家的不断研究和探索，并将其运用于强身保健和治疗一些影响美容的疾病。如《备急千金要方》中所载："面苍黑，取行间；面尘黑，取太冲；面赤热，取肾俞；面赤肿，取上星。"宋代窦材在《扁鹊心书》中指出："人于无病，常灸关元、气海、命门、中脘……亦可保百年寿矣。"《针灸资生经》也记载有："旧传有人年老而颜如童子者，盖每岁以鼠粪灸脐中一壮故也。"这些经验均为以后针刺与艾灸美容奠定了实践基础。近年来，随着针灸机制研究的不断深入，使人们越来越认识它的重要作用。针灸美容是从整体观念出发，通过调理脏腑、疏通经络、行气活血，从而达到持久的美容效果。又因其简便易学、安全可靠、无副作用而被人们广泛应用于美容保健和治疗方面。

二、针灸美容的作用机制

针灸美容疗法是在中医学基本理论指导下，依据脏腑、经络、阴阳、五行、病因病机、诊断治则等进行辨证论治的，它之所以有较好的美容效果，是由于其具有调和阴阳、扶正祛邪、疏通经络的作用。

（一）调和阴阳

阴阳学说是贯穿于中医学理论体系各个方面的重要理论基础之一。它可以概括说明人体的组织结构、生理功能、病理变化，并指导临床的诊断与治疗。"阴平阳秘，精神乃治"高度地概括了机体健康的关键是阴阳的平衡。针灸美容正是根据这一理论，旨在调和阴阳，通过经络、腧穴配伍和针刺手法来具体体现。如脾胃虚寒引起的腹胀腹泻、面色萎黄，属阳虚寒盛，治宜温阳散寒，可取脾胃经的穴位，如足三里、梁门、天枢、阴陵泉等，针用补法，或用艾灸，以温补脾胃。如胃火炽盛引起的牙痛，属阳明热盛，治宜清泻胃火，取足阳明胃经穴内庭，针用泻法，以清泻胃火。另外，面色晦暗者是阴气偏盛，阳气不足；面色潮红则是阳气偏

盛，阴气不足；面色㿠白属阳病，面色萎黄属阴病；面色无华多指阴阳俱损，对于面色出现的这种阴阳不和、偏盛偏衰的情况，均可采用"损其有余，补其不足"的原则，使阴阳复归于相对平衡协调的正常状态。

（二）扶正祛邪

疾病的发生，关系到人体正气和致病因素（邪气）两个方面。正气即是指人体的功能活动和抗病能力。邪气是指对人体有害的各种致病因素。中医学认为，任何疾病的发生都是在一定的条件下正邪相争的具体反映。《素问·刺法论》说："正气存内，邪不可干。"《素问·评热病论》说："邪之所凑，其气必虚。"从中可以看出，疾病的发生、发展和转归，均与正邪斗争的消长变化关系密切，所以，扶正祛邪是临床治疗的重要法则。补虚泻实则是这一法则的具体应用。针灸的补虚泻实主要是通过针灸手法和腧穴配伍两个方面实现的。一般来讲，针刺补法和艾灸多属补法范畴，有扶正作用；针刺泻法和放血多属泻法范畴，有祛邪作用。如黄褐斑多属肾虚肝郁，故肾经的腧穴太溪、照海、肾俞等多用补法，肝胆经的腧穴阳陵泉、太冲多施以泻法。

（三）疏通经络

经络是经脉和络脉的总称，"内属于脏腑，外络于肢节"，是五脏六腑和体表肌肤、四肢、五官九窍相互联系的通道，具有运行气血、沟通机体表里上下和调节脏腑组织活动的作用。在正常情况下，经络"内溉脏腑，外濡腠理"，维持着人体正常生理功能，一旦经络气血功能失调，破坏了人体的正常生理功能，就会引起种种病变。若经络气血偏盛，则引起相关脏腑、器官、循行部位的功能亢盛。如足阳明胃经和足太阴脾经气血偏盛可见便干、口渴、齿龈肿痛、口周生疮、面生粉刺等。经络气血偏衰可引起相

关脏腑、器官、经络的功能减退。如足阳明经气不足，可见胃痛、胃寒、厌食、腹胀、面色萎黄等症。若气血紊乱，气虚不能推动血液正常运行，则面失所养，发枯不泽；气滞则导致血瘀，引起颜面、口唇紫暗，面生黑斑。气虚卫外功能失常，则面部易生黄水疮、疖、扁平疣等感染性皮肤病，影响美容。因此，针灸美容的重要机制在于疏通经络、调理气血。

三、针灸美容的取穴方法

针灸疗法是以经络系统为核心。由于经络沟通了上下表里、内脏与体表，使人体各部有机地结合在一起，在生理情况下，经络协调全身功能；在疾病状态下，经络反映病理证候。针灸腧穴必须通过经络的作用才能治愈疾病，而穴位的选取在治疗中占有重要的地位。具体的取穴方法有以下几种。

（一）局部取穴法

局部取穴法是根据每一腧穴都能治疗所在部位的局部和邻近部位病症这一普遍规律而采取的治疗方法。多用于治疗体表部位明显和较局限的症状。如鼻病取迎香，口喝取颊车、地仓，眼病取睛明、四白、丝竹空等。

（二）循经取穴法

循经取穴法是根据经络理论进行循经或邻经取穴的方法。凡经脉分布所及的部位或相关脏腑、组织、器官的病症，均可取该经的腧穴来进行治疗。一般可根据腧穴的主治作用而定，以少而精为原则。此法临床应用最多，是针灸美容取穴的基本原则之一。如目赤肿痛取合谷、太冲、睛明，就是因为肝开窍于目，阳明、太阳、少阳经脉均循行目部而取穴。

（三）辨证取穴法

辨证取穴法是在辨证的基础上，根据穴位的特性、主治作用进行取穴的一种方法。如面部黄褐斑伴急躁易怒，月经不调，腰酸乏力，舌红苔薄黄，脉弦等，则属肝郁肾虚，宜疏肝解郁，滋水涵木。选取太冲、行间、阳陵泉、肝俞、肾俞、太溪以治之。

（四）经验取穴法

经验取穴法是根据历代医家在临床中发现某些穴位具有特殊治疗作用的经验而取穴的一种方法。如灸足三里可强身健体；灸关元、气海、中脘等可延缓衰老、驻颜悦色、消除皱纹。耳尖放血可治疗目疾、痄腮等。

四、针灸美容常用治疗方法

（一）体针法

体针疗法是以毫针为针刺工具，通过针刺体表的一定部位或穴位，以调整经络脏腑气血的功能，从而达到防衰抗老、祛病驻颜、美化容颜的一种方法，是针灸美容中最主要、最常用的一种疗法。

（二）耳针法

耳针疗法是用针刺或灸法、埋豆等方法刺激耳廓上的穴位，以治疗全身疾病的一种方法。据文献记载和现代研究表明，耳与全身脏腑、经络息息相关，当脏腑功能失调时，通过经络的反应和传导作用，在耳廓相应的区域就会有所反映，并依此选穴治疗，可达到调理脏腑、和畅气血、美颜悦色、祛病延年的作用。

（三）皮肤针法

皮肤针法是丛针浅刺法，是以多支短针浅刺人体一定部位（穴位）的一种刺法。它是我国古代"半刺""浮刺""毛刺"等针法的发展。其主要针具为梅花针、七星针和罗汉针，临床上最常用的是梅花针。通过皮肤针的叩击，作用于人体的一定部位，以达到疏通经络、调节脏腑、治疗疾病的目的。

（四）火针法

火针疗法是用火将针身下部烧红，快速刺入人体的一定穴位或部位，以治疗疾病的一种方法。火针具有针与灸的双重作用，可用以散寒祛湿、清热解毒、消癥散结、祛腐排脓等，对影响美容的疣赘、痣等均有满意的疗效。

（五）刺血法

刺血法是以三棱针为点刺放血的工具，用其刺破患者身上的某个穴位或表浅血络，使之放出一定量的血液，从而达到泄热祛疾、活血祛瘀、益颜美容的目的。具体操作方法有缓刺、速刺、散刺和密刺。缓刺常用于四肢和头面部；速刺常用于指（趾）末端；散刺是对病变局部周围进行点刺的一种方法，适用于痈肿、白癜风、酒渣鼻、溃疡等。密刺是指针距较小，常以三棱针轻轻点刺或梅花针叩打患部的一种方法，常用于治疗皮肤病，如顽癣、脱发、神经性皮炎等。

（六）灸法

灸法是借灸火的热力给人体以温热性刺激，通过经络腧穴的作用，达到祛病美容的目的。灸法种类很多，常用的有艾炷灸、艾卷灸、温针灸、温灸器灸等。艾炷灸又分为直接灸和间接灸，其中间接灸与美容关系较密切。它是将某种药物置于艾炷与施灸皮肤之间进行治疗，因其既有药物的功效又有艾灸的作用，所以治疗、保健作用显著。

（七）拔罐法

拔罐法是以罐为工具，利用罐内燃烧或热蒸、抽吸等方法，排除罐内空气，使之造成负压，将罐吸附于施术部位，使施术局部产生瘀血和药物透入，致使瘀滞、凝结的气血得以调达、通畅，改善局部及全身脏腑经络的营养，协调阴阳，疏通气血，从而达到疗病愈疮之功效。拔罐的方法很多，其中闪火拔罐法最常用，适用于各种体位，方便安全。针罐法是先在穴位上针刺，然后以针为中心拔罐，具有针刺与拔罐的双重作用。闪罐法是将罐子吸拔在皮肤后立即起下，反复操作，以至皮肤潮红、充血为度，多用于面瘫或功能减退等疾病。其他还有刺血拔罐法、走罐法等，可据病情需要选用。

五、针灸美容常用腧穴

腧穴分为十四经穴、奇穴、阿是穴三类，它是人体脏腑经络之气输注于体表的部位，每穴均有定位、归经、功效和主治，其中有许多腧穴具有美容保健作用，现将其分别介绍如下。

1. 前顶

【位置】在头部中线，当前发际正中直上 3.5 寸处。

【取法】正坐或仰靠位，于前后发际连线的前 1/4 折点向后 0.5 寸处取穴。

【功效】清脑安神，乌须防脱。

【主治】脱发、脱眉、少白头、面赤肿。

【操作】平刺 0.5~0.8 寸，可灸。

2. 百会

【位置】后发际正中线直上 7 寸处。

【取法】耳尖直上，头顶正中取穴。

【功效】安神健脑，泄热开窍。

【主治】目赤肿痛、发际疮、脱发、斑秃。

【操作】平刺 0.5~0.8 寸，可灸。

3. 后顶

【位置】后发际正中线直上 0.5 寸处。

【取法】正坐或俯伏，于前后正中线，当前后发际连线中点向后 0.5 寸处取穴。

【功效】益脑安神，祛风止痒。

【主治】头皮瘙痒、脱屑、脱发。

【操作】平刺 0.5~0.8 寸，可灸。

4. 上星

【位置】前发际正中直上1寸。

【取法】于前发际正中直上1寸取穴。

【功效】安神通窍，消肿益颜。

【主治】发际疮、面赤肿、斑秃、头皮瘙痒。

【操作】平刺0.5~1寸。

5. 四神聪

【位置】位于头顶，百会穴前、后、左、右各旁开1寸处，共4穴。

【取法】先于头顶部取百会，再从百会穴前、后、左、右各旁开1寸处取本穴。

【功效】安神定志，清利头目。

【主治】头皮瘙痒、脱发、失眠、健忘。

【操作】针尖向百会方向或四周平刺0.5~1寸，可灸。

6. 印堂

【位置】前额部，两眉头连线的中点处。

【取法】于两眉头连线的中点取穴。

【功效】祛风清热，美颜除皱。

【主治】颜面疔疮、酒渣鼻、结膜炎、额部皱纹。

【操作】提捏向下平刺0.3~0.5寸，或用三棱针点刺出血，可灸。

7. 鱼腰

【位置】眉毛中心处。

【取法】于眉毛正中点凹陷处取穴。

【功效】疏风清热，退翳明目，美颜展皱。

【主治】目赤肿痛、目生翳膜、眼睑下垂、眼肌麻痹、额部皱纹、眼角皱纹。

【操作】平刺0.3~0.5寸，禁灸。

8. 素髎

【位置】鼻尖正中。

【取法】正坐仰靠或仰卧位，于鼻尖正中处取穴。

【功效】清热凉血，通窍洁面。

【主治】鼻疮、酒渣鼻。

【操作】向上斜刺0.3~0.5寸，或点刺出血。

9. 太阳

【位置】眉梢与目外眦之间向后约1寸处凹陷中。

【取法】正坐或仰卧，于目外眦与眉梢连线的中点向后约1寸凹陷中取穴。

【功效】疏风清热，除皱驻颜。

【主治】眼角皱纹、眼睑瞤动、眼睑下垂、目赤肿痛、头痛、健忘。

【操作】直刺或斜刺0.3~1寸，或用三棱针点刺出血。

10. 瞳子髎

【位置】在目外眦外侧，眶骨外侧缘凹陷中。

【取法】仰卧或正坐仰靠，于目外眦旁约0.5寸，眶骨外缘凹陷中取穴。

【功效】疏风散热，通络美目。

【主治】鱼尾纹、角膜炎、口眼㖞斜。

【操作】平刺0.3~0.5寸，可灸。

11. 头维

【位置】在额角发际直上0.5寸。

【取法】正坐或仰靠，于额角发际向上0.5寸处取穴。

【功效】清头明目，祛风乌发，展皱美颜。

【主治】面部疔肿、眼睑瞤动、斑秃、颞部皱纹。

【操作】平刺0.5~0.8寸。

12. 下关

【位置】颧弓下缘，下颌髁状突之前方凹陷处。

【取法】正坐或侧卧，闭口，于耳屏前约一横指处，于颧弓下缘凹陷处取穴。此穴合口有孔，张口即闭。

【功效】祛风活络，清热泽面。

【主治】面肌痉挛、面部皱纹、颜面痤疮、口眼㖞斜、耳聋耳鸣。

【操作】直刺 0.5~1 寸，可灸。

13. 颊车

【位置】下颌角前上方一横指凹陷中，当上下齿咬紧时，咬肌隆起最高点处。

【取法】正坐仰靠或侧卧，于下颌角前上方一横指处。若上下齿用力咬紧时，咬肌凸起，放松时在其凹陷中取穴。

【功效】祛风通络，泄热美颜。

【主治】甲状腺肿、腮腺炎、面肌痉挛、面神经麻痹、痤疮。

【操作】平刺 0.5~1 寸，或直刺 0.3~0.5 寸。

14. 大迎

【位置】下颌角前方，咬肌附着部前缘，闭口鼓气时，于一沟形凹陷下端。

【取法】正坐或仰卧，闭口鼓腮，在下颌角前下 1.3 寸，按之有动脉搏动处取穴。

【功效】祛风泄热，活络通经。

【主治】面肌痉挛、面神经麻痹、面部疔肿、唇吻瞤动。

【操作】避开动脉，直刺 0.2~0.3 寸，或平刺 0.3~0.5 寸，可灸。

15. 承泣

【位置】目正视，瞳孔直下，当眼球与眶下缘之间。

【取法】正坐仰靠或仰卧，两目正视，于眼球和眶下缘之间取穴。

【功效】明目止痛，散风泻火。

【主治】眼睑瞤动、目赤肿痛、口眼㖞斜、睑腺炎、颜面疔疮。

【操作】紧靠眶下缘缓慢直刺 0.2~0.5 寸，不宜提插，以防刺破血管引起血肿。

16. 四白

【位置】两目正视，瞳孔直下，当眶下孔凹陷中。

【取法】正坐或仰卧，两目向前平视，于瞳孔直下，眶下孔凹陷处取穴。

【功效】祛风明目，除皱美容。

【主治】颜面皱纹、目翳、口眼㖞斜。

【操作】直刺 0.2~0.5 寸，禁灸。

17. 巨髎

【位置】两目正视，瞳孔直下，与鼻翼下缘相平之处。

【取法】正坐或仰卧，两目向前平视，于瞳孔直下和鼻下缘水平线之交点处取穴。

【功效】明目祛风，除皱消斑。

【主治】痤疮、雀斑、唇颊肿痛、角膜白斑、眼睑瞤动、口眼㖞斜。

【操作】直刺或斜刺 0.3~0.6 寸，可灸。

18. 地仓

【位置】巨髎穴直下，口角旁约 0.4 寸。

【取法】正坐或仰卧，于口角水平外侧直线与正视瞳孔垂线之交点处取穴。

【功效】祛风活络，润肤消疔。

【主治】唇缓不收、口角㖞斜、口角炎、唇颊部痤疮。

【操作】直刺 0.1~0.2 寸，或向颊车方向透刺 0.5~1.5 寸，可灸。

19. 水沟

【位置】在人中沟上、中 1/3 交界处。

【取法】正坐仰靠或仰卧，于人中沟正中线的上 1/3 折点处取穴。

【功效】醒神开窍，祛风止痛。

【主治】面肿唇裂、口眼㖞斜、目赤肿痛。

【操作】向上斜刺 0.3~0.5 寸，不灸。

20. 承浆

【位置】颏唇沟中点凹陷中。

【取法】正坐仰靠或仰卧，于颏唇沟正中凹陷中取穴。

【功效】祛风通络，消肿悦颜。

【主治】口舌生疮、面部浮肿、口㖞、唇裂。

【操作】斜刺 0.3~0.5 寸，可灸。

21. 睛明

【位置】目内眦上方凹陷中。

【取法】正坐或仰卧，于目内眦内上方

0.1寸，靠近目眶骨内缘处取穴。

【功效】泄热明目，除皱美颜。

【主治】斜视、突眼、目赤肿痛、角膜白斑、额部皱纹。

【操作】用左手将眼球推向外侧固定，沿眼眶边缘直刺0.3~0.5寸，不宜做大幅度提插、捻转。禁灸。

22. 攒竹

【位置】眉毛内侧端，眉头凹陷中。

【取法】正坐仰靠或仰卧，于眉毛内侧端，眶上切迹处。

【功效】泄热明目，润肤益颜。

【主治】眼肌痉挛、面部皱纹、角膜白斑、面神经麻痹。

【操作】平刺0.5~0.8寸，禁灸。

23. 丝竹空

【位置】眉毛外端凹陷中。

【取法】正坐仰靠或侧卧，于眉梢处凹陷中取穴。

【功效】清利头目，除皱祛斑。

【主治】鱼尾纹、角膜白斑、眼睑胸动、睑闭不合、倒睫、目赤肿痛。

【操作】平刺0.5~1寸。

24. 迎香

【位置】在鼻翼外缘中点旁开，鼻唇沟中。

【取法】正坐仰靠或仰卧，于鼻翼外缘中点旁开约0.5寸，在鼻唇沟中取穴。

【功效】散风清热，润肤泽面。

【主治】颜面疔疮、面部皱纹、面痒浮肿、唇肿、酒渣鼻、口疮、口眼㖞斜、痤疮。

【操作】平刺或斜刺0.3~0.5寸，不宜灸。

25. 颧髎

【位置】目外眦直下，颧骨下缘凹陷处。

【取法】正坐或仰卧，于自外眦垂线与颧骨下缘平行线之交点处取穴。

【功效】清热明目，祛风消肿。

【主治】痤疮、面赤颊肿、唇肿、面部皱纹、口眼㖞斜、口唇皲裂。

【操作】直刺0.3~0.5寸，可灸。

26. 风池

【位置】在项后，当胸锁乳突肌与斜方肌之间凹陷中，平风府穴。

【取法】俯卧或正坐，于项后枕骨下两侧凹陷中，当胸锁乳突肌与斜方肌之间凹陷处取穴。

【功效】清热解毒，散风止痒。

【主治】突眼、痄腮、斑秃、荨麻疹、脱发、目赤痛。

【操作】针尖向对侧睛明或鼻尖斜刺0.5~1.2寸，可灸。

27. 尺泽

【位置】肘横纹上，肱二头肌腱桡侧缘。

【取法】微屈肘，于肘横纹上肱二头肌腱桡侧缘取穴。

【功效】清肺泄热，消痤祛斑。

【主治】酒渣鼻、痤疮、荨麻疹。

【操作】直刺0.5~0.8寸，或用三棱针点刺出血，可灸。

28. 列缺

【位置】桡骨茎突上方，距腕横纹1.5寸。

【取法】两手虎口自然平直交叉，一手示指按在另一手桡骨茎突上，指尖下凹陷处取穴。

【功效】宣肺理气，活络润肤。

【主治】口㖞、面肿、荨麻疹、皮肤干燥少泽。

【操作】向肘部斜刺0.3~0.5寸，可灸。

29. 曲池

【位置】屈肘成直角，在肘横纹桡侧端凹陷处。

【取法】屈肘，在尺泽与肱骨外上髁连线的中点处取穴。

【功效】清热解毒，祛风止痒。

【主治】痤疮、酒渣鼻、脂溢性皮炎、

丹毒、荨麻疹。

【操作】直刺 0.8~1.5 寸，可灸。

30. 合谷

【位置】手背，第一、第二掌骨之间，第二掌骨桡侧的中点。

【取法】以一手的拇指指骨关节横纹放在另一手拇指、示两指张开之虎口上，在拇指尖到达之处取穴。

【功效】疏散风热，润面悦色。

【主治】目翳、面肿、痄腮、面部疖肿、痤疮、荨麻疹、风疹、口㖞。

【操作】直刺 0.5~1 寸，可灸。

31. 二间

【位置】第二掌指关节前缘桡侧，当赤白肉际处。

【取法】握拳，当食指桡侧掌指关节前凹陷中取穴。

【功效】清热解毒，利咽明目。

【主治】痤疮、颜面疖肿、口眼㖞斜、鼻衄、目赤肿痛、扁桃体炎。

【操作】直刺 0.2~0.3 寸，可灸。

32. 足三里

【位置】犊鼻穴直下 3 寸，距胫骨前嵴一横指。

【取法】正坐或仰卧屈膝，于犊鼻穴直下 3 寸，距胫骨前嵴一横指当胫骨前肌上取穴。

【功效】健脾益胃，强身壮体，润肤悦颜。

【主治】虚劳羸瘦、面黄无泽、皱纹早起、痤疮。

【操作】直刺 0.5~2 寸，可灸。

33. 丰隆

【位置】外踝高点上 8 寸，条口穴外侧 1 寸。

【取法】屈膝，于外踝高点上 8 寸，距胫骨前嵴约二横指处取穴。

【功效】健脾利湿，益发止痒。

【主治】脂溢性皮炎、脂溢性脱发、痤疮、湿疹。

【操作】直刺 1~1.5 寸，可灸。

34. 冲阳

【位置】在足背的最高部位，足背动脉搏动处。

【取法】仰卧或正坐，于足背处，踇长伸肌腱和趾长伸肌腱之间，当第二、第三跖骨与楔状骨间，足背动脉处取穴。

【功效】健脾和胃，润肤悦面。

【主治】颜面萎黄无华、面目浮肿、眼睑下垂、口眼㖞斜。

【操作】避开动脉，直刺 0.3~0.5 寸，可灸。

35. 内庭

【位置】足背第二跖趾关节前方，第二、第三趾间缝纹端。

【取法】仰卧，于第二、第三跖趾缝间的缝纹端取穴。

【功效】清胃泻火，除疮消疹。

【主治】口㖞、口噤、面肿、痄腮、瘾疹、痤疮、酒渣鼻。

【操作】直刺或斜刺 0.5~0.8 寸，可灸。

36. 三阴交

【位置】在内踝高点直上 3 寸，胫骨外侧面后缘。

【取法】正坐或仰卧，于内踝尖直上 3 寸，胫骨内侧面后缘取穴。

【功效】健脾化湿，养血益肾。

【主治】脂溢性皮炎、脂溢性脱发、黑变病、痤疮、脱发。

【操作】直刺 1~1.5 寸，可灸。

37. 血海

【位置】膝部髌骨上缘上 2 寸。

【取法】①正坐屈膝，于髌骨内上缘上 2 寸，当股内侧肌突起中点处取穴。②患者屈膝，医者以左手掌心按于患者右膝髌骨上缘，第 2~5 指向上伸直，拇指约呈 45° 位置，拇指尖下取穴。

【功效】调营和血，散风祛湿。

【主治】湿疹、痤疮、荨麻疹、斑秃、蝴蝶斑、面部色素沉着。

【操作】直刺 0.8~1.5 寸，可灸。

38. 公孙

【位置】在第一跖骨基底部的前下缘，赤白肉际处。

【取法】仰卧，于足大趾内侧后方，当第一跖骨基底部前下缘，赤白肉际处取穴。

【功效】健脾祛湿，消肿平痤。

【主治】头面浮肿、痤疮、湿疹。

【操作】直刺 0.5~0.8 寸，可灸。

39. 神门

【位置】在腕横纹尺侧腕屈肌腱的桡侧凹陷中。

【取法】仰掌，在掌后第一横纹上，尺侧腕屈肌腱的桡侧处取穴。

【功效】宁心安神，通经润颜。

【主治】面色青紫或颜面晦滞无华、面部雀斑。

【操作】直刺 0.3~0.5 寸，可灸。

40. 少泽

【位置】在小指尺侧，距指甲根角旁约0.1 寸处。

【取法】微握拳，掌心向上，于小指尺侧距指甲角旁约 0.1 寸处取穴。

【功效】清热泻火，明目通乳。

【主治】角膜白斑、翼状胬肉、口舌生疮、妇女乳房各种疾患。

【操作】斜刺 0.1 寸，或点刺出血，可灸。

41. 曲泽

【位置】在肘横纹中，肱二头肌腱的尺侧缘。

【取法】微屈肘，于肘横纹上，肱二头肌腱的尺侧取穴。

【功效】清心泻火，祛风止痒。

【主治】面部疖肿、荨麻疹及皮肤瘙痒。

【操作】直刺 0.8~1.5 寸，或三棱针点刺出血。

42. 内关

【位置】在前臂掌侧，腕横纹上 2 寸，掌长肌腱与桡侧腕屈肌腱之间。

【取法】伸臂仰掌，手腕横纹直上 2寸，于掌长肌腱与桡侧腕屈肌腱之间凹陷处取穴。

【功效】益心安神，活血通络。

【主治】面赤、目赤、突眼、血管瘤。

【操作】直刺 0.5~1 寸，可灸。

43. 外关

【位置】腕背横纹上 2 寸，尺、桡骨之间。

【取法】屈肘俯掌，于腕背横纹直上 2寸，与内关穴相对处取穴。

【功效】清热解毒，明目除痤。

【主治】目赤肿痛、疖腮、痤疮。

【操作】直刺 0.5~1 寸，可灸。

44. 阳陵泉

【位置】腓骨小头前下方凹陷处。

【取法】正坐屈膝或仰卧，于腓骨小头前下方凹陷中取穴。

【功效】疏肝利胆，清泄湿热。

【主治】口舌疮疹、目黄面肿。

【操作】直刺 1~1.5 寸，可灸。

45. 太冲

【位置】足背第一、第二趾骨结合部之前凹陷中。

【取法】仰卧或正坐垂足，于第一、第二跖骨之间，跖骨底结合部前方凹陷中取穴。

【功效】平肝泄热，明目洁面。

【主治】目赤肿痛、口喎、唇肿、黄褐斑。

【操作】直刺 0.5~0.8 寸，可灸。

46. 太溪

【位置】在足内踝最高点与跟腱之间凹陷中。

【取法】正坐垂足或仰卧，于内踝高点与跟腱连线之中点的凹陷处取穴。

【功效】滋阴泄热，生发美发。

【主治】脱发、斑秃、面色黧黑、毛发枯焦早白。

【操作】直刺 0.5~1 寸，可灸。

47. 照海

【位置】在内踝下缘凹陷中。

【取法】屈膝垂足，于内踝尖下缘凹陷中取穴。

【功效】滋阴补肾，祛斑美发。

【主治】面色黧黑、黑变病、目赤肿痛。

【操作】直刺 0.3~0.5 寸，可灸。

48. 委中

【位置】在腘横纹中点。

【取法】俯卧，于腘横纹中点，股二头肌腱与半腱肌腱之间取穴。

【功效】清热解毒，洁面美容。

【主治】颜面疔疮、丹毒、湿疹、脱眉。

【操作】直刺 0.5~1.5 寸，或用三棱针点刺出血，可灸。

49. 膻中

【位置】胸骨正中线，平第四肋间隙。

【取法】仰卧，女性于胸骨中线平第四肋间隙取穴，男子于两乳头连线与胸骨中线交点处取穴。

【功效】理气活血，丰乳隆胸。

【主治】妇女乳房疾患。

【操作】平刺 0.3~0.5 寸，可灸。

50. 中脘

【位置】腹部正中线上，脐上 4 寸。

【取法】仰卧，于脐上 4 寸处取穴。

【功效】补中益气，润肤美颜。

【主治】面部皱纹、萎黄无华，荨麻疹，酒渣鼻。

【操作】直刺 1~1.5 寸，可灸。

51. 神阙

【位置】在脐窝的中间。

【取法】仰卧，于脐的正中取穴。

【功效】调理脾胃，祛风止痒。

【主治】荨麻疹。

【操作】禁刺，可灸。

52. 气海

【位置】脐中直下 1.5 寸处。

【取法】仰卧，在前正中线上，脐下 1.5 寸处取穴。

【功效】益肾固精，除斑生发。

【主治】形体羸瘦、面部皱纹、黄褐斑、黑变病、脱发。

【操作】直刺 1~1.5 寸，可灸。

53. 关元

【位置】脐中直下 3 寸。

【取法】仰卧，于前正中线上，脐下 3 寸处取穴。

【功效】培元固本，增肌减肥。

【主治】虚劳羸瘦、面部皱纹。

【操作】直刺 1~2 寸，可灸。

54. 肺俞

【位置】第 3 胸椎棘突下旁开 1.5 寸。

【取法】俯卧，于第 3 胸椎棘突下，后正中线旁开 1.5 寸处取穴。

【功效】调理肺气，润肤泽毛。

【主治】皮毛憔悴、干燥少泽或开裂、荨麻疹、酒渣鼻等。

【操作】斜刺 0.5~0.8 寸，可灸。

55. 大椎

【位置】后正中线，第 7 颈椎棘突下。

【取法】俯卧，于后正中线，第 7 颈椎棘突下凹陷中取穴。

【功效】清热解毒，除疹益颜。

【主治】风疹、湿疹、颜面疔疮。

【操作】斜刺 0.5~1 寸，可灸。

56. 心俞

【位置】第5胸椎棘突下，旁开1.5寸。

【取法】俯卧，于第5胸椎棘突下，后正中线旁开1.5寸处取穴。

【功效】宁心安神，养血润肤。

【主治】面色青紫、晦暗无华或灰白、痤疮。

【操作】斜刺0.5~0.8寸，可灸。

57. 督俞

【位置】第6胸椎棘突下，旁开1.5寸。

【取法】俯卧，于第6胸椎棘突下，后正中线旁开1.5寸处取穴。

【功效】养血益智，祛风止痒。

【主治】皮肤瘙痒、脱发、痤疮、颊肿。

【操作】斜刺0.5~0.8寸，可灸。

58. 肝俞

【位置】在第9胸椎棘突下，旁开1.5寸。

【取法】俯卧，于第9胸椎棘突下，后正中线旁开1.5寸处取穴。

【功效】疏肝理气，明目悦颜。

【主治】目翳红肿、胬肉、蝴蝶斑、颜面色素沉着、蜘蛛痣。

【操作】斜刺0.5~0.8寸，可灸。

59. 脾俞

【位置】在第11胸椎棘突下，旁开1.5寸。

【取法】俯卧，于第11胸椎棘突下，后正中线旁开1.5寸处取穴。

【功效】健脾益胃，强肌润肤。

【主治】颜面萎黄、肌肉松弛，或面部浮肿、虚劳羸瘦、脂溢性脱发、脂溢性皮炎等。

【操作】斜刺0.5~0.8寸，可灸。

60. 胃俞

【位置】第12胸椎棘突下，旁开1.5寸。

【取法】俯卧，于第12胸椎棘突下，后正中线旁开1.5寸处取穴。

【功效】和胃理气，化湿消滞。

【主治】酒渣鼻、肥胖症、消瘦、口臭。

【操作】直刺0.5~0.8寸，可灸。

61. 三焦俞

【位置】第1腰椎棘突下，旁开1.5寸。

【取法】俯卧，于第1腰椎棘突下，后正中线旁开1.5寸处取穴。

【功效】清利湿热，消肿止痒。

【主治】皮肤瘙痒、疖肿。

【操作】直刺或斜刺0.8~1寸，可灸。

62. 肾俞

【位置】第2腰椎棘突下，旁开1.5寸。

【取法】俯卧，于第2腰椎棘突下，后正中线旁开1.5寸处取穴。

【功效】补肾益精，乌须健发。

【主治】脱发、面色黧黑、黄褐斑、少白头。

【操作】直刺或斜刺0.5~1寸，可灸。

六、针灸美容常用耳穴

耳穴在耳廓的分布有一定的规律，耳郭如同一个倒置的胎儿，头部朝下，臀部朝上，胸腹、躯干在中间。与头面部相应的穴位在耳垂或耳垂邻近，与上肢相应的穴位在耳舟，与躯干和下肢相应的穴位在对耳轮和对耳轮上、下脚，与内脏相应的穴位多集中在耳甲艇和耳甲腔，消化道在耳轮脚周围环形排列。耳穴中有许多穴位与美容关系密切，现将部分常用美容耳穴介绍如下。

1. 耳中

【定位】耳轮角上。

【主治】银屑病、顽固性皮肤瘙痒症等皮肤病。

2. 耳尖

【定位】将耳廓向耳屏方向对折时，耳廓上面的尖端处。

【主治】睑腺炎、急性结膜炎、面神经炎等各种头面五官炎症，荨麻疹、湿疹、痤疮及皮肤瘙痒症。

3. 轮$_{1\sim6}$

【定位】从耳轮结节下缘至耳垂中部的下缘分成5等份，共6点，自上而下依次为轮1、2、3、4、5、6。

【主治】各种炎症、热证，如扁桃体炎、结膜炎、痤疮感染等。

4. 荨麻疹点

【定位】位于耳舟上，指与腕两穴之间。

【主治】各种过敏性疾病及皮肤瘙痒症，如湿疹、荨麻疹、痤疮、过敏性鼻炎等。

5. 神门

【定位】位于三角窝内，对耳轮上、下脚交叉处。

【主治】失眠、多梦、痛证及各种过敏性疾患，如荨麻疹、湿疹、痤疮、皮肤瘙痒等。

6. 颈椎

【定位】对耳轮的耳腔缘相当于脊柱，在直肠下段和肩关节同水平处分别作2条分界线，将脊柱分成3段，最下段为颈椎。

【主治】落枕、颈椎综合征、突眼等。

7. 外鼻

【定位】耳屏外侧面的中央。

【主治】鼻部疾患，如酒渣鼻、鼻部疖肿、鼻炎等。

8. 咽喉

【定位】耳屏内壁上1/2处，屏尖穴内侧。

【主治】急性咽炎、慢性咽炎、扁桃体炎等。

9. 上屏尖

【定位】耳屏上部外侧缘。

【主治】斜视、牙痛。

10. 下屏尖（又称肾上腺）

【定位】耳屏下部外侧上缘。

【主治】腮腺炎、荨麻疹、湿疹、皮肤瘙痒等过敏性皮肤病。

11. 脑干

【定位】屏轮切迹正中处。

【主治】过敏性皮炎。

12. 平喘（又称腮腺）

【定位】对耳屏的尖端。

【主治】除有调节呼吸中枢的作用外，还治疗腮腺炎、副鼻窦炎、过敏性瘙痒等。

13. 皮质下

【定位】对耳屏的内侧面。

【主治】痛证、神经衰弱、假性近视。

14. 额

【定位】对耳屏外侧面的前下方，与皮质下穴相对应。

【主治】近视、额窦炎、额部皱纹及相应部位的病症。

15. 枕

【定位】对耳屏外侧面的后上方。

【主治】皮层性视力障碍、近视眼及白内障、头痛、头晕等。

16. 颞（又称太阳）

【定位】额穴与枕穴连线的中点。

【主治】鱼尾纹及其相应部位的病症。

17. 胃

【定位】耳轮脚消失处。

【主治】与胃相关的各种病症。

18. 小肠

【定位】耳轮脚上方中1/3处。

【主治】用于口疮等与小肠有关的病症。

19. 大肠

【定位】耳轮脚上方前1/3处。

【主治】腹泻、便秘、咳嗽、痤疮等。

20. 膀胱

【定位】对耳轮下脚下缘，大肠穴直上。

【主治】膀胱炎、遗尿症、腰痛、坐骨神经痛、后头痛。

21. 肾

【定位】对耳轮下脚下缘，小肠穴直上。

【主治】脱发、斑秃、黑变病等与肾有

关的各种病症。

22. 肝

【定位】胃和十二指肠穴的后方。

【主治】黄褐斑、月经不调、各种眼科疾患等与肝相关的病症。

23. 脾

【定位】肝穴下方，紧靠对耳轮缘。

【主治】面色萎黄、身体羸瘦及与脾相关的各种疾患。

24. 口

【定位】耳轮脚下缘，紧靠外耳道开口的后壁。

【主治】口腔疾患，如舌炎、口腔溃疡及面瘫等。

25. 心

【定位】耳甲腔中心凹陷处。

【主治】口舌生疮及与心有关的病症。

26. 肺

【定位】耳甲腔内，心穴上、下和后方呈马蹄形部位。

【主治】痤疮、荨麻疹、鼻炎及与肺有关的病症。

27. 内分泌

【定位】外耳门后下方，近屏间切迹处。

【主治】痤疮、黄褐斑、月经不调、肥胖症、突眼、湿疹等。

28. 三焦

【定位】耳甲腔底部内分泌穴上方。

【主治】便秘、腹胀、上肢外侧疼痛。

29. 目$_1$

【定位】屏间切迹前下方。

【主治】假性近视、眼睑下垂、视网膜炎、视神经萎缩等。

30. 目$_2$

【定位】屏间切迹后下方。

【主治】假性近视及各种目疾。

31. 眼

【定位】耳垂5区正中。

【主治】急性结膜炎、睑腺炎、假性近视。

32. 牙痛点

【定位】耳垂1区后下角，耳垂4区的中央。

【主治】牙痛、牙周炎等。

33. 扁桃体

【定位】耳垂8区正中。

【主治】扁桃体炎、腮腺炎。

34. 面颊区

【定位】耳垂5、6区交界线的周围。

【主治】面部痤疮、黄褐斑、扁平疣、面部皱纹、面肌痉挛、面瘫等。

35. 降压沟

【定位】对耳轮下脚沟。

【主治】面神经炎、高血压等。

七、针灸美容参考配穴

（一）增白洁面

1. 体针法

太溪、照海、肾俞、命门、肝俞。每周3次。

2. 耳针法

内分泌、面颊、三焦、肾。毫针刺或耳穴埋针，每3日1次或每周1次。

（二）润肤抗皱

1. 体针法

①心俞、肺俞、脾俞、足三里、关元。②印堂、太阳、鱼腰、攒竹、头维、颧髎。每周3次。

2. 耳针法

肺、脾、肾、内分泌、额、颞、脑。毫针刺法或压豆法，每周1次。

3. 灸法

命门、太溪、至阳、关元、足三里。间接灸，每周2次。

4. 拔罐法

背部俞穴，每周 1 次。

（三）驻颜益寿

1. 体针法

合谷、足三里、三阴交、太溪。隔日针刺 1 次。

2. 耳针法

脾、胃、肾、三焦、内分泌、肾上腺。经常用王不留行籽贴压。

3. 灸法

①关元、气海、命门、中脘。②命门、筋缩、内庭。每周温灸 2 次。

（四）乌须护发

1. 体针法

肝俞、肾俞、心俞、膈俞、丰隆、风池、头维。隔日 1 次。

2. 耳针法

脑、神门、肾、交感。耳穴埋针法，每周 1 次。或经常用王不留行籽耳穴贴压。

3. 灸法

百会、肾俞、关元、足三里、三阴交。间接灸，隔日 1 次。

（五）丰形壮体

1. 体针法

中脘、天枢、关元、足三里、合谷、肾俞、志室。每周 2 次。

2. 耳针法

口、脾、胃、内分泌。耳穴埋针，每周 1 次。

3. 灸法

①手三里、足三里。②中脘、气海、足三里、膏肓。每周 3 次。

（六）明目增神

1. 体针法

①肝俞、肾俞、行间、睛明、光明。②养老、天柱。隔日 1 次。

2. 耳针法

心、肝、肾、眼、神门。王不留行籽耳穴贴压，每周 1 次。

3. 刺络法

太阳、光明、委中。每周 1 次。

（七）丰乳隆胸

1. 体针法

①身柱、命门、关元、脾俞、肾俞、胃俞。②膻中、乳根、足三里、中脘。每周 3 次。

2. 耳穴法

内分泌、脾、胃、神门、肝、三焦。耳穴贴压，每周 1 次。

第四节　推拿美容法

一、概述

推拿是人类最古老的一种疗法。我国现存最早的医著，约成书于公元前 220 年的《内经》中即已有记载，如"形数惊恐，经络不通，病生于不仁，治之以按摩……"等。推拿疗法在我国自古以来有着许多不同称谓，如"按摩""按跷""按导"等。它作为一种常用的美容保健疗法，是以中医的脏腑经络为理论根据，采用各种推拿手法作用于人体的特定部位，通过皮肤感受器，借助神经的应激作用，引起大脑皮质对全身功能的调整，促进新陈代谢，使人体各系统、各器官处于良性运行过程，从而使受术者皮肤细腻、形体容貌优美。因此法独具特色、疗效显著、简便易行，被广泛应用于预防保健和临床治疗方面。

推拿美容疗法具有悠久的历史和广阔的应用前景，它是我国劳动人民在同自然界各种不利因素作斗争过程中产生和发展起来的，随着社会的发展，经历代医家的不断总结和积累，逐渐形成较系统的治疗体系。其操作方式可分为自我推拿和被动推拿两种。自我推拿指自己运用双手为自己推拿，它不受时间、就诊条件的限制，能灵活掌握，更适用于保健美容。被动推拿指由推拿医师对患者施行手法治疗，它以治疗疾病为目的，但也可用于美容保健。目前，随着人民生活水平的不断提高和对推拿美容保健的深入了解，这一传统疗法被越来越多的人所接受，相信其在人民的医疗保健事业中将会发挥更加重要的作用。

二、推拿美容的作用机制

推拿美容疗法是中国传统医学的一种非药物疗法，尽管有许多不同的流派和学术体系，但都是在中国传统医学基础理论指导下运用于临床医疗和美容保健。它是以脏腑经络学说为依据，通过手法操作，发挥镇静消炎、解痉止痛、改善血液及淋巴循环、增强免疫能力和调整人体功能等作用。其作用机制可以用阴阳五行、脏腑经络等中医理论学说认识阐释。

中医学将人体看成是一个对立统一的有机整体，以阴阳学说概括人体内外的一切变化，以五行学说分析人体组织器官间的内外关系，将人体内脏归纳和抽象为包括心、肝、肺、脾、肾的"五脏"和包括小肠、胆、大肠、胃、膀胱、三焦的"六腑"，以及"奇恒之府"等，再以十二经脉、十二经别、奇经八脉、十五络脉、浮络、孙络、十二经筋、十二皮部等组成的经络系统运行人体气血、联络脏腑肢节、沟通上下内外，从而阐述人体的生理、病理变化，进行相应的辨证施治。根据这些原则，推拿疗法对施治手法进行阴阳分类、五行定性，如推、揉、抖等手法相对为动而属阳，按、点、牵等手法相对为静而属阴；摩、揉等手法作用于皮表，为环行或轻微作用力，即金性；推、抖等手法作用于血脉，为直行或散闪作用力，即火性；拿、捏等手法作用于肌肉，为向上或相对作用力，即土性；拨、弹等手法作用于筋腱，为深透作用力，即木性；点、按等手法作用于骨骼，为强力直下作用力，即水性。通过手法的不同阴阳属性，针对病理过程中的阴阳失调，泻其有余，补其不足，从而纠正病变的阴阳失调，使其达到"阴平阳秘"；或取五行定性后的手法，本着生克制化关系，针对疾病过程中的相乘或相侮，以"虚则补其母，实则泻其子"等法则施治，调和人体五行生克制化而恢复正常生理关系；或依照脏腑络属、经络走循、归经取穴施治而调气血、通经络，使人体脏腑经络功能恢复正常。如通过按摩强健脾胃，可促使人体气血的生成，同时通过疏通经络和加强肝的疏泄功能来促进气机的调畅，从而达到促进人体气血循行的目的。人体气血充盈调畅，则身体强壮，精神焕发，表现出一种健康的自然美。对于头面部各器官来说，气血的充盈调畅也是至关重要的。例如，通过按摩调节面部的血液供应，活血化瘀，达到消皱除斑的功用。通过按摩，改善头部血液循环和供应，增加毛发的营养吸收，从而防治各种原因引起的脱发。

近年来经过大量的研究，认识到神经体液的感应变化是按摩作用的体内基础。人体受到推拿手法刺激后，局部组织内微循环系统开放，血流丰富，营养增加，利于局部组织的代谢和再生修复。推拿后可引起血液成分的变化，白细胞总数增加，白细胞的吞噬能力及血清中补体效价亦有所增加，从而提高人体的免疫能力。推拿还能使肌群获得更多的血液供应，使肌肉中的含糖量增高，并可增强肌肉的代谢，改善肌肉的营养，因而推拿对治疗和预防肌肉疲劳、肌萎缩、肌挛缩等都有一定的效果。

推拿手法直接接触皮肤，通过手法的刺激可使局部表面温度升高，清除已死亡的表面细胞或延长表面细胞的衰老过程；能改善皮肤的呼吸状态，促进毛细血管的扩张，增加皮肤血液供应，改善皮肤的营养状态，并有利于汗腺和皮脂腺的分泌，增加皮肤的光泽度；还可促使皮下脂肪的消耗和肌肉运动，增强肌肉的收缩能力，使皮肤更有弹性，防止皮肤过早松弛和产生皱褶。按摩不仅可以促进皮肤的健美，同时还可起到消肿止痛、软坚散结等作用。

随着世界范围内对非药物疗法的重视和赋予它的厚望，古老的中国推拿疗法以奇特的疗效而为世人所瞩目，推拿疗法的作用机制也势必为未来大量的现代研究成果所揭示。

三、推拿美容疗法的应用

推拿美容疗法与化妆美容和整形美容相比，其适应范围比较广，不仅限于颜面容貌和某些生理缺陷的治疗，对防病健身、美肤减肥等也有很好的疗效，下面就其适应证、禁忌证及注意事项分别介绍如下。

（一）适应证

（1）面色异常　如面色苍白、面色萎黄、面色晦暗无泽、面色潮红等。

（2）面部疾病　如雀斑、黄褐斑、痤疮、扁平疣、面神经麻痹、面肌痉挛等。

（3）鼻部疾病　如酒渣鼻、鼻炎、鼻疖等。

（4）眼部疾病　如斜视、远视、近视、眼睑浮肿、上睑下垂、眼肌抽动等。

（5）口腔疾病　如牙龈萎缩、牙痛、口腔溃疡、口臭症等。

（6）毛发疾病　如脱发、头发早白等。

（7）形体异常　如肥胖症、消瘦症等。

（8）乳房疾病　如乳房过分肥大、平塌、下垂等。

（9）其他　如面部皱纹、耳聋、耳鸣、皮肤粗糙等。

（10）自我保健。

（二）禁忌证

推拿虽具有防病治病、保健美容的作用，但在下列情况下不宜进行推拿治疗。

（1）各种急性、烈性传染病未脱离传染期。

（2）各种精神病、神经官能症发作期。

（3）施术部位有传染性皮肤病未痊愈，或皮肤破损、溃烂处。

（4）妇女行经期间、妊娠、产后不久的少腹及腰骶处。

（5）脏腑有严重器质性病变、各种危急重症患者。

（6）出血性疾病在出血期间或有出血倾向的患者。

（7）施术部位有骨折、脱位、重大手术后、肿瘤患者。

（8）某些先天性生理缺陷、遗传性疾病。

（9）新生儿。

（10）因穴位推拿产生不良反应，经久无效者。

（11）施术部位或穴位处有烫伤、烧伤、化学腐蚀的患者。

（三）注意事项

在推拿操作前，应首先明确以下注意事项。

（1）推拿者必须熟悉经络、穴位及按摩

手法，自我保健按摩者在推拿前应先做手法练习，掌握手法要领，使手法基本熟练后再操作。

（2）推拿者要保持手部卫生，勤剪指甲，施术前和施术后洗手。冬季双手注意保暖，以免凉手触及皮肤引起肌肉紧张。

（3）施术前要明确诊断，对属于禁忌范围者，不可施术。

（4）推拿前应做好解释工作，解除患者的思想顾虑，使医患之间相互配合，提高疗效。

（5）推拿时应充分暴露施术部位，最好以手直接接触皮肤，一些特殊部位可隔布施术。

（6）施术时要选择适当的操作体位，以患者感觉舒适、肌肉放松又方便推拿者操作为原则，可选择仰靠、仰卧、侧卧、端坐、站立等体位。施术过程中可根据需要及时调整体位及姿势。

（7）在推拿中，推拿者要自然呼吸，集中注意力，认真按手法要求操作，并密切注意患者对推拿的反应，避免出现损伤。

（8）手法强度以患者能够耐受为度，开始时操作宜轻柔，待肌肉放松后逐渐加重，结束时手法宜和缓。并根据部位不同，手法和力度也要做适当调整，面部尤其是外眼角处，手法宜轻柔细腻，勿用力过度造成损伤而加重皱纹。

（9）每次推拿以 15~20 分钟为宜，也可根据具体情况适当延长或缩短。自我保健美容推拿可隔日 1 次，长期坚持。治疗性推拿可每日或隔日 1 次，10~15 次为 1 个疗程。

总之，推拿美容是一个精细的操作过程，施术者动作要细腻、轻柔，医患双方要互相配合，长期坚持，勿急于求成。只有循序渐进，持之以恒，方能取得理想的美容效果。

（四）常用手法

推拿疗法作为一种非药物美容疗法，其特色在于通过一系列特定的动作技巧作用于机体上而达到医疗、美容、保健目的，这一系列动作技巧即称为推拿手法。

推拿手法由于流派不同，手法种类亦异。但在实际应用中一般的常用手法不过二三十种，临床治疗时，各种手法既可单独使用，也可以结合使用。治疗时选用何种手法，应考虑疾病的性质、病变部位、施术部位、体质强弱等因素。病变范围较大、部位较深或在肌肉丰厚处，宜选用接触面大而刺激力量强的手法；反之宜选择接触面积小而刺激柔和的手法。如头面部操作时，多采用柔和而轻灵的手法。现将美容按摩中常用的几种手法分别介绍如下。

1. 按法

（1）定义　用手指或手掌面着力在体表某一部位或穴位上，逐渐用力下压，为按法。用拇指指腹着力称指按法；以掌面着力者称掌按法。

（2）操作要领　按压方向要垂直，用力要由轻渐重，稳而持续，使刺激充分透达到机体组织的深部。切忌用迅猛的爆发力，以免产生不良反应，给患者增加痛苦。使用重力按压后要慢慢减轻压力，最后加用揉法使局部组织放松。

（3）功效　通经活络、散瘀止痛、舒皱美容。现代研究证明，长时间的重手法按压有止痛作用，可抑制过高的神经兴奋，改善组织的血液供应，使机体内氧化过程增加，消除淋巴管内的淤滞状态，增加组织的营养。轻手法按压可起到兴奋作用。

（4）适应证　黄褐斑、雀斑、头面部斑痕、神经衰弱、面部色素沉着等。

2. 摩法

（1）定义　用示指、中指、环指指面或

掌面附着在体表的一定部位上，做环形而有节奏的抚摩动作，称为摩法。摩法又分为掌摩法和指摩法。若配以药膏，又称为膏摩法。

（2）操作要领　摩法是按摩手法中最轻柔的一种。操作时肘关节微屈，腕部放松，掌指自然伸直轻放在体表的一定部位上，然后连动前臂做缓和协调的环旋抚摩。无论是掌摩法还是指摩法均以腕关节为中心做环旋运动。顺时针或逆时针方向环旋均可，每分钟约120次。动作要缓和而协调，有节奏，用力自然，以患者局部微热舒适为度。

（3）功效　理气和中、消积导滞、活血散瘀、镇静止痛、消皱美容。现代研究表明，直接摩动皮肤可使表层的衰老细胞脱落，改善汗腺与皮脂腺的分泌，调节肠胃的蠕动，加速血液、淋巴液的循环，从而达到美容保健的作用。

（4）适应证　适用于因脾胃不和、气血瘀阻引起的面色无华、黄褐斑、痤疮、皱纹增多等面部损害性疾病。

3. 推法（一指推法）

（1）定义　以拇指指腹螺纹面或偏峰着力于机体的一定部位或循经稍施压力，往返并有节奏地推进向前者，称为推法（一指推法）。

（2）操作要领　患者取坐位或卧位，医者以单手或双手拇指指腹螺纹面或偏峰着力于施治部位，或循经络将拇指平贴于施治部位。操作时医者上肢肌肉放松，沉肩、垂肘、悬腕，将力贯注于着力指端，并有节奏地往返呈直线向前推进，注意用腕部的摆动带动拇指的摆动，使之产生持续均匀的推力与压力作用于经络、穴位。着力施推过程中，腕部要摆动自如、灵活，不可跳跃或略过。

（3）功效　舒筋活络、调和营卫、消积散瘀、健脾和胃、滋润皮肤、减少皱纹。西

医学研究表明，推法有加强血液循环和淋巴循环，提高肌肉的工作能力，提高神经的兴奋性，改善呼吸系统的功能等作用。

（4）适应证　可用于头面、胸腹及四肢等部位，治疗头痛、胃痛、四肢关节酸痛、腹痛、面神经麻痹、眼病等，亦可用于面部保健按摩。

4. 拿法

（1）定义　用单手或双手的拇指与余四指对合成钳形，施以夹力提拿于施治部位，称为拿法。拿法分为三指拿法与五指拿法。

（2）操作要领　患者取坐位或卧位，医者用单手或双手，虎口自然张开，腕要放松灵活，用指面着力，用力由轻渐重，做到刚中有柔，切忌一把抓死。力量大小以局部有酸胀、酸痛为度。捏起皮肉多少要适当。操作过程中不可拧挤、扭扯。还应注意只能用指腹拿而不能用指尖掐。

（3）功效　疏通经络、镇静止痛、开窍提神、消除疲劳、松解粘连、驻颜悦色。现代研究证明，拿法能调节神经，改善局部血液循环，调节肌肉的松紧度，增加关节的灵活性。

（4）适应证　可用于头痛、肌肉酸痛、肌肉痉挛、面部神经损伤、面部皮肤干燥及神经衰弱等。

5. 揉法

（1）定义　以指或掌吸定在施治部位，进行左右、前后的内旋或外旋揉动的方法，称为揉法。

（2）操作要领　患者取坐位或卧位。医者以单手或双手的指腹或掌根、鱼际及掌心吸定在施治部位或穴位上，将手腕及臂部放松，做腕关节连动前臂的回旋动作，使腕部灵活自如地旋动，称为掌揉法；以单指吸定于一定穴位施以旋转回环的连续动作称为一指揉法；两指相对，将患处夹于两指之间，相对旋转揉动称揉捻法。各种揉法在使用

时，动作要连续，着力由小逐渐增大，再由大逐渐减小，均匀持续而轻柔地旋转回环，动作宜轻宜缓，根据施治部位局部软组织及肌肉的薄厚，决定施力的大小。

（3）功效　宽胸理气、健脾和胃、活血散瘀、消斑抗皱。现代研究表明，揉法能剥离粘连，减轻疼痛，消除肿胀，增加肌肉的弹性和伸展性，调整代谢。如用力反复揉动时，组织中产生组胺和乙酰胆碱，二者之一进入血液后，可使血管扩张，促进体液循环和增加组织的营养，从而促进组织再生，提高抗病能力。

（4）适应证　脘腹胀痛、胸闷胁痛、腹泻等胃肠道疾患，以及头面部的疼痛、瘢痕、斑点、皱纹等。

6. 抹法

（1）定义　用单手或双手拇指螺纹面紧贴皮肤做上下、左右或弧形曲线往返移动，称为抹法。

（2）操作要领　用力要均匀缓和，防止推破皮肤。动作要一气呵成，连续不断。此法主要用于头面部。具体操作：患者取坐位，医者面对患者站立，用双手轻扶其头部两侧，两拇指自印堂穴交替向上抹到前额，往返数次，随即分左右抹至两侧太阳穴并运转活动数次，仍向中间合拢，如此重复数遍，再分别沿眼眶周围反复抹动，最后仍还原至印堂穴。术后应使受术者感到头脑清醒、精神焕发、眼目清亮。

（3）功效　开窍镇静、醒脑提神、舒皱美容。现代研究表明，抹法有扩张血管、改善新陈代谢、调节神经系统及体液循环等功能。

（4）适应证　用于治疗头痛、失眠、近视等病症及额面部美容保健。

7. 搓法

（1）定义　指或掌或掌指于施治部位体表着力，上下来回摩擦揉动，称为搓法。

（2）操作要领　搓法根据作用部位不同又有单手推搓、双手指擦搓、搣搓、掌搓、掌指搓、双手交叉叠掌重搓、双指或双掌交替搓及裹巾搓等。但无论是哪一种搓法，都要求沉肩垂肘，悬腕，自上而下或自下而上地移搓。患者多取俯卧位，医者用手指或掌或掌指面着力平置于施治部位上下移搓，手法逐渐深沉。掌指搓法用于部位较浅的四肢及头部；双手交叉重叠的掌（根）搓法常用于腰背、脊及肌筋较丰厚的部位；双掌交叉搓法则用于背部，因两手交叉，作用的方向相反，即左掌向右搓、右掌向左搓的同时搓移，以平衡阴阳。

（3）功效　疏肝理气、通经活络、调和气血、放松肌肉、消除疲劳。

（4）适应证　腰腿酸痛、外感头痛、肢体麻木及面部美容保健。

8. 擦法

（1）定义　指腹或掌指面着力于施治部位，触于体表，循于肌肤，往返推擦或摩擦，称为擦法。

（2）操作要领　患者取坐位或卧位，医者以单手或双手的指腹，或指掌面贴抚在施治部位直线往返推擦、摩擦、抚擦，以局部皮肤微红温热为度。本法浮而不沉，滑而不滞，比摩法速度快，着力持续连贯，均匀而和缓。但不可忽浮忽沉，忽快忽慢，此法多用于体表部位。另外，操作时注意沉肩，屈肘，悬腕，将力集中于施术的掌指，只触肌肤，不可带动深层组织。

（3）功效　调和气血、疏经活络、健脾和胃、温肾壮阳、舒筋展皱、美肤悦色。西医学认为，擦法有提高局部皮温，改善血液、淋巴循环，调节新陈代谢等效果。

（4）适应证　可用于因肾阳不足所致的形寒肢冷、面色㿠白、肤温较低、皮肤干涩、面生冻疮、寒冷性荨麻疹以及腰背酸痛、肢体麻木、神经衰弱、消化不良等症。

9. 捏法

（1）定义　以拇指与其余四指的对合力着力于施治部位，反复交替捏拿，称为捏法。

（2）操作要领　患者取坐位或卧位，医者以单手或双手拇指与其余四指指腹的对合力交替、反复、持续、均匀地捏拿皮肉肌筋。被着力的局部在手指的不断对合转动下捏起，再以手的自然转动，使皮肉肌筋自指腹间滑脱出来，如此反复交替捏动，使局部舒适并有温热感。此法多用于四肢及肩颈部，腰部施用捏法时多以双手拇指与其余四指重叠着力。操作中应刚中有柔，柔中有刚，灵活自如，按其经络、穴位捏而拿之，不可呆滞。

（3）功效　调和气血、通经活络、健脾和胃、强身壮体。西医学研究认为，本法可促进局部血液循环，促进肌肉萎缩的恢复，消除肌肉酸胀。

（4）适应证　肌肉麻木、肌肉萎缩无力、肢体痿弱失用、腰痛、肩背痛、局部劳损及小儿疳积等。

10. 啄法

（1）定义　手指自然屈曲，以腕部自然上下屈伸的摆动带动指端，并着力于施治部位啄击，称为啄法。

（2）操作要领　患者取仰卧位或俯卧位，医者手指自然屈曲，指端并齐，以指端为着力点，以腕部自然上下屈伸的摆动带动手指端着力于施治部位啄击，手指与体表须垂直，着力须均匀，摆动的幅度、频率根据施治部位而定。如头部幅度小，频率快；背部则幅度大，频率慢。此法可用于头部及胸背部，一般用双手交替啄击或同时着力啄击，如鸡啄米样，轻啄抑制，重啄兴奋。

（3）功效　活血止痛、通经活络、散风祛邪、开胸顺气。西医学研究认为，本法有调节神经的作用。

（4）适应证　头痛、头晕、失眠、神经衰弱、脑震荡后遗症、脑栓塞后遗症、胸胁胀痛、面色晦暗、面生皱纹等。

11. 梳法

（1）定义　以手指或拳背部于施治部位往返梳动或梳搔，形如梳头，实为梳理的方法，称为梳法。

（2）操作要领　患者取坐位或卧位，医者沉肩、垂肘，将力集中于双手指腹或五指自然屈伸或握空拳，以骨突部在施治部位同时或交替梳搔，往返快速或缓慢而持续地梳运。根据作用部位及作用力的不同可分为爪形梳法、掌指梳法、拳骨梳法等。

①爪形梳法：双手五指分开略屈曲，形如爪形，以指端及指腹着力于头部，左右、上下梳搔，如从左右耳同时对称梳搔至头顶而交叉，或从前额及枕后同时对称梳搔至头顶而交叉，如此往返操作，此法主要用于头部。

②掌指梳法：双手五指伸直，用掌指同时着力于施治部位持续、缓慢地梳理，此法多用于胸背部、肋间隙。

③拳骨梳法：双手屈曲握空拳，用拳骨突部着力于施治部位，同时或交替梳理，此法多用于脊柱两旁等部位。

（3）功效　调和营卫、疏肝解郁、温经通络、醒神护发。现代研究认为，本法具有调节神经功能，改善局部血液循环的作用。

（4）适应证　头痛发热、神经衰弱、失眠、偏瘫、胸胁胀满、身热酸痛、局部痉挛等。其中爪形梳法对头发干燥枯黄、白发、脱发有预防和治疗作用。

12. 颤法

（1）定义　以手掌或掌指自然伸直着力于施治部位，用腕部做急骤而细微的摆动，称为颤法。

（2）操作要领　患者取坐位或卧位。医者以单手或双手的手掌及掌指自然伸直平放于施治部位，稍施压力与施治部位贴实，将力贯注于施力的手及臂部，用腕部连同臂部做左右急骤而细微的摆动，摆动的速度要快，幅度要低。在施颤时以腕部自然而有节奏的颤摆使手在施治部位产生温热、颤动、舒适、松弛的感觉。此法用于美容时常与抖法结合使用。

（3）功效　理气活血、除积导滞、舒筋通络、除皱美容。

（4）适应证　脘腹胀满、腹痛腹胀、消化不良等。对增加皮肤弹性，消除下颌臃肿，改善面颊的松弛状态有很好的作用。

（五）常用方法

按摩美容是指通过自我按摩或他人按摩的方法，以达到皮肤红润光泽、富有弹性，毛发乌黑润泽，目睛有神，唇美鼻健，身心健康，形体优美，精力充沛，延年益寿等目的。此法方便易学，有很好的保健作用，但需长期坚持，方可取得理想的效果。

按摩美容是一个细致有序的过程，首先要按照皮肤的纹理、血管及淋巴管的循行走向以及不同部位肌肉的特点，采取适当的手法。操作前要洗净双手，在施术部位涂上适当的乳膏，以增强疗效。在皮肤细嫩的部位操作要轻柔，不宜过分牵拉，以免损伤皮肤，产生皱纹。操作的次数和时间可根据具体情况而定，随机变通。下面按部位分别介绍常用的按摩美容方法。

1. 头发健美按摩法

头发健美在整体美容中占有重要的地位。一头浓密而飘逸的黑发，加上适时的发型，将使人容姿焕发。反之，头发枯黄、脱落均有损于人的容貌。因此，平时对头发的护理和对头部经络、腧穴的按摩，对整体健康美容非常重要。常用的操作方法有以下几种。

（1）指梳头发　两手五指微屈，用十指指端从前发际起，经头顶向后发际推进。如此反复操作20~40次，每日早、晚各做1次，每次需5~10分钟。

（2）按揉头皮　两手指自然张开，用指端从额前发际开始，沿头部正中按揉头皮至枕后发际，然后按揉头顶两侧头皮，直至整个头部，时间为2~3分钟，按揉头皮时要有重胀感。

（3）按揉穴位　用双手拇指按揉头顶的百会穴、头后部的风池穴、天柱穴、头两侧的头维穴，每穴按揉10次。

（4）提拉头发　两手抓满头发，不使滑脱，轻轻用力向上提拉，直至全部头发都提拉遍。切忌用力过度，以免使大量头发脱落。

（5）干洗头发　用两手手指摩擦头皮，如洗头状，直至整个头部，时间为2~3分钟，每日1~2次。

（6）拍打头皮　双手四指并拢，轻轻拍打整个头部，需1~2分钟。

（7）牛角梳梳发　用牛角梳从前额发际处向后梳理，轻贴头皮，每日梳发2~3次，梳发时间3~5分钟，梳发次数不应少于100遍，以使头部略有酸胀感觉为度。

功用：乌发护发，防止脱发，提神醒脑，聪耳明目。

现代研究表明，轻轻按揉头部可刺激头皮的神经末梢，通过大脑皮质调节头部的神经功能，松弛头部神经的紧张状态，促进头皮和脑部的血液循环，促进头发的生长和黑色素的形成，调节头皮的分泌功能。

适应范围：对白发、脱发及头发干燥、枯黄均有良好的预防和治疗作用。

2. 面部美容按摩法

颜面部皮肤保护的好坏，直接影响一个人的容貌。面部皮肤细腻、润泽为健美的标志，若面色无华、枯黄、皱瘪则为不健康状态。面部皮肤的护理重在坚持和方法得当，按摩面部方法较多，效果较好，常用的有以下几种。

（1）分推前额　两手四指并拢，手指向上附于印堂部，沿眉毛由内向外分推至太阳穴，重复 3~5 次，再沿着比眉毛高的路线从内向外分推 3~5 次，如此逐次升高路线分推，直至整个前额。然后从前发际下始逐次降低路线分推，直至眉毛。

（2）额部叩击法　用尺侧手指左右来回叩击，每次 30 下左右。

（3）皱眉肌弹拨法　四指并拢从攒竹、印堂由下至上弹拨皱眉肌范围，共做 30 次。

（4）鱼尾纹弧形揉抹法　双掌小鱼际肌分别在双侧太阳穴处同时由内向外弧形揉摩。

（5）下颌弹拨法　双手指腹由下向上左右手交替有节奏地弹拨，如弹竖琴状，可做 30 次。

（6）双颊部颤抖法　双手小鱼际从下颌角向上颤抖双颊，共 30 次。

（7）啄叩法　双手指屈曲似爪，如雨点下落般叩击双颊。

（8）指掌摩面　两手五指并拢，用指掌自额部向下旋转摩面，反复 10~15 次，使整个面部都被旋摩，以面部有发热感及发红为宜。

（9）直擦面部　两手掌面分别贴附在鼻翼两侧，用掌面或整个指掌做上下往返推擦，共往返 10~15 次，整个面颊从鼻旁到耳前都应推擦到，使面部发红、发热。

（10）按揉穴位　用双手拇指或食指分别按揉印堂、太阳、承泣、四白、丝竹空、人中、承浆、颊车、地仓、下关等穴，每次选 3~4 穴，每穴按揉 1 分钟，用力均匀，配合振法。

（11）拍打面部　两手四指并拢，用四指指腹按照额部、眼周、鼻旁、面部的顺序，依次拍打整个面部皮肤 1~2 分钟。

以上方法一般每日 1~2 次，以晨起、睡前进行为宜。

功用：活血通络，润肤泽颜，防皱消斑，醒神健脑。

现代研究表明，按摩面部可以促进面部皮肤的血液循环，清除排泄的废物，增加皮肤的弹性，从而使面部皮肤滋润，防止皱纹与斑点的出现，同时还可使人头脑清醒，精神振奋，消除疲劳。

适应范围：面部皮肤的保健及面部疾病的治疗，如面神经麻痹、黄褐斑，以及面部皮肤粗糙、皱纹早生等。

3. 眼部健美按摩法

眼睛是心灵的窗户，这表明眼睛最能表达人的内心世界。有的人两眼生动，炯炯有神，有的人则两眼显得暗淡无光。可见眼睛的美对于容貌美和整个人体美都是至关重要的。因此，历代养生家都十分注重眼睛的保养，有许多行之有效的按摩方法，具体归纳为以下几种。

（1）运转眼球　端坐凝视，双眼先顺时针旋转 10 次，然后再向前凝视片刻，逆时针方向旋转 10 次，向前凝视片刻，最后双目轻闭，两手示指、中指轻轻抚摩同侧眼皮 1~2 分钟。

（2）眼轮匝肌圆形揉摩法　从睛明穴向下经承泣上瞳子髎沿眼轮匝肌环形揉摩，共做 30 次。

（3）分刮眼眶　两手握拳，用示指近侧指间关节的桡侧缘紧压眼眶，做自内向外的刮动，分刮上下眼眶各 15 次，以出现酸胀感为宜。

（4）分抹眼睑　微闭双眼，两手五指并拢，用中指和示指指腹贴附在睛明穴，向外分抹至瞳子髎，重复 30 次。

（5）按揉穴位　①揉攒竹：以左、右手拇指端分别按在左、右眉内侧的凹陷处，轻轻揉动 30~50 次，用力不宜过重，以有酸胀感为宜。②按睛明：以左手或右手的拇指、示指分别按在目内眦角上方凹陷中。先向下按，然后向上，一挤一按，30~50 次。③按揉四白：以左、右手示指端分别按在目下 1 寸处，感到有酸胀时，持续揉动 30~50 次。④揉太阳：两示指压在中指上方，以中指螺纹面着力按在两侧太阳穴，当有酸胀感时，再持续揉动 30~50 次。

上述方法可每日早、晚各做 1 次，也可在眼疲劳时做 1 次。

功用：清脑明目，增加视力，消除眼疲劳，预防皱纹，健美双眼。

现代研究证明，按摩眼周可改善眼周围组织的血液循环，调节视觉神经和动眼神经的功能，使眼肌疲劳得到缓解，同时还能延缓眼睑皮肤下垂和眼周皱纹的出现。

适应范围：对近视、远视、散光、斜视、眼底病等均有防治作用，还可减缓眼睑的松弛，预防眼袋的形成。

4. 鼻部健美按摩法

鼻位于人的面中，鼻部患病对美容的影响较大，所以鼻窍的通利、鼻部的健美与整体美容关系密切，常用的健鼻方法如下。

（1）推擦鼻部　两手五指并拢，两手示指、中指放于同侧鼻部，从迎香穴向上推擦至鼻根部，共约 30 次，使之产生轻微的温热感。

（2）鼻旁肌搽抹法　四指并拢，由睛明至迎香过巨髎搽向耳前听会穴停，搽抹 30 次，以皮肤微热、潮红为度。

（3）按揉穴位　用中指指端按揉迎香穴 30 次，然后再按揉素髎穴 30 次。

（4）捏压鼻根　用右手拇指、示指指面捏压鼻根部，用力不宜过大，连续捏压 30 次。

功用：健鼻利窍，润泽皮肤，美化外形。

现代研究表明，按摩鼻部可以促进鼻黏膜的血液循环，利于鼻内黏液的分泌，并能促进黏膜上皮细胞纤毛的摆动，增强鼻黏膜的抗病能力。同时又可使鼻根挺直隆起，保护和增加鼻形美观。

适应范围：用于鼻部健美及防止各种鼻部疾患、预防感冒等。

5. 唇齿健美按摩法

唇红齿莹是理想的美容效果，若调护不当则易患病影响美容，同时也会影响人体的健康，因此护唇固齿十分重要。常用方法如下。

（1）口周揉摩　从人中经地仓过承浆沿口轮匝肌做环形揉摩，左右手交替进行，各 15 次。

（2）叩击牙齿　心静神凝，口唇轻闭，然后上下齿互相轻轻叩击 30 次。

（3）搅拌舌头　先将舌头抵于上唇之内、门牙之外，舌尖顺着牙床向左右方向各搅动 10~15 次，然后做吸腮动作 10~20 次，将口中唾液分 3 次慢慢咽下。

（4）按揉齿龈　将手洗干净，以示指伸入口内，用示指指腹对牙龈按揉 2~3 分钟。另一法：将手洗干净，用拇指和示指的指腹贴附在牙龈上，前后方向横行按揉，同时做竖向移动，2~3 分钟。

（5）按揉颊车　将两手拇指指腹压于两侧颊车穴上，按揉 30~40 次。

功用：固齿洁牙，护唇防病，滋润咽喉，养生美容。

实践证明，常叩击牙齿和按摩牙龈可巩固牙根和牙周组织，保护牙龈，预防牙齿松动，又可兴奋牙的神经、血管和髓细胞，配合咽津，能促进食物的消化和吸收，起到养生美容之效。

适应范围：用于口唇、牙齿、牙龈的保健及防治口舌干燥、咽喉疼痛、消化不良等病。

6. 耳部健美按摩法

耳通过经络与全身各个部位相联系。古人提出"耳宜常弹"，作为养生聪耳健耳的方法，后人至今仍沿用此法防治耳疾。目前常用的健耳方法如下。

（1）揉捏耳廓　将两手示指分别置于两耳内侧，拇指置于耳背部，揉捏整个耳廓30次。

（2）推擦耳廓　将两手掌横置于两耳廓上，均匀用力向后推擦耳郭，回手时将耳背压倒再向前推擦，如此反复10~15次。

（3）击鸣天鼓　又称掩耳弹枕。两手掌心紧掩耳孔，余指放在耳后枕部，两手示指指面架在中指的指背上，用示指指面轻轻弹击后枕部10次，然后手指紧按枕部不动，掌心骤然离开耳孔，放开时耳内出现"嗡嗡"响声，如此连续开闭放响10~15次。

（4）指擦耳后　将两手示指指面置于耳后相当于耳穴降压沟处，上下推擦，至耳后出现热感为止。

功用：益耳助听，健美耳廓。

研究证明，按摩耳廓和击鸣天鼓可以调整脏腑，保护听力，使耳廓柔润光泽，并能恢复机体脏腑功能。

适应范围：可预防听力减退，防止耳廓疾病及健美。

7. 颏、颈部健美按摩法

颏和颈位于人体的显著位置，与面部美容关系密切。颏部肌肉皮肤有弹性，皮肤光泽红润，将会使面容增辉；反之，颏颈部肌肉皮肤松弛，脂肪积聚过多，皮肤粗糙有皱折，或有斑点，都会损害人的容貌。因此，局部按摩及经常活动颈部对颏颈部的保健有重要的作用。具体操作方法如下。

（1）按揉颏部　牙齿微闭，头向后仰，用两手示指和中指指腹从下巴尖部开始，向外侧按揉，直至耳后乳突部，然后再按揉回到下巴尖部，共5个往返。

（2）按揉颈部　牙齿微闭，头向后仰，单手四指并拢，向后置于对侧颈部，从颈部下端向外上方按揉，直至耳后乳突下方，左右侧交替进行操作，每侧5个往返。

（3）转动头颈　面向正前方平视，做向左、右各90°角的头部转动，左、右交替进行，速度不宜太快，左、右各转动10~15次。

（4）拿捏颈部　用单手拿捏颈部，用力宜轻，不可过度牵拉皮肤，拿捏2~3分钟。

（5）拍打颏颈　两手四指并拢，头稍上仰，用指面轻轻拍打颏颈部皮肤1~2分钟。

功用：活血通络，润泽皮肤，增加弹性，防皱抗衰。

实践证明，按摩加局部运动可促进颏颈部皮肤的血液循环，改善皮肤的营养状态，促使皮下脂肪消耗和肌肉运动，使肌肉皮肤更有弹性，防止皮肤过早出现松弛和皱纹。

适应范围：预防和治疗颏颈部肌肉松弛、脂肪积聚，也可用于颏颈部皮肤健美。

8. 乳房健美按摩法

女性健美中，乳房起着重要的作用。乳房的形态、大小是决定乳房健美与否的因素。乳房一般在15~16岁逐渐发育成熟，形成青春女子的胸部曲线。乳房过于肥大下坠，或过小平坦，都会影响胸部健美。乳房健美与否与多种因素有关，如整体健康情况、身体胖瘦、形体锻炼情况等，其中也有个体差异。胸部按摩不仅有助于乳房的发育和健美，还对预防和治疗乳腺疾病有一定的作用。常用的按摩方法如下。

（1）按揉大椎　坐位，头稍低，在项部寻找大椎穴，然后用一手拇指或示指按揉大椎穴1~2分钟，按揉时有酸胀感。

（2）掌摩乳房　①先用右手掌面从左锁骨下向下用柔和而均匀的力量按摩至乳根部，再向上推摩返回至锁骨下，共3个往返。然后按上法用左手推摩右侧乳房。②先用右手掌面从胸骨处向左推摩左侧乳房至腋下，再返回至胸骨处，共3个往返。然后按上法用左手推摩右侧乳房。

（3）托推乳房　取仰卧位，先用右手掌面的内侧部分托住右侧乳房底部，然后用适宜的力量缓缓向上托推乳房，放开后再托推，共进行10~20次，手掌向上推时不能超过乳头水平。再用左手托推左侧乳房10~20次。

（4）揪提乳头　用拇指、示指指腹轻轻捏住对侧乳头，揪提10~20次，用力不宜太大。乳头凹陷者可多揪几次，用力可稍大些。

（5）轻抹乳房　双手四指并拢，用指面由乳头向四周呈放射状轻抹乳房1分钟。

功用：健美乳房，疏通乳络，预防乳病。

实践证明，胸部按摩可以促使乳房充分发育，增加乳房的弹性，减少多余的脂肪，而且能增加乳房抗病能力，使乳腺小叶分化成熟，为哺乳创造条件。

适应范围：用于乳房保健，预防和治疗乳房过于肥大下垂、过小平坦及乳腺增生、乳头凹陷等。

除胸部按摩外，还应配合胸部运动，如胸部健美操、俯卧撑、拉力器和哑铃锻炼等，还应适当加强营养，保持情绪稳定。

9. 腰腹健美按摩法

腰直腹平对形体的健美非常重要。中医认为"腰为肾之府"。经常按揉腰部穴位可以达到益肾强身的作用。腹部的过分臃肿和扁平对形体都有一定的影响。因此，按摩腰腹可达到形体健美、强身保健的作用。常用方法如下。

（1）揉腰眼　两手握拳，以拇指掌指关节突起部紧贴两侧腰眼，用力做旋转按揉30~50次，以酸胀为宜。

（2）擦腰　用两手掌分别紧贴腰部两侧，适当用力做上下往返摩擦，以患者感到温热为宜。

（3）活动腰部　做前俯后仰及侧屈、旋转活动20次左右。

（4）摩腹　用手掌紧贴腹部，绕脐周环形快速揉摩30次左右，以局部温热为宜，双手可交替进行。

（5）按揉穴位　可用拇指按揉肾俞、大肠俞、气海、关元、中脘等穴，每穴可按揉15~20次。

功用：益肾壮腰，健脾和胃，减肥强身。

实践证明，按摩腰部可改善腰部的血液循环，增强腰肌的功能，解除疲劳和预防劳损。按摩腹部可调整胃肠功能，促进人体的消化、吸收、排泄功能，消除多余的脂肪，起到减肥健身之功效。

适应范围：用于腰肌劳损、腰痛、腰酸、消化不良、面色萎黄以及肥胖等，也可用于腰腹疾病的预防和保健。

10. 手部健美按摩法

手是人们日常生活和工作须臾不离的"好朋友"，也是美容的一个方面。为了保持手的健美和柔润，可用以下按摩方法。

（1）手指按摩　拇指在上，示指在下，以螺旋方式在手指背上滑动按摩，然后以拇指和示指在手指两侧加压的方式，由指根向指尖捏压，最后拇指在上，示指在下，在手指上下加压按摩，由指尖向指根移动。

（2）手背按摩　一手握住另一手背的指根处，拇指指腹按于手背上，以顺时针方向呈半圆滑动按摩。

（3）手掌按摩　用拇指指腹从另一手掌心的拇指根部开始，向下呈半圆状用力滑动。

以上方法宜早、晚各1次，按摩前涂少量按摩霜，按摩时间以20分钟左右为宜。

功用：美手柔润，健脑安神。

现代研究表明，按摩手部可促进肌肤的血液循环，增进新陈代谢及营养的吸收。此外，经常按摩手部还有助于健脑安神。

适应范围：可用于手的保健和预防手部疾病。

11. 全身皮肤健美按摩法

皮肤是人体的一个重要组成部分，是人体健美与否的一个重要标志。皮肤健美除有赖于身体健康、心情愉快、参加锻炼、摄入充足的营养与水分外，还可以通过按摩的方式使皮肤滋润光洁，延缓衰老，从而达到健美的效果。

操作方法：先淋湿全身皮肤，然后按照从脚向上至面部，先内侧（或前面）后外侧（或后面）的原则，顺序用粗布或毛刷刷擦下肢、髋部、臀部、腹部、胸部、背部、上肢、颈部和面部。刷擦时以皮肤产生轻微的痛感和热感为宜。刷擦面部和颈部时，用力要轻柔，并要防止皮肤受到过分牵拉。刷擦肘、臂、手指、脚趾等皮肤较厚的部位时，用力可稍重。刷擦时要避开性器官。最后将全身冲洗干净，用毛巾擦干身体。

功用：可以有效地去除沉积在皮肤表面上的污物，促使死亡的上皮细胞脱落，加快全身皮肤血液循环，增加营养和代谢，使皮肤光滑红润，清洁健康，还可促进皮下脂肪的消耗，使身体健美。长期使用本法还可增加人体的抗病能力，预防一些皮肤病的发生。

适应范围：用于全身皮肤的保健及增强体质。

12. 保健强身按摩法

中医学认为人体是一个有机的整体，全身各部位都通过经络互相联系，其中有许多腧穴具有强身保健作用，常用的按摩法有以下几种。

（1）点揉足三里 取坐位，腿自然伸直，用双手拇指指端点揉同侧足三里穴，力量适中，以局部有酸胀感为宜，也可在该穴使用推法。每次5~10分钟，晚睡前1次，也可每日早、晚各1次。

（2）按揉肾俞 双上肢自然后伸，掌心向内，中指指端着力在肾俞穴按揉，用力稍大，使局部有酸胀感。每次5~10分钟，晚睡前1次，或每日早、晚各1次。

（3）点揉关元 取仰卧位，用右手示指指腹点揉关元穴5~10分钟，可配合指摩法，摩动速度宜缓慢。每晚睡前1次，或每日多次。

（4）点揉膏肓 膏肓穴位于背部第四、第5胸椎棘间旁开3寸处，自我不易操作，可请人代为点揉，每次5~10分钟，每日1~2次。

（5）按揉大椎 用右手示指指端在大椎穴处用力按揉，使局部有酸胀感并向周围扩散，每次按揉5~10分钟，每日1~2次。

（6）点按百会 用右手拇指指端按在头顶正中处的百会穴上，用力点按，使局部出现酸胀感并向全头部放散1分钟后停止，然后再次点按，共进行3~5次，每日可点按1~2次。

（7）点按三阴交 取坐位，双腿伸直，双手拇指指端按于三阴交穴上，用力点按，使局部有酸胀感并向周围放散。每次点按3~5分钟，每日1~2次。

（8）点揉涌泉 坐于椅上，先将左足置于右膝上，以左手握住左足趾，用右手拇指指端点揉左涌泉穴3~5分钟，然后用左手点揉右涌泉穴，使局部有明显酸胀感并向足上部放散。每日1~2次。

（9）按揉神阙 取仰卧位，用右手掌心紧贴脐部神阙穴，左手掌叠放在右手背上，做环旋按揉，动作宜轻柔缓慢，一般左转10次，再右转10次，左右转交替进行，约10分钟停止，晚睡前进行。揉后神阙穴有明显热胀感。

功用：健脾和胃，补气养血，益肾壮阳，强筋壮骨，扶正祛邪。

适应范围：用于强身壮体，无病者可保健，有病者可治病，特别适用于身体虚弱，面色无华晦暗，皮肤苍老，毛发早白等患者。

13. 面部皱纹防治按摩法

（1）面部防皱按摩法

①防额头纹：用手指按住眼眉上缘的皮肤，并向上移动手指，同时有意识地不让眉毛上移，即以此使额头的皮肤绷紧，大约30秒后放松，共做4次，可增强额头肌肉的弹力。

②防鼻纹：左、右手示指分别从眉头起沿左右眉呈扇形轻轻擦按至两眉的眉梢，各做5次即可。然后两手手指从眉头起以螺旋式运动经额头分别按摩至左、右眉梢，也做5次。

③防眼纹：两手手指压紧太阳穴处的皮肤，并相对这种压力眨动双眼，然后将手指向下一点一点地移向颧骨并继续眨眼，慢数至30秒，而后放松。再按此法重复2次。然后头部端正，眼睛平视，慢慢闭上双眼，大约30秒后将双眼重新睁大并远望，一共做4次训练。

④防嘴纹：上下嘴唇绷紧包在牙齿上，持续30秒后双唇放松。此练习可防止嘴部出现放射状皱纹，一共练习4次。然后双唇噘起呈向前突起的O形，同时用手指反复从上唇抚摩至面颊，持续30秒后，使嘴部放松。30秒后重使嘴呈O形，并重复上述动作，整套动作共做4遍。

⑤防颈纹：取直立或端坐位，将脸缓慢地转向左肩，再缓慢地转回中间，接着转向右肩。如此反复转头，每转1次约用6秒，共做4次。

⑥防面颊松弛：做笑的动作，同时尽可能将嘴角向上，持续一定时间后再放松，如此反复3遍。

⑦防双下巴：手指托在下巴上，大声说话，说数句后，绷紧说话时由手指感觉到的下颌肌肉，随即慢慢地仰头，大约15秒后肌肉放松，头部慢慢放正，重复2遍。

（2）消除面皱按摩法　直接用摩擦类手法施术后，即可清除衰亡的上皮细胞，改善皮肤的呼吸功能，有利于汗腺、皮脂腺的分泌，增强皮肤的光泽和弹性，对面部美容消除皱纹具有良好的作用。按摩也可引起部分细胞蛋白质分解，产生组胺和类组胺物质，再加上手法操作的机械动能转化为热能的综合作用，可促使毛细血管扩张，增加局部皮肤和肌肉的血液循环和营养供应，使肌肉萎缩得以改善，促进皮肤皱纹的消除。

面部按摩前先用温热水洗脸和洗手，然后用温热毛巾敷脸2遍，使脸部保持一定的温度。按摩要求注意脸部清洁卫生，同时也要保持手的温暖和清洁，勿戴戒指，经常修剪指甲，以免损伤患者皮肤。一般每日1~2次，每次10~15分钟，坚持按摩2~3个月，这样肌肉就会变得强健和富有弹性。在按揉时应该用指腹接触皮肤，动作轻柔，应按肌纤维走行方向和按摩程序进行。按摩时，首先按程序要求将面部诸穴按摩一遍。然后根据具体情况进行选择性重点按摩。先按揉印堂、太阳、丝竹空、瞳子髎、攒竹、睛明、四白、颧髎、迎香、耳门、下关、上关、大迎、人中、承浆、地仓穴。

①消除额部皱纹：将两手示指、中指、环指三指并拢，指腹紧贴前额中部，正好在鼻上方，或用双侧小鱼际紧贴前额中部，如画圈般地从额头中央揉至鬓角4遍。然后用掌根部从下向上推至发际处4遍。如果前额部皱纹又深又多，可如上法多做几次，并坚持2~3个月。当前额皱纹变浅变少后，即可减少次数，着重于保养。

②消除眉间皱纹：将两手中指和示指并

拢，以指腹按在攒竹穴上，在紧贴皮肤的情况下，向外侧按摩片刻，然后在水平方向上分别沿眼眶上方推至两侧太阳穴 4 遍。此后再分别从眉端的内侧向下推至眼角处，沿眼眶下方推至两侧太阳穴 4 遍。最后，以一手的示指和中指分别按压在两侧攒竹穴上，做圆周按摩片刻。

③消除眼眶皱纹：首先用示指按住双眼内眦睛明穴，每秒强按压 1 次，共按 15 次。再用手指垂直按压承泣穴，每秒按压 1 次，共按 15 次。用示指按压双眼外眦角瞳子髎穴，每秒按压 1 次，共按 15 次。本法具有调和气血、减皱去皱作用。

④消除鱼尾纹：先将中指和示指并拢，以指腹紧贴两侧太阳穴按揉 30 秒，再用两手大鱼际紧贴两侧眼外角及太阳穴，向上推至额角和耳郭上缘处 4 遍。在面部皱纹中，鱼尾纹出现最早。鱼尾纹的出现与否和早晚与颞肌的肌力强弱有关，增强颞肌肌力的具体方法：先将中指、示指并拢，以指腹紧贴两侧太阳穴按揉 30 秒，再以两手大鱼际紧贴两侧眼外角及太阳穴，向上推至额角和耳廓上缘处 4 遍，并根据皱纹深浅而增减。

⑤消除眼角皱纹：双手示指按压鼻梁和双内眼角，做强刺激，每秒 1 次，持续 1 分钟。两手示指稍用力按压下眼眶部位，每秒 1 次，持续 1 分钟。拇指按压双外眼角，持续 1 分钟。示指、中指、环指指腹从前额至太阳至两鼻翼至两侧鬓角，螺旋式按摩 10 次；从口角至两耳侧，再从下颏到两耳垂环状按摩 10 次。眼周皱纹与眼睑肌有明显关系，增强眼睑肌的具体方法：用中指指腹紧贴眉毛上按揉数次，再分别以两手四指指腹紧紧地压靠在两眉的下缘，试图闭上眼睛，但正要闭上眼睛时，相应的四个手指敏捷而有力地将眉抬起，以阻止关闭。这种闭眼与阻止动作反复训练 6~10 遍。

⑥消除面颊皱纹：首先，要增强面颊部肌肉的弹性及坚实性。先用两手中指指腹按揉耳门、大迎、颊车、下关穴，按揉时要带动皮下组织。然后用双手中指指腹分别从鼻翼、口角、下颌正中线，如画圆圈似地向上推至鬓角 6 遍，切勿从上往下推。接着用双手根放在面颊部，压紧后向后拉，在皮肤被牢固而紧紧地按住的情况下，向前推嘴唇，并使嘴唇稍微收拢，似读汉语拼音 O 的口形。当用这种方法保持自己的嘴唇时，从鼻子至嘴的皱纹将会消失。最后，用双手的掌根部紧紧地支住面颊，两掌根协调一致，缓慢地拉拽成 O 形唇的嘴，先向面部的一侧，再向另一侧，并感到面颊部有强烈的拉力。如此反复 6~8 遍。

⑦消除鼻翼至口角的皱纹：先用双手中指、示指指腹按揉迎香、地仓、大迎穴，再用两手中指、示指指腹从眼内角沿鼻颊两侧推至口角处反复 6 遍。接着用双手中指指腹紧压迎香穴至地仓穴之间进行按揉，要使皮肤和肌肉一起活动，不能只拖拉皮肤。最后用掌根部盖住嘴角两边皱纹，用力重压脸部皮肤，推向耳根部，使两颊绷紧，稍停片刻放开，反复 6 遍。这是对鼻基底部肌肉进行伸展训练。需要注意的是，不能从耳根部向口角处牵拉皮肤，否则会使面部皮肤松垂。

⑧消除口角皱纹：首先，增强口轮匝肌的弹性。先用中指指腹按揉人中、承浆穴，然后用双手中指指腹放在人中穴处，如画圆圈似地从中间推向两侧口角处，反复 6 遍。接着用双手中指指腹放在下颌正中处，如画圆圈似地从中间分别推向两侧口角处，反复 6 遍。

⑨消除下颌皱纹：先用中指指腹按揉承浆、人迎、扶突、水突穴，然后抬头，使下颌尽可能地朝前挺伸，保持这一姿势，并使劲地将下唇向上拉，尽可能地拉紧，口一张一闭，反复 6 遍。闭嘴时使下嘴唇覆盖在上嘴唇上，使下颌下面的肌肉承受着一定的紧

张力。拉下嘴唇时，要尽可能地用力，使下颌下面绷得更紧，并坚持30秒，然后放松。

⑩消除颈部皱纹：患者抬头略侧向左，先用右手拇指、示指拿捏右侧胸锁乳突肌，从上向下反复6遍。然后，换左手如上法重复。再用双手示指、中指、环指三指指腹紧贴在耳后部的乳突上，沿着胸锁乳突肌如画圆圈似地从耳后推至锁骨内侧缘反复6遍。然后，头尽可能转向右侧，右手三指指腹推左侧，从耳后推至肩峰，推右侧时也如上法，反复6遍。

对于皱纹明显部位，可增加按摩时间。肝气郁结，情绪不佳，胃肠功能紊乱，可按揉肝俞、脾俞、大肠俞、小肠俞、期门、中脘、建里等穴位；慢性消耗性疾病，体质虚弱者，可按揉肝俞、脾俞、大肠俞、足三里、关元、气海等穴。

第五节　食物美容法

食物是人体营养物质的来源，主要包括蛋白质、脂肪、糖类、维生素、无机盐和水六大营养要素。人类的食物尽管花样繁多，但不外乎主食和副食两大类。主食一般是指米、面、杂粮；副食一般是指鸡、鱼、肉、蛋、水果、蔬菜。营养要素中的糖类主要来源于主食；蛋白质与脂肪由鸡、鱼、肉、蛋提供；维生素与无机盐类则主要从瓜果、蔬菜等中摄取。人的营养补充和气血来源均有赖于后天饮食的供给。任何偏食和过食都会引起疾病。《素问·脏气法时论》说："五谷为养，五果为助，五畜为益，五菜为充，气味合而服之，以补精益气。"张从正也说过："五味贵和，不可偏胜。"因此，合理的饮食结构，适时适量的进食，是身体健康的重要保证。

中医自古就有"医食同源，药食同用"的说法。我国历代有关中医食疗的著作很多，从汉代到清末共有300多部，而散见于诊籍、医案、医话及其他著述中有关食疗和药膳的内容，更不可胜数。而食物美容法是中医食疗学的组成部分之一，它也是在中医理论的指导下，根据食物所具有的不同性味，针对人们的体质进行辨证施食和辨体施食，从而达到调和阴阳、补益气血、协调脏腑、强身健体、美颜长寿的目的。由于此疗法与人们的生活密切相关，且易学安全，故深受人们的欢迎。

一、常用美容食物的性味及功效

食物之所以能够美容，是因为它同药物一样具有寒、热、温、凉四气和酸、苦、甘、辛、咸五味。可以针对机体的不同状况，本着"寒者热之，热者寒之"等原则，恰当地运用食物的性味以补气养血、调和阴阳，从而达到健康美容的功效。下面将按食物的种类分别进行介绍。

（一）粮食类

1. 粳米

粳米即为大米。性味甘、平。具有健脾养胃的功效。适用于胃肠不和，脾气不足，面色倦怠，萎黄不泽者。

2. 糯米

糯米又名江米、元米。其质柔黏，性味甘、平。具有温中健脾、补中益气之功效。适用于脾胃虚寒之面色萎黄或㿠白者。

3. 粟米

粟米又名小米。性味甘、咸，微寒。具有滋养肾气、健脾胃、清虚热之功效。适用于面色潮红，或脂溢性皮炎、黄褐斑患者。

4. 秫米

秫米又名黄米。性味甘、微寒。具有补肝肾、健脾胃、疗疮解毒之功效。适用于体弱多病，面生疔疮者。

5. 玉米

玉米性味甘、平。具有调和脾胃、降脂减肥之功效。适用于肥胖者或患睑黄瘤、脂溢性皮炎者。

6. 荞麦

荞麦性味甘、平。具有清热解毒、调理胃肠之功效。适用于面生暗疮、须疮、油风、白屑风及酒渣鼻者。

7. 黑豆

黑豆性味甘、平。具有清热解表、滋养健脾之功效。适用于体弱、产后身面浮肿者。

8. 黄豆

黄豆性味甘、平。具有清热解毒、调理肠胃之功效。适用于胃中积热，面生暗疮、酒渣鼻者。

9. 大麦

大麦性味甘、咸，凉。具有益气健脾、和胃调中之功效。久服可使人皮肤白皙润泽。

10. 黑芝麻

黑芝麻性味甘、平。具有补益肝肾之功效。《玉楸药解》谓其"疗皮燥发枯，肉减乳少，医一切疮疡，败毒消肿"。

11. 扁豆

扁豆性味甘、平。具有健脾和胃、淡渗利湿之功效。适用于脾虚湿盛，口周皮炎、唇风、血管神经性水肿者。

（二）蔬菜类

1. 茄子

茄子性味甘、凉。具有补益五脏、活血化瘀之功效。适用于五脏虚劳，皮肤无华，苍老黧黑者。

2. 芹菜

芹菜性味甘、温。具有健脾益胃、固肾止血之功效。适用于面色萎黄，皮肤干燥，牙龈松动出血者食用。

3. 白菜

白菜性味甘、平，具有通利肠胃、疗疮解毒之功效。适用于面生疮疡或染发过敏，面部浮肿，小便不利者。

4. 韭菜

韭菜性味辛、甘，温。具有健脾胃、温肾阳之功效。适用于久病体虚，腰酸肢冷，面色晦暗或易生冻疮者。

5. 卷心菜

卷心菜性味甘、平。具有健脾补益、生肌润肤之功效。适用于皮肤干枯，少白头者。

6. 藕

藕性味甘、寒。具有健脾开胃、清热生津之功效。适用于面部消瘦，口干口渴，面生黑斑者。

7. 胡萝卜

胡萝卜性味甘、平。具有清热解毒、补中安脏之功效。适用于皮肤干燥粗糙，或患毛发苔藓、黑头粉刺、角化型湿疹者。

8. 菠菜

菠菜性味甘、寒。具有清肠胃、活血生血之功效。适用于面色㿠白或萎黄，肠胃积热或酒毒外发面部酒疹者。

9. 木耳

木耳性味甘、平。具有利五脏、补气血之功效。适用于五脏虚弱，气血不足，面色无华，毛发不泽者。

10. 蘑菇

蘑菇性味甘、凉。具有益肠胃、补气血之功效。适用于久病体弱，消化不良，面色萎黄者。

（三）肉、鱼类

1. 猪肉

猪肉性味甘、咸，平，微寒。具有滋养脏腑、补中益气之功效。适用于体弱消瘦，面黄色暗者。

2. 牛肉

牛肉性味甘、平。具有健脾养胃、强骨壮筋之功效。适用于腰膝酸软，面色黧黑者。

3. 羊肉

羊肉性味甘、温热。具有补虚祛寒、调补气血之功效。适用于产后体虚，面色㿠白，或面生黔黯者。

4. 狗肉

狗肉性味甘、咸、酸，温。具有安五脏、暖腰膝、益肾壮阳之功效。适用于体虚不足，骨蒸潮热，颧红面赤者。

5. 鸡肉

鸡肉性味甘、温，平。具有补气养血之功效。适用于产后气血不足，面色无华者。

6. 鸭肉

鸭肉性味甘、凉。具有清肺解毒、滋阴养血之功效。适用于肺肾阴虚，面生黔黯，皮肤干瘪者。

7. 鹅肉

鹅肉性味甘、平。具有补益五脏的功能。适用于体虚气弱，面色㿠白，额头自汗，面部倦怠者。

8. 兔肉

兔肉性味甘、寒。具有补中益气、滋阴凉血之功效。适用于阴虚有热，面色潮红者。

9. 鹌鹑肉

鹌鹑肉性味甘、平。具有补中益气、淡渗利湿之功效。适用于体弱多病，营养不良，面色无华，或面部浮肿者。

10. 鳝鱼

鳝鱼性味甘、温。具有补脾益气、除湿理血之功效。适用于气血不足，或产后失血，面色无华，晦暗不泽者。

11. 鲫鱼

鲫鱼性味甘、平，温。具有和中补虚、温中健脾之效。适用于中气不足，气血虚弱，面色晦暗，眼睑下垂，皱纹较多者。

12. 鳖

鳖又名团鱼，性味咸、寒。具有滋补肝肾、生精补髓之功效。适用于未老先衰，少白头，皱纹多，面色黑者。

13. 龟

龟性味甘、酸，温。具有滋阴补肾、除湿理血之功效。适用于面色晦暗或慢性湿疹、皮炎者。

14. 海参

海参性味甘、咸，微寒。具有补肾益精、除湿利尿之功效。适用于精血不足，面色无华，毛发枯槁，爪甲不荣者。

15. 燕窝

燕窝性味甘、淡，平。具有补益气血、养阴清肺之效。适用于久病虚劳，面无光泽者食用，有良好的驻颜美容作用。

（四）瓜果类

1. 荸荠

荸荠性味甘、微寒。具有清热生津、补中益气之功效。适用于中气不足，口渴喜饮，面色无华，颜面虚浮者食用。

2. 菱角

菱角性味甘、凉。具有清暑解热、益气健脾之功效。适用于脾气不足，面色萎黄，或暑热熏蒸，面生红痱或疖肿者食用。

3. 栗子

栗子性味甘、温。具有补脾肾、厚肠胃之功效。适用于未老先衰，面无光泽，皱纹多者食用。

4. 樱桃

樱桃性味酸、甘、涩，温。具有止渴生津、调中益颜之功效。适用于少女皮肤保健或皮肤无光泽者食用。

5. 枇杷

枇杷性味甘、酸，平。具有清肺理胃之功效。适用于面生痤疮、酒渣鼻者食用。

6. 荔枝

荔枝性味甘、酸、涩，温。具有补脾益肝之功效。适用于脾气不足，肝血亏虚，面色无华或黄褐斑患者食用。

7. 无花果

无花果性味甘、平。具有调理肠胃、杀虫驱蛔之功效。适用于胃肠不和，面生虫斑，或面部湿疹者食用。

8. 苹果

苹果性味酸、甘，平。具有补益心气、宣肺健脾之功效。适用于心气不足，面无红润，口唇色淡或面生黑斑，面色晦暗，干燥脱屑者食用。

9. 胡桃肉

胡桃肉性味甘、温。具有润肺益肾、通经脉之功效。《食疗本草》谓其"通经脉，润血脉，黑须发，常服骨肉细腻光滑"。适用于面部消瘦，皱纹多，面色发黑者食用。

10. 龙眼肉

龙眼肉性味甘、平。具有养心安神、滋阴养血之功效。适用于体弱多病，失眠多梦，眼眶发黑，面色无华者食用。

11. 大枣

大枣性味甘、平。具有健脾益气、养血生津之功效。适用于身体虚弱，气血不足或产后血虚，面色无华者食用。

12. 甜瓜

甜瓜性味甘、寒。具有清热解毒、生津止渴之功效。适用于毒热内盛，面生疔肿、须疮、黄水疮者食用。

13. 桃

桃性味甘、酸，微温。具有活血化瘀之功效。适用于气血瘀阻，面色紫暗，口唇发绀，或面生蜘蛛痣、毛细血管扩张者食用。

14. 梨

梨性味甘、微酸，寒。具有清心润肺之功效。适用于肺热面赤，眼目赤痛，皮肤干涩者食用。

15. 橘子

橘子性味甘、酸，凉。含有大量维生素C，具有止渴生津、化痰润肺、理气开胃之功效。适于面部干涩，口干，口渴，咳嗽，咳痰者食用。

（五）调味类

1. 食盐

食盐性味咸、寒。具有催吐利水、泄热软坚之功效。能引药入肾经，为膳食中常用的调味品。

2. 醋

醋性味酸、温。具有滋养阴液、消食健胃之功效。可引药入肝经，能增强皮肤的抗病能力，对头癣、面癣有治疗作用。

3. 酱油

酱油性味咸、寒。具有解毒除烦之功效。可引药入肾经，同时对面部疔疮、烫伤、虫咬皮炎有一定的治疗作用。

4. 豆豉

豆豉性味苦、寒。具有解表清热、透疹解毒之功效。能引药入心经，对于面部浮肿、脂溢性皮炎、过敏性皮炎有治疗作用。

5. 姜

姜性味辛、温。具有发表散寒、健胃增食之功效。适用于胃中冷痛，面色苍白者食用，有引药入肺、胃经之功效。

6. 小茴香

小茴香性味辛、温。具有理气止痛、调中下气之功效。适用于下焦虚寒，腹中冷痛，面色苍白或青紫者食用。

7. 胡椒

胡椒性味辛、大温。具有健胃温中、助火散寒之功效。适用于心腹冷痛，胃寒冷痛，宿食不消，面色苍白或青紫者食用。

（六）饮料类

1. 牛奶

牛奶性味甘、平。具有滋润五脏、荣养血脉之功效。《大明本草》谓其："养心肺，解毒热，润皮肤。"本品适用于各类人员皮肤保健，但过敏性皮炎者不宜饮用。

2. 羊奶

羊奶性味甘、温。具有补益肺肾、益气填精之功效。适用于体弱多病，面色㿠白者饮用。

3. 米酒

米酒性味甘、苦、辛，温。具有通利血脉、散寒开胃之功效。《本草拾遗》谓其"通血脉，厚肠胃，润皮肤"，少饮本品可使面色红润。

4. 绿茶

茶性味苦、甘，凉。具有清心涤热、凉肝泄火之功效。适用于心肝火旺，面红目赤，或口渴心烦，面生疮疡者饮用。

二、常用美容食疗方精粹

（一）润肤美颜方

1. 养颜豆腐鱼

鲫鱼 500g，豆腐 2 块，萝卜适量。

先将鱼在煮沸的清水中略烫，再用葱、姜、料酒烹锅，加入胡椒面、清汤、精盐，把鱼下锅，加入萝卜丝、豆腐块，慢火炖，待汤去 1/3 时，加香菜、味精出锅。本品可补五脏、益气血，使体健容美、肌肤润泽。

2. 胡萝卜红枣桑椹汤

胡萝卜 30g，红枣 5 枚（去核），桑椹子 15g。

上物共水煮 20 分钟后，全部食之，每日 1 剂，连服 2 个月。能补血养血，润肤美容。适用于面色白而无泽，皮肤粗糙不润者。

3. 蜂蜜润肤汤

蜂蜜 10g。

开水送服，每日 1 次，长期服用。能滋补润肤，用于面唇肌肤粗糙或干而无泽者。

4. 猪肤红枣羹

猪皮 500g，干红枣 100g。

猪皮去毛、洗净，切成小块，干红枣洗净。将此二物放在锅中，加水适量，以小火煨炖至猪皮软化，也可加冰糖适量，分顿、分量进食，或佐餐食用。本品能润肌肤，对皮肤干燥无光泽、无弹性，眼睑下垂等有一定的疗效。

5. 蜜饯红枣花生

干红枣 50g，花生米 50g。

上二物以冷水泡发泡透，放入锅中，加水适量，以小火煎煮至七成熟，再加入蜂蜜适量，煮熟，收汁即可，分顿或佐餐食。本品滋阴养血，对面色无华、消瘦、头晕者有一定的疗效。

6. 酥蜜粥

酥油 20~30g，蜂蜜 15g，粳米 100g。

先将粳米加水煮粥，待沸后入蜂蜜及酥油，同煮为粥，每天服用 1~2 次。本品补五脏，益气血，泽肌肤，润毛发。用于津枯血少，皮肤粗糙，毛发干燥者。

7. 猕猴桃酱

猕猴桃果实、冰糖各 250g。

选熟透而无霉变的猕猴桃果实，用清水冲洗干净，去皮，挖出果肉。将果肉与一半冰糖加水共煮沸，再将另一半糖加入，煮 30 分钟即可出锅，装罐，密封，装好后再蒸煮 25~30 分钟，取出立即冷却即可。每日三餐后适量食用。本品具有甘寒滋阴、润燥护肤之功。

8. 杞圆膏

枸杞子（去蒂）625g，龙眼肉 625g。

先将上二物洗净，置于锅内，加适量冷水，第一次一般高出药料 4~6 寸，然后以小火慢熬，水量因蒸发减少时，可适当加水，煮至枸杞、龙眼肉无味为度，再滤去药渣，还将药液倒入锅内，大火煮沸，捞去表面泡沫，改用小火徐徐蒸发浓缩，同时不断搅拌，防止焦化，炼成稠膏。不拘时频服 2~3 匙。本品泽肌肤，驻颜色，强筋骨。

9. 红颜酒

胡桃仁（泡去皮）120g，小红枣 120g，白蜜 120g，酥油 60g，杏仁（泡去皮尖，不用双仁，煮沸后晒干）30g。

先将白蜜、酥油溶开倒入一坛烧酒内，随后将其他 3 种放入酒内，浸泡 21 日，每早饮 2~3 杯。此酒具有补肾润肺、健脾华面的作用，常饮可使面色红润。

10. 红枣粥

红枣 50g，大米 90g。

将大米洗净，红枣用温水洗净，放入锅内加适量水，煮熟变稠，即可食用。本品具有健脾益气养血之效，常食对于容颜憔悴、萎黄者有特效。健康人食之可使面色红润，起到保健美容的作用。

11. 归龙酒

当归 20g，龙眼肉 20g。

以上等好酒 250ml 浸泡 20 日，每日饮少许。本品具有补血活血之功效，适当饮用可起到美颜色、润肌肤的作用。

12. 黄芪粥

黄芪 30g，粳米 100g，红糖 40g，陈皮 5g。

黄芪切成片，洗净用纱布包好，置干净砂锅中加清水 200ml 熬 10 分钟，收取药汁。如前法再熬 1 次，将收下的药液混到一处，药包不用。砂锅置火上，注入清水约 800ml，投入淘净的粳米，中火烧开，改用小火煮至米烂汤稠、表面浮起粥油时，放入洗净的陈皮、红糖和黄芪药液，再煮 5 分钟即可。本粥具有补气健脾之功效。经常服用能健美肌肤，使面部红润，不生疣赘、黑斑、暗疮。

13. 黄芪鲫鱼

鲫鱼 3 尾（约 500g），黄芪 15g，炒枳壳 2g，生姜 15g，葱 10g，料酒 30g，精盐 2g，味精 1g，猪油 70g，胡椒粉 2g，精醋 4g，白糖 5g，酱油 6g。

鲫鱼去鳞、鳃，剖腹去内脏，两面各剞 4 刀，用清水洗净。生姜洗净切成姜片，葱洗净切成葱花，黄芪、炒枳壳洗净用纱布包好。药包置砂锅内，注入清水，熬 2 次，每次 15 分钟，收药液待用。锅置火上，放入猪油，待油温升至六成热时下姜片、葱花，炒出香味，放酱油、精盐、胡椒粉、醋、鲫鱼、料酒、白糖，注入清水约 500ml，再下药液，中火烧开，改用小火慢烧至鱼肉烂时，放味精调味，收汁装盘即成。本品具有补气健脾之效，无论男女老幼食之皆能使面部红润，有很好的美容作用。

14. 黄精猪肘

猪肘 750g，黄精 20g，党参 10g，大枣 50g，白豆蔻 2g，骨汤 2000ml，生姜 15g，葱 15g，料酒 50g，精盐 5g，酱油 10g，胡椒粉 3g，味精 2g。

党参、黄精、大枣洗净，党参切成 3cm 长的段，白豆蔻打破待用，生姜洗净拍破，葱切长段；猪肘刮洗干净，镊净毛，入沸水锅内氽去血水，捞出用温水洗净；砂锅置火上，放入猪肘、黄精、党参、大枣、生姜、葱段、精盐、胡椒粉，加入骨汤，加料酒、酱油，大火烧开，打去浮沫，改用小火慢煨至汁浓肘烂，拣出姜、葱不用，入味精调味即成。本品具有健脾补肺之功效，特别适用于胃病面色萎黄干枯者。健康者食用亦能滋润皮肤。

15. 脊肉粥

猪脊肉 100g，粳米 150g，食盐、香油、川椒各少许。

先将瘦猪脊肉洗净，切成小块，用香油烹炒，然后加入粳米煮粥，待粥将成时，加入盐、川椒，再煮一二沸即可食用。此粥具有补益脾肾、润泽肌肤的作用，特别适用于面部干燥、脱屑、面色黧黑者。

（二）防衰抗皱方

1. 鲜奶鲤鱼

鲤鱼肉 250g，牛奶 200g，黄酒、葱、姜、精盐适量。

鲤鱼肉用酒、姜丝、葱末、盐渍 15 分钟，倒上牛奶，隔水蒸 30 分钟。此膳有补虚、美颜、抗皱、防衰之效。

2. 首乌鸡丁

首乌 8g，鸡胸肉 150g，冬笋 25g，青椒 1 个，黄酒、精盐、白糖、淀粉适量。

首乌加少许水，用砂锅煮 20 分钟，滤出汁水待用。鸡胸肉等原料分别切成丁，鸡丁加黄酒、盐、水淀粉渍 15 分钟后，用温油滑熟，投入笋丁、青椒丁同炒，再加首乌汁煮沸，调味，着薄芡。此菜具有润肤防衰之效，并可防治须发早白。

3. 山药粥方

山药 50g（或鲜山药 150g），粳米 75g。

将山药洗净切片，同粳米煮粥，可作早、晚餐食，温热服食，一年四季均宜，有健脾益气、美容防衰之效。

4. 黄精膏

黄精适量，干姜、桂心少许。

将黄精蒸熟后再用水煎，放入干姜、桂心，微火煎，待黄精刚转黄时停火，空腹服 1 小碗。本品能使人皮肤光洁滋润，延年益寿。

5. 大豆丸

黑芝麻、黑大豆适量。

上药共蒸 3 遍，再捣末，每日代粮进食。令人强壮，容貌红光，防衰老。

6. 燕窝粥

燕窝（干品）3~6g，黏米 60g。

先用温水将燕窝浸润，去杂质，然后用清水洗，与黏米一起用文火煮 2 小时，即可食用。常服可润肺补脾，延年驻颜，令人皮毛润泽，容颜生辉。

7. 山药软炸兔

兔肉 250g，山药 40g，生姜 15g，葱 15g，料酒 15g，精盐 2g，酱油 10g，白糖 3g，味精 1g，猪油 600g（实耗 75g），鸡蛋 2 个，湿豆粉 50g。

山药切片烘干研成细末，生姜洗净切片，葱洗净切成长段。兔肉洗净后去筋膜，切成 2cm 见方的块，放入碗内，加入料酒、精盐、酱油、白糖、姜片、葱、味精拌匀，腌 20 分钟；鸡蛋去黄留清，加入山药粉和湿豆粉搅匀，调成蛋清糊倒入兔肉内和匀，使糊均匀黏附于兔肉上。净锅置火上烧热，放入猪油，烧至八成热时，将兔肉块逐个放在油锅内略炸一下捞出。待第一次炸完后再同时下锅内，反复用漏勺翻炸，炸成金黄色浮面时，捞出装盘即成。本膳具有补益脾胃、滋补肺肾之功效，特别适于面色萎黄不泽、皱纹增多者。经常食用能使皮肤有弹性，形体丰满而不肥胖。

8. 黄芪蒸鸡

母鸡 1 只，黄芪 30g，鸡汤 150ml，料酒 30g，生姜 20g，葱 15g，胡椒粉 3g，精盐 4g。

鸡宰杀后去毛，剖腹去内脏，剁去脚爪，入沸水锅中去血水。生姜洗净拍烂，葱洗净切长段，黄芪洗净切成厚片。将鸡放入高压锅内，加入葱段、姜片、料酒、精盐、胡椒粉、鸡汤后大火蒸 40 分钟，拣出葱、姜即可食用。本品具有补气养血之效，能延缓皮肤衰老，起到健身美容之效。

9. 养颜燕枣汤

燕窝 10g，大枣 6 枚。

加水 3 碗，煮成 1 碗。如有条件，可每隔 10 日或 1 个月吃 1 次。本汤具有益气养颜、润肤除皱之功效。常食可使皮肤光滑细腻，不易老化。

10. 黄精鳝片

鳝鱼肉 600g，炙黄精 10g，莴笋 150g，料酒 30g，精盐 5g，白糖 6g，味精 2g，生姜 10g，胡椒粉 3g，干豆粉 20g，麻油 10g，菜油 75g，湿豆粉 30g。

黄精用温水洗净，在砧板上剁成细茸；鳝鱼肉洗净，用刀片成薄片；生姜洗净剁细；莴笋剥去皮切成片；用黄精茸、精盐、味精、胡椒粉、湿豆粉、水调成汁；净锅置火上放菜油烧至七成热时，下鳝鱼片爆炒，快速划散，随即下姜末、莴笋片炒几下，倒入用干豆粉调好的汁勾芡，淋上麻油装盘即成。本品具有补肾健脾之功效，可使皮肤光滑，肌肉丰满，保持青春的活力。

11. 骨髓养颜膏

骨髓（牛、羊、猪均可）360g，炒米粉适量。

骨髓洗净，焙干，研粉，加入炒米粉拌匀，贮于瓷罐中备用。每日 1 次，每次用 1 汤匙调冲鲜热奶饮用。本品具有滋阴补髓、养颜减皱、悦泽面容之效，特别适宜于消瘦、皮肤皱纹多，无光泽者服用。需要注意的是，由于骨髓中含有大量脂肪，高血压、肥胖、血脂高者宜少用。

12. 灵芝粥

灵芝 20g，粳米 100g，核桃仁 20g，精盐 2g。

灵芝用清水洗净切成 3 块；粳米淘洗干净；核桃仁用开水泡 10 分钟，剥去种衣。砂锅置火上，注入清水 1000ml，下粳米、灵芝块、核桃仁用中火烧开后改用小火慢煮至米烂汤稠，表面浮有粥油时，下精盐调味即

成。本品具有补益肺肾之效，常食用可使精力充沛，容光焕发，延缓皮肤衰老。

13. 糯米粥

糯米 30g，当归 10g，黄芪 15g，天麻 10g。

将当归、黄芪、天麻用纱布包，与糯米同煎 50 分钟，去药留粥食之，每周服 3 剂，连服半年。本品美容益寿，护发明目，壮气提神，用于面容黄白无泽者。

（三）增白祛斑方

1. 仁花末

白瓜子仁（即冬瓜子仁）250g，桂花 200g，橘皮 100g。

上物共研成细末，饭后用米汤调服，每次服 6~9g，每日 3 次，连服 30~50 日。

2. 悦泽肌肤如玉方

冬瓜子仁 1500~2500g。

捣末为丸，如梧桐子大。每日空腹服 30 丸，能使人"白净如玉"。

3. 柿饼去黡法

柿饼不拘多少。

经常食用，可去面黡，使黑色日减，白皙日增。

4. 黑木耳红枣汤

黑木耳 30g，红枣 30 枚。

黑木耳先用清水浸洗干净，红枣去核，煎汤。每服 150ml，早、晚各 1 次，孕妇忌用。本品健脾和血，悦白面容。

5. 清热除斑汤

瘦肉 250g，鲫鱼 100g，莲子 10g，灯心草 3g，红枣 8 枚，生姜 4 片，淡竹叶 6g，盐适量。

先将莲子、灯心草、红枣、生姜、淡竹叶置砂锅中清水煮 30 分钟，再加鲫鱼和瘦肉入锅中烧沸后改文火煮 40 分钟，以盐调味即可。此汤具有清热和胃、增白祛斑之效。常饮此汤可增强皮肤抵抗力，不易生暗

疮、雀斑。

6. 润肤红颜汤

鹌鹑蛋 10 个，草莓 3 个，桑寄生 10g，红枣 4 枚，桂圆肉 15g，怀山药 12g，冰糖适量。

将桑寄生、红枣、桂圆肉、山药加 8 碗水煮 1 小时，去渣留汤，再放入煮熟的鹌鹑蛋和剖开的草莓，加冰糖，清水煮 10 分钟即可。本汤具有补血活血、润肤除皱之效。常服此汤可使肤白透红，光滑细腻。

7. 增白玉容粉

西瓜仁 250g，桂花 200g，橘皮 100g。

共研细末，饭后用米汤调服，每日 3 次，每次 1 匙。本品增白祛斑，适用于面有黑斑、雀斑或蜡黄者。

8. 黑木耳粉

黑木耳适量。

洗净焙干为末，每食后热汤送服 3g，治面上黑斑有效。

9. 菊花草鱼

草鱼 1 尾（约 750g），鲜菊花瓣 30g，宁夏枸杞 15g，冬笋 40g，火腿 40g，生姜 15g，葱白 15g，精盐 6g，胡椒粉 3g，料酒 30g，味精 2g，猪网油 1 张。

生姜洗净切成薄片，葱洗净切成长段，枸杞用温水洗净，鲜菊花瓣用盐水洗净，猪网油洗净，冬笋、火腿切片。草鱼去鳞、鳃，剖腹去内脏洗净，鱼体两边各剞 5 刀，再用姜片、葱段、料酒、精盐腌 30 分钟。将猪网油铺在案板上，鱼摆在猪网油一端，火腿片、冬笋片、枸杞子、菊花（用一半）摆在鱼体两边，然后用猪网油将鱼体包好，放入蒸盘内，上笼蒸 30 分钟取出。揭去猪网油，将鱼装入盘内，撒上菊花即可。本品具有滋补肝肾、祛风明目之功效。常食不仅可使皮肤白皙干净，而且可以明目，使眼睛更有神气。

10. 银耳粥

银耳 7g，粳米 1000g，大枣 5 枚，冰糖 50g。

银耳用开水发胀，摘去蒂头，拣去杂质、泥沙，将银耳叶片反复揉碎，粳米用清水淘洗干净，大枣洗净。砂锅置火上，注入清水 1000ml，放入银耳、红枣，用中火烧开，然后慢煮至米粥汤稠，表面浮有粥油，放入冰糖，再煮 5 分钟即可。本品具有滋阴生津之功效，特别适于面部干燥脱屑，皮肤出现黄褐斑者。健康人食之亦能使面色洁白如玉。

（四）养发乌发方

1. 黑芝麻粉

黑芝麻适量。

炒熟后研粉，经常冲入豆浆、牛奶中食用，有和血、补肝肾、乌发功效。

2. 核桃仁方

核桃仁数个。

每日食用，有滋补肝肾、乌发之效。泄泻、便溏者忌服。

3. 怀药酥

怀山药 250g，黑芝麻 10g，白糖 100g。

将怀山药去皮，切成菱角样小块，放入六成熟的菜油锅内，炸至外硬中间软，浮面时捞出。将炒锅置武火上烧热，用油滑锅，放入白糖，加水少许溶化，炼至成稠汁或米黄色，随即推入怀山药块，并不停地翻炒，使外面包上一层糖浆，直至全部包牢，然后撒上炒香的黑芝麻即成。本品具有补肾润燥之效，适于须发早白者。

4. 乌发糖

核桃仁 250g，黑芝麻 250g，红糖 500g。

将红糖放入锅内，加水适量，用武火烧开，移文火上煎熬至稠厚时，加炒香的黑芝麻、核桃仁，搅拌均匀停火。倒在涂有熟菜油的搪瓷盘内，摊平，晾凉，用刀切成 10

块，装糖盒内备用。食用时，早、晚各服3块。本品具有健脑补肾、乌发生发之功效，适用于少白头或用脑过度，头发花白者。

5. 首乌蛋汤

鸡蛋2只，首乌30g。

将鸡蛋刷洗干净，砂锅内放入清水，把鸡蛋连皮同首乌共煮30分钟，待蛋熟后，去壳再放入砂锅内煮30分钟即成。先吃蛋后饮汤。有滋阴养血之功，治疗脱发过多，头发早白，未老先衰。

6. 桑椹膏

桑椹适量。

用纱布将桑椹挤汁、过滤，装于陶瓷器皿内，文火熬成膏，加适量蜂蜜调匀，贮于瓶内备用。每次服10ml，每日1次，开水调服。具有养血脉、乌发之效。

7. 酥黑豆

黑豆500g。

上品加水1000ml，文火煮熬，以水浸豆粒泡胀为度，取出放盘内晾干，撒上少许细盐，贮于瓶内。每次服6g，饭后服，每日2次，温开水送下。治疗斑秃有效。

8. 黑芝麻粥

黑芝麻25g，大米50g。

将大米洗净后与黑芝麻共煮成粥。经常食用可养血脉、补肝肾，防止头发早白。

9. 芝麻首乌粥

黑芝麻粉、何首乌各250g。

上二味加糖少许煮成粥状。每日早、晚各取适量，沸水冲1小碗饮用，有补血、乌发作用。

10. 仙人粥

制何首乌30~60g，粳米100g，红枣3~5枚。

将制首乌煎取浓汁，去渣。再将首乌液、米、枣同入砂锅内煮粥，并放入少许白糖以调味。每日服用1~2次。能益肝肾、补气血。主治肝肾亏损，须发早白。

11. 桑仁粥

桑椹20~30g，粳米100g。

先将桑椹洗净，浸泡片刻。然后将桑椹与米同入砂锅煮粥，粥成时加冰糖少许。能滋阴养血。主治肝肾不足，须发早白。

12. 金髓煎

枸杞250g，白酒500g。

将枸杞洗净，放入白酒中浸泡，15日后取出，放入盆内研碎。将酒和枸杞浆汁倒入白布袋中，绞取汁液。将汁液放入锅中煎熬，先用武火烧开，后移至文火上煎熬，浓缩至膏状时停火，稍晾，盛入瓷器内，封贮备用。食用时，早、晚各服1汤匙，用温酒冲服。本品具有填精补肾、延年益寿之功。适用于肾虚发白者。

13. 怀药肉麻元

山药50g，黑芝麻50g，肥膘肉400g，食盐6g，白砂糖200g，鸡蛋3个，花生油1000g（实耗75g），淀粉75g。

山药切片烘干打成细末；黑芝麻炒香；肥膘肉削去猪皮，冲洗干净，在汤锅内煮熟，捞入凉水内泡一下并放在盘内晾凉，切成1cm左右见方的丁，再入沸水中焯透，捞出摊开晾凉。淀粉用水调散，鸡蛋另搅匀，加入湿淀粉、山药粉、食盐，合匀成糊状。肥肉丁装入碗内，加入调匀后的蛋糊上浆。炒锅置中火上，加入花生油烧至八成热时，用筷子将肥肉丁逐个放入锅内炸，糊凝起锅，掰去棱角，再重炸至色黄时捞出沥油。炒锅重置火上，注清水少许，加入白砂糖，在小火上炒融，不停地铲动，待糖汁呈金黄色时，加入炸好的肉丁，端离火口，继续铲动，随即撒入芝麻，待芝麻全贴在肉上，倒入盘内晾凉即成。本品功能补脾胃，益精血，润枯燥。主治白发、脱发、发枯、发黄。

（五）美目明眸方

1. 菊花粥

菊花 10~15g，粳米 30~60g。

秋季霜降前，将菊花采摘去蒂，烘干或蒸后晒干，亦可置通风处阴干，然后磨粉。先用粳米煮粥，粥成调入菊花末，再煮一二沸即可。早晚空腹温热服食，尤以夏季食用为好，可养肝明目。平素脾虚便溏者慎服。

2. 明珠汤

夜香花 150g，猪肝、瘦肉各 100g，鱼肉 50g，榨菜少许，花生油、精盐、砂糖各适量。

先将猪肝切片，瘦肉剁碎，鱼肉切片，分别用配料调腌好。榨菜切碎。用水 3 碗煮沸，下剁碎之肉煮约 20 分钟，然后放进夜香花，再加鱼片、猪肝及切碎的榨菜，即可出锅。喝汤吃肉，常食之可以明眸，使眼睛清亮而传神。

3. 草决明兔肝汤

兔肝 1~2 副，草决明 10~12g。

用 3 层纱布包草决明，与兔肝一起放入锅内加水煲汤，用食盐调味。饮汤食兔肝，能补肝养血，清肝明目。

4. 沙苑猪肝汤

鲜猪肝 300g，沙苑子 30g，宁夏枸杞 10g，生姜 15g，葱 10g，料酒 30g，精盐 2g，胡椒粉 1g，鸡蛋 1 个，干豆粉 30g，白菜叶 50g，味精 1g，猪油 50g，肉汤 1000ml。

猪肝洗净去筋膜切成薄片；生姜洗净后切成薄片；葱洗净切成葱花；枸杞用温水洗净；沙苑子、白菜叶洗净待用；鸡蛋去黄留清，与豆粉调成蛋清豆粉；沙苑子用清水熬 2 次，每次 15 分钟，共收药液 100ml；猪肝用精盐（约 1g）、蛋清豆粉浆好。锅置火上，放入猪油，加入肉汤 1000ml，下药液、姜片、料酒、精盐、胡椒粉，待汤开时下入肝片。烧至微沸时，用筷子轻轻将猪肝拨开，

放枸杞、白菜，煮 2 分钟，加葱花，再放味精调味，起锅装碗即成。本品具有益肾养血、补肝明目之功效，既能艳肤美容，又能保健明目。

（六）丰乳健胸方

1. 健乳润肤汤

猪肚 1 个（约 1000g），芡实 30g，黄芪 25g，白果肉 60g，豆腐皮 30g，葱段、精盐、花生油各适量。

将整个猪肚用粗盐及油擦洗干净。把猪肚、芡实、黄芪、去心白果一同放入砂锅内，加适量清汤共煮沸 30 分钟，再放入豆腐皮，熬 1~1.5 小时，直至汤变成奶白色即可。此汤既可补身，又能清虚热。可促进乳房发育，滋润肌肤。

2. 荔枝粥

干荔枝 15 枚（去壳取肉），莲子、怀山药各 90g，瘦肉 250g。同煮粥，每周吃 2 次。具有健脾益胃、促进乳房发育之功效。

3. 豆浆炖羊肉

怀山药 90g，羊肉 50g，豆浆 500g，油、盐、姜少许，同炖 2 小时，每周食 2 次。本品具有健脾胃、丰乳之功效。

（七）减肥轻身方

1. 青荷熏鲢鱼

鲢鱼肉 500g，白蔻仁 3g，鲜荷叶 3 张，猪网油 150g，生姜 15g，酱油 30g，料酒 10g，精盐 1g，胡椒粉 2g，味精 1g，茶叶 25g，白糖 90g，米饭 60g。

鱼肉洗净，切成 3cm 见方的块 12 块；生姜洗净后剁成姜末；鲜荷叶洗净，用沸水烫软，入冷水中漂凉，捞起切成 12 片；网油洗净切成 12 块；白蔻仁打成细粉。鱼肉块用酱油、料酒、精盐、白蔻仁粉、胡椒粉、味精、姜末腌渍 10 分钟，用一块网油包一块鱼肉，然后用荷叶片包好，锅中放米饭、茶叶、白糖、水 500ml，上面放算子，

将包好的鱼块放算子上。再把锅置小火上烧开，直至水分干，米饭、白糖、茶叶冒烟熏10分钟后即可取出鱼块，放入盘中，食时打开荷叶即可。本品具有补脾胃、利水湿的作用，食之可健身美容、减肥美形。

2. 赤豆炖鹌鹑

鹌鹑 10 只，赤小豆 50g，生姜 10g，清汤 1500g，精盐 5g，味精 3g，料酒 30g，胡椒粉 3g，葱 10g，肉汤 2000ml。

赤小豆用清水洗净；生姜洗净，切成厚片；葱洗净切成长段；鹌鹑杀后去净毛，开膛去内脏，剁去脚爪，入沸水锅内去血水，对砍成两块，再用清水洗净。锅置火上，放入赤小豆、葱段、姜片、胡椒粉、精盐，加肉汤，用大火烧开后改用小火慢炖 90 分钟，放入鹌鹑再炖，直至鹌鹑肉烂。入味精调味，拣出姜、葱，即可食用。本品具有健脾除湿之功效，适用于肥胖者或面部油脂分泌多，易生暗疮、粉刺者。

3. 蜜饯山楂

生山楂 500g，蜂蜜 250g。

山楂去果柄及果核，放在锅内，加水适量，煎煮成七成熟烂水将耗尽时，加入蜂蜜，再以小火煎煮熟透，收汁即可，待冷，放入瓶内贮存备用。每日服数次。本品能补虚消脂、活血化瘀，对肥胖症、血脂高者有一定的疗效。

4. 荷叶茶

荷叶 15g（新鲜者 30g）。

加入新鲜清水内煮开即可。每日用荷叶水代茶饮，连用 60 日。一般可减体重 1.5~2.5kg，长期饮用疗效更佳。

5. 绿豆海带

绿豆、海带各 100g。

煮食，每日 1 剂，连续食用可消脂减肥。

6. 海带草决明

海带 10g，草决明 15g。

水煎，滤去草决明药渣，吃海带喝汤。

7. 苗条茶

乌龙茶 3g，槐角 18g，首乌 30g，冬瓜皮 18g，山楂肉 15g。

除茶叶外，其余 4 味共煎去渣，以此汤液冲泡乌龙茶饮用。

8. 玉米须茶

玉米须适量。

用开水冲泡代茶饮，可降压消脂。

9. 绿茶

绿茶适量。

开水冲泡，饮用。长期饮之可消脂减肥。

10. 冬瓜汤

冬瓜 200g。

加水适量，煮熟后加盐、味精少许，出锅后撒香菜末，点少许香油食之。本品可利水消肿、健脾减肥。

11. 菊花茶

菊花 6g，山楂片 15g，橘皮 6g。

加水 1000ml，煎煮 15 分钟，代茶饮之，可清热降脂减肥。

12. 决明子茶

决明子 30g（炒打），山楂片 40g，白糖 15g。

决明子、山楂加水 1000ml 煎煮 20 分钟，加白糖冷却后即可饮用。本品清肝益肾，减肥壮体，用于形体肥胖者。

13. 减肥茶

山楂 20g，菊花 12g，草决明 20g。

水煎后代茶饮，具有清肝减肥之功效。

第六节　心理美容法

心理疗法即精神疗法，中医学称为"意疗"。《辽史·方技传》载有："心中蓄热，非药物所能及，当以意疗。"中医心理疗法源远流长，理论方法独特，临床行之有效，许多设计巧妙的意疗之法至今仍在流传使用。如《内经》中通过对情志之间的相互制约关系的论述，总结出"以情胜情"的独特而系统的理论和方法。我国古代许多医学大师，如华佗、张仲景、张子和、朱丹溪、张景岳、李中梓、程杏轩等都善于运用"意疗"法治病，并取得了显著的临床疗效。现代研究认为，心理疗法不但可以治疗很多疑难重症，而且通过调节情志，心理暗示，可以达到美容健肤的目的。

一、静志安神法

中医理论十分重视精神"内守"在防治疾病中的作用。正如《内经》强调的"恬淡虚无"；庄子亦提出："无视无听，抱神以静，形将自正；必静必清，无劳汝形，无摇汝精，乃可以长生；目无所见，耳无所闻，心无所知，汝神将守形，形乃生长。"静志安神法就是通过静坐或静卧，内忘思虑，外息境缘，不为烦恼所忧，使精神清静宁谧，真气自然从之，病气逐渐衰去的方法。古代医案中对思虑劳神过度所致的病变以及某些慢性久病等，常用此法而使病愈。同时，用此法也具有保健防病的作用。

临床上常采用参禅、独室静坐、静卧的方法，让患者独处一室，要求其平心静气，排除一切思想杂念，抛弃一切恩怨慕恋，方能使烦恼的心绪得以平静，使心身失调得以改善和纠正。现代研究表明，静志安神法可改善人体中枢神经系统、呼吸系统、消化系统、血液循环系统和代谢及内分泌等系统的功能状态，促进内环境稳定。长期锻炼可有健全身心之功效。因此，对由心绪烦恼、精神抑郁导致的不寐、心疾、食欲不振、面色萎黄、皮肤干枯、面生黑斑等症均有较好的治疗作用。

二、开导劝说法

此法是指通过交谈，用浅显明白的道理教育患者，解释病情，使患者发泄心中屈情，了解所患疾病的性质，以及自己所能做的努力，主动解除消极心理状态的一种疗法。由于此疗法主要运用语言进行疏导，故又常被称为语言疏导法。《灵枢·师传》所谓"告之以其败，语之以其善，导之以其所便，开之以其所苦"，提出了此法的基本原则。

人类的词汇和语言对其大脑皮质将产生一定的影响，并因此而引起相应的心理和生理反应。所以，医师如果正确地掌握语言的技巧，针对不同病证、不同性格的患者采取不同的疏导方法，将会获得理想的治疗效果。在临床上，经常会遇到一些少男少女为自己脸上长的粉刺而苦恼，甚至羞于见人，导致情绪低落，心情压抑，从而影响学习和工作。当其求医时，医师除了治病，还要从心理和生理的角度进行恰当的劝说开导工作，让患者了解粉刺发生的病因病机，从而知道怎样防护，怎样治疗，如少吃或不吃辛辣油腻的食物、平时注意保持面部清洁、用温水香皂洗脸，并告知此病是在青春发育期的一种表现，只要护理得当，随着年龄的增长，粉刺可以消退，使患者解除思想负担，焕发青春活力，配合治疗，提高疗效。

三、以情胜情法

以情胜情疗法又称为情志相胜法，就是用一种心情去制止、战胜另一种心情的心理疗法，此法创自《内经》。《素问·阴阳应象大论》与《素问·五运行大论》均指出："怒伤肝，悲胜怒……喜伤心，恐胜喜……思伤脾，怒胜思……忧伤肺，喜胜忧……恐伤肾，思胜恐。"明代医家张介宾在《类经》中亦指出"悲忧为肺金之志，故胜肝木之怒""恐为肾水之志，故胜心火之喜""怒为肝木之志，故胜脾土之思""喜为心火之志，能胜肺金之忧""思为脾土之志，故胜肾水之恐，深思见理，恐可却也"。由此可见，因七情所伤而致病者，可以通过有意识地采用另一种情志活动，以控制、调节致病情志，从而达到祛病的目的。中医临床实践证明，七情不仅是引起疾病的主要因素之一，而且也是治疗和预防某种疾病的一种手段，并据此创立了以情胜情的独特疗法。

以情胜情疗法是根据人有五志分属五脏，五志、五脏间存在着五行制胜的原理提出的。按照五行学说，面部颜色亦分属五脏，故人的面色也可以通过情志制胜得到调节。但在临床运用时不能简单地按五行循环机械套用，而应掌握情志对气机运行和脏腑气血运行影响的规律，以生理病理为基础，根据具体情况，灵活应用。

例如，因怒而伤及肝血，引起肝气逆乱，气血失和，致面色不华、褐斑丛生，根据怒伤肝、悲胜怒的法则，让患者把心中的怒火转成悲愤，甚至大哭一场，使怒气消，肝气平，气血和，则面色逐渐好转；如因忧愁致人双眉紧锁，面色㿠白者，根据忧伤肺，喜胜忧的法则，设法使患者喜悦、欢畅以消忧解愁。现代研究表明，笑能使人肺部扩张，呼吸量增大，可加强血液循环，促进内分泌活动。快乐的情绪能提高食欲，使消化液分泌增多，消化器官活动加强，同时可使肌肉放松，消除精神和身体的疲劳。如英国著名的化学家法拉第，由于长期紧张的工作，经常头疼失眠。有一次他去看病，医师给他开的处方不是药名而是一句谚语："一个丑角进城，胜过一打医师。"法拉第悟出这句话的奥妙，就经常去看喜剧、滑稽戏和马戏表演，常被逗得哈哈大笑。不久，他的健康状况明显好转。以上例子均说明喜则气和志达，荣卫通利，肺气得充，面色荣华，身体强健。

总之，在运用以情胜情疗法时，应注意选择好适应证，一般以精神因素在面部疾患发展中占主导地位，而身形病变不突出者为宜。同时要注意刺激的强度和选择恰当的刺激方法，以平衡阴阳，调和气机，恢复脏腑功能，达到美容治病的目的。

四、顺情从欲法

顺情从欲法又称怡悦开怀法，就是顺从患者的意志、情绪，满足其心身需要，用以治疗情欲不遂的病症。正如《景岳全书》指出："若思郁不解而致病者，非得情舒愿遂。"故古代许多医家认为，只有顺情从欲，怡悦开怀，心情舒畅，再配合服药，才能取得良好的疗效。否则心情不畅，情志抑郁，草木无情，石药无功，服药再多也是收效甚微。

《灵枢·师传》篇说："未有逆而能治之也，夫惟顺而已矣。……百姓人民，皆欲顺其志也。"朱丹溪指出："男女之欲，所关甚大；饮食之欲，于身尤也。"这说明衣、食、住、行等是人们生存所必需的，生理和心理的需要和欲望是客观存在的。如目欲视物，耳欲闻声，饥而欲食，寒则欲衣，劳则欲息，男婚女嫁，疾痛欲医等都是人类最基本的生理要求，应得到适当的满足，不可硬性压抑。例如，有个少年的鼻尖部长了2个小黑痣，自己认为很不美观，与人交往时总认为对方在注意自己鼻子上的黑痣，从而导致情绪抑郁，性格孤僻，久之则面容憔悴，学习下降，家长十分着急，带其就医，医师了解了实情之后，用冷冻的方法将黑痣去掉，于是这位少年很快恢复了青春与活力，面色润泽，精神振奋，学习成绩也有了很大的提高。这个案例说明了满足患者的心理欲望在治疗中的重要性。

五、移情易性法

移情易性法又称移精变气法，现代称之为转移注意法，指通过语言和行为等，转移患者对疾病的注意力，从而起到调整逆乱之气机，使患者精神安定，疾病痊愈的一种方法。人在病中则常虑其病，甚至紧张、焦虑和恐惧，均是不利于疾病向愈的因素。《续名医类案》中指出"失志不遂不病，非排遣性情不可""虑投其好以移之，则病自愈"。此法作为一种常用的辅助疗法，不仅可以治疗某些损容性皮肤病，同时对面部的皮肤保健也非常重要。

《临证指南医案》说："情志之郁，由于隐情曲意不伸……郁证全在病者能移情易性。"这就是"移情易性"的意疗方法。分散患者对疾病的注意力，使其思想焦点从病所转移于他处；或改变其周围环境，使患者脱离不良刺激因素；或改变患者内心所虑的指向性，使其从某种情感转移于另外的人或物上，可称之为"移情"。通过学习、交谈等活动，排除患者内心的焦虑，或改变其错误的认识和不良情绪，或改变其不良生活习惯及思想情操，可称之为"易性"。"移情易性"的具体方法很多，要根据患者的不同病情、不同心理和不同环境等，采取不同的措施。如《北史·崔光传》曰："取乐琴书，颐养神性。"吴师机所著《理瀹骈文》亦指出："七情之病，看书解闷，听曲消愁，有胜于服药者矣。"由此可见，琴棋书画、戏剧、舞蹈、填词、赋诗、旅游、垂钓、养花等都可以培养情趣、陶冶性情、转移情志、调神祛病。例如，有的学生由于考试紧张，出现脱发，又因脱发而心情焦虑不安，影响学习，这时医师在用药治疗的同时常嘱其精神放松，适当安排休息，可听听音乐、看看戏剧等，劳逸结合，解除焦虑紧张的心态，从而促进了脱发的痊愈。还有一些青春发育期的少女，常因面部长粉刺而烦恼，每天对镜叹息，郁郁寡欢，反而加重了病情，医师可采用转移注意力的方法配合治疗，让其外出旅游，听音乐，练书法，以陶冶性情，调心安神，使郁闷得解，气血和畅，粉刺很快消退。

第七节 面膜美容法

非药物面膜美容法是将天然营养素加入适当的基质后，直接贴敷于面部，具有成膜特点，可以起到保健、增白、抗皱、疗疾等多种美容效果的一种常用疗法。我国是使用面膜美容最早的国家之一，当时常用的美容面膜有鸡蛋清面膜、猪蹄浆面膜等，后随着时代的发展，经历代医家的整理提高，并吸收了外来的美容疗法，使这一疗法更加完善，目前常用的面膜多根据基质的不同，分为硬膜和软膜，在应用中往往与蒸汽面浴、面部按摩有机结合，其主要作用：①防止水分的蒸发，软化角质层，清洁面部，去除过剩的皮脂。②增加皮肤表面温度，改善面部血液循环，增加皮肤弹性，延缓皮肤衰老。③促进营养素的吸收，发挥局部保健及治疗作用。④面膜在干燥过程中，对皮肤有轻微的收缩及舒张作用，可收缩毛孔，消展皱纹。面膜疗法有其独特的美容效果，因原料丰富、制作简单、配方灵活、疗效显著，目前已被广泛应用。本节将着重介绍非药物面膜的种类、使用方法及常用的美容面膜配方。

一、面膜的分类及功效

（一）硬膜

硬膜主要是由医用熟石膏为主精制而成。使用时加适量的水调成糊状敷面，在石膏凝固过程中产生适当的热量，可促进皮肤的血液循环，帮助皮肤充分吸收护肤霜或营养膏中的营养素。冷却硬化时将死皮去掉，帮助松弛的皮肤恢复弹性。

硬膜又可分为冷膜和热膜两种：冷膜多适用于油性、暗疮、炎症性皮肤及夏季使用；热膜适用于干性有斑的皮肤及冬季使用。

（二）软膜

软膜主要包括凝胶状面膜和糊状面膜。

1. 凝胶状面膜

凝胶状面膜是利用形成皮膜的黏性物质聚乙烯吡咯烷酮、羧甲基纤维素、聚乙烯醇与滋润、营养皮肤的营养素与具有美容保健作用的中药提取液配制而成。特点：能使药物及营养素附着并固定于皮肤表面，成膜性好，能迅速成膜，易于清洗，使用方便。

2. 糊状面膜

糊状面膜主要由天然果品、蔬菜、油脂、鸡蛋、奶制品、酵母等为原料加适当淀粉配制而成。特点：含有适量的油脂、水分，有较强的保湿性和滋润作用，部分蔬菜及水果有较强的去油性，故适当选择可广泛用于各类皮肤的营养与保健，同时对面部黑斑、暗疮、粗糙、皱纹等也有较好的治疗与预防作用。

二、常用美容面膜

（一）蔬菜、水果面膜

蔬菜、水果不但含有丰富的维生素、微量元素、糖、有机酸和水分，而且经济实惠、取材方便，用于自制面膜具有洁肤、抗皱、增白和延缓衰老的功能。

1. 黄瓜面膜

将黄瓜连皮切成薄片或用刀刮下黄瓜皮，然后敷于面部。这种面膜具有滋润、柔软和增白皮肤的作用。适用于干性皮肤者，夏、秋季多采用此面膜，每周可用 2~3 次，每次敷 15 分钟。

2. 胡萝卜面膜

挑选多汁胡萝卜捣成泥状，敷于面部。这种面膜具有抗皱、治疗暗疮的作用。适用于面部长有粉刺且有萎缩性瘢痕者。每周可用 1~2 次，每次 15 分钟。

3. 苹果面膜

将苹果去皮切块并捣成泥状，然后涂于面部。这种面膜具有增白、祛斑、抗过敏作用。适用于面部长有雀斑、黄褐斑、桃花癣者。每周 1 次，每次 20 分钟。

4. 香蕉面膜

先将香蕉去皮并捣成香蕉泥，然后在脸部薄薄地涂一层。用于干性皮肤可加入适量牛奶或植物油；用于油性皮肤滴几滴柠檬汁。这种面膜有较好的润肤作用，每周可做 1 次，或 2 周 1 次，每次 20 分钟。

5. 葡萄面膜

将葡萄捣烂后直接涂于面部。这种面膜不仅有洁肤作用，而且还会使皮肤保持柔软、光滑和细腻。适用于中性皮肤、干性皮肤者使用。每周 1 次，每次 20 分钟。

6. 西红柿面膜

将新鲜成熟的西红柿捣烂涂于面部，可掺些淀粉增加黏性。它适用于多毛的油性皮肤。若在西红柿汁中加适量牛奶还有增白效果。每周可做 2~3 次，每次 15 分钟。

7. 丝瓜面膜

取未成熟丝瓜去皮、去籽后捣成泥状，涂于面部。这种面膜具有很好的抗过敏、洁肤、增白效果。适用于过敏性皮肤、油性皮肤和面部有黑斑的人。每周 2 次，每次 30 分钟。

（二）蛋类面膜

蛋黄中含有皮肤所需的多种营养物质，如胆固醇、卵磷脂、维生素 A、维生素 D、维生素 B 等。蛋清中也有较多的矿物盐、维生素 B_2 及大量蛋白。实践证明，用蛋类做面膜可使皮肤变得柔润和富有弹性，且有除皱之效。

1. 鸡蛋面膜

取一个新鲜鸡蛋与 1 小匙乳脂搅匀，然后涂于面部。20 分钟后用温水洗净。这种面膜适用于毛孔较大的干性皮肤，每周可做 1~2 次。

2. 蛋白面膜

取一个鸡蛋的蛋白，直接涂于面部，不久在皮肤表面就形成一层蛋白膜，20 分钟后用凉水洗净。这种面膜适用于粗毛孔、浅皱纹的皮肤。

3. 蛋白明矾面膜

在搅匀的蛋白中加入浓度为 5% 的明矾溶液 1 小匙。这种面膜有保护、收敛作用。适用于毛孔粗大、面部出汗较多、油脂多的皮肤。每周 1~2 次，每次 10 分钟。

4. 蛋白过氧化氢面膜

在搅匀的蛋白中加入 10%~30% 过氧化氢溶液 5 滴，涂于面部 20 分钟后洗净。这种面膜有较好的增白效果，适用于面部长黄褐斑及雀斑者。

5. 蛋白芦荟面膜

在搅匀的蛋白中加入 2ml 芦荟汁，涂于面部。适用于面生粉刺、皮肤粗糙有皱纹者，但皮肤易过敏者不能用。这种面膜每周可做 2 次，每次 20 分钟，然后洗净。

（三）油类面膜

由于植物油和动物油中含有较丰富的维生素 E，因此用油脂做面膜能增进皮肤的正常功能，提高皮肤的再生能力。它对于干性皮肤和中性皮肤有着极好的保护作用，并且也适用于老年人。它能延缓皮肤老化，恢复皮肤的自然光泽。

1. 植物油面膜

将植物油加热，熟后待凉，然后用棉球蘸着涂于脸部，待 15 分钟后再盖一层薄塑料纸，外用毛巾包裹，然后轻轻拍打面部，面部红润时可洗去油膜。每周 1~2 次。

2. 黄油奶油面膜

取黄油或奶油 25g，与植物油 1 匙混合并加热，再加入 1 个蛋黄、1 小匙蜂蜜、半匙甘油，调成混合液，然后涂于面部，约 20 分钟后洗净。这种面膜对老年多皱皮肤很有效。

3. 大板油面膜

取精炼的大板油直接涂于面部，待 20 分钟后洗净。这种面膜有明显的抗皱、止痒效果，特别适用于老年性干性皮肤。

（四）乳类面膜

各种乳制品含有皮肤所需的丰富营养成分，同时又是一种天然的解毒清洁剂。常用乳类面膜能使面部皮肤光洁、有弹性。

1. 酸牛奶面膜

将 1 匙燕麦粉溶于 2 匙酸牛奶之中，然后涂于面部，20 分钟后用温水洗净。这种面膜对油性皮肤很有效。

2. 酸奶油面膜

取酸奶油 50g，与 1 个蛋黄混合，加入 2 小匙白酒和 1 小匙鲜柠檬汁，然后涂于面部，15~20 分钟后用温水洗净。这种面膜具有抗皱、柔润和增白功能，适用于中性和干性的多皱皮肤。

3. 乳浆面膜

将乳浆和面粉以 1∶1 的比例混合，然后涂于面部，待干后用温水洗净。这种面膜适用于干性皮肤和老年性皮肤。

4. 乳脂柠檬混合面膜

将乳脂和柠檬等量混合均匀，然后加入 5 滴 10% 过氧化氢溶液，涂于面部，30 分钟后用温水洗净。这种面膜有抗过敏和增白功效。

（五）酵母面膜

酵母中含有丰富的维生素 B、微量元素、叶酸和麦角甾醇。用酵母做面膜不仅能提高皮肤血液循环和新陈代谢，而且还具有除皱和清洁毛孔以及防止老化的作用。

1. 酵母酸奶面膜

将 50g 酵母粉溶于适量的酸奶油中，然后涂于面部，20 分钟后用温水洗去，然后用凉水冲洗一遍。这种面膜适用于干性皮肤者。

2. 酵母牛奶面膜

将 50g 酵母粉溶于半杯牛奶即可，涂于面部，30 分钟后用温水洗净。这种面膜适用于干性皮肤、中性皮肤者。

3. 酵母面膜

用温水将酵母粉调成糊状，涂于面部，30 分钟后用温水洗净。这种面膜适用于油性皮肤者。

三、面膜的使用方法及注意事项

面膜疗法往往与面部蒸洗、按摩有机结合，各类面膜在使用前，首先用洗面奶、温水清洗面部，然后进行蒸汽面浴 5~10 分钟，蒸毕施以美容按摩 10~20 分钟，最后用面膜敷盖。

1. 各类面膜使用方法

（1）石膏类面膜　在倒模前，选择适当的护肤营养霜按摩，然后用油纱条对眉、眼、口做保护性遮盖，最后取精石膏粉或市售倒模粉 250g，用 40℃ 的温水调成糊状，从前额、鼻根迅速向下至下颏部，必要时至颈部，迅速均匀摊成面具型，30 分钟后揭膜，用湿毛巾清洁面部。

（2）凝胶状面膜　将配制好的面膜密闭保存，以防干燥，可用手或毛笔蘸适量涂膜剂，除眉、眼、口唇外，先从额部自上而下均匀涂敷，待 30 分钟左右揭去或用温水洗去。

（3）蔬菜水果等食物面膜　此类面膜保湿性好，宜现用现配，选择新鲜的原料，搅成糊状，可加适当的淀粉，使用时应避免敷在眉毛、睫毛及口唇处，冬季为了提高其温度，可以在敷膜后加一层热敷垫，以促进营养物质的吸收，30 分钟后用温水洗掉。

2. 使用面膜时的注意事项

（1）面膜不仅涂在面部，还要涂在颈项暴露部位，使颈项颜色和面部颜色一致。

（2）治疗类面膜宜每周做 1~2 次，护肤类面膜宜每周 1 次或 2 周 1 次。

（3）做面膜时要精神放松，面部肌肉自然松弛，静躺 20~30 分钟，然后用温水洗去。

（4）做完面膜后，应涂适当的护肤霜，以防止皮肤干裂。

第八节　其他非药物美容法

一、蒸面美容护肤法

蒸面美容是一种利用蒸汽保养和护理面部皮肤的方法，它简单易行，行之有效，很受美容爱好者欢迎。

（一）蒸面美容护肤的机制

水蒸气熏蒸面部是一种理想的热气湿敷法，它能刺激皮肤的毛细血管，促进血液循环，改善皮肤的新陈代谢，增加皮肤营养。其次，通过熏蒸，可使毛孔受热后扩张，表皮污物可随同汗液排出，以达到清洁皮肤、促进皮肤正常角化代谢过程的目的。此外，通过熏蒸可改善皮肤性质，这是由于干燥、粗糙的皮肤经过熏蒸，可充分吸收水分而变得滋润细滑；油性皮肤经过蒸面可以消除过多的油脂，保持毛孔的通畅，防止粉刺的生长。

（二）蒸面美容护肤的程序

（1）自备蒸面美容器或电热水杯。

（2）先用温水洗脸，然后将脸部置于蒸汽处熏蒸。

（3）蒸面的时间要以皮肤性质来定，油性皮肤时间不宜过长，一般10分钟即可，但面部与蒸面器的距离可稍近些，以面部微烫为度。干性皮肤则相反，蒸面时间可稍长些，一般20分钟即可，但面部与蒸面器的距离可适当远些，以面部烘热为度。

（4）蒸面后，用干毛巾轻轻敷于脸上，吸干水珠，然后用冷毛巾敷面，或用收敛性化妆水拍打脸部，以便使张开的毛孔收缩，然后涂些适当的营养霜或奶液。

（三）注意事项

（1）蒸面用水宜选用矿泉水、清洁的自来水，也可加入适量的甘油、菊花、薄荷等美容洁面之品，但不可加入其他杂质和使用不清洁的水。

（2）面部不宜离蒸面器太近，以免烫伤。

（3）本法以每周1~2次为宜，不要每日使用。

二、饮水美容法

人体皮肤内的含水量占人体体重的18%~20%，由此可见，水液代谢对皮肤保健相当重要，皮肤含水量高则显得饱满舒展，反之则显得干燥苍老。近年来，饮水美容护肤法之所以非常盛行，是由于它方便实用，效果显著。

此种美容法要求每日饮水4~5次，每次1~2杯，尤其晨起后要空腹饮1小杯开水，以及时补充一夜消耗的水分。降低血液浓度，促进血液循环，使皮肤光亮润泽，如有条件，可以饮矿泉水、柠檬水。因为矿泉水含有钙、镁、钠等多种矿物质及二氧化碳，能健脾胃，增食欲，使皮肤细腻、红润。而柠檬中丰富的维生素C对减少面部雀斑、黄褐斑，保持皮肤弹性有明显效果。另外，常喝薄荷茶、菊花茶、绿茶等，可加快体液循环，促进新陈代谢，保持皮肤清洁滑润。

饮水美容法方便易行，但应注意以下几点：①平时注意饮水，不要感到口渴时再喝水，因为人体一旦缺水，皮肤就会失去光泽、干枯苍老。②饮水要适量，切忌一次饮用过多，加重心脏、肾脏的负担，造成水、电解质代谢紊乱，削弱皮肤抵抗力。③不要饭后马上饮水，以免冲淡胃液，影响消化吸收。④大量出汗后，可适当饮用淡盐水，以补充人体的需要。

三、泥浴美容护肤法

泥浴美容护肤法又称泥浆疗法。它是利用自然环境中的泥浆外敷于身体的表面以治疗皮肤病和美容护肤的一种方法。随着时代的发展，目前所用的涂浴剂多是由含有大量微量元素的细腻黏土或根据每个人的皮肤特点加入适量的具有护肤治疗作用的高岭土、氧化锌、炉甘石等配制而成的。它涂在人的皮肤上后，可以深入皮肤的皱纹和毛孔中，使皮肤得到清洁和保养。黏土不仅对皮肤中的污垢有很强的吸附能力，而且对枯干的、角化过度的皮肤有软化作用。此外，这种泥浆浴可以补充人体皮肤所需的营养，并有增白、延缓皮肤老化的作用。

第九节 常见影响美容性疾病非药物疗法

一、雀斑

雀斑是一种以鼻面部发生褐色斑点为特征的皮肤病。本病多有家族病史，一般始发于学龄前，至青春期以后可达顶峰。本病病因目前尚未明了，一般认为本病与遗传有关，可能是一种常染色体显性遗传性疾病。当雀斑患者受日光照射后，其皮损处的黑素颗粒明显增多。

雀斑以鼻面部生有褐色斑点为主要症状。常发生于暴露部位，如鼻、面、颈部、手背、肩背上方等处对称分布。皮损为针尖至绿豆大小淡褐、深褐色斑点，日晒后可呈淡黑色，境界清晰，边缘整齐，圆形或椭圆形，斑点疏密不一，但不会融合，表面光滑，无鳞屑及渗出。雀斑颜色的深浅及数目的多少常与日晒有关，夏季及暴露部位的皮损颜色深、数目多，损害变大；冬季及非暴露部位的皮损颜色浅，数目少，损害缩小。

中医学根据本病的表现特点，将其归属于"雀斑""面䵟黯""雀子斑"等范畴。中医学认为其主要因肾水不足，不能荣华于上，火滞郁结而为斑；水亏则虚火上炎，故发于上部；风邪常乘腠理不密，卫外失固而袭入，郁于毛腠之间，血气与风邪相搏，肌肤失于荣润，则生雀斑。

（一）针灸疗法

1. 针刺疗法

（1）肾水不足证

①毫针刺：以三阴交、曲池、足三里为主穴，肝俞、脾俞、膈俞、血海、大椎、命门为配穴。每次主穴全选，配穴选3~4个，双侧交替使用，每日1次，10次为1个疗程。

②火针或电火针：患者取仰卧位，患处常规消毒，视雀斑大小，分别选用粗、中、细三种消毒后的平头针，在酒精灯上烧至针头至红，对准斑点点刺（浅刺），待斑点变灰白色。外抹烫伤膏或抗生素软膏，疮面不要沾水或用手抓，1~2周结痂自行脱落而愈。

③耳针：取面颊、肾上腺、内分泌、神门穴。用揿针刺入耳穴后，外用胶布固定，5日1次，5次为1个疗程。

（2）火热郁结证

①毫针刺：以三阴交、曲池、足三里为主穴，肝俞、脾俞、膈俞、血海、大椎、命门为配穴。每次主穴全选，配穴选3~4个，双侧交替使用，每日1次，10次为1个疗程。

②火针或电火针：患者取仰卧位，患处常规消毒，视雀斑大小，分别选用粗、中、细三种消毒后的平头针，在酒精灯上烧至针头至红，对准斑点点刺（浅刺），待斑点变灰白色。外抹烫伤膏或抗生素软膏，疮面不要沾水或用手抓，1~2周结痂自行脱落而愈。

③耳针：取面颊、肾上腺、内分泌、神门穴。用揿针刺入耳穴后，外用胶布固定，5日1次，5次为1个疗程。

2. 耳穴压豆疗法

取颊、内分泌、神门、肾、皮质下穴。用王不留行籽或菜籽，置于0.5cm×0.5cm胶面上，贴于穴位的压痛点上，春秋季各式各1周更换1次，夏季2~3日更换1次。左右耳交替进行，每日2次用手按压，以局部出现胀感为佳。10次为1个疗程。

（二）饮食疗法

1. 肾水不足证

祛斑散：冬瓜仁35g，莲子粉25g，白芷粉15g。将上三物合研细末，贮瓶备用，晚饭后用开水冲服一小汤匙。

2. 火热郁结证

清热祛斑汤：紫草3g，淡竹叶10g，莲子10g，灯心草6g，红枣8枚，瘦肉250g，鲫鱼100g，生姜4片。先将中药置砂锅中加清水煮30分钟，再加鱼、肉，待水烧滚后，改中火煮40分钟，以盐、油调味即可。

（三）推拿疗法

1. 肝失疏泄引起的雀斑

沿足厥阴肝经由上而下推揉按摩，并用手掌在局部腧穴进行揉按。双手拇指按揉双侧血海穴30~40次。用手的中间三指沿颊车→地仓→迎香→双侧眼球→太阳穴→耳前部，再回颊车穴，做轻柔的推揉法10遍。

2. 肾虚引起的雀斑

沿足少阴肾经由下而上做摩擦手法10遍。用拇指端逆时针按揉三阴交穴30次。

沿督脉由上而下推擦10遍，按揉大椎、命门穴。

3. 与激素分泌有关的雀斑

沿足太阳膀胱经由上而下按揉5遍，点按肝俞、心俞、肾俞、脾俞、三焦俞各半分钟。食指按压束骨穴1分钟。沿督脉经线走行，由上而下按揉督脉10遍，并在背腰部由督脉分向左右两侧推擦10~15遍。

二、黄褐斑

黄褐斑是一种以面部发生黄褐色斑片为特征的皮肤病。由于妊娠妇女及肝病患者常有黄褐斑，故又有"妊娠斑""肝斑"之称。因为黄褐斑的形状常似蝴蝶，所以又名为"蝴蝶斑"。本病病因目前尚未明了，一般认为内分泌发生变化是黄褐斑的主要因素之一。某些妇女在月经期时，黄褐斑加重。其他如患有卵巢、子宫疾患，以及甲亢引起的性腺功能异常等与内分泌失调有关的患者，均可伴有黄褐斑。长期服用避孕药、黄体酮类的患者，也发生本病。另外，某些慢性疾病如肝炎、结核等也发生黄褐斑。本病的临床特点为好发于青壮年，妇女多见。皮疹为淡褐色至深褐色、形状不规则的斑片，对称分布于颊、额、鼻、唇、颏等处，皮疹光滑，无鳞屑，无自觉症状及全身症状，呈慢性病程。

本病属于中医学"黧黑斑""面黑皯"等范畴。其病机多为情志失调，肝气郁结，气血失和，不能上荣于面；饮食不节，劳倦过度，脾胃失调，血弱不华；肾精多损，阴虚火旺，虚火上炎所致。在辨证上要分清在肝、在脾、在肾。在肝者多为肝脾不和为主，除面部褐色斑片外，常伴有胸脘满闷，胁痛腹胀，苔腻脉弦等；在脾者除有肝脾不和外，多为虚证，以脾虚为主；在肾者多为虚证，其斑色黑褐并且枯暗不泽，伴有头晕耳鸣、腰酸腿软、五心烦热、舌红少苔等。本病也认为与瘀血、气血不调有密切关系。

（一）针灸疗法

1. 针刺疗法

（1）气滞血瘀证

①毫针刺：以肝俞、脾俞、肾俞、风池为主穴。配穴：肝郁气滞加太冲、支沟。用泻法，每日1次，留针20分钟，10次为1个疗程。症状好转后，改为隔日1次。

②耳针：以面颊、皮质下、肾上腺、丘脑、内分泌、肾、肝、脾、肺为主穴。配穴：月经不调加内生殖器、卵巢；男性加前列腺。相应部位点刺放血，其他主穴和配穴各选2~3个。

（2）肝肾阴虚证

①毫针刺：以肝俞、脾俞、肾俞、三阴交为主穴。配穴：气海、关元、命门。用补法，每日1次，留针20分钟，10次为1个疗程。

②耳针：以皮质下、肾上腺、丘脑、内分泌、肾、肝、脾、肺为主穴。配穴：卵巢、命门。相应部位点刺放血，其他主穴和配穴各选2~3个。

2. 耳穴压豆疗法

（1）气滞血瘀证　取皮质下、肾上腺、丘脑、内分泌、肾、肝、脾、肺穴，以王不留行籽贴压。每次贴一耳，两耳轮换，3日1次，10次为1个疗程。一般需2~3个疗程。

（2）肝肾阴虚证　取神门、皮质下、肾上腺、内分泌、肾、肝穴，以王不留行籽贴压。每次贴一耳，两耳轮换，3日1次，10次1个疗程。一般需2~3个疗程。

3. 艾灸疗法

肝肾阴虚证，用面部温灸器，温灸黄褐斑局部、肝俞、肾俞，以局部皮肤红晕为度。

（二）饮食疗法

1. 丁香粥

用白丁香30g，白芷30g，粳米200g，置于锅中，温火煮20~30分钟，每日食用1碗，1个月为1个疗程。

2. 益母草煮鸡蛋

益母草15~30g，鸡蛋2个，红糖适量。将益母草与鸡蛋放入适量水中同煮，待鸡蛋刚熟时剥去蛋壳，加入红糖。该品具有活血化瘀、通经祛斑的作用。

（三）面膜疗法

1. 水果疗法

将鲜柠檬切片贴在脸上，外面捂一块湿毛巾，5~10分钟后更换新的柠檬片，每日1~2次，2周为1个疗程。

2. 冬瓜瓤剂

取冬瓜瓤50g，杏仁15g，同捣如泥，每日外涂患处治疗面部黄褐斑。

3. 西瓜皮剂

取西瓜皮适量，每日擦拭患处，治疗面部黄褐斑。

（四）推拿疗法

1. 循经推拿

一般来说，黄褐斑按摩膀胱经和督脉。妊娠者按摩膀胱经、脾经、肾经；脾胃湿热者按摩脾经、胃经；肝经郁热者按摩肝经、肺经。胃经、肺经用泻法，肝经、督脉用平补平泻法，脾经、肾经用补法。

在背腰中线部，由上而下做经线按摩6遍，再以脊柱为中线，左右两侧分别向外用手掌局部按摩10次以上。在背腰部膀胱经由上而下进行推按6遍，并按摩膀胱经足跟外侧，由上而下刺激6次。沿足厥阴肝经由下而上按摩，用手掌柔和地局部按推6次以上。用手的中间三指沿面部先从下颏开始，再到双侧口角、双侧鼻翼、双侧眼球、额部，最后是脸部，如此沿经线按擦10次。

2. 穴位推拿

由上而下按揉足太阳膀胱经穴5遍，重点点按肝俞、心俞、肾俞、脾俞、三焦俞。用拇指刺激血海穴，共挤压10次。用拇指按压足小趾爪甲至阴穴，按压 10 次。示指揉按束骨穴 10 次。

（五）其他疗法

刮痧疗法

通督脉、足阳明、足少阳经。由印堂、素髎、四白、颧髎、上关、太阳，采用点、抹、按、揉、压手法，以达到活血通络、养颜祛斑的作用。

三、黑变病

黑变病是一种色素过多的皮肤病。多发生在面、颈等暴露部位，但胸背、腰腹、两臂及手足也可以发生。本病病因尚不明了。妇女颜面黑变病与卵巢功能障碍有关，劣质化妆品刺激及日光照射可为本病的诱因。另外，黑变病可能与营养不良，维生素 A、维生素 C、维生素 B 族缺乏，长期外用含有光感性物质的化妆品有关，加之日光照射而诱发本病。有的患者血液中铜离子的浓度较高，这些都可能和本病有关。

妇女黑变病表现为面部尤其额部及两颊部开始瘙痒、潮红，以后发生黑色色素沉着斑。一般色素沉着初发于毛囊周围，以后融合成大片，和正常皮肤的界限不是很清楚。一般局部不痛不痒，有时皮肤轻度粗糙、脱屑。有的患者可能有头痛、头晕、食欲减退、消瘦等全身症状。但病程缓慢，损害发展到一定程度后不再变化。病史中有长期与石油类或滑润油等接触史。

本病属于中医"黧黑黚黯"范畴。中医学认为本病系因脾虚不能化生精微，气血亏虚，肌肤失养，或因肾水亏不能制火，久致燥结而致病。

（一）针灸疗法

1.针刺疗法

（1）阴虚火旺证

①毫针刺：取大椎、曲池、血海、足三里、三阴交、肾俞、命门穴。每日或隔日 1 次，10 次为 1 个疗程。

②耳针：取神门、交感、肾上腺、内分泌、皮质下、子宫、肺、肝、肾穴。每日每侧取两穴，严格消毒，用耳针刺入，胶布固定。每间隔 30 分钟自行按压针柄 1 次，留针 4 小时自行取下。

（2）瘀血内阻证

①毫针刺：主穴取肝俞、期门、合谷、风池、阴陵泉、血海。肝郁气滞明显加太冲、支沟。每日 1 次，留针 20 分钟，10 次为 1 个疗程。症状好转后，改为隔日 1 次。

②耳针：相应部位、皮质下、肾上腺、丘脑、内分泌、肾、肝。每次各选 2~3 个穴。

2.耳穴压豆疗法

（1）阴虚火旺证　取神门、交感、肾上腺、内分泌穴、皮质下、肺、肝、肾穴。用王不留行籽贴压，两耳交替取穴，每次取 6~7 穴，用胶布贴于穴位上，每日自行按压 4~5 次，3~4 日更换一次。

（2）瘀血内阻证　取肾、肝、脾、肾上腺、内分泌穴。以王不留行籽贴压。每次贴一耳，两耳轮换，3 日 1 次，10 次为 1 个疗程。一般需 2~3 个疗程。

（二）饮食疗法

1.加味三豆饮

生绿豆、黑穞豆、赤小豆、丹参、生地、赤芍各 10g，煎汤服用，每日 1 剂，连服 1 个月。

2.女贞桑椹汤

女贞子 12g，桑椹 15g，墨旱莲 10g，枸杞子 10g，煎汤服用，每日 1 剂，连服 1 个月。

3.枸杞蒸蛋

取鸡蛋 1~2 个，去壳，加红糖适量及枸杞子 15g，蒸 15~20 分钟即可，每日服 1 次。

该品具有养血滋阴补肾的作用。

四、白癜风

白癜风是由于多种原因导致皮肤黑色素细胞功能减退和损伤而引起的局限性白色斑片的皮肤病。本病病因尚未明了，其发病机制常用以下几种学说来解释：黑色素细胞自身破坏学说、自身免疫学说和神经化学因子学说。本病的特征为发生于人体任何部位的色素脱失性白斑，好发于手指背、腕、前臂、面、颈、生殖器及周围，白斑可泛发或局限，境界清楚或不清，边缘可色素加深，部分皮损内毛发可变白。本病虽无明显自觉症状，但发生在颜面部等暴露部位的白斑可改变患者的容貌，对患者的心理、工作和学习影响很大。按病情发展又可分为两期：活动期时白斑逐渐扩大、增多，外界刺激常引起同形反应；稳定期时白斑停止发展，边缘色素加深。

本病属于中医学"白驳风""白癜""斑白"等范畴。中医学认为白斑的形成与气血亏虚，湿热阻络，肝肾不足，气滞血瘀有关。若气血亏虚，不能营养肌肤，常受外邪所袭，则白斑色淡，发展缓慢；若湿热阻络，气血瘀滞，脉络痹阻，肌肤失养而现白斑多呈粉红色，边界清楚，发展较快；若肝肾亏损，肌肤毛发失养，白斑区毛发变白，病程长，多有遗传倾向。局部络脉阻塞，气血瘀滞，肌肤失养是本病的致病关键。

（一）针灸疗法

1. 毫针疗法

选取太冲、膻中、血海、曲池、风池、足三里、三阴交。每次选 4~5 穴，施以平补平泻法，留针 20~30 分钟，每日 1 次，1~2 周为 1 个疗程，中间休息 1 周，再行第二疗程。

2. 耳针疗法

先取与皮损相应的区域，并配合内分泌、肾上腺、交感部等区域，每次选用 2~3 穴，单耳埋针，双耳交替，每周轮换 1 次。

2. 梅花针疗法

功效：激发经气，调整脏腑、气血，扶正祛邪。适应证：静止无变化白斑。方法：常规皮肤消毒后用一次性梅花针在白斑处叩刺，以皮肤微渗血为度。每日 1 次，7~10 次为 1 个疗程。

3. 火针疗法

功效："引火助阳"，激发经气，调节脏腑，疏通经络，调和气血。适应证：静止无变化白斑。方法：常规皮肤消毒，点燃酒精灯，左手持酒精灯，右手持 1 寸毫针，酒精灯加热针体，直至针尖烧至红白，迅速浅刺、轻刺白斑区，密度 0.2~0.3cm，直至白斑区布满刺点，刺后 24 小时不沾水，以碘伏消毒，每周 1 次，10 次为 1 个疗程。

4. 耳穴贴压疗法

用王不留行籽贴压耳部心、肝、内分泌、神门、皮质下、肾穴，使其有酸胀麻或发热感，每次贴压持续 3 日，15 次为 1 个疗程。

5. 艾灸疗法

功效：局部刺激，调整经络、脏腑、气血。适应证：静止无变化白斑。方法：将艾条点燃后对准白斑处，艾条与病灶之间保持一定距离，温度以患者能忍耐为宜，每日 1 次，10 次为 1 个疗程。

（二）民间外用疗法

马齿苋外涂配日光浴治疗

鲜马齿苋 60g，红糖 10g，醋 70ml，混合后煮沸过滤，置有色瓶内备用，或将鲜马齿苋洗净、切碎、捣烂，用纱布包好，拧出汁液，装瓶备用。注意：每 100ml 加硼酸 2g，可久贮使用。每日外涂患部 1~2 次。患部晒太阳每日 10 分钟至 1~2 小时。

（三）激光疗法

应用二氧化碳激光美容仪，功率 8W，光斑直径 0.2mm。局麻后将聚焦光束对病损处气化治疗 0.5~2 秒，面积大者间隔点灼，每 2 个灼点相距约 0.5cm。治疗后最快 7 日在局部可见色素沉着斑，1 个月后色素较正常皮肤深，2 个月左右皮损颜色接近正常皮肤。

（四）饮食疗法

1. 白鸽肉

白鸽 1 只，宰杀，去毛及内脏，洗净切块如蚕豆大，加调料炒熟，经常食用。本品具有滋肾益气、祛风解毒的作用，治疗肝肾不足、风邪外袭的白癜风。

2. 牛胎盘粉

牛胎盘 1 具，洗净后用瓦焙干存性，研为细末，黄酒送服，分 3 次服完。治疗白癜风有一定的效果。

3. 猪胰方

猪胰 1 枚，放在白酒内浸泡 1 小时后，然后放在米饭上蒸熟，加辅料调匀，食用。连续服用 10 枚为 1 个疗程。

五、痤疮

痤疮是一种毛囊、皮脂腺的慢性炎症，好发于颜面、胸背部，可形成黑头粉刺、丘疹、脓疱、结节、囊肿等损害。青年男女多发，故有人称为青春疙瘩。本病病因不完全清楚，但与青春期内分泌系统分泌过旺有关。青春期体内雄性激素水平增高，使皮脂腺增生肥大，皮脂淤积，毛囊口栓塞，淤积的皮肤经粉刺棒状杆菌的作用，引起毛囊炎。毛囊壁多损，终致毛囊破裂，病变发展而引起毛囊周围的深部炎症。以后继发脓疱，或为深在性结节，或发展为囊肿而使皮肤粗糙不平。

本病初起时皮肤出现黄白色小点，或顶端为黄白色小点，周围为圆锥形丘疹。以后顶端出现米粒至豌豆大的小脓疱，破溃后逐渐吸收，遗留暂时性色素沉着或小凹坑状瘢痕。如炎症继续扩大，就形成大小不等的结节，发红而略高出皮面，最后化脓破溃而形成瘢痕。根据临床皮损表现可进一步分为寻常型痤疮、脓疱型痤疮、囊肿型痤疮、结节型痤疮、聚合型痤疮等。

（一）针灸疗法

1. 毫针疗法

功效：清热化痰、行气化瘀。适应证：炎性丘疹、脓疱、结节、囊肿。方法：选用曲池、支沟、丰隆、内庭、阿是穴。实证施泻法，虚实夹杂证施平补平泻法，以得气为度。每周 2 次。

2. 耳针疗法

取耳部肺、内分泌、交感、皮质下、神门、肾上腺。每次选用 3~5 穴，在穴位上压深痕做好标志并常规消毒后，将撳针刺入穴位，胶布黏贴，用手指压按 10 秒，以加强固定。埋针 4~5 日后即可在另一侧耳穴进行治疗。

3. 三棱针疗法

取双侧耳背近耳轮处明显的血管，揉搓数分钟后使其充血，按常规消毒后，左手拇指、示指将耳背按平，中指顶于下，右手持针刺破选好的静脉血管，使血流出 4~6 滴。每 2 周 1 次，3 次为 1 个疗程。

4. 耳穴压豆疗法

功效：疏肝解郁，调理冲任。适应证：青春期后痤疮。方法：取耳神门、肺、胃、内分泌、卵巢、面颊、皮质下、耳穴的敏感点等，常规消毒后将粘有王不留行籽的胶布对准耳穴贴敷，并用手按压进行压迫刺激，以患者感到酸、麻、胀、痛为度。嘱患者每日揉按 3~5 次，每个穴位每次揉 1~2 分钟，夏季可留置 1~3 日，冬季可留置 3~5 日，左右耳穴交替贴压，连续贴压 1 个月。

5. 针挑疗法

取背部皮肤的反应点及灵台、委中、合谷。医者先用手掌在患者脊柱两侧摩擦数次，然后在第 1~12 胸椎旁开 0.5~2 寸内，寻找类似丘疹、压之不褪色的反应点。常规消毒后，用三棱针斜刺入反应点的底部，约 1cm 深，迅速将针向上挑，使丘疹点翻起，挑断皮下组织部分纤维组织，用双手挤压令少许出血即可。

6. 火针疗法

功效：散结排脓。适应证：炎性丘疹、脓疱、结节、脓肿和大的粉刺。方法：常规消毒后，用烧红的火针快速点刺皮疹，稍加挤压，将皮损中脓栓、脓血清除干净。一般 1 周治疗 1 次。术后 24 小时保持皮损处干燥。

（二）割治疗法

主穴取双侧耳部肺穴，配穴取耳部神门、交感、内分泌、皮质下。常规消毒后，用手术刀尖部将穴位割治，使穴位少许出血。然后在割治部位外敷药粉，用纱布覆盖，胶布固定。

（三）拔罐疗法

功效：清热泻火。适应证：胸背部痤疮和面部重症患者，可较好的促进炎性皮疹和结节囊肿的消退。方法：取背俞穴、大椎、委中等穴位，点刺放血后留罐 5~10 分钟。一般 1 周治疗 1 次。术后 24 小时保持皮损处干燥。

（四）面膜疗法

功效：清热解毒、化瘀消斑。适应证：粉刺、炎性丘疹、脓疱、结节。方法：以炎性皮疹及粉刺为主者皮损选择黄芩、大黄、黄连、连翘等清热解毒类中药，以暗红斑为主选用桃仁、赤芍、冬瓜仁等凉血化瘀类中药研末，用蜂蜜调配，涂于面部，待药膜干燥后取下。或在中药上敷医用石膏，待石膏冷却后取下面模，清洗面部。一般 1 周治疗 1 次。治疗后可出现一过性面部红斑及灼热感。

（五）熏蒸疗法

功效：清热解毒、化瘀散结。适应证：胸背部痤疮和面部重症患者。方法：根据皮疹的表现选用黄芩、大黄、黄连、蒲公英等清热解毒类中药熏蒸，配合刺络拔罐应用疗效更好。每日 1 次，6 次为 1 个疗程。体质虚弱者及有呼吸系统疾病患者用。

六、酒渣鼻

酒渣鼻是一种以鼻部发红，上起丘疹、脓疱及毛细血管扩张，形似酒渣为特征的皮肤病。由于本病皮损常呈玫瑰红色，且形类痤疮，故又有玫瑰痤疮之名。本病发病机制一般将其概括为在皮脂溢出的基础上，由于各种因素如过食刺激性食品，使颜面部血管运动神经功能失调，毛细血管扩张，导致本病。目前，大多数学者认为毛囊虫感染是本病发生的重要因素之一。本病皮损好发于以鼻为中心的颜面中部，尤以鼻尖、鼻翼、两颊、前额、颌部等多见。常以鼻面部出现红斑、丘疹、脓疱，日久生有鼻赘为主要表现。初起时以鼻为中心的颜面中部发生红斑，尤以进食辛辣、热食或精神紧张后更为明显。病情继续发展时，于红斑中出现成批痤疮样丘疹、脓疱，不伴有少量渗出，此时毛细血管扩张更加明显。

本病属于中医学"鼻皶""赤鼻"等范畴。其病机为过食辛辣炙煿及肥甘油腻，则脾胃积热，生热化火，循经熏蒸，经络充盈；肺经蕴热，灼伤肺络，鼻先红赤；病程日久，瘀血阻络。本病辨证在于分清发病部位及皮损颜色。临床主要与肺风粉刺相鉴别。

（一）针灸疗法

1. 毫针疗法

鼻赤脂溢多者，可针刺合谷、列缺、印堂、迎香、承浆、素髎、曲池；脓疱、丘疹多者，可酌加丝竹空、颧髎、支沟、养老；鼻赘肥大者可酌加内庭、血海、三阴交、足三里。每次选 3~5 穴，用泻法，留针 20~30 分钟。

2. 耳针疗法

取鼻、肺、胃、内分泌、肾上腺。用揿针刺入耳穴后，外用胶布固定，5 日 1 次，5 次为 1 个疗程；或用王不留行籽或菜籽，置于 0.5cm×0.5cm 的胶布上，贴于穴位的压痛点，春秋冬季 1 周更换 1 次，夏季 2~3 日更换 1 次，两耳交替进行，每日 2 次用手按压，以局部出现胀感为佳，10 次为 1 个疗程。

3. 点刺鼻部皮损疗法

以 1 寸毫针点刺鼻部典型皮损处，深度以微量出血为宜，密度为每平方厘米 20 个刺点，针毕拭去出血点，不易出血者可轻轻捏挤。每日或隔日 1 次，7 次为 1 个疗程。

4. 三棱针疗法

取大椎、脊柱两侧反应点。局部常规消毒，用三棱针在大椎穴及周围皮肤上点刺出血，然后拔火罐 10~12 分钟，用消毒棉球擦净血，再以酒精棉球局部消毒。每周 2 次。

（二）推拿疗法

按摩对酒渣鼻症状改善有帮助。患者每天用食指及中指指腹由睛明穴沿鼻两侧至迎香穴，用力按摩 5~10 分钟。

七、脂溢性脱发

脂溢性脱发是一种以毛发稀疏秃落，常伴有皮脂溢出为特征的皮肤病。由于本病多见于男性，故又称为男性型脱发。本病的病因及发病机制比较复杂，迄今似未定论。一般认为男性激素即雄性激素增多，常是本病的直接原因。约有 70% 以上的患者有明显的家族病史，父兄常有同样的秃发。组织病理上表现为表皮菲薄，真皮与皮下组织毛细血管丛几乎消失。毛发松动易落，毛囊萎缩，皮脂腺、汗腺结构正常。初起前额及两侧稀疏脱发，逐渐对称向头顶部延伸，形成前额扩大甚至于前额脱光，毛发纤细稀少，渐失光泽。本病一般进展缓慢，脱发速度、范围及程度因人而异。

本病属于中医学"蛀发癣""发蛀脱发"范畴。其病机为素禀血热内蕴之体，或七情失调，五志化火，心绪烦恼，则血热内蕴，热盛生风，乃致风动发落；恣食辛辣炙煿、油腻酒酪，致湿热内蕴，熏蒸于上，侵蚀发根，则毛发干枯，失荣脱落。本病辨证在于分清血热、湿热、血虚。临床上主要应与鬼舐头、老年脱发鉴别。

（一）针灸疗法

1. 毫针疗法

（1）血热风燥证 主穴取百会、头维、生发穴、四神聪。配穴：翳明、上星、太阳、鱼腰、丝竹空、风池。每日或隔日针 1 次，每次取 5~8 个穴，交替使用。视患者体质强弱采用补泻手法，每次留针 20 分钟，10 次为 1 个疗程。

（2）脾胃湿热证 主穴取百会、四神聪、头维、生发穴。配穴：皮脂溢出过多，配上星；失眠，配安眠或翳风。诸穴行捻转泻法，每日或隔日 1 次，留针 20~30 分钟，10 次为 1 个疗程。

（3）肝肾不足证 主穴取百会、肝俞、肾俞、三阴交、生发穴。配穴：上星、太阳、鱼腰、四神聪、安眠。诸穴行捻转补法，每日 1 次或隔日 1 次，每次取 5~8 个穴，交替使用。

2. 耳针疗法

选取胃、脾、神门、皮质下、头、肾、肝穴，每次选取 3~5 穴，留针 15~20 分钟，也可用王不留行籽贴压疗法治疗。

3. 头皮针疗法

取双侧足运动区、感觉区上 3/5。用 2.5~3 寸长毫针，沿皮下缓慢捻转进针，留针 30 分钟，每日 1 次，10 次为 1 个疗程。

4. 梅花针疗法

选取脱发区局部、百会、颈后部，也可循手太阴肺经自肘下循行路线叩刺。先弹刺常规刺激部位，以皮肤发红晕为度。隔日 1 次，10 次为 1 个疗程。

（二）割治疗法

用酒精消毒局部皮肤，在对耳轮下脚部用消毒刀片划一个 3mm 长的切口，以出血为度，盖以消毒棉球。每周 1 次，5 次为 1 个疗程。

（三）推拿疗法

医师用左手托住患者前额头部，用右手拇指、示指用力按揉风池部或颈背皮下肌腱或皮下结节处，以宣畅血脉，舒筋活络，发以得生。每日 1 次，每次重按挤 2~3 分钟，以患者感到酸痛、前额部出汗为度，可以坚持 1~2 个月。

八、斑秃

斑秃又称为局限性脱发，表现为头部突然出现圆形或椭圆形局限部位头发脱落，轻者只局限于一片，但可以是数片，脱发边缘整齐，患处皮肤正常，患者无特殊不适，重者可在短期内头发全部脱光，称之为全秃，少数极严重者可累及眉毛、胡须、腋毛、阴毛等，甚至全身毫毛都可脱光而称之为普秃。

本病病因目前尚未明了。在某些疾病中可以出现脱发症状，如内分泌障碍性疾病、重症急性传染病等，以及某些药物作用或外伤性皮损等均可导致毛发的异常脱落。有些学者认为本病可能是自身免疫性疾病。因为 10%~20% 的斑秃病例有家族史，也有人认为与遗传有关。神经精神性创伤后发病或使本病迅速加重。本病发病突然，可自愈但可复发。头发成片脱落，脱发灶形状不定，呈圆形或不规则形状，数目多少亦不定，严重时可完全脱落。

本病属中医学"油风"范畴，俗称"鬼剃头"。若思虑过度，气结不散，郁而化火，灼伤阴血，血虚风燥，血脉不和，肤发失养；先天禀赋不足或房劳过度，肾精亏耗，肾不藏精则发失濡养，发为斑秃；食肥甘厚味或酗酒过度，积湿生热，或劳倦太过，伤及脾胃，聚湿生痰，痰湿蕴久化热，热扰血分，邪热外发，故失和发堕。

（一）针灸疗法

1. 毫针疗法

主要选取百会、头维、生发穴（风池和风府连线中点），配合翳风、上星、太阳、风池、风府、鱼腰透丝竹空。血虚取肝俞、肾俞、足三里；血瘀取太冲、内关、外关、膈俞；湿热加丰隆、大椎、曲池。每次选 5~7 穴，交替使用，10 次为 1 个疗程。

2. 耳针疗法

取肾、肺、交感穴。常规消毒，探针得气，留针 20~30 分钟，每隔 5~10 分钟捻转一次，隔日针 1 次。

3. 皮肤针疗法

取阿是穴、太渊、内关、脊柱两侧的阳性反应点和反应区。皮肤常规消毒，用梅花针叩刺脱发区，由边缘向中心螺旋状均匀密刺，至皮肤潮红为止，然后再从不脱发区向脱发区中心做向心性叩刺 20~30 次。叩刺穴位的范围 0.5~1cm 大小。叩刺背部及脊柱两侧时，从上至下，往返 2 次，至皮肤潮红。

隔日 1 次，15 次为 1 个疗程。肝肾阴虚型，用七星针移动击刺脱发区，每日 1 次。

4. 梅花针疗法

选取脱发区局部以及百会、颈后部、背部脊柱两侧阳性反应区、太渊、血海、三阴交。先弹刺背部刺激部位，以皮肤发红晕为度。脱发区局部一般应从脱发区周围向脱发区中心均匀密刺，宜用重叩法，至微微出血，如局部毛发有生长时，宜改为轻叩法。百会穴反复叩刺 20~40 下，颈后部沿第 1~7 颈椎纵刺。每日 1 次或隔日 1 次，7 次为 1 个疗程。

5. 头皮针疗法

取双侧感觉区上 3/5、双侧足运感区。用 2.5~3 寸长毫针，沿皮下缓慢捻转进针，到达应有深度后快速捻针。留针 20~30 分钟，每日 1 次。

6. 激光针疗法

选择合适体位后，调节激光针灸仪，使光束对准斑秃局部，每处照射 5~10 分钟，每日 1 次，10 次为 1 个疗程。

（二）割治疗法

用酒精局部皮肤消毒，在对耳轮下脚部用刀片划一个约 3mm 长的切口，以出血为度，盖以消毒棉球，对侧同法施之。划耳时，术者用一手的中指顶住耳翼切口的背面，用示指、拇指提起耳尖部，以便划耳时切口深度均匀。此法每周 1 次，5 次为 1 个疗程。

（三）推拿疗法

按摩风池穴或风池下两横指的颈背两侧，靠近肩背部，以宣通血脉、舒筋活络、荣养毛发。在百会、足三里、三阴交、肝俞、肾俞等穴做穴位按摩。

（四）拔罐疗法

取阿是穴，将适量面粉调和成饺子皮软硬并依病变大小做成稍大于斑秃的面饼，贴于斑秃区，视面积的大小可拔 1 个或数个火罐，吸拔 15 分钟左右，取罐后除掉面饼，用鲜生姜片外擦斑秃区。每日 1 次，10 次为 1 个疗程。

九、白发

白发是一种以头发部分或全部变白为特征的毛发疾病。本病可分为先天性和后天性白发两种。先天性白发可见于白化病及某些遗传性综合征；后天性白发可表现为局限性斑块状白发，或可以为白发夹杂于正常黑发之中，其病因主要是精神因素，精神上的忧愁、焦虑、紧张、烦恼、惊恐等均可能使毛发变白加速。中老年后天性白发是衰老的象征之一。后天白发常始于两颞及太阳穴处，白发数目由少渐多，逐步发展。根据毛发变白发生的时间、病程长短、有无家族病史或其他病史，一般可以做出初步诊断。

本病属于中医学"白发""发鬓斑白"等病范畴。其病机为禀赋不足，精血亏虚，精虚则不能化生阴血，血虚则毛发失于营养，故毛发变白；情志失调，气机紊乱，气血悖逆，毛发失养，则毛发早白；过食辛辣，七情化火，或素体血热内蕴，则血热化燥，毛发失于濡养，故毛发变白。

（一）针灸疗法

1. 毫针疗法

以三阴交、关元、命门、气海、肝俞、肾俞为主穴。配穴：心俞、神门、内关、太溪、足三里。针用补法，每日 1 次，或隔日 1 次，每次取 5~8 个穴，交替使用，每次留针 20 分钟，10 次为 1 个疗程。

2. 耳针疗法

选肺、头、神门、交感、皮质下、内分泌、肝、肾穴，每次选 3~4 穴，留针 15~20 分钟，也可用王不留行籽贴压治疗。

（二）饮食疗法

1. 乌发蜜膏

制首乌200g，茯苓200g，当归50g，黑芝麻50g。将上药加水适量，浸泡透发，再放在锅内加热煎煮，每20分钟取煎液1次，加水再煎，共取煎液3次，合并煎液，先以大火，后以小火加热煎熬浓缩，至稠黏如膏时，加蜂蜜1倍，调匀，加热至沸，停火，待冷后装瓶备用。每次1汤匙，以沸水冲化顿服，每日2次。该品具有和血养阴的功效，防治白发疗效可靠。

2. 桑椹蜂蜜膏

鲜桑椹不拘多少，加蜂蜜适量，将桑椹捣烂，用纱布取汁，放砂锅内煮，待稍浓缩后，加入适量蜂蜜搅匀，煮成膏，放冷后贮瓶备用。每日2次，每次2汤匙，开水送服。本品治疗青年白发及病后气血两虚。

3. 乌发再生丸

何首乌500g，熟地黄300g，黑芝麻300g，核桃仁500g，生地300g，当归300g，墨旱莲300g，女贞子300g，枸杞子250g，黑狗脊200g，川芎200g。上药共为细粉，炼蜜为丸，每丸9g，每服1丸，日服3次。一般服药2~3个月。

4. 芝麻核桃糖蘸

赤砂糖500g，黑芝麻、核桃仁各250g。砂糖放在锅内，加少许水，以文火熬至稠厚，加入炒熟的黑芝麻、核桃仁，调匀即停火，趁热将糖放入表面涂过食油的大搪瓷盘中，待稍冷，将糖压平，用刀切成小块，日服数小块。本品具有健脑补肾、乌须黑发的作用。

（三）推拿疗法

第一步：指梳头法。两手五指微屈，以十指指端从前发际起，经头顶向后发际推进。反复操作20~40次。第二步：按头皮。两手五指自然张开，用指端从额前开始，至头部正中按压头皮至枕后发际，然后按头顶两侧头皮，直至整个头部。轻轻用力向上提拉，直至整个头部。按压时头皮有肿胀感，每次2~3分钟。第三步：提拉头发。两手十指分开抓满头发，轻轻用力向上提拉，直到全部头发都提拉一次，时间2~3分钟。第四步：干洗头发。用两手十指按摩整个头部的头发，如洗头状2~3分钟。第五步：拍打头皮。双手四指并拢，轻轻拍打整个头部1~2分钟。以上五个步骤的按摩法每日早、晚各做一次，长期坚持，可防治白发、脱发、头发干燥、枯黄等。

十、疱疹性口炎

疱疹性口炎又称单纯疱疹，成年人可有复发，临床也称为复发性单纯疱疹。本病是由于感染单纯疱疹病毒后而发病的。病毒在人体内可寄居终生，如感冒、发热、消化功能失常及局部受机械或药物的刺激后即可发病，病毒迅速增生繁殖，穿过细胞膜向周围扩散，引起上皮细胞变性，在上皮内形成小水疱，并很快破裂形成溃疡。当身体抵抗力下降，影响细胞及体液免疫功能时，使潜伏在细胞核内的病毒再次活跃，引起疱疹复发。

本病是一种世界流行的发疱性热病，发病率较高，原发性疱疹口炎尤以6岁儿童多见。复发性疱疹口炎见于成人，以口唇、口角及鼻部皮肤为好发部位。初次发病者，发病前有头痛、发热、口腔黏膜灼痛、流涎、口唇皮肤瘙痒感，当口腔黏膜或口唇皮肤出现水疱后，全身症状逐渐消退。水疱破裂后形成浅层溃疡而发生剧烈疼痛，溃疡周围基底部充血水肿，唾液量明显增多。成年人复发性疱疹好发于唇、颊、口角等部位的皮肤。红斑处肿胀，微突出表面，水疱丛聚成簇，也可单个发作。如水疱未被细菌感染，破裂后变干燥，形成黄色干痂，而部分被细菌感染则变成褐色的脓疱，破裂后出现褐色结痂。

本病属于中医学"口疮""口糜"范畴。风热侵袭肺卫，结于口唇，热迫血行，溢于孙络而为红斑，邪损表皮，皮肤黏膜发疱溃疡而发生本病；或素体湿盛，湿邪壅聚，蕴而化热成毒，结于口舌黏膜，气血不通，水液外泛，浸渍肉膜，形成水疱。

（一）针灸疗法

1. 毫针疗法

取合谷、曲池、风池、肺俞、大椎、迎香、承浆穴。针刺采用泻法，每2日1次，7次为1个疗程。

2. 耳针疗法

取肺、神门、交感、皮质下、口等穴，中等强度刺激，留针20~25分钟。或用王不留行籽贴压疗法，每3日换压1次，两耳交替应用。

（二）物理疗法

物理疗法可通过光线照射皮肤或黏膜，提高网状内皮细胞和白细胞的吞噬作用，增强组织的代谢功能，同时抑制病毒的生长和繁殖而获得治疗作用。

1. 紫外线照射

选择适当聚光器固定在灯管前，距离照射部位30cm，从2~3个生物剂量开始，隔日1次，每次增加1~2个生物剂量，5~7日为1个疗程。

2. 激光照射

用氦氖激光器，置于距离照射部位20~30cm处，将最亮处对准治疗部位，能量密度用20~40mV/cm^2，照射30秒至3分钟。

（三）刮痧疗法

提刮风府，继而提刮两侧间使、曲池、大陵、太渊、肺俞等穴，刮时用中等强度刺激。

（四）饮食疗法

1. 银花茅根汤

取金银花10g，白茅根15g，加水煎汤，去渣加冰糖适量，每日服2次，7日为1个疗程。

2. 西瓜汁

西瓜取瓤，去子，用洁净纱布绞取汁液含服。该品具有清热生津和止渴利尿的功效。

十一、带状疱疹

带状疱疹是一种病毒性皮肤黏膜病。本病由水痘－带状疱疹病毒引起，病毒由鼻黏膜进入人体，侵犯外胚层结构及感觉神经系统的组织。当机体的免疫功能下降时，病毒活跃而发病。皮疹发生前常有轻度发热、倦怠、食欲不振等全身症状。将要发疹的部位出现痒感、感觉过敏、灼热及疼痛。经1~3日局部发生红斑，继之出现簇集性粟粒至绿豆大小的丘疱疹，迅速变为水疱，内容物澄清透明，基底红晕，皮损可是1个或数个水疱群，依次沿所属周围神经分布，数日后疱液可混浊成脓液，如无继发感染，破裂后表面干燥结痂，大约10日痂皮脱落。皮疹多发生于身体的一侧，常见于胸部、面部、颈部、腹部皮肤及眼、鼻及耳部。发于三叉神经眶上支者除剧烈疼痛外，可累及角膜和眼球，重者引起失明。

中医学称本病为"缠腰龙""蜘蛛疮"等。本病可因情志内伤，肝郁气滞，日久化火而致肝胆火盛，或因湿热内蕴，外受毒邪而诱发。毒邪与肝火、湿热相搏，致经络受阻、气血不通而致疼痛。其皮损为湿热内蕴，外溢皮肤而生。

（一）针灸疗法

1. 毫针疗法

取局部痛点阿是穴，也可取与皮损部位

相应之同侧夹脊穴。若热盛而皮损鲜红，疱壁紧张，灼热刺痛，加阳陵泉、曲泉、行间、侠溪、血海；若湿盛而皮损淡红，疱壁疏松，渗水糜烂，加阴陵泉、三阴交、足三里、内庭；若气滞血瘀加膈俞、血海。皮损局部采用围刺法，即在皮损四周向皮损中央沿皮平刺，间距1~2寸，留针30分钟，出针时应摇大针孔，略加挤压，令稍出血。有水疱者，留针时用艾条温灸水疱局部。

2. 耳针疗法

取肺、肝、神门、皮质下、内分泌、相应部位。以0.5寸毫针刺入，用中强度刺激，留针30分钟，每日1次，10次为1个疗程。

3. 激光针疗法

耳部取胆、肝、神门、穴位区域内敏感点及病灶相应穴位。采用氦氖激光治疗，照射功率为25mW，每穴照射5分钟，每日1次，10次为1个疗程。

4. 梅花针疗法

一般取皮损周围部位，也可结合病灶有关的脊神经根所分布的区域，即脊柱两旁约1寸半与脊柱平行的线。采用中等强度弹刺，隔日1次。注意皮损局部忌叩刺，以免感染。

5. 三棱针疗法

可取位于两大拇指第1节指背中央两骨突处。用三棱针刺入该穴约3分深，使针尖沿骨缝刺入关节腔内，略行捻转即出针，然后挤压，挤出黄色黏液。每日1次，10次为1个疗程。

（二）饮食疗法

1. 茅根车前草汤

取鲜白茅根30g，鲜车前草30g，煎水，加适量白糖，每日1次，服7日为1个疗程。

2. 银菊竹叶汤

取金银花10g，菊花10g，鲜竹叶15g，加水适量，煎汤服用。每日1次，连服7日。

十二、湿疹

湿疹是由多种内外因素引起的皮肤炎症反应性疾病，皮疹形态多样，瘙痒剧烈，容易复发。湿疹的内在发病因素有慢性消化系疾病、情绪变化、失眠、内分泌失调等，外在因素是指生活环境中的物理和化学物质等刺激因素。各种化学物质如药物、染料、化妆品；物理因素如日光、寒冷、潮湿等，均可诱发湿疹。湿疹的发生、发展、反复发作与患者身体的反应性有关。当机体反应性偏高时，又受上述某种或某些内外因素的影响，可以诱发湿疹。有的患者敏感性很强，斑贴试验时可对许多物质发生阳性反应。一般将本病分为急性湿疹、亚急性湿疹和慢性湿疹。一年四季均可发病，常冬重夏轻。

根据本病临床上的不同表现，中医有不同病名。如皮疹发于耳部者称为旋耳疮；发于手部者称为瘸疮；发于阴囊者称为肾囊风；泛发周身者称为浸淫疮。其病因病机主要为恣食鱼虾海味，辛辣炙煿，致使脾运失调，生湿化热，以致湿热内蕴；精神紧张，情志不畅，性情急躁，操劳疲惫，气郁化热化火，伏于营血，致使血热偏盛，或心火与脾湿蕴结而发病；外受潮湿，或感受风热，引动内蕴之湿热，外发肌肤，因而可以诱发本病或加重病情。总之，湿疹不离乎湿，辨证中关键要分清湿邪的种种临床表现。

（一）针灸疗法

1. 毫针疗法

适应证：用于急性、亚急性和慢性湿疹。方法：常规皮肤消毒，辨证选穴。主穴：大椎、曲池、合谷、风市、三阴交、阿是穴。配穴：湿热浸淫型配阴陵泉、陶道、肺俞等；脾虚湿蕴型配脾俞、胃俞等；阴虚血燥型配膈俞、肝俞、血海等。湿热浸淫型用泻法，其余用平补平泻法。针刺得气后留针 30 分钟，1~2 日 1 次。

2. 耳针疗法

适应证：用于急性、亚急性和慢性湿疹。方法：常规皮肤消毒，然后将黏有王不留行籽的胶布贴压双侧耳穴（主穴为肺、大肠、肾上腺、神门、内分泌等），操作者以拇指和示指置于耳廓的正面和背面进行对压，手法由轻到重，患者出现酸、胀、麻、痛或循经络传导为"得气"。每次每穴按压 20 秒，每日 2~4 次。

3. 梅花针疗法

选取病变局部，用中等强度叩打局部病变部位，反复叩刺，至局部充血明显为度；或叩至轻微出血，用干棉球拭去血液即可。

4. 头皮针疗法

取双侧感觉区上 2/5 或相应感觉区。以 26~28 号毫针沿皮刺入 2~2.5 寸，用较强刺激手法快速捻转，每分钟 100 次以上，持续运针 1~3 分钟，留针 30 分钟，隔日 1 次，7 次为 1 个疗程。

5. 三棱针疗法

用消毒后的三棱针在患者耳垂或耳轮部位放少量血液，每日或隔日 1 次，10 次为 1 个疗程。

6. 艾灸疗法

取病变局部、曲池、血海、大椎、合谷、三阴交、足三里穴，每次选用 3~4 穴，每穴每次施灸 10~15 分钟，每日施灸 1 次。慢性湿疹可以隔日 1 次，7 次为 1 个疗程。

7. 水针疗法

上半身湿疹取肘髎、曲池；下半身湿疹选曲骨、长强、三阴交、血海。用 50% 胎盘注射液，每穴每次注射药物 0.5ml，每 4 日注射 1 次，7 次为 1 个疗程。

8. 火针疗法

适应证：用于局限性慢性湿疹，皮损肥厚浸润明显者。方法：常规皮肤消毒，点燃酒精灯，左手持酒精灯，右手持 1 寸毫针，酒精灯加热针体，直至针尖烧至红白，迅速浅刺皮损肥厚处，每周 1 次。

9. 刺络拔罐疗法

适应证：用于慢性湿疹皮肤肥厚，苔藓样变者。方法：常规皮肤消毒后用一次性梅花针在皮损肥厚处叩刺，以皮肤轻微渗血为度，再行拔罐治疗，每日 1 次。

（二）物理疗法

慢性湿疹可采用浅层 X 线照射或用放射性核素 ^{32}P 和 ^{90}Sr 治疗。一般每次量为 0.8~1Gy，每日 1 次，10 次为 1 个疗程，总量不超过 10Gy。亚急性湿疹有少量渗出者亦可用放射性同位素治疗，其开始量为 0.3Gy 左右，待渗出消退后渐渐加大量。

（三）穴位注射疗法

（1）用 10ml 注射器配针头抽取 2.5% 枸橼酸钠注射液 0.6ml，再抽取患者肘静脉血液 6ml，立即摇匀，换 5 号半针头，迅速刺入曲池、足三里、肺俞、三阴交、血海穴，得气后注入血液。一般每次取 2 穴，每周 1 次。

（2）局部常规消毒，用一次性 5ml 注射器抽取苦参素注射液、当归注射液或丹参注射液等，垂直刺入选定的穴位（曲池、合谷、血海、三阴交等），提插捻转得气后，回抽无血注入药液，每穴 1ml，每日 1 次。

（四）饮食疗法

（1）芹菜　取 250g，每日食用，吃法不限，要连续食用。该品具有清热利湿解毒的功效。

（2）绿豆米仁汤　绿豆 30g，薏苡仁 30g，加白糖适量，煮汤服食，用于治疗急性湿疹。

（3）山药粟米汤　山药 20g，粟米 30g，加白糖适量煮粥，用于治疗亚急性湿疹。

（4）红枣扁豆汤　红枣 10 枚，白扁豆

30g，加红糖适量煮汤，用于治疗慢性湿疹。

十三、扁平疣

扁平疣是人类乳头瘤病毒引起的表皮良性赘生物，青少年多发，故又称"青年扁平疣"。本病由疣病毒所致，通常只发生在皮肤柔嫩的面部和手背，容易自身接种，也可传染他人，损害可以突然发生、突然完全消失。其病理多为角化过度与棘层肥厚，表皮突稍延长，颗粒层增厚，角质层细胞因空泡化而呈网篮状。

本病属于中医学"扁瘊"范畴。多因风热夹湿、风热夹瘀、热瘀搏结和脾肺气虚、肝经郁热引起。若风热夹湿阻于肌肤，则湿热搏结而为有形之疣。本病主要侵犯青少年，常于颜面、手背和前臂骤然出现粟粒至黄豆大扁平隆起的丘疹，呈圆形、椭圆形或多角形，表面光滑，质硬，呈正常皮色、淡红色或淡褐色。皮疹散在或密集，可相互融合，也可因搔抓而自体接种，沿抓痕呈串珠状排列。一般无自觉症状或微痒。

（一）针灸疗法

1. 毫针疗法

（1）风热湿毒证　主穴取印堂、阳白、太阳、颧髎、颊车。配穴取风池、曲池、合谷、血海。选 30~32 号毫针斜刺，从皮损周围的正常皮肤进针，针尖对准病损部位，行平补平泻法。四肢穴直刺，用提插泻法，留针 30 分钟，留针期间每 10 分钟行针 1 次。每日 1 次，10 次为 1 个疗程。

（2）肝经郁热证　局部消毒后用毫针垂直快速进针至疣的基底（以疣体的大小决定进针深度），强刺激后不留针，4 周后如疣体不脱落可再针 1 次。或选母疣（最先出现或体积最大的疣体）局部消毒后，用 0.5~1 寸毫针于其平面中点垂直进针，到疣底后快速捻转 30 次，并加提插后迅速出针。

（3）脾肺气虚证　取合谷、曲池、列缺等穴，用泻法，每日 1 次，留针 30 分钟。

2. 耳针疗法

（1）风热湿毒证　主穴取肝、肺、内分泌。配穴取面颊、枕、神门、大肠。每次选主、配穴各 1~2 个，留针 30 分钟，每日 1 次，连续治疗 2 周，或王不留行籽贴压，两耳轮换，3 日 1 次，10 次为 1 个疗程。

（2）肝经郁热证　取肺、皮脂腺、肝等穴，针刺后留针 30 分钟，每日 1 次。

（3）脾肺气虚证　用揿针或耳针留于双侧耳的肺和皮质下两穴，外贴胶布，早晚用手轻压留针处，7 日为 1 个疗程。或取耳穴肺、神门、内分泌，每日 1 次，每次留针 30 分钟，10 次为 1 个疗程。

3. 皮肤针疗法

取脊柱两旁俞穴线，阿是穴。从上到下，从左到右，从内至外用皮肤针叩刺脊柱两旁俞穴线，每行叩刺 20~22 下，以皮肤发红为度；再从左至右，从上至下，叩刺第 1~5 胸椎及颈椎两侧，每椎体两侧各横叩刺 2 下；最后密刺病变局部，使皮肤渗血为止，每日 1 次。治疗期间忌食辛辣、鱼虾及白酒。

（二）民间外搽疗法

（1）用大蒜汁浸泡过的海螵蛸搽患部，每日外搽 2 次，10 日为 1 个疗程。

（2）鸦胆子 20g，捣烂如泥，外敷在扁平疣上，每 3 日换药 1 次，12 日为 1 个疗程。

（三）饮食疗法

（1）生薏苡仁研细加等量白糖拌和，每次 1 匙，日服 2~3 次。或者取生薏苡仁 60g，每日煎服，有较好的效果。

（2）生香附 20 粒洗净碾碎，加鸡蛋或鸭蛋 1 个煎炒，隔日吃 1 次，10 次为 1 个疗程。

十四、接触性皮炎

接触性皮炎是皮肤接触某些物质刺激后发生的炎症反应。一般分为原发刺激性接触性皮炎和变态反应性接触性皮炎。前者可见于任何人，当皮肤受到强酸、强碱等刺激性较强物质的刺激后在短时间内发病，若皮肤长期接触肥皂、洗衣粉等刺激性较弱的物质则发病缓慢；后者见于少数人，当皮肤接触某种物质后，很快在接触部位及其附近发生皮炎。本病轻者局部呈现淡红或鲜红斑片，轻度水肿，斑上有密集的针尖大红丘疹；重者局部呈现肿胀明显的红斑，斑上有密布的丘疹、水疱。当病变波及或发生于组织疏松部位如眼睑、口唇、阴囊等处则水肿明显，皮肤光亮，表面纹理消失。

中医学认为本病的发病基础为禀性不耐，是指患者由先天禀赋的特殊素质，体内具有特殊的内在致病因素，具有这种素质的人，肌肤腠理不密，一旦受到外界相应物质的干扰接触，毒邪侵淫即可发病。凡是引起本病的各种外界致病物质均称毒邪，常见的致病物质为化学性、植物性、动物性等物质，是导致本病发病的条件。由于患者禀赋不耐，肌肤腠理不密，某种毒物乘隙侵淫，搏结壅聚体表，因而发病。

（一）针灸疗法

（1）毫针疗法　选取尺泽、曲池、合谷、曲泽、委中、足三里、三阴交、风池等穴，每2日1次，10次为1个疗程。

（2）耳针疗法　选肺、皮质下、内分泌、肾上腺、肾、脾，用王不留行籽贴压在上述穴位，每次3~5穴，连贴3日换1次。

（二）饮食疗法

（1）生绿豆60g，生薏苡仁30g，洗净加水适量，酌加白糖适量，连汤1次顿服，每日1剂。

（2）马齿苋250g，洗净加水适量，煎熬2次，滤液混合分成2等份，分2次温服；或以鲜马齿苋捣烂外敷。

（3）生绿豆60g，洗净浸泡在开水内12小时，取出捣烂成糊状，外敷患处，1日数次。

十五、唇炎

唇炎是指唇部固有的疾病，不包括全身疾病在唇部的反应。本病根据临床表现，可有脱屑性唇炎、糜烂性唇炎、湿疹性唇炎；从组织病理变化方面有非特异性唇炎、腺性唇炎、肉芽肿性唇炎、光化性唇炎、变态反应性唇炎、良性淋巴增生性唇炎；有的病例对日光具有特异的敏感性而称为光化性唇炎等。西医学认为慢性唇炎的成因及发病机制非常复杂，与本病有关的因素有局部刺激，如习惯性咬唇或舔唇、日光照射、风吹、吸烟等；药物因素有磺胺类、抗生素类、氨基苷类药；维生素B族缺乏等。各种因素对口唇局部长期刺激，引起口唇肿胀，造成唇部肌肉紧张，血流不畅，局部组织供血不足，使组织细胞代谢障碍，结构发生异常改变，其组织病理改变不一致，但见表皮干燥、糜烂及脱屑者，均发生上皮失去完整性，角化不全，细胞内和细胞间质水肿，形成水疱，棘细胞层增厚，基底细胞空泡样变性的特点。

各型慢性唇炎的临床症状不尽一致，但大多数具有嘴唇干燥不适、发痒、灼热或疼痛等。肉芽肿性唇炎和腺性唇炎在表皮无病损时，一般是以变厚而胀为主要症状。在体征上看，本病常表现为整个唇部组织呈弥散性肿胀，时轻时重，反复发作，不能恢复到正常组织形态，肥厚而有弹性，唇红部色泽暗红或正常。皮肤黏膜吻合部常发生干裂，呈纵形沟裂，沟裂中常有渗出物、出血。在口吻部可出现小水疱，糜烂。本病根据病程长、反复发作及久治不愈的特点，结合临床表现便可作出诊断。

本病临床特点是唇部肿胀、瘙痒、干裂出血、糜烂、脱屑等，与中医学"唇风""唇紫"等病相类似。如湿热病邪侵袭人体，或湿邪入里，蕴而化热，或平素嗜食肥甘酒酪，助湿生热，湿热相合蕴结于脾，循经熏蒸口唇而发病。气血不足，复受风毒，稽留于肌腠，失于解散，凝阻经络，气血瘀滞；过食辛辣，积热化燥，耗伤阴液，阴虚则血燥，血燥生风，风热上乘，灼于口唇而发病。

（一）针灸疗法

1. 毫针疗法

主穴取地仓、颊车、承浆、复溜、合谷，配合太溪、内庭、足三里等穴位。用较强刺激手法，地仓透颊车法效果较好。每日1次，10次为1个疗程。

2. 耳针疗法

选口、唇、交感、神门、皮质下、脾，每次取3~4个穴位，留针15~20分钟，或埋耳针，每3日换1次，10次为1个疗程。

（二）饮食疗法

1. 竹茹芦根汤

取竹茹30g，芦根30g，煎汤代茶饮。本品具有清热降气、生津止渴的作用。

2. 花粉麦冬汤

取花粉10g，麦冬10g，玄参10g，加水适量，煎汤服用。本品具有养阴生津的作用。

3. 菊花连翘汤

取菊花10g，连翘10g，金银花10g，加水适量，煎汤代茶饮。本品具有清除风热之邪的功效。

十六、冻疮

冻疮是由于寒冷引起的局限性红斑水肿性皮损病变。冬季最为多见，气候转暖后自愈，再值冬季又可复发。寒冷刺激致使受冻部位皮下小动脉收缩，持续过久则血管麻痹扩张，静脉淤血，局部血液循环不良，导致一系列皮肤组织的病理变化而发病。皮损常对称分布，以手指、手背、足趾、足背、足跟、耳廓、鼻部、面颊等末梢和暴露部位红斑，多为圆形，境界不清，边缘呈鲜红色，表面紧张有光泽，质软。受冻较久后，局部可产生水疱、大疱，疱破后形成糜烂或溃疡，愈后留色素沉着或萎缩性瘢痕。早期自觉麻木，皮损出现后痒感明显，尤在受热后加剧，出现糜烂、溃疡时有疼痛感。皮损按压后，红色易消失，去除压力后，红色逐渐恢复。

中医学称之为"冻疮""冻烂疮"。其病因病机为冬令之时触冒风寒，伤于肌肤，血气壅滞，便成冻疮。素体气血不足又遇冷侵袭，阳气耗伤，血脉不通，气血凝结，发为冻疮。

（一）针灸疗法

1. 毫针疗法

取穴主要选取冻疮局部，先用毫针在冻疮周围进行点刺。若是手部冻疮配伍合谷、后溪、中渚；足部冻疮者配伍行间、内庭、足临泣、申脉；若为全身冻疮加用大椎、人中、涌泉；阳虚者加关元、命门；寒邪侵袭、瘀血阻滞者加委中、肾俞；邪陷者加内庭、神门。用平补平泻手法，留针30分钟，每日1次，7次为1个疗程。

2. 耳针疗法

耳部取相应部位以及肺、中小动脉等穴。用0.5寸毫针快速刺入穴位1分深，留针20~30分钟。也可用环形耳针针刺，两耳交替使用。或者用耳穴压丸法，患者每日自行按压数次，以加强刺激，5日更换1次。

3. 梅花针疗法

选取患部以及胸腰部阳性反应区域。上肢冻疮加叩刺第 4~7 颈椎两侧，配伍内关、外关、合谷；下肢冻疮加叩刺腰、骶部，配合足三里、足临泣。采用轻中度刺激强度。若冻疮局部已经溃烂，可轻叩刺患部周围部位。对于每年容易发生冻疮者，在入冬之前给予叩打胸部、腰部、易发冻疮局部，具有预防作用。隔日 1 次，10 次为 1 个疗程。

4. 艾灸疗法

（1）回旋灸 选取冻疮局部，将点燃的艾卷接近距冻疮局部皮肤约 3cm 处，平行往复回旋熏灸，以局部温热发红为度，一般灸 20~30 分钟，每日 1 次，5 次为 1 个疗程。

（2）温和灸 选取冻疮局部，将点燃的艾卷在冻疮局部皮肤上约 3cm 处施灸，每次 15~20 分钟，每日 1~2 次。

（3）隔姜灸 在冻疮局部上均匀地放上厚约 0.3cm 的姜片，再于姜片上放上艾炷进行灸治，艾炷大小如蚕豆大，以灸至冻疮局部有舒适的温热感为度，每日 1 次，5 次为 1 个疗程。

（二）民间外洗疗法

（1）茄秆和辣椒秆各 100g 左右，加适量水煎煮，待温时洗患处，每日 2 次，适用于轻度冻伤患者。

（2）橘皮、白及各等份，共研细粉，加桐油或香油调成糊状，外涂患处，每日 1 次。

（三）饮食疗法

1. 姜糖茶

生姜 5~6 片，水煎，冲茶，加红糖适量，趁热而饮。本品具有散寒暖脾、温通气血的作用，适用于冻伤初期，寒气未尽之时。

2. 当归羊肉汤

当归 30g，羊肉 100g，炖至肉烂，喝汤吃肉，每日 1 次。本品有温补气血、生肌长肉的作用。适用于冻疮疮口新肉生长缓慢，日久不收口者。

3. 桂附鸡汤

肉桂 5g，桂枝 10g，制附子 15g（先煮 1 小时），辣椒 1 个，加水适量，炖煮母鸡 1 只，喝汤吃肉。本品具有温补脾肾、壮阳散寒、温通气血的作用，适用于冻疮较重患者康复之初，寒邪较重，脾肾阳虚者。

（四）推拿疗法

在冻伤疮口愈合后，遗留局部功能障碍，关节活动不利，宜用推拿疗法，并结合自我锻炼，逐步增加活动，促进功能恢复。

十七、肥胖症

肥胖是由于机体生化和生理功能改变而导致体内脂质代谢紊乱，脂肪积聚过多所致的病症。中老年人吃得较好而活动太少容易发生肥胖，使身体负担过重，行动不便。这些人新陈代谢降低，如果不注意饮食节制，当进食热量超过消耗热量时，多余的物质主要转化为脂肪贮存在各组织及皮下而形成肥胖。肥胖症脂肪堆积最多在腹部，其次是腰臀部、脸部、颈部。内脏器官也常常有脂肪堆积，如心脏、肝脏、血管等，造成功能下降，并继发一系列病理改变。肥胖症的发生可能与遗传、神经精神、内分泌、饮食过多而活动量过少等因素有关。如无明显病因可查者称为单纯性肥胖，以肥胖为主要表现，并不伴有显著的神经或内分泌系统形态及功能变化。重度肥胖常常并发冠心病、高血压等病，同时有相应的症状。

中医学认为本病是由肺、脾、肾三脏功能失调，致使水湿的运化输布发生障碍，以致形成痰饮、湿浊停留于三焦、脏腑及经络肌肉而成。肥胖的诊断比较容易，但必须做心血管及内分泌方面的检查，以判定是单纯性肥胖还是有内分泌失调，或是并发冠心病、高血压等病的肥胖。

（一）针灸疗法

1. 毫针疗法

取脾俞、胃俞、丰隆、阳陵泉为主穴。脾胃俱旺者加合谷、内庭、曲池、三阴交、天枢；脾胃俱虚者加足三里、气海、关元、中脘、阴陵泉；真元不足者加肾俞、命门、三阴交、太溪、关元。在手法上，脾胃俱旺者施强刺激泻法，留针 20~30 分钟，留针期间反复加强刺激；脾胃俱虚、真元不足者均用中刺激补法，每日或隔日 1 次。

2. 耳针疗法

耳穴埋针常用取穴有肺、内分泌、三焦、胃、神门，备用穴可选大肠、心、脾等。每次取常用穴 2~3 穴，轮流取用，如常用穴效果不佳，加用或改用备用穴。耳穴选穴后严密消毒，用皮内针在敏感点刺入，给以中等强度按压，并贴上胶布。一般 3~5 日换贴 1 次，5~6 次为 1 个疗程。耳穴压丸法常用取穴有内分泌、口、饥点、脑、胃，备用穴可选肺、脾、神门、大肠、直肠下段等。常用穴每次取 4~6 穴，备用穴取 1~2 穴。在选定耳穴上寻得敏感点后，即贴敷其上，用示指、拇指压至酸沉麻木或疼痛为得气，并嘱患者每日自行按压 3 次，一般 4~6 天换贴 1 次，10 次为 1 个疗程，疗程间隔 5~7 日。耳针疗法经大量临床实践证实有较好疗效，且由于方便、简单，可长期刺激而为患者乐于接受。

3. 芒针疗法

临床常取肩髃透曲池、梁丘透髀关、梁门透归来。选用 28 号芒针，每次用上述 3 组穴。局部皮肤消毒，右手持针使针尖抵触穴位，然后拿左手配合，压捻结合，快速进针，缓缓直透至另一穴，并配做捻转运针，捻转幅度在 180°~360°，针感宜强，必须

达到酸胀感觉。留针 30 分钟，6 次为 1 个疗程，间隔 1 日，再做下一个疗程。

4. 梅花针疗法

取脊柱两侧、上下腹部及小腿前部和内侧、颌下部为主，配合足三里、三阴交、内关、大椎穴。可随症加减：性腺功能不足为主者加胸部、腰部、小腿内侧；妇科病引起者加腰、骶部、腹股沟、带脉区；肝脏疾病引起者加后颈、骶部、肝区、上腹部。在叩打腹部时，让患者站立，做深吸气动作。

5. 艾灸疗法

临床常取三焦俞、阳池、三阴交穴，备用取穴可选地机、命门、丰隆、大椎等。每次选常用穴及备用穴各 2 穴，用隔姜灸法。艾炷高 1cm，炷底直径 0.8cm，鲜姜片厚 2mm、直径 1cm。每次灸 5~6 壮，每日 1 次，20 次为 1 个疗程。

（二）体育疗法

1. 有氧运动

本法主要采用走、跑锻炼，或用自行车、游泳等运动，多采用一些耐力性运动，可增强身体有氧代谢能力，也就是增强呼吸和心血管功能及改善新陈代谢过程。具体方法是用比较快速的行走，每分钟走 80~120 步，或用慢跑，每分钟 120~140 步。每日走、跑的距离应根据症状和具体情况逐渐增多，可由每日 1~2km 到 5~6km。走、跑的运动量应掌握在中等的强度和较长的时间，运动强度如以脉搏计算，应在每分钟 110 次左右。如合并冠心病、高血压等疾病时，还应根据并发症的情况应用体育运动的锻炼。运动可以调节代谢功能，促进脂肪分解，运动时大量肌肉参加活动而消耗能量。实验证明，运动时肌肉对血液内游离脂肪酸的利用率增高，使脂肪组织不断分解成脂肪酸，结果体内脂肪总量下降。要使肥胖者体重下降，必须在原有饮食量和热量消耗基础上，

每日要用运动锻炼再多消耗 500cal 左右的热量，才能起到有效的减重作用。

2. 调整骨盆姿势减肥法

取仰卧位，双脚分开，与肩同宽，双手大拇指互相钩住，放在头下，双脚抬高，离地面 10cm。脚呈八字形，用力吐气；脚跟张到极限时放松，同时将脚放下，手放骨盆上，想象骨盆关闭的情景，以上动作每日锻炼 10 分钟。另外，骨盆重点刺激也有辅助作用，双足底并拢，慢慢屈膝，双手握紧双脚，一边吐气，一边拉，再将双手放开。做完骨盆体操后，应慢慢起身，此时手往前伸，背伸直。

（三）推拿疗法

通过推拿手法促进新陈代谢，使血流加快，脂肪分解，使松弛的肌肉恢复弹性，从而达到减肥的目的。推拿减肥的手法很多，常用的有揉法、揉法、点压法、推法、拿法、拔法等。

1. 消除下腹部脂肪法

腹部是脂肪堆积的主要部位，而男性在肚脐上方聚集的居多，女性则以肚脐下方居多。若指压下腹部时，要稍用力使手掌充分弯曲，垂直下压 15 秒；若指压侧腹部点时，须将手掌充分弯曲分别置于左右侧腹上，沿水平方向稍用力缓慢按压 15 秒。上述手法反复 5 次。

2. 腹部减肥经穴按摩

患者取仰卧位，医者站其旁，在施术部涂上药物介质以增加手法疗效。用手掌和掌根在腹部按揉 2~3 分钟，再用双手掌和掌根顺时针从升结肠、横结肠、降结肠、乙状结肠部位按揉 3~5 分钟。此法可调节胃肠蠕动功能，对加快皮下多余脂肪的分解有辅助作用。并在中脘、气海、天枢、水分、关元、中极、建里穴反复点按，从而达到减肥的目的。

3. 消除腰部脂肪法

患者取俯卧位，医者用双手掌沿第 1 腰椎向下推至髂肌上缘，再用双掌沿腰肌走行摩擦腰部至发热。拇指指压第 2 腰椎点 10 秒，按压第 3、第 4 腰椎点各 10 秒。然后用拇指点按三焦俞、肾俞、气海俞、大肠俞各 1 分钟。

4. 消除臀部脂肪法

左髂嵴下 1 寸及左、右各 1 寸、大转子三点（居髎及其前、后各 1 寸）、臀部中央、承扶穴，用双拇指按压臀部各点约 10 分钟。

5. 消除大腿脂肪法

手掌擦揉大腿内侧、外侧 5~6 遍；拇指沿大肠经、胃经、膀胱经由上至下揉按 5~6 遍；在膝关节、髌骨周围用拇指按揉 6~7 遍；掌根揉按髂前上棘到腹股沟间 5~6 遍。

（四）饮食疗法

1. 冬瓜粥

鲜冬瓜（不去皮）60g 或冬瓜皮 30g，冬瓜子 30g，粳米 30~60g。将冬瓜洗净，切成小块，同粳米煮粥；或用冬瓜皮、冬瓜子（捣烂）煎汁，去渣，以煎液入粳米煮粥，空腹食用。本品具有利尿消肿、清热止渴的作用，适用于一般肥胖患者。

2. 茯苓汤

茯苓 30g，白术 30g，共为粗末，和匀备用。每用 20g，水煎取汁，去渣，分次食前饮用。本品具有健脾益气、利水退肿的作用，适用于脾虚型的肥胖症。

3. 荷叶散

用败荷叶烧存性，研末，米汤调下，每日 3 次，每次 6g。具有消肿、降脂的作用。古人有"荷叶灰服之令人瘦劣"之说。

4. 三花减肥茶

玫瑰花、茉莉花、代代花、川芎、荷叶，按一定比例配制成药茶，分袋包装，每袋 6g，每日 1 袋，开水冲服。本品有利气祛痰、利水消肿、降脂活血的作用。

5. 消肥茶

由荷叶、山楂、泽泻组成，水煎代茶，每日 2~3 次，3 个月为 1 个疗程。本品适用于一般肥胖患者。

6. 山楂根茶

山楂根、茶树根、荠菜花、玉米须各 10g。将山楂根、茶树根制成粗末，玉米须切碎，共煎水代茶频饮。本品具有降脂化浊、利尿减肥的功效。

主要参考文献

[1] 陈佑邦，邓良月，石学敏，等．中国针灸治疗学 [M]．北京：中国科学技术出版社，1990．

[2] 杨甲三．针灸学 [M]．北京：人民卫生出版社，1988．

[3] 田从豁，臧俊岐．中国灸法集粹 [M]．沈阳：辽宁科学技术出版社，1987．

[4] 植兰英，蒙贵清．耳穴疗法 [M]．南宁：广西科学技术出版社，1990．

[5] 陈佑邦，邓良月，石学敏，等．当代中国针灸临证精要 [M]．天津：天津科学技术出版社，1987．

[6] 陈贵廷，薛赛琴．最新国内外疾病诊疗标准 [M]．北京：学苑出版社，1991．

[7] 广州中医学院附属医院．中医临床诊疗常规 [M]．南宁：广西人民出版社，1987．

[8] 杨思澍．实用中西医结合临床手册 [M]．北京：学苑出版社，1989．

[9] 陈灏珠．实用内科学 [M]．8版．北京：人民卫生出版社，1986．

[10] 方药中，邓铁涛，李克光，等．实用中医内科学 [M]．上海：上海科学技术出版社，1985．

[11] 张子游，高鹤亭．中医康复学 [M]．上海：上海科学技术出版社，1990．

[12] 顾伯华．实用中医外科学 [M]．上海：上海科学技术出版社，1985．

[13] 朱仁康．中医外科学 [M]．北京：人民卫生出版社，1987．

[14] 北京中医医院．中西医结合临床外科手册 [M]．北京：北京出版社，1980．

[15] 王淑贞．实用妇产科学 [M]．北京：人民卫生出版社，1989．

[16] 成都中医学院．中医妇科学 [M]．北京：人民卫生出版社，1986．

[17] 褚福棠，吴瑞萍，胡亚美．实用儿科学 [M]．4版．北京：人民卫生出版社，1985．

[18] 王伯岳，江育仁．中医儿科学 [M]．北京：人民卫生出版社，1984．

[19] 何宗德，夏翔，刘福官．中医耳鼻喉口腔临床手册 [M]．上海：上海科学技术出版社，1989．

[20] 廖品正，陆绵绵．中医眼科学 [M]．上海：上海科学技术出版社，1986．

[21] 府强．实用针灸疗法临床大全 [M]．北京：中国中医药出版社，1991．

[22] 李茂林．实用按摩推拿大全 [M]．北京：中医古籍出版社，1991．

[23] 董三白．常见病的饮食疗法 [M]．北京：中国食品出版社，1987．

[24] 谢永新，李晓湘，王敬．百病饮食自疗 [M]．北京：中医古籍出版社，1987．

[25] 曹武君，刘展羽．常见病饮食疗法 [M]．北京：金盾出版社，1990．

[26] 边天羽，俞锡纯．中西医结合皮肤病学 [M]．天津：天津科学技术出版社，1987．

[27] 张曼华．中医皮肤病诊疗 [M]．南宁：广西人民出版社，1985．

[28] 巫君玉，白永波．现代难治病中医诊疗学 [M]．北京：中医古籍出版社，1993．

[29] 陈可冀．中国传统康复医学 [M]．北京：人民卫生出版社，1988．

[30] 陈仲庚．医学心理学浅谈 [M]．北京：

人民卫生出版社，1982．

[31]何裕民，叶锦先．心身医学概论［M］．
上海：上海中医学院出版社，1990．

[32]雷载权，张廷模．实用食疗方精选
［M］．北京：中医古籍出版社，1988．

[33]国家中医药管理局医政司．22个专业95
个病种中医诊疗方案（合订本）［M］．北
京：中国中医药出版社，2011．

[34]晁恩祥，孙增涛，刘恩顺．支气管哮喘
中医诊疗专家共识（2012）［J］．中医杂
志，2013，54（7）：627-629．

[35]中华中医药学会心血管病分会．高血压
中医诊疗专家共识［J］．中国实验方剂
学杂志，2019，25（15）：217-221．

[36]张兰凤．高血压中医诊疗指南［J］．中
国中医药现代远程教育，2011，9（23）：
108-109．

[37]中华中医药学会．中医内科常见病诊疗
指南·西医疾病部分［M］．北京：中国
中医药出版社，2008．

[38]冠心病稳定型心绞痛中医诊疗指南［J］．
中医杂志，2019，60（21）：1880-1890．

[39]李建生，余学庆．慢性肺源性心脏病中
医诊疗指南（2014版）［J］．中医杂志，
2014，55（06）：526-531．

[40]刘凤斌，胡玲，陈苏宁，等．消化系统
常见病慢性胰腺炎中医诊疗指南（基层
医生版）［J］．中华中医药杂志，2019，
34（12）：5785-5789．

[41]张声生，李乾构，唐旭东，等．慢性萎
缩性胃炎中医诊疗共识意见［J］．中医
杂志，2010，51（08）：749-753．

[42]仝小林，刘喜明，魏军平，等．糖尿病
中医防治指南［J］．中国中医药现代远
程教育，2011，9（04）：148-151．

[43]李军祥，陈誩，梁健．胆石症中西医结合
诊疗共识意见（2017年）［J］．中国中西

医结合消化杂志，2018，26（02）：132-
138．

[44]张春和，李曰庆，裴晓华，等．良性前
列腺增生症中医诊治专家共识［J］．北
京中医药，2016，35（11）：1076-1080．

[45]中华中医药学会．中医妇科常见病诊疗
指南［M］．北京：中国中医药出版社，
2012

[46]王仲易，杜可，李晨，等．中医儿科临
床诊疗指南·小儿遗尿症（修订）［J］．
中医儿科杂志，2018，14（01）：4-8．

[47]中华中医药学会．中医儿科常见病诊疗
指南［M］．北京：中国中医药出版社，
2012．

[48]中华中医药学会皮肤科分会．皮肤科分
会银屑病中医治疗专家共识（2017年版）
［J］．中国中西医结合皮肤性病学杂志，
2018，17（03）：273-277．

[49]中华中医药学会．中医耳鼻喉科常见病
诊疗指南［M］．北京：中国中医药出版
社，2012．

[50]中华中医药学会．中医骨伤科常见病诊
疗指南［M］．北京：中国中医药出版
社，2012．

[51]中华医学会．临床诊疗指南·美容医学
分册［M］．北京：人民卫生出版社，
2009．

[52]白癜风中医治疗专家共识［J］．中国中
西医结合皮肤性病学杂志，2017，16
（02）：191-192．

[53]王玮蓁，曾宪玉．痤疮（粉刺）中医治
疗专家共识［J］．中国中西医结合皮肤
性病学杂志，2017，16（4）：382-384．

[54]中华中医药学会皮肤科分会．湿疹（湿
疮）中医诊疗专家共识（2016年）［J］．
中国中西医结合皮肤性病学杂志，2018，
17（02）：181-183．